Midas Dekkers

Der Gesundheitswahn

MIDAS DEKKERS

DER GESUNDHEITSWAHN

VOM GLÜCK DES UNSPORTLICHSEINS

Aus dem Niederländischen
von Ira Wilhelm

Karl Blessing Verlag

Titel der Originalausgabe: Lichamelijke oefening
Originalverlag: Uitgeverij CONTACT, Amsterdam

FSC
Mix
Produktgruppe aus vorbildlich bewirtschafteten Wäldern und anderen kontrollierten Herkünften
Zert.-Nr. SGS-COC-1940
www.fsc.org
© 1996 Forest Stewardship Council

Verlagsgruppe Random House FSC-DEU-0100
Das für dieses Buch verwendete FSC-zertifizierte Papier
Munken Premium liefert Arctic Paper Munkedals AB, Schweden.

1. Auflage

Umschlaggestaltung: Hauptmann und Kompanie Werbeagentur,
München – Zürich
Layout und Herstellung: Gabriele Kutscha
Satz: Greiner & Reichel, Köln
Druck und Einband: GGP Media GmbH, Pößneck
Printed in Germany
ISBN 978-3-89667-369-5

www.blessing-verlag.de

INHALT

Kapitel 1
Zwischen Traum und Tat

Eigentlich steckt alles irgendwo drin: die Kröte im Schild, das Tier im Menschen, die Nase manchmal in fremden Angelegenheiten, ein Text im Buch, das Glück in der Erinnerung. Und das ist auch gut so. Solange der Urin in der Blase bleibt und der Teufel im Detail, stört das keinen.

Auch der Mensch steckt irgendwo drin. Im Körper. Da gehört er auch hin. Wie ein geübter Chauffeur benutzt der Mensch Arme und Beine und dreht den Kopf, um der flotten Biene hinterherzusehen. Der Körper bietet dem Menschen Ablenkung und Information. Als Gegenleistung versorgt der Mensch den Körper mit Nahrung und lässt ihn diskret beiseite treten, wenn sich dieser erleichtern muss. Ist der Körper krank, bringt er ihn zum Arzt und leidet mit ihm mit. Man ist Chef im Haus, der Zwerg, der den ganzen großen Leib führt und leitet, Herrscher über hundert mal tausend mal tausend mal tausend mal tausend Zellen. Bis in die entferntesten Winkel der Finger und Zehen ist der Wille Gesetz. Man regiert wie ein aufgeklärter Despot. Wer sonst könnte dem ganzen Tohuwabohu sonst sagen, wo's lang geht? Hoch über den Wolken scheint eine Boing 747 ganz von allein zu fliegen; eine unbeirrbare Mechanik, um so viel selbstständiger als die ersten winzigen Fokkermaschinen, die von ihrem Aviateur geritten wurden, aber ist die Maschine wieder am Boden, sieht man das Machthaberlein hinter den Cockpitfenstern sitzen, den Zwerg, der dieses riesige Ding in die Gänge bringt und steuert. Könnte man durch die Augen eines Elefanten in dessen Inneres schauen, sähe man mit Sicherheit dort das eigentliche Tier, einen Minielefanten, dessen Rüssel kundig an den Schaltknöpfen fummelt.

Man sitzt im eigenen Körper. Aber wo? Nimmt ein Mensch seinen ganzen Körper in Beschlag oder steht er auf einer Art Brücke am Steuer? Dieses Rätsel ist mithilfe eines Experiments leicht zu lösen, eines Gedankenexperiments wohlgemerkt. Fangen Sie einfach damit an, sich Ihr rechtes Bein abzusägen. Zwar fällt das Gehen jetzt etwas schwer und der Körper hat tüchtig Schlagseite, aber man ist doch noch zu hundert Prozent man selbst. Mit der Amputation des linken Fußes und der beiden Arme ändert sich das nur unmaßgeblich. Danach kommt der schwierigere Teil des Auftrags. Schicht für Schicht wird der Körper abgetragen, Organ für Organ entfernt und wenn nötig durch eine Prothese ersetzt. Das Herz macht Platz für eine Pumpe, die Lungen sind aus Eisen, das Blut wird dialysiert. Und trotzdem spürt man sich noch. Um sich für einen anderen zu halten, müsste man sich das Gehirn transplantieren lassen. Doch auch dann hielte sich das Gehirn noch immer für sich selbst, entgeistert würde es sich fragen, wie zum Teufel es im Körper eines anderen landen konnte, wie einer, der jeden Tag mit dem Fahrrad zur Arbeit fährt und plötzlich merkt, dass er auf dem falschen Fahrrad sitzt. Bis zum Absurden herabreduziert, erkennt man, dass das eigentlich Bewundernswerte am ganzen Körper der Dachboden ist, ja, eigentlich nur das Gehirn und davon wiederum nur die Rinde. Im Hirn toben die Gedanken, spielen die Gefühle Theater, dort wird gehasst und geliebt. Man wohnt in den eigenen Gedanken, und die hausen im Kopf; man ist Untermieter bei sich selbst, mit lebenslangem Hausarrest. Das Gehirn ist der Inhalt, der Rest nur Verpackung. Würde man jeden Niederländer direkt nach der Geburt auspacken, dann passte die gesamte Bevölkerung Hollands in kürzester Zeit auf die kleine Insel Schiermonnikoog.

Ich glaube nicht, dass irgendjemand Gefallen an diesem Zustand fände. Das Gehirn bekäme nie etwas vor Augen, worüber es nachdenken könnte, gelangte nie zu spannenden Orten, hätte kein Fleisch, womit es seinen hirnlichen Gelüsten frönen könnte. Um dem abzuhelfen, könnte man eine Kamera ans Gehirn montieren, vielleicht mit Rädern drunter, und ein paar unterhaltsame Utensilien aus dem Sexshop besorgen. Würden sich alle isolierten Gehirne zusammentun, hätten sie das Problem bald behoben, und nach einigen Jahren härtester Arbeit wäre er fertig: der neue Mensch mit allem Drum und Dran, der Traum jeder Gehirnzelle. Alles wäre baff vor Erstaunen. Vielleicht wäre er ja gar nicht als Mensch erkennbar, aber man sollte sich auch nicht wundern, wenn er genau so aussähe wie Sie und ich, mit dem gleichen Körper von heute, das heißt dem, der sich in Millionen von Jahren durch die Evolution herausgebildet hat. Ihr Gehirn ist in Ihrem Körper in guten Händen. Umgekehrt übrigens auch.

Nur wenige dürften ein Problem damit haben, sich selbst als Kapitän im eigenen Körper vorzustellen, als Zwerg im Kopf. Wer aber steuert den Zwerg? Längst ist nicht immer klar, wer, wo, wann an welchen Strippen zieht. Morgens zum Beispiel, unter der Dusche. Jeder kennt das, halb schläft man, halb ist man wach. Unterm warmen Wasser durchfluten Gedanken träge das Gehirn. Nützliche wie, was man nachher zu tun gedenke, und bisweilen welche, die einfach gedacht werden wollen. Doch auf einmal drängt sich eine Frage auf: Sag mal, ich pinkle jetzt doch nicht, oder? Kennen Sie das? Auch dass man sich dann erst mit einem Schritt außerhalb des Wasserstrahls begeben muss, um herauszufinden, ob man tatsächlich tut, was zu tun man gerade befürchtet? Kennen Sie das tatsächlich, dann haben Sie bereits Bekanntschaft mit Ihrem autonomen Nervensystem gemacht. Dieser Kollege und Konkurrent des Gehirns, das Sie sich bereits vollkommen untertan gemacht zu haben glaubten, bildet einen Staat im Staat. Es regelt alles, wofür Sie zu dumm sind. Er weiß, wie schnell Ihr Herz schlagen muss, wie viel Speichel Sie dem Essen beimengen müssen und was Sie tun müssen, um nicht vom Fahrrad zu fallen. Sie dürfen sich zu einem so praktischen und aufmerksamen Nervensystem gratulieren. Doch manchmal arbeitet es *zu* autonom, wovon jene Männer ein Lied singen können, die schon mal im Krankenhaus von der Schwester mit der netten Stimme und den sanften Händen gewaschen wurden. Dann meldet sich das allerautonomste Körperteil, das man hat. Eins, dem ein Befehl wie »Leg dich sofort hin!« vollkommen schnuppe ist. So was kann äußerst peinlich sein. Da hilft dann nur, sich gedanklich in die möglichen Komplikationen beim Züchten von Koniferen zu vertiefen oder sich einen sechswöchigen Ferienaufenthalt in Hinterdupfingen auszumalen.

Ganz wie die eigenen Kinder können einen die eigenen Organe tüchtig in Verlegenheit bringen. Man errötet bei den unpassendsten Gelegenheiten, der Magen knurrt laut, während man gerade eine enthusiastische Rede hält, oder der Enddarm beschließt zur falschen Zeit, Luft abzulassen. Gerade noch fühlt man sich als Herr und Meister über den schönsten Apparat auf Erden, und im nächsten Augenblick rennt man seinem Schwanz in Richtung der liderlichsten Huren von Amsterdam hinterher oder führt seinen wiederum vom Heroin abhängigen Körper direktamente in den Untergang. Will man wach bleiben, fällt der Leib in Schlaf, will man eine tüchtige Tagesstrecke Wanderschaft zu Ende bringen, versagen die Füße den Dienst. Hin und wieder hat man den Eindruck, der Körper will einem im Krankenbett ans Leder, was dann letztendlich ja auch geschieht, wenn das Eigenheim seinen vermeintlichen Besitzer für immer zum Schweigen bringt. Stirbt der Wirt, also der Körper, sterben die Parasiten mit, egal ob Bandwurm, Follikelmilbe oder Geist.

Einen Bandwurm oder eine Milbe kann man, tot oder lebend, im Körper leicht aufspüren, wo aber soll man nach sich selbst suchen? Sich selbst anfassen geht ja nicht. Bein oder Hals ja, aber nicht das eigentliche Selbst; man kann dem Zwerg im Kopf nicht die Hand schütteln. Sogar wenn man nicht nur die Arme und die Beine, das Herz und die Leber, sondern auch noch den Kopf bis auf den letzten kleinen Batzen Hirn abzwacken würde, man stieße auf nichts, was man als den eigentlichen Menschen bezeichnen könnte. Versteckt er sich? Dann müsste man ihm zwangsläufig irgendwann mal begegnen. Tatsache ist, dass das Wesen, das unseren Leib führt und leitet, keinen eigenen Körper besitzt. Es hat weder Stuhlgang noch nimmt es Nahrung zu sich. Das alles deckt sich übrigens mit der für Intellektuelle beschämenden Erkenntnis, dass das Denken keinerlei Energie erfordert. Während man beim Anheben des kleinen Fingers immerhin noch den Bruchteil einer Kalorie verbrennt, lebt der, der einen führt und leitet, von noch weniger als Luft. Für einen modernen Biologen hat sich die Angelegenheit damit erledigt. Körperlose Wesen mit eigenem Willen sind nicht sein Metier. Das war mal anders. Körperlose Wesen mit eigenem Willen, egal welcher Art und welcher Größe, sind seit Urzeiten bekannt: Engel und Teufel, Elfen und Dämonen, Gespenster, ein ganzes Reich von Geist und Geistern.

Wer einen Knoten nicht lösen kann, soll ihn einfach durchhauen. Wer nicht weiß, wo er anfängt oder endet, soll sich einfach mal in der Mitte teilen. Das hat jeder schon getan. Ich bin genau so zu zweit, wie Sie es sind. Jeder Mensch glaubt, ein Duo zu sein, das aus Geist und Körper besteht. Das ist nur so lange angenehm, wie der Geist den Körper unter Kontrolle hat; übernimmt der Körper die Führungsrolle, fühlen wir uns nicht mehr wohl. Wir erwarten stets, dass der Geist am Steuer steht.

Es zeichnet sich das Bild vom Geist als einem riesigen Luftballon ab, der immerzu in höhere Sphären aufsteigen will, von dumpfen Sandsäcken jedoch unten auf der Erde gehalten wird. Kann man den Geist aus dem Körper lösen wie Gold aus Erz? Im Bergbau wird das Erz wieder und wieder geschmolzen und gesiebt, bis aus einer Tonne hundert Gramm geworden sind. Madame Curie verbrauchte Wagenladungen Uranpecherz, um ein paar Gramm Radium zu gewinnen. Chemiker befreien den Geist buchstäblich aus Salz und Salmiak. Dem Salz entwich der Salzgeist oder die rauchende Salzsäure, Ammoniak ist nichts anderes als »Salmiakgeist«. Der bekannteste aller Geister aber war der Alkohol, der sich in geistigen Flüssigkeiten befand. »Wenn ihr groß seid«, so riet uns unser Chemielehrer mit jenem Humor, der die Schule zu einem Albtraum machte, »müsst ihr euern Schnaps immer in einem Zug austrinken! Und wisst ihr warum, Kinder? Weil Alkohol flüchtig ist!« Heute nennt man das, was man nicht sehen oder anfassen kann, nicht Geist, sondern Gas. Das geht auf den flämischen Gelehrten van Helmont zurück, der im 17. Jahrhundert lebte. Im Gegensatz zu normalen Stoffen besitzt Gas zwar eine Materie, aber keine Form. Es erinnerte van Helmont an die Urmaterie, aus der früher einmal die Erde entstanden sein muss und die die alten Griechen als Chaos bezeichneten. Geist kommt von Gas kommt von Chaos; sprachwissenschaftlich gesehen ist der Geist also nur ein Durcheinander.

Um aus Salz oder Wein Geist zu gewinnen, kann man die Grundstoffe erhitzen oder mit Chemikalien reizen. Um aus dem menschlichen Körper den Geist zu lassen, gibt es leider nur eine einzige Methode: den Tod. Wer stirbt, gibt seinen Geist auf, vom Körper bleibt nur die Leiche. Eine Leiche ist ein Körper ohne Geist, ein Geist ohne Körper ist eine Seele. Während vom Stofflichen am Ende nur Überreste bleiben, macht sich der Geist zu neuen Abenteuern auf. Wie das vor sich ging, konnte ich meinem Katechismus entnehmen. Darin hatte der Illustrator, wohl um das Wunderbare am Geschehen noch zu betonen, das Undarstellbare darzustellen versucht: Unsichtbar wie eine kleine Wolke sah man dort deutlich einen Geist seinen Körper verlassen, um sich jetzt der eigentlichen Arbeit zuzuwenden.

Das war nicht auf dem Mist meines Katechismus gewachsen. Schon die alten Griechen glaubten an einen Geist, der die lebenden Wesen beseelte. Es handelt sich dabei um jenes Pneuma, das heute noch Maschinen pneumatisch in Bewegung hält. Tote Dinge besaßen kein Pneuma, einen Geist erhielt der Mensch bei der Geburt, er schlich sich einfach ein, um sich kurz vor dem Tod wieder davonzumachen. Doch konnte einem der Geist auch während des Lebens abhandenkommen, durch eine Wunde oder durch den Atem. Ein Verband konnte dem Verlust entgegenwirken, Atmen ersetzte den Geist wieder. Wer an Epilepsie litt, bei dem war das Pneuma eingesperrt und raste im Körper hin und her, um einen Ausgang zu finden; daher die Zuckungen.

Ohne Körper kann der Geist auf Erden nicht mehr viel bewirken. Darum sollte man seinen Geist tunlichst noch während des Lebens auf irgendeine Sache übertragen, in Form einer Erfindung zum Beispiel, einer Anekdote, die man sich noch lange erzählt, oder durch ein Buch oder eine Schallplatte. Bei den beiden letzten Dingen findet man nur noch das aller Körperlichkeit entledigte Sublimat des Urhebers vor, frei von allem Fleisch und Blut, welche zu Lebzeiten wie ein Mühlstein an ihm hing. Im *Zauberberg* beschreibt Thomas Mann das Entzücken von jemandem, der zum ersten Mal eine Grammofonaufnahme hört:

> Die Sänger und Sängerinnen, die er hörte, er sah sie nicht, ihre Menschlichkeit weilte in Amerika, in Mailand, in Wien, in Sankt Petersburg, – sie mochte dort immerhin weilen, denn was er von ihnen hatte, war ihr Bestes, war ihre Stimme, und er schätzte diese Reinigung oder Abstraktion, die sinnlich genug blieb, um ihm, unter Ausschaltung aller Nachteile zu großer persönlicher Nähe, und namentlich soweit es sich um Landsleute, um Deutsche handelte, eine gute menschliche Kontrolle zu gestatten.[1]

Was diesen verzückten Hörer anging, konnte der Körper am anderen Ende der Welt ruhig verrecken, solange dessen Geist noch Lieder sang. Ein hinterlassener Körper ist kaum von Nutzen – es sei denn, man ist ein Medizinstudent im ersten Semester oder braucht ein Ersatzteillager für Transplantationen –, doch ein hinterlassener Geist

in Form von Ideen oder Musik macht unter Umständen noch jahrhundertelang Freude.
Auch für einen selbst ist es sinnvoll, so viel Geist wie möglich aus dem Körper zu ziehen, bevor er verbraucht ist. Das ist nämlich die Grundlage aller Kultur. Während man den Körper kaum ausbauen kann – kein Bein zusätzlich, höchstens das Herz ein wenig vergrößert, um alles dann doch dem Verfall überlassen zu müssen –, kann ein Geist dank Schule, Universität, Bibliothek und vor allem des Alltagslebens enorme Dimensionen annehmen und vollkommen unerwartete Richtungen einschlagen. Mit etwas Glück stirbt man zwar verkrümmter und verkrüppelter, doch weniger dumm, als man auf die Welt kam.

Wenn der Geist höher steht als der Körper, dann ist der reine Geist das Höchste. Es gab immer Menschen, deren Lebensaufgabe genau darin bestand: die Geistlichen. In ihren Augen ist die körperübersäte Erde nur eine Etappe zur himmlischen Ewigkeit. Um keine Zeit zu verlieren, versuchen sie sich schon auf Erden möglichst weitgehend zu vergeistigen. Bewährte Mittel sind Beten, Meditieren und innere Schau. Doch am schnellsten lässt sich der Geist durch die Missachtung des Körpers erheben. Die Sandsäcke müssen abgeworfen, das Gold aus dem Erz gelöst, der Kern von der Schale befreit, der Körper negiert werden. Letzteres ist mühsam. Wie ein kleines Kind quengelt der Körper ständig um Aufmerksamkeit. Er will essen oder aufs Klo gehen, oder es juckt ihn irgendwo. Vom Sex ganz zu schweigen. Mal ist es ihm zu kalt, dann wieder zu warm, und wenn er endlich aufhört zu quengeln, will er schlafen. Man kann versuchen, seinen Körper mit einer einfachen aber zeitaufwändigen Tätigkeit abzulenken, wie man das mit Kindern macht. Kinder setzt man vor ein Puzzle oder lässt sie ellenlange Luftmaschen häkeln, den eigenen Körper dagegen lässt man trommeln, Ritualtänze vollführen, monotone Lieder singen oder hin und her laufen, während der Geist bei der Arbeit ist. Auf diese Weise wird körperliche Arbeit in Geist umgewandelt. Der beste Anwender dieser Methode bin ich selbst. Beim Schreiben gehe ich im

Zimmer auf und ab wie ein Tiger im Käfig. Nachdenken, ohne mich zu bewegen, kann ich so wenig wie ein Huhn gehen, ohne mit dem Kopf zu nicken. Ich bin ein umgekehrtes Huhn. Zwischen meinem Körper und meinem Geist scheint es eine Verbindung zu geben, profaner gesagt, meine Füße setzen mein Gehirn in Bewegung wie der Tretantrieb einer alten Nähmaschine die Nadel. Diese Methode lernte ich nicht von ungefähr. Ich bin bei den Padres zur Schule gegangen, und wenn die mal richtig nachdenken wollten, dann machten sie sich mit einem Buch auf den Weg. Sie nannten das »brevieren«. Beim Gehen trieben sie dem Körper das kindische Quengeln aus. Das geht auch im Sitzen. Auf dem Klo zum Beispiel. Dann ist der Körper so beschäftigt, dass der Geist frei hat. Denn der große Vorteil des Klos besteht darin, sich ungestört von Telefon, Mitbewohnern oder einem selbst vollkommen in ein Buch vertiefen zu können. Je intimer das Klo, desto weitläufiger die geistigen Gefilde, die sich auftun. Manchmal erreicht man so sogar den Idealzustand und ein Buch ist so gut, dass man vollkommen vergisst, warum man eigentlich diese Örtlichkeit aufgesucht hatte. Meistens aber hat man den Grund recht rasch hinter sich gebracht und muss wieder einen Tag lang auf die nächste Gelegenheit warten.

Auf die Dauer lässt sich der Körper leider nicht für dumm verkaufen. Irgendwann hat er solchen Hunger, dass man die geistige Arbeit unterbrechen muss. Will man vermeiden, dass er einem damit auf die Nerven geht, kann man ihn abstrafen. Heilige Männer auf der ganzen Welt geißeln sich und züchtigen ihr Fleisch. Ganze Volksstämme wallfahren auf nackten, immer blutiger werdenden Knien zu ihren heiligen Orten. Was allerdings alles andere als den gewünschten Effekt haben kann, wenn der Körper aufgrund des Schmerzes lauter um Aufmerksamkeit schreit denn je. Dennoch gilt dies als Sieg des Geistes über den Körper.

Nicht umsonst steht am Anfang von Gebet und Meditation oft das Schließen der Augen. Kaum sind die zu, hat man schon einen ordentlichen Teil seines Körpers vergessen. Man spürt ihn zwar noch, aber lange nicht so, als hätte man ihn vor Augen. Manche Teile muss man anfassen, um sich ihrer bewusst zu werden; in einem körperwarmen Bad kommt einem noch mehr seines Körpers abhanden. Was man überhaupt von ihm spürt, scheint größer oder kleiner zu sein als in Wirklichkeit. Man denke nur an die riesigen Krater, die man in den Backenzähnen zu haben glaubt, wenn man mit der Zunge drüber fährt. Würde man nicht wissen, wie ein Körper tatsächlich aussieht, hätte man den Eindruck, nur aus Fingerspitzen und Zunge zu bestehen. Diese Körperteile sind aufgrund ihrer zahlreichen Nervenenden im zentralen Nervensystem überrepräsentiert. Dieses auf das Gefühl gegründete und deshalb verzerrte Körperbild spiegelt das Kontrollvermögen über die jeweiligen Körperteile wider, wie bei einem Diktator, der lieber nicht an die Stämme in jenen Winkeln seines Reiches erinnert werden möchte, in denen seine Macht niemals Fuß fassen konnte. Wie das Römische Reich, das aus diesen Gründen seinen fernen Provinzen vielfach die Selbstverwaltung zugestand, überlässt die Zentralmacht des Körpers zahlreiche Aufgaben in der Peripherie dem autonomen Nervensystem. Organe wie Milz, Leber und Bauchspeicheldrüse kennen sich ja eh besser aus; Verdauen ist ihr Spezialgebiet. Außerdem finden sich dort kaum Sinnesorgane, die die Zentrale vom Wohl und Wehe der Provinzen unterrichten könnten. Läuft was schief, dann sind deshalb die immergleichen Organe schuld: Das Herz wollte nicht mehr, die Nieren versagten, der Blutdruck war zu hoch. Doch auch Organe und Extremitäten, die sonst parieren, neigen gelegentlich zu Ungehorsam. Beine können nicht stillhalten, Augen schweifen ab.

Um der Ordnung willen ist es von Vorteil, wenn der Geist über den Körper Bescheid weiß. Man sollte bei jedem Gerät zuerst die Gebrauchsanweisung lesen! Nehmen wir mal das Auto. Muss man wissen, wie ein Motor funktioniert, um ein Auto fahren zu können? Wohl kaum. So braucht man fürs Leben auch nicht den großen oder kleinen Blutkreislauf zu kennen oder zu wissen, wie viele Wirbel man hat oder was eine Milz den lieben langen Tag so treibt. Nein, das alles braucht man nicht zu wissen, wenn man sich damit abfindet, es aufgrund mangelnder anatomischer Kenntnisse nie weiter zu bringen als zum Chauffeur des eigenen Selbst. Man weiß, wo man langfahren muss, und kann durchaus mal eine kleine Spritztour machen, aber von Selbsterkenntnis kann bei weitem nicht Rede sein.

Das einzige Organ, über das man auch ohne Anatomiestudium ziemlich gut Bescheid weiß, ist die Haut. Ihre Außenseite, lieber Leser. Das ist aber nichts anderes, als würden Sie von Büchern immer nur die Umschläge lesen oder glauben, ein Theaterstück zu kennen, weil Sie das Plakat für die Aufführung betrachtet haben. Museumsbesucher drängeln sich vor Rembrandts *Anatomiestunde des Doktor Tulp*, doch dürften sie dabei kaum etwas über Anatomie lernen. Kaum einer hat seine Bauchspeicheldrüse gesehen oder Bekanntschaft mit seinen Nebennieren geschlossen, geschweige denn die Nestwärme der eigenen Gebärmutter ausprobiert. Man kann noch so oft in den Spiegel schauen, man bleibt nur ein flüchtiger Bekannter von sich selbst. Vielleicht wendet man deshalb so viel Mühe für die Oberfläche auf. Aber für den Zwölffingerdarm gibt es keinen Mascara, die Lunge schert die Mode nicht. Deshalb konzentriert sich alle Aufmerksamkeit auf die sinnlichen Lippen, den verführerischen Augenaufschlag. Hat sich schon mal jemand in einen Eierstock verliebt? Bäuche, Zähne und Köpfe tun in der Hauptsache nur weh. Um unsere Eingeweide einigermaßen bei Laune zu halten, essen wir möglichst gesund und haben ein schlechtes Gewissen, wenn wir wieder mal gesündigt haben. In den Fitnessstudios und Sportclubs trainieren wir innere Organe, über die wir kaum etwas wissen. Wir denken nur noch an Fitness, die Frage nach dem Sinn des Ganzen stellen wir uns nicht mehr.

Im Fernsehen sieht man die Leute nur von innen, wenn es um Krankheiten geht. Das Herz spielt erst eine Rolle, wenn es transplantiert wird, Speiseröhren, wenn sie vom Krebs zerfressen sind.

Während die Biologen sich mit gesunden Tieren abgeben, existiert keine spezielle Wissenschaft, die sich den gesunden Menschen zum Forschungsgegenstand auserkoren hat; die Medizin widmet sich der Spezies erst, wenn sie kaputt ist. Allerdings erinnere ich mich noch gut an das Buch von Dr. Kahn, das ich als Zwölfjähriger nachts mithilfe einer Taschenlampe unter der Bettdecke verschlang. Ich hatte es hinter dem Schrank gefunden, es war gespickt mit anatomischen Abbildungen. Sämtliche Organe waren darin zu finden, auch die, die mir fehlten, weil ich ein Junge war. Vergeblich versuchte ich, alles, was ich in dem Buch entdeckte, an mir zu ertasten. Neiderfüllt las ich, dass anatomische Vorlesungen in früheren Jahrhunderten öffentlich abgehalten wurden. Die Erkenntnis, dass man einen Körper in Einzelteile zerlegen konnte, wie ich es mit alten Radios tat, die ich dann dank des dadurch gesammelten Wissens wieder zum Laufen bringen konnte, erweiterte meinen Horizont, und zwar direkt vor mir. Das Fernsehen war längst erfunden, doch ich musste fast ein ganzes Leben lang warten, bis die erste öffentliche Leichenschau über den Äther ging. Erst das 21. Jahrhundert zeigte öffentlich, was ein Bürger bereits vierhundert Jahre zuvor im *Theatrum anatomicum* zu sehen – und zu riechen – bekommen hatte.

1966 konnte man sich im Kino den Film *Die phantastische Reise* ansehen. Zu einer Zeit, als die Raumfahrt gerade ihre Blütezeit erlebt, begibt sich Raquel Welch in Begleitung dreier Männer an Bord einer Rakete. Nicht um das Weltall zu erkunden, sondern um in die viel spannendere Welt des menschlichen Körpers einzudringen. Nachdem man das Raumfahrzeug inklusive Besatzung auf die Größe einer Mikrobe geschrumpft hat, wird es in den Körper eines an einem Gehirntumor erkrankten Atomwissenschaftlers gespritzt. Bevor die Mannschaft jedoch den Tumor erreichen kann, um ihn mit einer Laserpistole zu zerstören, erlebt sie in den Grotten des Lymphsystems, unter den Wasserfällen des Blutkreislaufs und durch die Angriffe des Immunsystems atemberaubende Abenteuer. Kurz bevor das Größenwachstum wieder einsetzt, gelingt den Menschenfahrern knapp die Flucht, und sie werden in der Brandung einer Träne schwimmend gerettet.

Inzwischen leben wir im Zeitalter der unbemannten Raumfahrt. Zwar können wir noch keine Menschen auf Miniaturgröße verkleinern, doch bei den Raumfahrzeugen haben wir viel erreicht. Anstelle einer bemannten Rakete schickt der Arzt heute Fernsehkameras in den Darm oder in die Blutgefäße. Über eine Nabelschnur aus Fiberglas mit einem Bildschirm verbunden, kann er die Reise verfolgen. Seit 1983 ermöglichen Glasfaserkabel bewegliche Fernsehbilder. Es ist schon einige Jahre her, dass der Darmforscher Slobhuizen mir telefonisch einen Livekommentar zu den Abenteuern eines Bissens Knackwurst in seinem eigenen Gedärm lieferte. Kleine Greifer an der Kamera hätten sogar Souvenirs mitbringen können. Inzwischen gibt es auch Kameras ohne Nabelschnur; kaum größer als eine Pille können sie sogar operieren. Der Darm befördert diese Pillcam vom Magen Richtung Anus. Es ist ein erster Versuch der inneren Schau.

Am besten wäre ein Mensch so durchsichtig wie ein Wasserfloh oder ein junger Glasaal. Dieser Gedanke kam auch einigen Dresdnern Ende der Zwanzigerjahre des vorigen Jahrhunderts. Mit dem Geld der Mundwasserfirma ODOL gründete man in der sächsischen Landeshauptstadt das Deutsche Hygienemuseum. Es sollte die Bevölkerung über die Möglichkeiten der Hygiene informieren, die zur Gesunderhaltung des Körpers beitragen können. Strahlender Mittelpunkt des Museums war von 1930 an der *Gläserne Mensch*. Mit pathetisch erhobenen Armen krönt die durchsichtige Figur die wissenschaftliche Sammlung von Organ- und Fötenpräparaten. Übrigens ist der *Gläserne Mensch* gar nicht aus Glas, sondern aus einem der ersten Kunststoffe, Cellon. Das Material gab den Blick frei auf Organmodelle, die untereinander durch zwölf Kilometer Elektrokabel verbunden waren, das die Nerven und Blutgefäße darstellen sollte. Erhellt wurde das Ganze von tausenden kleiner Lämpchen.

Egal, ob man auf eine altmodische Landkarte schaut oder ein GPS-Gerät zur Orientierung benutzt, verirren kann man sich immer. Die Organe befinden sich nicht unbedingt da, wo man sie spürt. Oder man spürt sie nicht dort, wo sie tatsächlich sind. Bei einem Herzanfall fasst man zielsicher daneben. Das Gefühl orientiert sich an einer Karte im Gehirn, auf der das Herz viel näher bei den Schultern liegt als in Wirklichkeit. Die Nerven von Schultern und Herz münden dichter nebeneinander ins Zentralnervensystem, als aufgrund ihrer anatomischen Lage zu vermuten ist, weil sie im embryonalen Stadium tatsächlich ganz nah beieinander lagen; das Herz senkt sich erst viel später über den Hals in den Brustraum bis zum Zwerchfell hinab. Sogar die Milz stammt embryonal betrachtet aus der Halsgegend, mit der Folge, dass man, wenn man beim Fußballspielen einen Tritt gegen die Milz bekommt, den Schmerz oben an der linken Schulter spürt.

Obwohl man so viel über seinen Körper weiß, ist man manchmal doch ein unerwartet schlechter Chauffeur seines Selbst. Trotz Jahrmillionen der Evolution führt uns der Körper erschreckend oft an der Nase herum. Da verbringt man ein ganzes Leben hinter dem Steuer und kann doch nicht behaupten, das Gefährt zu beherrschen. Wenn man selbst X sagt, sagt der Körper Y. Im Gegensatz zu diesem ist man allerdings selten ehrlich. Das liegt an der Sprache. Deren Hauptfunktion besteht nun einmal aus lügen. Warum sonst reden die Menschen so viel?

Man soll nicht auf das hören, was die anderen sagen. Unter vier Augen mag Zuhören ja eine gute Sache sein, aber die Spezies Mensch lernt man am besten mit Watte in den Ohren kennen. Ohne die ihn umgebenden Geräusche sieht man den Menschen gleich klarer. Wer ihn beobachten will, sollte das tun wie ein Biologe. Der ist es gewöhnt, dass seine Tiere nicht sprechen, und er hat gelernt, sich auf das Verhalten zu konzentrieren. Wie bei Gericht zählen hier billige Ausflüchte nicht, nur knallharte Beweise. Ohne ablenkendes Gefasel stellt er fest, welcher Mensch sich mit welchem paart, wann im Sommer der große

Menschen-Treck in den Süden einsetzt und welche Nahrung die Menschenjungen bekommen. Ein Fernglas wird nicht benutzt, um den Forschungsgegenstand näher heranzuholen, sondern um ihn, im Gegenteil, in klärende Ferne zu rücken. Liebe Vogelbeobachter, zielt mit euren Feldstechern etwas tiefer und beobachtet euch gegenseitig. Ihr werdet euren Augen nicht trauen!

Vor einigen Jahren testete der niederländische Radiosender VPRO diese biologische Methode am Menschen. Der Sender schickte den Biologen Dick Hillenius an die Börse, wo er das Treiben wie ein Besucher aus einer anderen Welt betrachten sollte. Hillenius berichtete, wie eine riesige Menschenmenge offensichtlich ziellos durcheinanderrannte und ab und zu Schreie ausstieß. Das Ganze habe auf ihn den Eindruck eines riesigen Froschkonzerts gemacht, bei dem unzählige quakende Froschmännchen wild auf und abhüpften, ohne vom Fleck zu kommen. Er deutete diese für ihn unerklärliche Froschzusammenkunft als einem einzigen Zweck dienlich, dem der Fortpflanzung. Vermutlich sollten durch das Gequake Weibchen angezogen werden und sich den attraktivsten der Frösche aussuchen. Allerdings, so berichtete Hillenius seinen Zuhörern wahrheitsgemäß, waren zur Bestätigung dieser These erschreckend wenig Weibchen auf dem Börsenparkett anwesend, die überdies von den ihnen an Anzahl so weit überlegenen Männchen vollkommen ignoriert wurden. Außerdem waren nicht die geringsten Anzeichen irgendeines Fortpflanzungswillens zu erkennen.

Seit der Erfindung des Computers wird das Geld an der Börse nicht mehr durch ehrliche Handarbeit verdient. Die Börsenmänner sind ausgestorben. Doch im Kaufhaus, auf der Schule, beim Fußball, im Bordell oder auf dem Rummelplatz hat man noch genug Gelegenheit zur Schulung seiner Menschenbeobachtung. Es geht aber auch bequem zu Hause, im Fernsehsessel. Schalten Sie einfach den Ton des Gerätes aus, und Sie haben sich vom Anthropologen flugs zum Biologen gewandelt. Wählen Sie sich eine Sendung mit viel Gequake aus, außerdem mit viel Männern und wenig Frauen. *Late-Night-Shows* sind dafür bestens geeignet. Erst mit der Lautstärke auf Null erkennt man, was diese Schwätzer kennzeichnet: viel Tamtam, nichts dahinter. Bei diesen *talking heads* haben die Fernsehzuschauer nur eine Aufgabe: raten, was eigentlich gemeint ist. Denn es ist lebenswichtig zu wissen, was der andere im Schilde führt. Als Kind lernt man oft erst durch leidvolles Ausprobieren, ob der Vater wirklich böse ist oder nicht, ob man tatsächlich ins Bett muss oder ob es noch Verhandlungsspielraum gibt. Gleichzeitig begreift man, dass man die eigenen Gefühle tunlichst verbirgt. Das und das Erkennen der Absichten anderer bilden einen Rüstungswettlauf, bei dem Codeknacker immer einen Vorsprung haben.

Trotz all der Bücher über Bewerbungs- oder Verkaufstechniken ist Charles Darwins Werk *Der Ausdruck der Gemütsbewegungen bei dem Menschen und den Tieren* noch immer das wichtigste Buch auf diesem Gebiet. Darwin wollte herausfinden, wie die Mimik zustande kommt. Zu diesem Zweck analysierte er sämtliche Gesichtsmuskeln. Seiner Meinung nach verlief die Entwicklung der Gesichtsmuskeln parallel zu der des Ausdrucks. Wie aber kam der Mensch dazu, bei einer bestimmten Emotion bestimmte Muskeln zu aktivieren? Wer wütend ist, entblößt die Zähne, als ob er den anderen beißen möchte, bei Verachtung wirft man den Kopf in den Nacken und hebt die Nase in die Luft, als ob der andere stinke, was irgendwie naheliegt. Auch dass man bei Gefahr im Verzuge die Augen schließt, als wollte man das Bild ausradieren, leuchtet ein, aber warum heult man, wenn man traurig ist? Fließen Tränen, weil man traurig ist, oder ist man traurig, weil Tränen fließen?

Beides. Ist die erste Träne erst mal vergossen, dann wird man dadurch nur trauriger und die zweite rollt schon an. Das Ganze beruht auf einer Wechselwirkung, wie sie bei hormonellen Vorgängen öfter zu beobachten ist. Wer wütend ist, dessen Körper produziert Adrenalin, und durch das Adrenalin im Blut wird er nur noch wütender, wodurch der Körper die Adrenalinproduktion wiederum erhöht, und so weiter, bis die Wut sich mit einem Hieb oder einem Fluch entlädt oder langsam entweicht wie Luft aus einer alten Luftmatratze. Geist und Körper gehen dabei unterschiedlich vor. Ersterer bedient sich nämlich der Hilfe von Gedanken, welche in den Gehirnzellen entstehen und als Botschaften mit hoher Geschwindigkeit über die Nerven versendet werden. Die Hormone des Körpers sind dagegen vor allem für Stimmungen verantwortlich. Sie werden ausgeschüttet und über die Blutbahnen verbreitet, und zwar nicht elektronisch geschwind wie eine E-Mail, sondern im Schneckentempo. Zwar sind sie manchmal so schnell wie eine Flutwelle – man spürt geradezu, wie es in den Blutgefäßen saust und braust –, dafür nimmt ihr Abbau längere Zeit in Anspruch. Stunden nachdem der Geist endlich gemerkt hat, dass die Wut auf einem Missverständnis beruhte, kocht und siedet es im Blut noch lange. Die Person ist schon längst drüber weg, doch der Körper ist noch nicht imstande, klein beizugeben. Nur über seine Leiche!

Nehmen die Missverständnisse zwischen Körper und Geist überhand, leidet der Mensch unter sogenannten psychosomatischen Krankheiten. Der Geist verursacht dem Körper Leiden, er macht ihn krank. Der Körper hat es nicht einfach damit, immer zu wissen, was der Geist denn jetzt schon wieder von ihm will. Der Geist hat zum Beispiel Angst. Also gut, sagt der Körper, sag mir, was ich tun soll: wegrennen oder kämpfen? Mhm, kriegt er vom Geist zur Antwort, zum Wegrennen ist es zu spät, und kämpfen, davon lassen wir mal hübsch die Finger. Tu einfach nichts. Aber genau das kann der Körper nicht. Wo Angst ist, ist Stress, und wo Stress ist, sind Hormone. Wenn die nicht tun dürfen, was sie unter normalen Umständen tun sollen, dann kriegt man einen Ausschlag oder einen Tick. Das geht wiederum dem Geist auf den Sack. Oft genug wäre er den Körper mit allem drum und dran am liebsten los, so wie der Körper auch mal einfach allein spielen will, ohne das ständige Genörgel vom Geist im Hintergrund. Körper und Geist voneinander zu scheiden ist so unmöglich wie vollkommen miteinander verwachsene siamesische Zwillinge zu trennen, und zwar weil das Gehirn, das von sämtlichen Organen noch am ehesten der »Sitz des Geistes« genannt werden darf, selbst ein Teil des Körpers ist. Dick Hillenius vergleicht es mit einem Eiersieb:

> Das Gehirn ist der Apparat, mit dem wir die Welt erkennen. Grund genug also, sich diesem Apparat mit Misstrauen zu nähern. Diese Annäherung – jedenfalls die misstrauische – geschieht ausgerechnet mit dem Gehirn selbst, was nach Meinung einiger philosophisch versierter Personen eine Sache der Unmöglichkeit ist, aber so wie ich im Spiegel meine eigenen Augen betrachten kann, kann ich doch wohl auch mit meinem eigenen Gehirn über mein Gehirn nachdenken?[2]

Damit er überhaupt dazu etwas sagen kann, habe er, so erzählt Hillenius, sein Gehirn darum gebeten, etwas vollkommen Neues zu machen. Damit verleibt er allerdings das Gehirn ganz eindeutig dem Körper ein, er behandelt es wie jedes andere Organ, dem man einen Auftrag geben kann. Man fragt sich allerdings, was Descartes zu alledem gesagt hätte. Er war es, der im 17. Jahrhundert die Trennung zwischen Körper und Geist am konsequentesten durchdachte. In seinen Augen verfügt nur der Mensch über Körper und Geist. Tiere bestehen nur aus Körper. Sie sind Automaten. Zu diesen Einsichten kam der Philosoph beim Betrachten der Brunnenanlagen in den Gärten des französischen Adels. In den königlichen Gärten von Saint-Germain-en-Laye gab es mechanische Apparaturen, die so wirklichkeitsgetreu aussahen, dass man sie leicht für lebende Wesen halten konnte. Die Besucher bemerkten nicht, dass sie selbst beim Eintreten, diese Apparaturen in Gang setzten. Wenn sie den Garten betraten, berührten sie bestimmte Bodenplatten. Die waren so platziert, dass, wenn ein Fremder sich näherte, eine badende Diana sich im Schilf versteckte. Wenn der Besucher ihr folgte, dann setzte ihm, ausgelöst von einer ähnlichen Apparatur, ein Neptun nach, mit erhobenem Dreizack. Dort geschehe, befand Descartes, eine Menge, was Ingenieure mithilfe ihrer verspielten Vernunft konstruiert hätten. Ebenso betonte Descartes, dass es zwar so aussehe, als ob Tiere eine Seele hätten, dies aber keineswegs der Fall sei. Tiere seien zwar raffiniert konstruiert, doch er, Descartes, lasse sich davon nicht täuschen. Ein Hund könne, wenn man ihm das Fell Haar für Haar ausrupfe oder ihn bei lebendigem Leibe aufschneide, noch so ergreifend winseln, es habe niemals zu bedeuten, dass er tatsächlich Schmerzen habe, nein, das Gewinsel sei einfach Teil der Mechanik wie bei einer Puppe, die Mama sagen kann, aber deshalb noch lange nicht nach ihrer Mutter ruft. Nicht jeder fand Descartes' Theorien überzeugend, aber den Gelehrten im allgemeinen erschien diese Lehre äußerst praktisch. Dank ihr durften nicht nur gestandene Physiologen, sondern auch ehrgeizige Amateure Viecher nach Herzenslust bei lebendigem Leibe aufschnippeln. Die spürten ja angeblich nichts. Mit Berufung auf Descartes quälten sie hemmungslos Affen, Papageien, Hunde und allerlei anderes Getier. Trotzdem hält man diesen Mann für einen großen Philosophen, und jede Stadt, die noch eine Straßenecke zu vergeben hat, ehrt ihn mit einem Denkmal. In Den Haag steht das Standbild nicht weit vom Landwirtschaftsministerium, das sich seinerseits einen feuchten Dreck um die Rechte der tierischen Bevölkerung schert. Moderne Philosophen schreiben heutzutage den Tieren durchaus das Vermögen zu, Schmerzen zu empfinden. Da sie genau so schreien wie wir, kann man davon ausgehen, dass sie das aus den gleichen Gründen tun. Außerdem haben Tiere, wenn schon keine Seele, so doch mit Sicherheit einen Geist.

Damit ist allerdings der Knoten von Körper und Geist längst nicht gelöst. Wir sind noch keinen Schritt weiter, seit der irische Dichter William Butler Yeats das Rätsel in Versform goss:

O du Kastanienbaum, mit großen Wurzeln, Blüher,
Bist du das Blatt, die Blüte oder Stamm?
O Körper, zu Musik gewiegt, o Blick und Glanz,
Wo trennt man nur den Tänzer und den Tanz?[3]

In einer Hinsicht aber sind wir klüger geworden. Es kümmert uns weniger. Wir haben uns inzwischen daran gewöhnt, dass sich etwas vom anderen unterscheiden kann, aber es trotzdem das gleiche ist. Nach endlosem Geplänkel darüber, ob Licht nun aus Wellen oder aus Teilchen besteht, einigten sich die Gelehrten darauf, dass beides zutrifft. Manchmal besteht es aus Wellen, manchmal aus Teilchen, und was rauskommt, ist in beiden Fällen Licht. Nicht viel später lehrte Einstein, dass sogar Materie und Energie zwei Seiten derselben Medaille sind. Und ein Virus kann gleichzeitig tot und lebendig sein. Manchmal erscheint uns der Geist als eine Ergänzung der Materie, ein ander Mal die Materie als eine Erfindung des Geistes. Und so bleiben Philosophen, die leugnen, dass es den Geist gibt, weiterhin Mitglieder der Fakultät der Geisteswissenschaften, und Sportlehrer können sich etwas auf ihren Geist einbilden und trotzdem stolz auf ihr Diplom sein – das für körperliche Ertüchtigung.

Denkt man das Ganze tüchtig durch, ist ein Gedanke nichts weiter als ein elektrisches Phänomen der Nervenbahnen und der Geist damit ein bizarres Zusammenspiel von Potentialdifferenzen und Neurotransmittern. In gleicher Weise kann man den Körper auf Moleküle reduzieren, die aus Atomen bestehen, welche wiederum zum größten Teil aus dem Nichts aufgebaut wurden. Das ist zwar eine ausgezeichnete Gedankenübung, doch nützt sie uns im Alltag herzlich wenig. Es reicht nicht, dass uns der Körper die Vorstellung vom Geist eingebrockt hat, der Geist hält sich zu allem Überfluss auch noch für was Besseres. Mit seiner Hilfe glaubt der Mensch, sich irdischen Fallstricken entwinden zu können. Er hält sich im tiefsten Grunde für einen Gott. Nur der Körper trennt ihn vom Himmlischen und nervt ihn immer wieder mit vegetativen Banalitäten. Die alten Kirchenväter hätten den Körper am liebsten ganz abgeschafft. Dieser ist nur ein Handlanger des Teufels, der Geist dagegen ist ein Funke Gottes.

Seit der Mensch Gott vom Thron gestoßen und sich selbst in den Mittelpunkt alles Sinnens und Strebens gesetzt hat, wird der Geist als das Hauptmerkmal des Menschlichen betrachtet. Durch ihn erhebt sich der Mensch über das Tier. Dabei ist er selber eins. Die Evolution hat dem Geist den Körper eines Affen an den Hals gehext. Dieser Körper ist das Tier im Menschen, Sie, lieber Leser, sind der Mensch im Tier. Aber die Evolution ist nicht nur ein Fluch, sie bietet uns auch einen Ausweg. Jedes Buch, das von unseren Vorahnen erzählt, zeigt uns, wie wir immer weniger Tier und immer mehr Mensch wurden. Tierische Körperteile wie Kiefer und Backenzähne wurden immer kleiner, menschliche, wie das Gehirn, stets größer. Vergeistigung geht Hand in Hand mit der Entkörperlichung. Wir sind auf dem richtigen Weg.

Dass das nicht zwangsläufig so sein muss, zeigen die Eulen. Angeblich sind Eulen ein Ausbund an Klugheit. Das verdanken sie ihren großen Augen. Illustratoren, die lustig sein wollen, setzen der Eule auch noch eine Brille auf, damit sie noch weiser aussieht. Schließlich tragen ja auch Professoren und Bibliothekarinnen meistens Brillen. Je schlechter man sieht, desto besser scheint man zu denken. Ob das stimmt, sei dahingestellt, doch das Gegenteil trifft mit Sicherheit zu: Mit guten Augen lässt es sich schlechter denken. Gute Augen nehmen im Kopf kostbaren Raum ein. Beim Menschen nehmen die Augen fünf Prozent des Schädelraums in Beschlag. Was nicht viel zu sein scheint, trotzdem leidet unser Riechvermögen drunter. Die altmodische gute Affennase hatte keinen Platz mehr zwischen den Augen. Deshalb können wir nicht mal mehr riechen, wann unsere Frauen fruchtbar sind. Unsere Nase ist nur noch dazu da, eine Brille drauf zu setzen.

Die Augen einer Eule sind mindestens zehn Mal größer als unsere.

Sie nehmen nicht fünf, sondern fünfzig Prozent des Schädelraums ein. Dafür hat die Evolution alles, was überflüssig ist, rausgeworfen. Über Muskeln, um die Augen zu bewegen, verfügt die Eule nicht mehr, will sie zur Seite schauen, muss sie den ganzen Kopf in die entsprechende Richtung drehen. Übrigens wurde beim evolutionären Ausmisten mit den Augenmuskeln gleich noch ein großer Teil des Gehirns entsorgt. Um nachts im Dunkeln besser sehen zu können, musste die Eule auf vieles verzichten. Etwas Dümmeres hätte sie gar nicht tun können.

Unsere Gehirne haben ein besseres Los gezogen. Nachdem das Feuer erfunden worden war, wodurch die Nahrung von der Hitze gewissermaßen vorgekaut wurde, schrumpften die Kiefer. So wurde im Schädel eine Menge Platz frei. Hier konnte jetzt geistige Nahrung verdaut werden. Wenn das so weitergeht, schrieb Sir Adolphe Abrahams schon vor einem halben Jahrhundert,

> dann sehen wir in ferner Zukunft das Bild des Menschen vor uns als das eines riesigen Gehirnes, verpackt in einen Körper, der von allen gröberen, tierischen Eigenschaften befreit ist und sich von konzentriertem, zum sofortigen Verzehr bestimmtem Nektar ernährt, ein ätherisches Wesen, durch und durch Gedanke, mit Gehirnen, die sämtliche Geheimnisse des Weltalls ergründen werden.[4]

Die Interpolation ermöglicht es, dass die meisten Voraussagen voraussagbar sind. Zieht man die Linie der Entwicklung von immer größeren Gehirnen und immer kleineren Kiefern weiter, dann hat der Mensch der Zukunft einen Wasserkopf mit einem kleinen Klingelbeutel drunter und sieht aus wie E.T. Trotzdem ist E.T. ein Einzelfall. Offensichtlich gibt es eine Grenze, die der Körper selbst diktiert. Um ein Kind mit einem größeren Kopfumfang gebären zu können, müsste die Mutter eine größere Geburtsöffnung besitzen, dabei wird diese Öffnung, wie viele Frauen schmerzlich erfahren mussten, bereits jetzt bis zum Äußersten strapaziert.

Damit das Verhältnis von Geist und Körper wieder im Gleichgewicht ist, kann man sich nicht nur für mehr Geist, sondern auch für weniger Körper entscheiden. Vor allem Mädchen ekeln sich so vor dem Körper, der ihnen lästig ist, dass sie ihn am liebsten ganz los werden wollen. Sie bekommen Magersucht. Gesetzte Herren wollen das Gleiche mit entgegengesetzten Mitteln. Männer wie Winston Churchill oder der israelische Premier Ariel Sharon verachteten ihren Körper ebenfalls und stellten ihn mit Wein und Zigarren ruhig. Je mehr Leib sie dadurch zulegten, desto gleichgültiger wurde er ihnen. Egal, ob dick oder dünn, um sich entwickeln zu können ist der Mensch auf den Geist angewiesen. Wo immer es geht, wird Tierisches in Menschliches verwandelt, Körperliches in Unkörperliches, Tun in Denken, Tat in Idee. Die Welt ward kultiviert.

Wie erschafft man Kultur? Nicht aus dem Nichts. Kultur entsteht durch Zähmung der Natur. Die Sonne fängt man mit Solarzellen ein, den Regen mit dem Gully, den Wind in einem Gedicht. Pflanzen zähmt man zu Gewächsen, Tiere zu Haustieren. Aus dem Auerochsen, einem wüsten Berserker, züchtete man die Kuh, die sich gehorsam zur Schlachtbank führen lässt. Das Wildschwein wurde zu Schweinchen Dick verniedlicht und aus manchem Altachtundsechziger wurde ein Spießer. Der Urmensch kultivierte sich zum Bürger, zur Feministin, zum Konzertbesucher und Punk. Er lernte rasch, dass er seinen Körper nicht überallhin mitzuschleifen braucht. Statt zu reisen las er Reiseberichte, statt zu leben Romane. Am Leser selbst ist selten was zu sehen, der sitzt meist ganz ruhig da, ordentlich frisiert bietet er einen intellektuellen Anblick, während in seinen Gedanken gerade die Kavallerie im letzten Moment eintrifft, ein Monster in der Stadt wütet oder Blut an die Wände spritzt.

Wie viel mehr der Geist gegenüber dem Körper gilt, lässt sich an einer Zahl präzise ablesen. An der Höhe des Gehalts. Denker verdienen mehr als Täter. Weiße Krägen mehr als Blaumänner. Ein Holzhacker oder ein Straßenarbeiter wird nie so viel einstreichen wie ein Professor oder ein Computerfreak. Männer, die ihren Körper zum Einsatz bringen, werden schlecht bezahlt. Wer als Bauer oder Bäcker Grundnahrungsmittel produziert, wird sich sein ganzes Leben lang abstrampeln, wer mit Weizen oder Brot handelt, ohne je ein Gramm davon selbst angebaut zu haben, hat die größeren Chancen, einmal reich zu werden. Je weiter der Beruf von Staub, Erde und Schweiß entfernt ist, desto höher der Lohn. Körperliche Arbeit steht in niedrigem Ansehen, weil sie auch von einem Tier oder einer Maschine verrichtet werden könnte. Will keiner mehr solche Jobs machen, dann holt man sich die armen Teufel aus einem weniger kultivierten Land.

Um sich das zu ersparen, muss man über genug Geist verfügen. Ein glänzend funktionierendes Gehirn allein reicht aber nicht. Im Gegensatz zum Körper, der von selbst wächst, erst im Mutterbauch, dann achtzehn Jahre lang außerhalb, muss das Gehirn zur Schule. Dort wird der Körper mit Geist gefüllt. Während der Körper sämtliche Bauanleitungen in der DNS jeder Zelle umsonst mitgeliefert bekommt, ist der neugeborene Geist so leer wie das Hirn eines gerade geschlüpften Huhns oder eines frischgeborenen Lamms. Während der ersten zwei Jahre ist ein Kind dümmer als ein Affe. Erst wenn das Affengehirn fast voll ist, zeigt sich, dass beim Menschen noch eine ganze Menge reinpasst. Wenn er will. Die Note für den Fleiß ist die wichtigste, meinte mein Lehrer jedenfalls immer.

Schulen sind Tankstellen für den Geist, meinte ich meinerseits immer und staunte nicht schlecht, als auf der Schule plötzlich auch mein Körper unterrichtet werden sollte. Ich musste über Böcke springen, Sprossenwände erklettern, mich merkwürdig bewegen lernen, rennen, bis mir die Luft ausging, Fußball spielen, bis ich umfiel. Das Staunen schlug schnell in Empörung um. Waren Leibstrafen nicht längst abgeschafft? Warum bekam ich statt Wissen einen Ball an den Kopf geschleudert? In der Sportaula wurden die hehren Ideale meines Jungengeists mit Riesenfüßen zertreten. Dass ich nicht der Einzige war, wurde mir klar, als ich später Rudy Kousbroek las:

> Die Sportstunde! Das war die Stunde, in der die zwei oder drei Neandertaler der Klasse, die in den übrigen Stunden mit leeren Blicken dasaßen, auflebten. Das war die Stunde, in der sie ihrer unterdrückten Lust, mit Rumpf und Gliedmaßen aggressiv zu werden, endlich freien Lauf lassen konnten; eine primitive Lust, die sich darin erging, auf Holzgerüste zu klettern, sich irgendwo dran zu hängen, voller Kraft gegen einen Lederball zu treten, offensichtlich noch ermuntert vom Gestank der Umkleidekabine, der uns schon auf dem Weg zur Sporthalle entgegenschlug.[5]

Als ich auf die Universität kam, kannte mein Staunen keine Grenzen mehr. Selbst im Tempel der Wissenschaft wurde der Körper verehrt. Man wähnte sich in eine Boxschule versetzt, wo alle Plato und Wittgenstein lesen. Dass man in Amerika nur mit guten Beinen und schlechtem Gehirn das Diplom schaffte, hatte ich gehört, aber Amerika war weit weg. Trotzdem bewegte ich mich jetzt in Holland zwischen Studenten, die bei den Worten Oxford und Cambridge in erster Linie ans Rudern dachten. Mit der Abkürzung »Prof« wurde nicht etwa der Professor bedacht, es war die Ehrenbezeichnung von jemandem, der mit Fußballspielen seinen Lebensunterhalt verdiente. In Maastricht, eine Stadt, wo man Buchhandlungen mit der Lupe suchen muss, lockt man die Studenten mit Sportplätzen, und die Universität von Amsterdam ist stolz auf ihre Spitzensportpolitik. Man legt es darauf an, jenen Studenten, die neben dem Spitzensport ein Studium absolvieren wollen, die Möglichkeit dazu zu geben. Einer davon ist der Judoka Dennis van der Geest. Er, dessen Name übersetzt »vom Geist« bedeutet, rühmt sich, dass sein Studium erst an zweiter Stelle komme. Noch nie habe er ein Training oder einen Wettkampf dafür ausfallen lassen, ja, manchmal vergesse er, was er eigentlich studiere. Das alles gesteht er unumwunden in der öffentlichen Informationsbroschüre der Universität, deren Dekan ihm im selben Blatt auch noch beipflichtet. Der Sport gehe vor, sagt dieser, studieren könne man später noch, und arbeiten schließlich bis ins hohe Alter.

Gehört Sport an die Schule? Ich meine, nicht mehr als Tangotanzen, Erbsenpalen oder Quartettspielen. Eher was für die Freizeit. Pure Zeitverschwendung. Kann Sport eigentlich auch schaden? Schon immer wurde der Sport für das glatte Gegenteil des Denkens gehalten. Man erhöhte sich nicht durch ihn, sondern erniedrigte sich. Bereits Plato warnte vor dem sportlichen Wahn. Die körperliche Betätigung sollte nur dem Geist dienen, Schüler, die ausschließlich Sport trieben, waren ihm verhasst. Eine ungeschriebene Wahrheit des 19. Jahrhunderts war, dass Muskeln und Verstand sich nicht kombinieren lassen. Der viktorianische Kritiker Leslie Stephen konnte es einfach nicht begreifen, dass ein »athletischer Riese« wie Tennyson so schöne Gedichte schreiben konnte. Sogar Charles Darwin war der Ansicht, dass dem, der geistige Qualitätsarbeit leisten wollte, mit einem schwächlichen Körper besser gedient sei. Unsere Vorfahren wären bei einer vorgeschichtlichen Partie Affen-Völkerball mit Sicherheit immer als letzte in die Mannschaften gewählt worden, doch gerade das hätte ihnen geistig zum Vorteil gereicht.

Für Darwin verhielten sich Körper und Geist umgekehrt proportional zueinander. Was auf der einen Seite hinzukam, darauf musste die andere Seite verzichten. Dieses Prinzip wird in Sportsendungen überdeutlich. Dort stoßen muskelbepackte Gestalten ein fehlergespicktes Gestammel hervor, als wäre auch der Schädel nur mit Fleisch (und nicht mit Geist) gefüllt. Wenn es tatsächlich so ist, wie man uns glauben machen will, dass ein gesunder Geist so gerne in einem gesunden Körper wohnt, dann sind die meisten Geister immer noch auf Wohnungssuche. Fußballer- und Trainerkommentare über ein gerade beendetes Spiel gehen selten über die Erkenntnisse hinaus, dass der Ball rund sei und der Beste gewonnen habe. Nur wenige wagen sich an tiefschürfendere Ausführungen, doch wer den niederländischen Fußballer Johann Cruijff für einen Philosophen hält, begeht den gleichen Fehler wie der, der die unbeholfenen Formulierungen kleiner Kinder mit Humor verwechselt. Wieder ist es Kousbroek, der mir aus dem Herzen spricht, wenn er die unbarmherzige Wahrheit verkündet, die oft genug versteckt werde, ohne dass sich an ihrem Gehalt etwas ändere: »Sport ist was für Schwachsinnige.«

Was nun wiederum nicht heißen soll, dass jeder, der Sport treibt, nicht alle Tassen im Schrank hätte. Goethe schwamm, campte und ritt zu Pferde. Der niederländische Dichter Gorter spielte Kricket und wurde später Alpinist. Tolstoi war saustark und ein leidenschaftlicher Jäger, Byron Pferdesportler und Schwimmer. Goethe war von Jean-Jacques Rousseau beeinflusst, einem großen Verfechter der Leibesübungen. Auch Gelehrte waren Sportler. Bevor er das Atom spaltete, war Ernest Rutherford ein berühmter Rugby-Spieler, und sein Atomforscherkollege Niels Bohr feierte in Kopenhagen als Fußballer Triumphe. Woher kommt bei den Rittern vom Geiste dieses Interesse am Sport? Langweilen sie sich im Oberstübchen? Haben sie ihren Verstand verloren? Streben sie nicht länger nach Vergeistigung? Vermutlich ist nicht die Unerreichbarkeit des Ideals der reinen Vernunft das größte Manko, sondern der Zweifel an der Idealität dieses Ideals. Gegen einen Endsieg des Geistes über den Körper ist genauso viel einzuwenden wie gegen das unerreichbare Ideal der reinen Natur oder der ewigen Keuschheit: Es ist keinen Pfifferling wert. Ohne Körper macht das Leben keinen Spaß. Davon können jene Wesen, die es wissen müssen, ein Lied singen: die Engel. Dass sie den von uns Menschen angestrebten Zustand der Entkörperlichung erreicht haben, steht seit dem Konzil von Nicäa fest. Das hatte im Jahr 787 über die Frage zu entscheiden, ob Engel Männer oder Frauen seien. Weder noch, beschloss das Konzil, sie haben ja keinen Körper.

Zwei deutsche Engel waren 1987 auf diesen Umstand gar nicht gut zu sprechen. Im Film *Der Himmel über Berlin* von Wim Wenders haben die beiden genug davon, sich das Treiben der Menschen nur ansehen zu dürfen. Sie beneiden sie um ihren Tastsinn, wollen so furchtbar gern mal einen Bleistift festhalten, ein Ohr streicheln, die Zehen spreizen, die Katze füttern oder auch nur vom Zeitungslesen schwarze Finger bekommen dürfen. »Statt immer nur da oben rumzuschweben«, seufzt einer der Engel, »würde ich gerne mal das Gewicht spüren, das meine Ewigkeit beendet und mich an die Erde bindet. Dass ich bei jedem Schritt, bei jedem Windhauch sagen könnte: ›Jetzt!‹« Schließlich opfert der Engel seine Unsterblichkeit einer leiblichen Liebesnacht mit einer Trapezkünstlerin. »Jetzt weiß ich«, sagt er zufrieden, »was kein Engel weiß.«

Als gewöhnlicher Sterblicher kommt man dem Zustand der Körperlosigkeit beim Locked-in-Syndrom am nächsten. Der Körper ist zwar noch vorhanden, aber durch eine Läsion im Gehirnstamm ist jeglicher Kontakt dazu unterbrochen. Ohne Nachricht vom Körper ist es fast so, als hätte das Gehirn gar keinen. Was man nicht weiß, macht einen nicht heiß, könnte man meinen, endlich ist man diesen quengelnden Fleischklotz los. Oder aber kommt sich dieser Geist in seiner einsamen Abgeschiedenheit wie in der Hölle auf Erden vor? Die Praxis zeigt, dass weder das eine noch das andere zutrifft. Patienten mit Locked-in-Syndrom sind weder glücklich noch ausgesprochen ängstlich, sie sind nicht traurig und fühlen sich auch nicht befreit. Sie sind ruhig, emotionslos. Da ist nichts, was sie empfinden könnten.

Ohne Körper macht's, wie gesagt, keinen Spaß. Nur mit dem Körper kann man das Leben feiern. Kein Genuss, der nicht von den Sinnen hervorgerufen wird. Lesen die Augen etwas über Sex, wird im Gehirn das gleiche Areal gereizt, das auf die Tastorgane reagiert. Das Gehirn ist zwar die Genussmaschine, doch ohne die Schalthebel der Sinne ist sie wertlos. »Die Sinne«, so sagt der dichtende Biologe Hillenius, »sind die Füße der Seele.« Egal ob erhabenes Gedicht oder platter Porno, Genuss geht immer mit körperlichen Prozessen einher. Wer das erste Wort hat, ist nicht zu entscheiden. Seufzt man vor Rührung, oder ist man gerührt vom Seufzen? Empfindet man die Musik Bachs erst im Magen oder im Gehirn?

Wer keinen Körper hat, kann sich die Welt nicht vorstellen. Das Gefühl nimmt die Welt als Körper wahr, der den eigentlichen Körper umgibt. Schon die Sprache verweist darauf. So haben Berge einen Rücken und einen Fuß, Stühle haben Beine, die Erde hat einen Schoß und ein Kamm Zähne. Auch abstrakte Begriffe werden gerne verkörperlicht. Etwas wächst einem über den Kopf oder man geht in die Knie. Der Psychologe William James hatte Recht, als er sagte, dass unsere Emotionen an körperliche Vorgänge gekoppelt sind. Wir rennen nicht, weil wir Angst haben, sondern wir bekommen Angst, weil wir rennen.

Die gängigste Art, sich des Körpers zu entledigen, ist der Tod. Meistens geht dabei auch der Geist hops. Stirbt ein Schriftsteller, bleibt allerdings ein Teil seines Geistes in seinen Büchern erhalten. Obwohl der Körper schon seit Jahrhunderten zu Staub zerfallen ist, ist der Geist noch in der Lage, ganze Völker zu erstaunen oder zu rühren. Abstrakter als in Form kleiner Buchstaben kann ein Reiz zur Rührung kaum sein. Trotzdem ist auch die Sprache äußerst körperlich. Es ist fast unmöglich, beim Reden die Hände stillzuhalten. Fortwährend unterstreicht man seine Ausführungen mit Gesten, im Grunde so sinnlos wie das Armgebaumel beim Wandern, doch gerade dieser Rhythmus von Armen und Beinen macht uns klar wie Kloßbrühe, dass er ein Relikt aus den Zeiten ist, als wir uns noch auf allen vieren fortbewegten. Der Körper ist es gewöhnt, und man lässt ihm am besten seinen Willen, es geht sich angenehmer. Die Gestik während des Sprechens scheint dann besonders sinnlos zu sein, wenn der Gesprächspartner sich außerhalb des Gesichtsfelds befindet. Während die eine Hand damit beschäftigt ist, den Telefonhörer ans Ohr zu pressen, scheint sich die verbliebene Hand doppelt ins Zeug zu legen, um den Ausfall zu kompensieren. Im Grunde sind Gesten vollkommen willkürlich, doch lassen sie sich leicht zu einer Gebärdensprache ausbauen, Satzbau, Sprachwitze und Doppeldeutigkeiten inklusive. Die Vermutung liegt nahe, dass die Sprache genau auf diese Weise entstanden ist. Das heutige Sprechgefuchtel mit den Händen wäre dann ein Relikt aus früheren Zeiten, genau wie das Armgeschwenke während der Wanderung. Manche Leute fangen tatsächlich an, im Zimmer herumzuwandern, wenn sie sich deutlich ausdrücken wollen. Vielleicht ergibt sich das Bedürfnis nach einem guten Rhythmus der Worte ebenfalls aus dieser Angewohnheit: Sätze müssen laufen.

Babys, die noch nicht über das gesprochene Wort verfügen, sprechen ausschließlich mit den Händen. Um etwas zu verstehen, greifen sie danach, so wie sie später abstrakte Begriffe begreifen lernen. Sie bitten nicht um etwas, sondern zeigen mit dem Finger drauf. Zeigen ist ein Grenzfall zwischen der Sprache des Körpers und der des Geistes. Katzen können damit nichts anfangen. Deutet man mit dem Finger auf ein in einiger Entfernung liegendes herrliches Stück Herz, schaut einen die Katze nur belämmert an. Irgendwie aber schwant ihr was. Begeistert rennt sie auf den ausgestreckten Finger zu. Gerührt von so viel Begriffsstutzigkeit holt man das Stück Herz und legt es ihr direkt vor die Nase. Mit dem nackten Finger zeigen gehört sich nicht für eine Katze. Das ist eher was für Hunde. Oder Menschen. Wird man nach dem Weg gefragt, muss man sich schon den Arm abhacken, um nicht den Zeigefinger zu heben. Aber auch bei einem normalen Gespräch mischen sich Hände und Arme ständig ein.

So schwierig das Reden ohne Hände auch ist, so leicht fällt uns das Gegenteil. Gehörlose haben keine Mühe damit, zu schweigen, während ihre Hände die Relativitätstheorie erklären oder einen schmutzigen Witz erzählen. Die Gehirnforschung ist dem nachgegangen. Es stellte sich heraus, dass das gleiche Gehirnareal, das für die Gebärden zuständig ist, auch mit der Sprache beauftragt ist. Sprechen ist Fuchteln mit der Stimme. Es ist möglich, dass unser Vorahn, der Affenmensch, längst mithilfe von Gebärden palaverte, bevor er zum ersten Mal die Stimme erhob. Das passt gut zur These, dass der Mensch zum Menschen wurde, als er anfing auf zwei Beinen zu laufen. Die Hände wurden dadurch frei, aber nicht nur, wie immer behauptet wird, für den Gebrauch von Werkzeugen, sondern auch, um Geschichten erzählen zu können. Allerdings musste das Gehirn im betreffenden Areal ordentlich zulegen, um die zahlreichen feinen Handbewegungen zu meistern. Gebärdensprache wurde zur reinsten Gehirngymnastik.

Manchmal sind die Hände klüger als das Gehirn. Ein Musiker kann seine Finger schneller über die Saiten seiner Geige bewegen, als die Gehirnnerven dazu die Befehle geben können. Ein Nerv muss sich nach jedem Reiz erholen, bevor er wieder feuern kann. Bach und Paganini fanden diese Regenerationszeit deutlich zu lang. Über die flinken Finger eines Geigers wundert sich niemand so sehr wie der Geiger selbst. Er kann nicht so schnell spielen wie seine Finger. Anfangs konnte er ihnen noch gut folgen, doch je mehr er übte, desto schneller wurden sie, bis nicht er sie kontrollierte, sondern sie ihn. Die Steuerung der Finger hat sich vom bewussten Gehirnzentrum in immer niedrigere Nervenzentren verlagert, wo kürzere Bahnen und somit größere Geschwindigkeiten möglich sind. Auf diese Weise wissen die Finger mit der Zeit mehr als ihr Chef. Will er sich eine bestimmte Partitur in Erinnerung rufen, genügt es, diese von den Fingern durchspielen zu lassen. Die Hand scheint über ein Außenbordgedächtnis zu verfügen. Aber dafür muss man kein Geiger sein. Wer glaubt, eine Telefonnummer vergessen zu haben, sollte sich einfach vors Telefon setzen. Sobald die Finger damit angefangen haben, fällt ihnen schnell ein, welche Tasten sie drücken müssen.

Ohne Instrument kann man nicht spielen. Zwar scheint Plinius große Teile seiner Enzyklopädie in der Badewanne sitzend diktiert zu haben, doch wollen die meisten Schriftsteller wie die Engel über Berlin irgendetwas festhalten, einen Bleistift oder Füllfederhalter. Auf alten Manuskripten kann man noch heute am Duktus der Buchstaben oder an einem Tintenfleck den Gemütszustand ablesen, in dem der Autor seine Gedanken aufs Papier bannte. Danach kam die

Schreibmaschine und dann der Computer. Ich selbst halte mich an die Schreibmaschine. Etwas Widerstand kann nicht schaden. Ein Bildhauer haut auch lieber Stein als Butter.

Der Körper geht für dich den Weg wie früher das Milchpferd die Route für den Milchhändler, er fährt für dich Fahrrad, spielt die Musik für dich, schreibt die Texte, die du dann redigieren darfst. Der Körper lacht, wenn du fröhlich bist, und macht dich fröhlich, indem er lacht. Er wusste, wie er dich zu Welt bringen musste und später wird er auch den Tod für dich sterben. Dein Körper führt das Leben für dich. Dir bleibt dann nur noch, es mitzugenießen. Den meisten Menschen gelingt das recht gut. Auf der Genusssuche tragen sie ihre Körper an sonnige Strände, lassen ihn frisieren und massieren, mummeln ihn in Morgenmäntel, schielen mit seiner Hilfe lüstern nach anderen Leibern, verwöhnen ihn mit Klimaanlagen, führen ihn im Park spazieren wie manch anderer seinen Hund. Das ist schön. Aber es passiert immer seltener, dass Körper ihren Geist ins Theater oder zur Bibliothek transportieren, um der Neugier zu frönen, über Schönheit und Hässlichkeit zu diskutieren, über Gut und Böse, Körper und Geist. Während der Staat mit Sportstipendien großzügig ist, spart er an Museen und Schulen. Verzweifelt versuchen Bibliotheken, sich mit Computern der Zeit anzupassen, wie die katholische Kirche es früher mit popmusikbegleitenden Gottesdiensten tat. Fand man in belebten Einkaufsstraßen bis vor kurzem noch eine Auswahl guter Buchhandlungen, sind an ihre Stelle jetzt Geschäfte für Kosmetik, spitzes Schuhwerk und fast nicht vorhandene Unterwäsche getreten.

So mancher Geist fühlt sich im Stich gelassen, während der Körper sich verwöhnen lässt. Und mancher Körper ist tagsüber von solch nutzloser Leere wie ein geparktes Auto am Straßenrand. Beides kann nicht gut sein. Ein Geist ohne Körper ist ein Gespenst, ein Körper ohne Geist ein Roboter.

Kapitel 2
Körperkultur

Am Anfang schuf der Mensch die Dampflok. Jetzt brauchte er nie mehr zu Fuß zu gehen. Am zweiten Tag schuf er den Kran, am dritten den elektrischen Stuhl. Die Blechdose wurde am vierten Tag erschaffen, kurz darauf kam der Dosenöffner dazu, weil die Dose allein wertlos war. »Es sei der akkubetriebene Handstaubsauger!«, sprach der Mensch am fünften Tag, und es ward der akkubetriebene Handstaubsauger. Jetzt hatten Maschinen dem Menschen alle Arbeit abgenommen, und der Mensch sah, dass es gut war. Dann kam der sechste Tag, und der Mensch erschuf den Sport.

Noch nie hat sich der Mensch so ins Zeug gelegt wie bei der Erschaffung des Sports. *Sisyphus went physical.* Alle Arbeit, die die Maschinen einst dem Menschen abnahmen, wird heute sinnlos auf Sportplätzen verschwendet. Maschinen sind nicht mehr dazu da, einem die Arbeit zu ersparen, sondern um sie sich aufzuhalsen. In den Fitnessclubs stehen Apparaturen, an denen Muskeln Gewichte heben, Räder drehen oder Federn spannen müssen, nicht anders als an den Tagen vor der Erschaffung der Dampflok, mit einem Unterschied: Die Maschinen dienen keinem Zweck mehr. Mit der Energie, die in sämtlichen Fitnessclubs der Niederlande produziert wird, könnte man leicht ein mittelgroßes Industriegebiet versorgen. Aus einer Sägerei wäre im Handumdrehen ein Fitnessclub zu machen, wenn man den Stecker zöge. Doch so was interessiert Bodybuilder nicht.

Sie zimmern nicht an einem Haus oder an einer Karriere herum, sie zimmern an ihrem Körper.

Den eigenen Körper hat man nicht selbst erschaffen. Man hat ihn bekommen. Einem geschenkten Gaul schaut man nicht ins Maul. Jeder Mensch erhält bei der Geburt seine festgesetzte Ration. Die muss das ganze Leben halten. Für seinen gesamten Aufenthalt auf Erden hat er nicht mehr zur Verfügung als zwei Beine, neun Meter Darm, zweiunddreißig Zähne und zwei Lungenflügel mit jeweils fünfhundert Millionen Atemzügen darin. Damit muss er für fast hundert Jahre hinkommen. Reichlich knapp bemessen. Deshalb wird bei der Geburt gleich kontrolliert, ob das Kind auch komplett geliefert wurde. Man zählt die Finger, die Zehen, der Entleerungsmechanismus wird geprüft, die ganze Konstruktion gewogen. Meistens stimmt alles ja im Großen und Ganzen, doch nach einem ersten Aufatmen gibt es stets etwas, was man gerne anders gehabt hätte. Keiner ist zufrieden mit seinem Körper. Ein Makel findet sich immer. Manchmal sind die Beine prima, aber dann sieht der Kopf beschissen aus, ein anderes Mal ist der Kopf eine Wucht, doch drin ist nichts als Missmut oder Migräne. Viele akzeptieren das nicht. Ihrer Ansicht nach braucht man nicht klein beizugeben. Natürlich darf man einem geschenkten Gaul ins Maul schauen. Immer mehr Menschen bearbeiten ihren Körper, als wäre er ein Stück Land. Sie pflügen und düngen, belüften und entwässern ihn; unerwünschter Wildwuchs wird entfernt. Der Körper wird kultiviert.

Kultur entsteht nicht aus dem Nichts. Trotz des ständigen Säens und Mähens hat noch kein Bauer einen Halm Getreide geschaffen. Er ist zu dumm dazu. Jedes Getreidekorn ist klüger. Anders als ein Bauernhirn weiß es Bescheid. Wie Endiviensalat oder ein Furunkel wächst Getreide von selbst. Der Bauer kann der Natur nur hier ein wenig zur Hand gehen oder sie da ein wenig eindämmen. Natur schafft Kultur. Das gilt besonders für die Körperkultur. Von Natur aus handelt der Körper aufs Geratewohl; der Geist hat die Aufgabe,

Ordnung hineinzubringen. Ob der Geist ein guter Bauer ist oder nur ein Bäuerchen, kann man an der Ernte ablesen. Ein Bein oder eine Lunge zusätzlich, das schafft keiner, aber ein extra Atemzug oder ein Grämmchen Muskel ist im Bereich des Möglichen, und mit einem bisschen Glück erntet man den Hauptpreis: Gesundheit.

Der sportliche Geist macht sich das natürliche Potential zunutze. Zunächst führt er den Körper spazieren wie einen Hund, der zu lange eingesperrt war. Vor allem jungen Körpern macht das noch Spaß. Sie springen und hopsen herum, stolpern dauernd über die eigenen Füße. Danach wird der Körper abgerichtet. Er muss immer weiterlaufen, auch wenn er müde ist, muss höher springen, als er will, keuchen und schwitzen, auch wenn er keinen Sinn darin sieht. Muskeln protestieren, Beine werden schwer wie Blei, vor unterdrücktem Groll fasert sich die Sehne auf, aber der Geist ist unerbittlich. Der Körper darf nicht aufmucken. Es ist zu seinem Besten. Doch die Natur hat auch hier das letzte Wort. Auf einem dürren Acker ist alles Säen sinnlos. Was nicht drin ist, kann man nicht rausholen. Je weiter die Kultur fortschreitet, desto größer wird der Respekt vor der Natur. Und die Sehnsucht nach ihr. Diese hat Jean-Jacques Rousseau am eindrücklichsten in Worte gefasst. Das wird jedenfalls behauptet. Dabei ist die heutige Form der Natursehnsucht eher ein Resultat der industriellen Revolution Englands. Ein Viktorianer, der etwas auf sich hielt, pflückte Blumen für sein Herbarium, verbrachte seine Urlaube am Meer, las Bücher über die großen Naturalisten und war fasziniert von den ellenlangen Gedichten, die zu Ehren der Naturgöttinnen ziseliert wurden. Um 1860 herum besaß jeder einigermaßen selbstbewusste englische Haushalt nicht nur ein Meeresaquarium, sondern auch eine Hausjacke mit üppigem Farnmuster. Nicht viel später hegte und pflegte man die Natur sogar draußen, in den ersten Reservaten. Inzwischen werden 2,5 Prozent der gesamten Erdoberfläche um ihrer Natur willen geschützt. Das sind die Splitter des Paradieses. Und man darf sie betreten. Oder auch nicht. Auf den Hawaii-Inseln erwarten einen statt unberührter Natur Touristenfallen, dicke Wänste und Beutelschneiderei. Einen edlen Wilden bekommt man dort nicht zu Gesicht. Besser man legt eine Platte mit Hawaii-Musik auf und träumt sich hin. Meinetwegen kann man auch noch eine Ananas essen. Die wirkliche Sehnsucht findet sowieso im Kopf statt. Und den kann man nicht betreten. In dieser Unerreichbarkeit liegt ja gerade der Reiz. Die Sehnsucht nach der unberührten Natur ist die Sehnsucht nach der Jungfräulichkeit, nach dem Goldtopf am Ende des Regenbogens, nach der Unschuld eines Kindes. Sie gibt nicht das Ziel vor, sondern die Richtung.

Manch einer schlägt jedoch genau den falschen Weg ein. Abgesehen vom Naturschutz hat die Sehnsucht nach der Natur nämlich auch den Faschismus hervorgebracht. Mädchen, die Blumenkränze winden, und Soldaten, die die Stiefelhacken aneinander knallen, sind zwei Seiten ein- und derselben Medaille. Der Unterschied liegt weniger im Ziel als in den Mitteln. Während der Naturschutz darauf aus ist, alles zu bewahren, was unberührt ist, ist der Faschismus darauf aus, alles auszurotten, was zu sehr verrottet ist. Im Namen der Reinheit kennt der Faschismus kein Mitleid mit dem, was in seinen Augen krank, schwach, bodensätzig oder »entartet« ist. Aber auch am Ziel kann man etwas aussetzen. So lustig ist es in der unberührten Natur nun auch wieder nicht. Mord und Totschlag sind hier an der Tagesordnung. Als Pflanze oder Tier ist man keinen Moment seines Lebens sicher. Überall herrschen Angst und Furcht, das Blut spritzt nur so herum, das einzige Recht ist das des Stärksten. Die Natur ist regelrecht faschistoid.

Natur ist eine Abstraktion, der edle Wilde so real wie der Nikolaus. Man wird ihn nie finden, wenn man sich nicht in seinem Inneren nach ihm auf die Suche macht. Dort liegt der Scherbenhaufen des reinen Menschen, der wir einst mal waren. Alles ist gut, wie es aus den Händen des Schöpfers kommt, meinte Rousseau, alles entartet unter den Händen des Menschen. Es gilt, dieses Gute so rein wie möglich zu bewahren. Durch gute Erziehung. Von Körper und Geist. Die Erziehung, die Rousseau in seinem *Emile* vorschlägt, ist dann auch sehr spartanisch. Um den Geist zu bilden, muss der Körper abgehärtet werden. Jede Entbehrung, der der Körper ausgesetzt ist, macht ihn widerstandsfähiger gegen die nächste. Körperliche Erziehung diente dazu, die kommenden Generationen vor Weichlingen zu schützen. Die Natur zeigt, wie. Körperbewegung ist die schnellste Art, den edlen Wilden in einem wach zu rütteln und den Kontakt zur Natur wiederaufzunehmen. Doch daraus zu schließen, Sport sei natürlich, wäre verkehrt. Das wusste sogar der Schriftsteller Gerard Reve, der behauptete, noch nie von Hirschen oder Kaninchen gehört zu haben, die Gymnastik treiben oder Volleyball spielen.

Reve hat Recht. Ein Kaninchen treibt keinen Sport. Nur wenige Tiere tun etwas, das wie Sport aussieht. Ein Delfin, ja, der köpft schon mal einen Ball, und manche Affen spielen wohl auch nach selbsterstellten Regeln. Niko Tinbergen beobachtete einmal Lachmöwen, die auf dem Gelände einer Schraubenfabrik die Fenster mit Eisenstücken einwarfen, weil das offensichtlich so schön klirrte. Was übrigens nicht nur als Erfindung des Sports zu interpretieren wäre, sondern gleichzeitig als die des Vandalismus. In der Regel aber treibt ein Tier keinen Sport. So dumm ist es nämlich nicht. Höchstens eine Elster könnte sich für eine Medaille erwärmen, und sonst gilt, dass man Ruhm und Ehre nicht fressen kann. Sport ist einem Tier einfach zu hinterfotzig. Sogar wenn es jung ist. Junge Löwen rennen nicht, um für später zu trainieren; sie rennen und toben, um die Funktion ihrer Körpersysteme zu üben. Einmal erwachsen, rühren sie keine Pfote, wenn es nicht unbedingt nötig ist. Nach dem Fressen hängen sie tagelang über einem Akazienast wie eine Fußmatte, die ausgeklopft werden muss. Es stimmt, dass die Vögel im Frühjahr aufgeregt hin- und herflattern, wenn sie ihre Jungen großziehen, und sie lassen es sich nicht nehmen, jeden Herbst in den Süden zu fliegen, dafür aber sitzen sie den Rest der Zeit faul auf einem Ast und genießen den Sonnenuntergang. Auch unsere nächsten Verwandten, die Schimpansen, verschwenden kaum einen Gedanken an die Körperkultur. Nach ein paar Stunden der Nahrungssuche, heben sie für den Rest des Tages den faulen Hintern nur noch, um gelegentlich an der Gruppenhierarchie zu feilen. Ein Kaninchen treibt keinen Sport. Mit rasendem Herzklopfen duckt es sich auf einem noch nicht zum Golfplatz umgebaggerten Stück Natur in eine Kuhle und wartet, bis die grellgekleideten Jogger endlich weg sind, damit es weiterfressen kann. Wenn jemand Sport hasst, dann ist es die Natur.

Man reist, um irgendwo anzukommen, oder um etwas hinter sich zu lassen. Die Bewegung »Zurück zur Natur« wollte vor allem weg von der Kultur. Im 19. Jahrhundert wurde diese stets mehr als Bedrohung gesehen. Die industrialisierte Gesellschaft zerfraß Körper und Geist. Werte und Normen der braven Bürger wurden unterhöhlt. Mehr noch als Cholera und Schwindsucht fürchtete man den Zuzug von Fremden, das immer lauter sich gebärdende Proletariat, den Hohn der sich affektiert spreizenden Künstler, die Sittenverderbtheit der Städte. Wurde das Abendland, wie einst das Alte Rom, ein Opfer der Dekadenz?

Die Kriege von 1870-71 und 1914-1918 machten die bitteren Früchte des moralischen Verfalls offenbar. Beide brachten jeweils neue Strömungen des Idealismus hervor. Wie ein Koch, der nach Zeiten hemmungsloser Schlemmerei die ehrliche Küche neu entdeckt, eine ohne Saucen, fettarm und gut verträglich, wollte man die Kultur mal tüchtig ausmisten und säubern. Vegetarier sahen die Tage des Schlachthauses gezählt, Esperantisten träumten von einer einzigen Weltsprache, der Völkerbund würde für ewigen Frieden sorgen, ein ganzer Kontinent wurde für Jahre trockengelegt. Anhänger war man nicht nur von einer Bewegung, sondern gleich von mehreren. Wer kein Fleisch aß, trank meistens auch keinen Alkohol, und bei den Esperantisten gab es einige, die die Weltsprache am liebsten nackt oder wenigstens rauchfrei sprechen wollten. Alle verfolgten sie ein- und dasselbe

Ziel: Reinheit. Zwar erinnert sich das kollektive Gedächtnis an die Zwanzigerjahre vor allem als eine entfesselte Periode des Charleston und der Filmdiven, aber gleichzeitig waren sie auch die Blütezeit der Lebensreformbewegung, und das war kein Zufall: Das Eine hing eng mit dem anderen zusammen. Die Freikörperkultur entstand aus dem Protest gegen die überbordenden Dekolletés; mit den Kleidern entledigte man sich gleichzeitig aller schmutzigen Gedanken. Und die Volkstänze tanzte man aus Ekel vor der Mode des *dancing*. Volkstänzer versuchten die Dekadenz aus ihrer Kunst zu eliminieren und auf jene makellose Form des Ausdrucks zu reduzieren, die angeblich einst in den Tempeln und Schäferidyllen geherrscht hatte.

So propagierten die Anhänger des Volkstanzes und der Heilgymnastik die natürliche Bewegung. Doch die gedeiht angeblich nur in natürlicher Umgebung, und für die wurde dann auch gesorgt. Nach dem Ersten Weltkrieg gründete man unweit von Fulda eine Naturschule, Loheland. Dort sollten Mädchen nicht nur Gymnastik treiben, sondern auch im Garten, auf den Feldern und im Wald arbeiten. Sie trugen selbstgewebte Kleider und tranken an selbstgezimmerten Tischen sitzend aus selbstgetöpferten Bechern. Heilsame Wirkung erwartete man vor allem von der rauen Bergluft, die frisch in die Körper eindringen und sie so von innen reinigen sollte. Einer der Gründe, warum man Sport schon immer vor allem draußen trieb. Noch 1964 war der Sportwissenschaftler Friedrich Eppensteiner der Überzeugung, dass der Freiluftsport dem Hallensport himmelweit überlegen sei. Hallen lassen nur eine verstümmelte Form des Sports zu.[6] Der große deutsche Sportideologe Carl Diem teilte diese Meinung, für ihn war Sport, der sich von der Natur abwandte, nur Sport zweiter Ordnung.

In modernen Ohren klingt das recht übertrieben. Heute ist man eher der Ansicht, dass frische Luft einfach wohl tut, und was wohl tut, ist auch gesund. Vor einem Jahrhundert aber war Luft noch ein magischer Stoff, eng verwandt mit dem geheimnisvollen Äther, der es ermöglichte, dass ein in New York gesprochenes Wort in Amsterdam aus dem Lautsprecher drang. Frische Luft war der Lebensodem schlechthin. Über den Atem, erklärt die berühmte Gymnastiklehrerin Genevieve Stebbins, übt die Bewegung des Körpers Einfluss auf den Geist aus. »Wir atmen, wie wir denken, und wir denken, wie wir atmen.« Nach Meinung des amerikanischen Arztes George H. Taylor war für die Gymnastiklehrerin das Atmen »das Alpha und das Omega«. Sie wollte zur Vergeistigung der Menschen mithilfe des Atems eine Brücke zwischen Körper und Geist schlagen. Der Atem sei das Geistigste, was der Körper habe, und deshalb solle er für diese Verbindung sorgen.

Betrachtet man sich alte Wochenschaufilme mit Sportplätzen voller weißberockter, hantel- und reifenschwingender Mädchen, klobigbeschuhter Fußballer, sich am Reck stählender Athleten, kommt man nicht gleich drauf, aber allen ging es dabei nur um den Geist. Der Sport war kein Dienst am Körper, wie er es in den heutigen Fitnessclubs ist, sondern er war Ausdruck eines Strebens nach Höherem. Ganz ähnlich wie ein guter Katholik sich seinem Gott niemals direkt mit einem Anliegen nähert, sondern lieber den Umweg über die Fürsprache der Heiligen Mutter Maria in Anspruch nimmt, so näherte man sich damals dem Geist über den Umweg des dazugehörigen Körpers. Den Geist bewegte man am besten, indem man Arme und Beine als Hebel einsetzte. Wer außen geschmeidig und gelenkig war, war es mit Sicherheit auch im Inneren. Aus diesem Grund sagt man den Katzen mit ihren geschmeidigen Körpern auch eine höhere Intelligenz nach als dem etwas plumper daherstolpernden Hund.

Der Körper ist ein Spiegelbild des Geistes – wer einen Hängebauch hat, hat mit großer Wahrscheinlichkeit auch einen Hängegeist –, aber er vermag auch das Gegenteil, er kann den Geist formen: Wer sich den Bauch abtrainiert, wird spüren, dass sich der Geist danach fitter fühlt. Man wird schon allein dadurch zu einem Gentleman, dass man wie einer geht, und wer lacht, dem wird von ganz allein fröhlich zumute. Ein Theaterschauspieler kennt dieses Gesetz der Einfühlung. Um einen Trauernden zu mimen, setzt er eine traurige Miene auf, lässt den Kopf hängen und schon geht es ihm um einiges beschissener. Umgekehrt, so behauptet Eppensteiner, braucht man sich nur zu bewegen, und alles wird gut: »Welch ein frisches, frohes, beschwingtes Allgemeingefühl erfüllt den jugendlichen Menschen, der sich dem sportlichen Bewegungsspiel ergibt«, schwärmt er und erklärt sich dieses Phänomen damit, dass der Sport »über die Drüsenabsonderungen eine auf alle Lebensregungen vorteilhaft ausstrahlende, gesunde Gemütsstimmung« erzeuge.[7] Hier spielt nicht mehr der Atem die Vermittlerrolle zwischen Geist und Körper, die Hormone übernehmen diese Funktion. Im Übrigen aber ähnelt der Text aus dem Jahr 1964 sehr den Ausführungen von Fritz Giese von 1924:

> Man spricht davon, daß die Gymnastik das Selbstbewußtsein stärke. Man tritt freier, selbständiger auf. Man fühlt Lebensfreude in sich, Daseinslust, ja es kann eine Art bejahender Weltanschauung werden. Körperkultur setzt sich in Geist, in allgemein menschliche Bewußtseinsinhalte um, man erzieht den Geist an und im Körper. Man nennt das auch gelegentlich ›Beseelung‹ der Gestalt. Aber das bedeutet nur, daß die Seele selbst in ihren äußerlichsten Erscheinungsformen, den körperlichen Bewegungen, zutage tritt, sich uns klärt.[8]

Solche Prosa liest man in heutigen Sportbeilagen der Tageszeitung nur noch selten. Dort zählen nur noch Tore und Transfersummen. Der Geist ist definitiv vom Körper geschieden und taucht, wenn überhaupt, in einer anderen Beilage der Tageszeitung auf. Moderner Sport bedeutet vor allem *health* und *beauty*. Will man einen Lobgesang auf die frische Luft lesen, sollte man die Reisebeilage aufschlagen. In modernen Stadien wie der Amsterdam Arena dringt so wenig Licht und Luft, dass nicht mal mehr das Gras wachsen will. Nachdem die Grasnabe in vier Jahren neunundzwanzig Mal ersetzt werden musste, wurden Forderungen nach Kunstrasen laut. Kunstrasen! Weiter konnte sich der Sport von seinen Wurzeln in der Naturbewegung nicht entfernen. Die niederländischen Fußballbonzen zerstritten sich heillos über der Frage, welche Kriterien für Kunstrasen zu gelten haben, worüber sich ein Kunstrasenhersteller ereiferte und entgegnete, dass es ja auch keine Kriterien für Naturrasen gebe. Man müsste ihn mal darüber aufklären, dass »Natur« früher einmal das Kriterium an sich war. Aber woher sollte er das wissen. Für moderne Sportler ist die Natur nur noch etwas, das man mit dem Mountainbike drangsalieren kann. Und den Tanz vergeistigt man heute, indem man eine Pille einwirft.

Die Rollen sind vertauscht. Hatte der Körper früher einmal die Aufgabe, den Geist zu stärken, so muss heute der Geist zur Verbesserung des Körpers herhalten. Von ihm wird erwartet, die Muskeln zu aktivieren, die Lungen zum Äußersten zu treiben, deren Proteste zu negieren und sie auf das Ziel hinzuweisen: Ziellinie, Erfolg, Sieg! Mangelt es dem Sportler an Geist, mietet er sich einen Trainer, der das Piesacken übernimmt und seinen Körper gewissermaßen von da an fernsteuert.

Geisteskräfte zählen im Sport nur noch, wenn sie zur Umgestaltung des Körpers beitragen. Um zu gewinnen, muss man trainieren, um zu trainieren, braucht man einen starken Willen. Die Frage stellt sich nun, ob das Training seinerseits den Willen stärkt, wodurch man noch mehr trainieren und schließlich immer öfter siegen kann. Trainer sind davon überzeugt. Das heißt, sie glauben daran. Sie glauben nun einmal ans Training und führen die Spitzensportler als Beweis an. Über deren Willensstärke und Durchhaltevermögen würde jeder gerne verfügen. Nicht umsonst lassen Manager auf ihren Kongressen stets einen Spitzenfußballer auflaufen, noch lieber einen Marathonläufer und am allerliebsten einen Bergsteiger: Letzterer weiß schließlich am besten, wie man ganz nach oben kommt! Atemlos lauscht der ganze Saal seinen Worten, doch einmal mehr wird das Geheimnis nicht gelüftet. Wenn einer nicht weiß, wie er siegt, dann ein Sieger. Genauso sinnlos ist es, einen Hundertjährigen zu fragen, wie er denn hundert geworden sei. Wer befragt schon den höchsten Baum der Welt, warum gerade er der höchste Baum der Welt ist? Vielleicht hat ein Spitzensportler nur einfach die Veranlagung dazu. Und Glück. In jedem Fall kassiert er für seinen Auftritt auf dem Kongress gut.

Viele sind vom guten Einfluss des Sports auf das Durchhaltevermögen überzeugt: die Ausdauersportler zum Beispiel. Die durchtrainierten Schwimmerinnen, Mountainbiker, Bergsteiger und vor allem die Marathonläufer. Bevor man über die Ziellinie seines ersten Marathons läuft, hat man meistens trainiert wie ein Wahnsinniger. »Wenn es nicht weh tut, hat es keinen Sinn«, sagt der Exminister und Marathonläufer Pieter Winsemius, und der Sportmediziner Prof. Dr. J. G. Sleeswijk erklärt in seinem Werk *Sportief – maar met verstand! (Sportlich – aber mit Verstand!)*, dass man seinen Körper zum Nutzen von Körper wie Seele beherrschen müsse und Zucht und Selbstbeherrschung mithilfe sowohl körperlicher wie geistiger Erziehung ideal sei. Mit weniger gebe er sich nicht zufrieden. Das ist Sadomasochismus in reinster Form, eine Personalunion von Sadist und Masochist, der Geist Herr und der Körper Sklave. Marathonlaufen kostet unendlich viel Zeit, man muss Diät halten wie ein Kranker, sieht aus wie einer und ist völlig erschlagen, wenn man vom Training nach Hause kommt. Ehe und Beruf leiden darunter, außerdem droht man abhängig davon zu werden. Warum tut ein Mensch sich so was an? Wer das fragt, bekommt auffällig oft die Antwort, es gehe weniger um die Stärkung der Beinmuskulatur als um die Stärkung des Geistes. Dann pflegen die Befragten die Wohltaten aufzuzählen, die sie dem Laufen zu verdanken haben, was verdächtig an die Litaneien bekehrter Christen erinnert. Laufen sei der klassische Weg zu Selbstbewusstsein, Selbstkontrolle und Selbstvertrauen, verkündete der irische Langstreckenweltmeister Noel Carroll. Tim Noakes, der südafrikanische Autor einer Bibel für Marathonläufer, setzt da noch eins drauf:

> Das Laufen hat mich gelehrt, wer ich bin, und auch – was genauso wichtig ist – wer ich nicht bin. Durch das Laufen lernte ich meinen Körper kennen, und ich wurde der Pflicht bewusst, für ihn sorgen zu müssen. Und je mehr ich meinen Körper vervollkommnete, desto mehr verstand ich, dass man ohne perfekten Körper weder mentale noch geistige Vollkommenheit erreichen kann. Der physisch perfektionierte Körper offenbarte mir, dass ich gewissenhaft war und dass ich ein Selbstwertgefühl besaß und, was noch wichtiger ist, Selbstdisziplin.[9]

Am häufigen Einsatz der Pronomina »ich«, »mein«, »mich«, »mir« und »selbst« ist abzulesen, dass sich Noakes tatsächlich eine ganze Menge Selbstbewusstsein zusammengelaufen hat. Er nennt es »gesunden Narzissmus«. Seine mentale Ernte war allerdings noch üppiger. Während der langen Stunden des Laufens verfasste er Artikel, bereitete seine Vorträge vor, dachte sich Experimente aus und schrieb seine Laufbibel. Er stellte fest, dass er in diesen Stunden präziser und vernunftbetonter dachte als an anderen Stunden des Tages.

Irgendwann ging ihm auf, dass da noch mehr sein musste, eine *another presence*:

> Schon während ich trainierte begriff ich, was uns unser Ultramarathon-Kollege Pfarrer Deric Derbyshire immer wieder in seiner Predigt vor dem Start des Marathons klar machen wollte, nämlich, dass die größten Schlachten des Lebens gegen einen selbst gekämpft und gewonnen werden; ich begriff, warum die Christen das Bedürfnis hatten, sich von jeglichem Überfluss zu befreien, und verstand auch, wie viel Disziplin, Ausdauer und gutes Training nötig sind, um zu erreichen, was der Christ Himmelreich Gottes nennt.[10]

Stimmt es also, dass man vom Marathonlaufen high wird? Forschungen ergaben, dass die Brücken zwischen Körper und Geist nicht durch den Atem oder ein Hormon geschlagen werden, sondern durch Betäubungsmittel. Damit die ständige Quengelei des Körpers, dass es ihm irgendwo weh tue und er nicht mehr weiter wolle, ein Ende nimmt, erteilt das Gehirn den Befehl, ein paar Opiate anzurühren, Endorphine genannt. Sie sind eng mit dem Morphium verwandt, das man seiner alten Mutter verabreichen lässt, damit sie einen schmerzlosen, auf Wolken gebetteten Tod sterben kann. Ausgeschüttet werden sie auch in Situationen, die mit großen Schmerzen verbunden sind. Zum Beispiel, wenn man von einem Löwen angefallen wird und Gegenwehr sinnlos ist. Dann wird man von derselben Gleichgültigkeit erfasst wie die Maus, die schlaff im Maul einer Katze baumelt. Sie ist dem Zustand der Ergebung vergleichbar, den Einsiedler und Mystiker durch Fasten und Selbstkasteiung zu erreichen versuchen. Der Körper verfügt also über einen Mechanismus, mit dessen Hilfe Selbstkasteiung belohnt wird. Ausdauersportler machen sich diesen dankbar zunutze, wenngleich sie ihn dabei zweckentfremden. Denn es liegt keineswegs in der Absicht des Körpers, einen dafür zu belohnen, dass man sämtliche Grenzen durchbricht; die Endorphine sollen die Angst unterdrücken, die einen daran hindern würde, sich dem Kampf gegen einen Rivalen oder einen Raubfeind zu stellen. Keine Maus würde sich nur des Kicks wegen freiwillig immer wieder in das Maul einer Katze stürzen. Menschen dagegen geben bedenkenlos Unsummen aus für Achterbahnen, Bungeejumping, gefährliche Kletterpartien und Fallschirmsprünge, nur um jedes Mal neu in den Genuss dieser herrlichen Todesangst-Droge zu kommen. Dass beim Sport tatsächlich Betäubungsmittel im Spiel sind, wird jedem Marathonläufer klar, der aufhört. Er bekommt nämlich Entzugserscheinungen wie der erstbeste Junkie.

Und doch wird ausgerechnet der Sport zu Hilfe genommen, um Drogen- oder Alkoholabhängige wieder auf den rechten Weg zu bringen. »Kinder stark machen gegen Sucht und Drogen«, rief der Deutsche Sportbund zusammen mit der Bundeszentrale für gesundheitliche Aufklärung seinem Volk auf Tausenden von Plakaten zu. So mancher Passant konnte sich angesichts der zahlreichen Dopingskandale im Sport ein Lächeln nicht verkneifen. Doch Sport ist gut für die Willensstärke, und die Willensstärke hält den Menschen auf dem rechten Weg. Irgendwas muss also daran sein. In der Schweiz wurden 400 Jugendliche nach ihrem Drogenkonsum befragt. Zum ersten Mal mit 16, dann nochmal drei Jahre später. Dabei stellte sich heraus, dass Jungen, die mit 16 viel Sport trieben, später öfter Drogen konsumierten als ihre unsportlicheren Altersgenossen. Die jugendlichen Mitglieder des Sportvereins teilen offensichtlich nicht nur den Spaß am Sport miteinander, sondern geben auch ihre Einstellung zu Drogen weiter. Die Universität von Paderborn kam nach einer Befragung von 1200 Schülern zu dem Schluss, dass Mitglieder von Jugendsportclubs hinsichtlich des Alkoholkonsums keineswegs zurückhaltender sind als Nichtmitglieder. Unter den Nichtfußballern genehmigten sich sieben Prozent mindestens einmal in der Woche alkoholische Getränke, bei Mitgliedern der Fußballvereine waren es zwölf Prozent.

Wer glaubt, dies alles könne das Bild vom Sport als Allheilmittel gegen Charakterschwäche trüben, irrt. Auf den Internaten des englischen Viktorianismus mussten Jungs bis zur Erschöpfung Rugby und Fußball spielen, damit sie ausreichend für künftige Aufgaben im Empire gewappnet waren, während die Jungen in Deutschland bis zur Verblödung fürs Vaterland turnten. Beim Teamsport sollten die Jungs lernen, Macht zu akzeptieren; dass die Armmuskeln dabei so beansprucht wurden, dass den Jungs nachts die Lust zum Masturbieren verging, war dabei ein erwünschter pädagogischer Nebeneffekt. Noch immer glaubt man, Sport vollbringe bei Jugendlichen geistige Wunder. Zwinge die Taugenichtse zum Sport und sie lernen, was Disziplin und Teamgeist heißt. Sport macht Lämmer aus ihnen. Ein braver Geist in einem gesunden Körper, das ist das Ideal, das in jedem

Jahrhundert wieder und nur mit anderen Worten heraufbeschworen wird. So schrieb Wegener Sleeswijk 1960, als sich schon die Gammler und die Beatles am Horizont abzeichneten, dass Eltern dankbar sein müssen, wenn ihr pubertierendes Kind freiwillig Sport treibt, weil sich in dieser Zeit entscheide, ob aus dem Kind ein Halbstarker werde oder nicht. Jeder Trainer könne schließlich beobachten, dass es unter guten Sportlern keine Halbstarken gebe, und wenn ein Halbstarker sich für den Sport entscheide, dann sei er entweder nach kürzester Zeit kein Halbstarker mehr oder er höre mit dem Sport wieder auf.

Sport galt und gilt noch immer als Zaubermittel. Sportclubs in den Niederlanden konzentrieren sich besonders auf schwer erziehbare Jugendliche, in der Überzeugung, denen die Hörner schon abschleifen zu können. Die Regierung unterstützt das. Am leichtesten geht das an der Schule, aus dem einfachen Grund, weil auch schwer erziehbare Jugendliche schulpflichtig sind. Unter dem Vorwand der Charakterstärkung können die Sportlehrer hier nach Herzenslust dem Schüler die Flügel stutzen. Komisch, dass ausgerechnet der Gedanke, den Geist über den Umweg des Körpers disziplinieren zu wollen, an den Schulen so beliebt ist. Warum dieser Umweg? Warum den Geist nicht über den Geist ansprechen? Ist das nicht der Sinn und Zweck einer Schule? Erfordert es mehr Disziplin, einen Zehnkilometerlauf hinzulegen als zehn Seiten aus einem Biologiebuch auswendig zu lernen? Offensichtlich ist man der Meinung, man könne einen Bruder Leichtfuß leichter für eine Stunde Fußball gewinnen als für eine Stunde Mathematik. Schüler, die keine Lust auf Naturwissenschaften oder Französisch haben, können mit Verständnis rechnen, es gibt ja noch die Real- und Hauptschulen, doch für wissbegierige Kinder, die Sport verabscheuen, gibt es keine Alternative. Böse Buben dürfen tun, was sie wollen, die Artigen müssen tun, was sie verabscheuen. Gibt es keinen anderen Weg, Kinder, die es nicht so mit dem Lernen haben, auf der Schule körperlich zu beschäftigen? Statt Tore zu schießen, könnten sie sich doch in der Schulschreinerei an einer komplizierten Holzverbindung versuchen. Für den Charakter ist es durchaus förderlich, mit den Händen etwas Schönes zu schaffen, das auch noch nützlich ist. Wer tun darf, was er gut kann, ist zufrieden und wird, wie im Film *Die Stunde des Siegers,* entdecken, worin die eigenen Möglichkeiten der *greatness* liegen, die Chance ergreifen und sich von keiner Macht der Welt davon abbringen lassen. Seine Talente soll man nutzen. Ich bin verdammt froh, dass meine nicht auf sportlichem Gebiet liegen.

Ich habe meine Lektion an der Theke einer rustikalen Dorfkneipe gelernt. Ich geriet dort mit einem Ureinwohner in heftigen Streit, wofür Kneipentheken ja da sind. Ich freute mich darüber, denn Wortwechsel sind mein Leben. Zünftig diskutieren, was Schöneres gibt's nicht. Gerade bereitete ich mich darauf vor, meinen Gegner mit einigen letzten bündigen Bemerkungen jeglichen Wind aus den Segeln zu nehmen, als ich einen heftigen Schlag verspürte. Der andere hatte mein Manöver überhaupt nicht abgewartet und die Angelegenheit unter Einsatz seines Körpers und zu seinem Vorteil entschieden. Zuerst war ich baff. Das war nicht fair. Man hatte mir beigebracht, dass Schlagen kein Argument sei. Doch nachdem ich mich beruhigt hatte, sah ich ein, dass mein Gegner durchaus Recht hatte. Worte waren die Waffen, die ich am besten beherrschte, doch woher nahm ich das Recht, die Waffen zu bestimmen? Er konnte besser Maulschellen austeilen, und deshalb entschied er sich dafür und gewann.

Ein großer Vorteil beim Sport ist es, dass beide Parteien die gleichen Waffen und Regeln benutzen. Das erleichtert es ungemein, Fremde kennenzulernen oder sich mit dem Gegner zu verbrüdern. Das gilt sowohl für den Schulhof als auch für internationale Arenen. Schon so lange es den Sport gibt, rühmen dessen Funktionäre lauthals das Ideal der internationalen Verbrüderung, die erturnt oder erfußballert werden kann. Sport war das Mittel zur Völkerverständigung. Heutzutage braucht man dazu nicht mehr ins Stadion zu gehen, heute sitzen die fernen Völker einfach neben einem in der Straßenbahn, putzen in

Kindergärten Nasen und in Pflegeheimen Ärsche ab. Durch ihre Kleidung oder ihre exotischen Gerichte konfrontieren sie uns jeden Tag mit ihrer Andersartigkeit. Spannungen bleiben nicht aus, vor allem in den großen Städten. Dafür gibt es eine Lösung: Integration. Die Fremden müssen mehr so werden wie wir, und wir ein bisschen wie sie. Doch wie soll das gehen? Mit Sport natürlich, sagen Sportautoren wie Raf Willems. Er ist überzeugt davon, dass Sport Brücken zwischen Menschen verschiedener Herkunft bauen kann, er Diskriminierung entgegenwirkt, dem Frieden förderlich ist, die Lebensqualität verbessert und außerdem noch für Unterhaltung sorgt. Zinédine Zidane, einer der besten Fußballer der Welt, setzt sich vehement gegen Rassismus ein, während die Leichtathletin Hassiba Boulmerka eine Kampagne für die Gleichberechtigung der arabischen Frau unterstützt. Der Fußballer George Weah ist sogar der Ansicht, dass sein Sport den Bürgerkrieg in Liberia zu beenden half. Doch hat dieses *wishfull thinking* eine große Feindin: die Wissenschaft. Die Dissertation von Agnes Elling ging 2002 der Frage nach, wo Schüler ihre weißen oder schwarzen Freunde kennengelernt hatten. Es stellte sich heraus, dass das erste Zusammentreffen überall stattfand, nur nicht in den Hallen des Sports. Zu behaupten also, dass Sport zur Integration beitrage, ist genauso unsinnig, wie zu sagen, Sport diskriminiere.

Wenn der Mensch aus einer Sache nichts gelernt hat, dann aus der Geschichte. Seit es diese gibt, hat der Sport nur selten Frieden, dafür aber viel öfter Kriege hervorgebracht. Man hüte sich vor Ländern mit großen Stadien. Die erwiesen sich nämlich als überaus geeignet, große Reden zu schwingen, Völker zu verhetzen und Gegner zusammenzutreiben. Ja, viele Stadien wurden nur für diese Zwecke gebaut. Auch heute ist die Amsterdam Arena während eines Fußballspiels der ideale Ort, um antisemitisches Gebrüll zu hören. Ein schwaches Echo aus der Zeit, als nur arische Körper zählten. In *Mein Kampf* hat Adolf Hitler dem Sport in seinem Tausendjährigen Reich eine besondere Rolle zugedacht:

> Der völkische Staat hat nicht die Aufgabe, eine Kolonie friedsamer Ästheten und körperlicher Degeneration aufzuzüchten. Nicht im ehrbaren Spießbürger oder der tugendsamen alten Jungfer sieht er sein Menschheitsideal, sondern in der trotzigen Verkörperung männlicher Kraft und in Weibern, die wieder Männer zur Welt zu bringen vermögen.[11]

Zu diesem Zweck brauchte Hitler den Sport nicht mal zurechtzustutzen, der hatte das längst in sich. Aus den an sich so gesunden Ingredienzien Luft, Licht und Kraft hatten die Idealisten des Sports ein ätzendes Gebräu gemischt: die nordische Freikörperkultur. Deren Anhänger bewegten sich so leichtbekleidet wie möglich in der Natur, um die Kraft der Sonne einzufangen. Auch Schuhe und Socken sollten abgelegt werden, da man sonst die Kraft der Erde nicht spürte. Im einschlägigen Handbuch *Mensch und Sonne*[12] kann man sie auf Fotos sehen, nur mit einer glänzenden Schicht (Pflanzen-!) Öl bekleidet, beim Werfen, Kugelstoßen oder einfach nur verbissen bemüht, wie eine griechische Statue auszusehen. Nur einer trägt einen Lendenschurz (Nacktschurz genannt, das Schnittmuster befindet sich im Anhang des Buches), die meisten lassen ihren Pimmel frei baumeln. Bei den nackten Frauen wird der Blick von der natürlichen Behaarung abgelenkt, bei den kleinen Mädchen von nichts. Der niederländische Schriftsteller Boudewijn Büch, dessen Exemplar des Handbuchs sich jetzt in meinem Besitz befindet, verurteilte das Werk kurz und schmerzlos als »Naziporno«. Und zwar nicht, wie er begründete, weil so viel nackte Haut darin zu sehen sei, sondern weil man sich ausschließlich an germanischen Heldennackedeien aufgeilte. Das schien ein großes Bedürfnis der Zeit gewesen zu sein, wie die Verkaufszahlen beweisen. 1936, während der Olympischen Spiele in Berlin, überschritt die Auflage die Hunderttausend Exemplare.

Für einen Major außer Dienst, einen Helden des vergessenen Kolonialkriegs in Kamerun, einen ehemaligen Inspekteur für Leibeserziehung im Reichsarbeitsdienst und Leiter einer Heeressportschule mag es ein unpassendes Hobby sein, Bücher mit anstößigen Fotos in Umlauf zu bringen, doch Hans Surén hatte Höheres im Sinn. Auch wenn das Machwerk *Mensch und Sonne* auf den ersten Blick nicht geschmackloser scheint als eine moderne Bodybuilder-Zeitschrift, ist es in diesem Fall das Ziel, das die Mittel entheiligt. Ein Bodybuilder plustert sich auf, um sich von seinen Mitmenschen zu unterscheiden, Hans Surén aber wollte gleich ein ganzes Volk von muskelbepackten Nackten schaffen. Kein neues Volk übrigens, sondern ein altes. Er wollte aus den verweichlichten, von fremden Rassen infizierten Landsmännern den gestählten Ur-Germanen rückzüchten. Rein in Gedanken, Wort und Tat kannten die von Wind und Wetter gestählten Ahnen kein Schamgefühl, bewunderten während der gemeinsamen Bäder gegenseitig ihre wohlgeformten Körper und wurden so zu versierten Körperkritikern, die wussten, wie man am besten eine neue Rasse züchtete. Zu diesem Zweck, so Surén, sei vollkommene Nacktheit unentbehrlich. Es sei noch nicht zu spät. Wer seine Kleider abwerfe, sich mit Öl einschmiere und durch den Wald hüpfe, werde von selbst die »Stimme des Blutes« vernehmen. Ungeachtet der pervertierten Zivilisation schlummere seiner Ansicht nach in jedem Menschen ein Stück Ur-Germanentum, das man nur wiederzuerwecken brauche.

> Auf, ihr Mannen [...] Stählt eure Leiber! Saugt Sonnenkräfte in euch! Werdet stolz auf eure glatte braune Haut! Meidet die Gifte heutiger Zeit! Werdet Kämpfer um Sonne und Licht![13]

Leni Riefenstahl war es, die die arischen Körper fürs Kino auf Zelluloid bannte. Sie machte aus den Menschen auf filmisch raffinierte Weise Übermenschen. Nie zuvor hatte etwas Hässliches so schön ausgesehen. Auch heute noch können die Filme von Leni Riefenstahl faszinieren, doch erschrickt man dabei, als übertrete man ein biologisches Gesetz: Schlechtes darf nicht schön sein.

Schönes ist gut. Die Sonne ist gleichzeitig schön und gut, das Watt ist es, hübsche Mädchen, plätschernde Bergbäche, wohlgeformte Beine. Wir sehen den Menschen gerne wohlgestaltet. So was ist schön und gesund; nichts, was den Körper am geraden Wuchs hindert. Rote Lippen sind Zeichen einer guten Durchblutung, große Brüste von viel Milch, breite Hüften beweisen Talent zum Gebären.

Wenn schön gut ist, dann muss schlecht hässlich sein. Wer krank ist, wird dadurch selten schöner, Gefahr stößt ab. Man hüte sich vor dem Hässlichen! Solch eine Auffassung bezeichnet man zurecht als Vorurteil. Trotzdem kann es nicht schaden, die Schönheit zur Faustregel zu machen. Wie will man einen Cowboy-Film verstehen, wenn man nicht weiß, dass der Schöne der *good guy* und der Hässliche der *bad guy* ist? Die Strategie, das Gute schön und das Schlechte hässlich zu finden, ist im Laufe der Evolution so oft belohnt worden, dass sie sich in unserer Biologie verankert hat. Deswegen ist sie ja ein Vorurteil.

Vorurteile kann man nie genug haben. Sie helfen einem, sich schneller zu entscheiden. Man stelle sich vor, man müsste jeden Menschen und jede Situation nach ihrem tatsächlichen Wesen beurteilen. Man wäre gezwungen, die Lebensmittel aus dem Supermarkt chemisch analysieren zu lassen, die Verlobte einem Fruchtbarkeitstest zu unterziehen, sämtliche Gesetzestexte auswendig zu lernen. Wer ein schönes Auto will, der geht nicht in die Werkstatt, um die Zündkerzen zu zählen, sondern in den Showroom. Ein schönes Auto erkennt man auf den ersten Blick. Eine Testfahrt dauert. Schön oder hässlich, dieses Kriterium bildet das erste Raster. Das gröbste, zugegeben, aber auch das wichtigste.

Schönheit ist das wichtigste aller Verkaufsargumente. Auch wenn sich dieser Grundsatz bei einem Blick in die nächste Umgebung nur selten bestätigt, so ist es doch eine Tatsache, dass der Mensch in erster Linie ständig der Schönheit nachjagt. Ohne Schönheit kann ein Mensch so wenig existieren wie ohne Nahrung. Die Augen gieren stets danach, etwas Schönes zu erblicken. Nur deshalb bringen wir sie ins Museum oder einfach zum Schaufensterbummel oder in eine Peepshow, je nachdem, was für Augen man hat. Meistens gibt man ihnen wenig Anlass, sich zu beklagen, was man von den Füßen nicht behaupten kann. Die haben schnell genug, die Augen von einem Saal zum nächsten, von einem Laden zum anderen tragen zu müssen. Und wenn man endlich zu Hause ist und die Füße auf das Sofa legt, geben die Augen noch immer keine Ruhe. Denn was erblicken sie? Die Tapete hat ihre besten Zeiten hinter sich, und die Wohnzimmermöbel der Nachbarn sind viel schöner. Das hat man nun von seinen Augen. Sie zwingen einen, ständig neu zu tapezieren und zum Möbelhändler zu rennen. Man ist Sklave seiner Augen. Naturschützer haben Schwein. Angeblich kann man sich über Geschmack nicht streiten, aber in einem sind sich alle einig: Die Natur ist schön. Noch nie hat der Bund für Naturschutz einen Beschwerdebrief bekommen, in dem die Form eines Pilzes oder eines Baumblatts bemängelt wurde, noch nie hat sich jemand über die Lärmbelästigung von Amseln beklagt. Gerissene Kunstmaler machen sich das zunutze. Sie kopieren die Natur auf artige Weise, tun sie in einen Rahmen und machen prima Geschäfte. Einen besseren Beweis dafür, dass unser Gefühl für Schönheit biologisch bestimmt ist, kenne ich nicht.

Egal, was man zu verkaufen hat, man muss dafür sorgen, dass es gut aussieht. Und das wichtigste Verkaufsobjekt überhaupt ist man selber. Man bietet sich nicht nur bei einem Bewerbungsgespräch zum Verkauf an, sondern auch in einer Single-Bar oder einfach bei der Plauderei beim Gemüsehändler. Die Forschungen von Barry Harper haben ergeben, dass die Briten hässlichen Angestellten einen um zehn Prozent geringeren Lohn bezahlen als schönen. Für die Nachfolger von Marty Feldman gibt es nur wenige Jobs, doch ein *jeune premier* kann sofort anfangen. Hässliche Verbrecher werden von den Richtern zu höheren Strafen verdonnert als gutaussehende, die schönsten Frauen angeln sich die reichsten Männer. Diese wollen ein Haus, das praktisch ist, einen Kompagnon, der solvent ist, aber ihre Frauen, die müssen in erster Linie schön sein. Schöne Frauen leiden selten unter Langeweile. Fair ist das nicht, aber es ist ihnen in die Wiege gelegt. Erwachsene schenken schönen Babys viel mehr Aufmerksamkeit, wogegen schöne Erwachsene wiederum von Babys länger betrachtet werden. Es liegt in der Natur dieses Gesetzes, dass es sich potenziert. Hässliche Menschen bekommen die schlechteren Jobs, was sie dann in den seltensten Fällen attraktiver macht, schöne Glückspilze verfügen über genug Zeit und Geld, um der Hässlichkeit entgegenzuwirken.

Der größte Bewunderer seiner Schönheit ist man selbst. Je weniger man vor seinem Spiegelbild zurückzuschrecken braucht, desto wohler fühlt man sich. Unmittelbarer kann der Körper nicht auf den Geist wirken. Leider sind äußerst wenige Menschen mit ihrem Spiegelbild zufrieden. In der Regel halten sich Menschen für hässlicher, als sie es in den Augen der anderen sind. Das Selbstbild muss nicht unbedingt etwas mit dem tatsächlichen Aussehen zu tun zu haben. Die meisten Schulmädchen sind überzeugt davon, die Hässlichste der Klasse zu sein. Und je länger sie sich im Spiegel ansehen, desto sicherer sind sie sich. Sie glauben, dass sie nie einen Jungen abkriegen werden. Früher ging man in so einem Fall ins Kloster, heute kann man was dagegen tun. Schummeln.

Ein Mensch ist sein eigenes Schaufenster. Er hat nur das eine. Was da nicht drin liegt, wird im Laden selten verlangt. Aus diesem Grund muss man ein guter Schaufensterdekorateur sein. Wenn man durch Frisieren, Nasepudern oder das Wegoperieren einer Warze seine Gesellschaft angenehmer machen oder das Ansehen erhöhen kann, wäre man blöd, wenn man's nicht täte. Dieses Business boomt. In Amerika gibt man bereits mehr Geld für Kosmetika aus als für Bildung. Aber auch in den Niederlanden sind derartige Prioritäten zu erkennen. Hier wird die Jugend mit Eisendraht zusammengehalten. Ein Kind kann noch so makellos sein. Trotzdem ist es geklammert.

Eine Maschendrahtzaun zwingt allzu aufmüpfige Zähne in Reih und Glied. Damit scheint sich eine ganze Elterngeneration schlechter Arbeit zu bezichtigen und ihren Kindern jetzt gewissen Umbauarbeiten aufzuzwingen, damit diese am Ende doch noch dem Bild gleichen, das die Eltern vor Augen hatten, als sie sie machten. Dabei unterziehen sich auffälligerweise mehr Gymnasiasten dieser kieferorthopädischen Korrektur, als wüssten deren besser situierte Eltern verdammt gut, dass das Schicksal ihre Kinder vom Aussehen abhängt und nicht von dem, was sie in den Köpfen haben. So nimmt man eine Weile Hässlichkeit in Kauf, um desto gewisser einer schönen Zukunft entgegenzugehen.

Weltweit werden 150 Milliarden Euro für Kosmetika ausgegeben, vom Lippenstift bis zur Brustvergrößerung. Ein Viertel dieses Betrags wird für Reklame aufgewendet. Das unterstreicht die Wichtigkeit des schönen Scheins, denn das ist zehnmal mehr als die bescheidenen 2,5 Prozent Forschungskosten auf diesem Gebiet. Viel Geld also für nichts als heiße Luft. Doch es gehört zu den Menschenrechten, den Unsinn über faltenreduzierende Cremes glauben zu dürfen.

Man kann über Kosmetika sagen, was man will, nur nicht, dass sie unnatürlich sind. Irreführung mittels des Äußeren ist bei Flora und Fauna Alltag. Schmetterlinge haben falschen Augen auf den Flügeln, Schimpansen machen sich mit aufgestellten Haaren größer als sie sind, Orchideen ahmen ein Insekt so perfekt nach, dass Fliegen und Wespen sich mit ihnen paaren wollen. Doch Mimikry funktioniert nur, wenn das Verhalten die Täuschung unterstützt. Eine Stabheuschrecke kann noch so lange wie ein trockener Ast auf Beinen aussehen, doch wenn diese Beine tun, wozu sie geschaffen sind, nämlich ihren Besitzer von einem Fleck zum anderen zu tragen, ist es um die Glaubwürdigkeit geschehen. Ein Mensch ist die längste Zeit schön gewesen, wenn er sich hässlich bewegt. Eine Diva muss die Showtreppe elegant herabschreiten können, und Präsident würde man ohne einen entschlossenen Gang niemals werden. Schon immer gehörte es zu den höchsteigenen Aufgaben der Gymnastik, Haltung zu lehren. Für Mädchen sieht diese anders aus als für Jungs. Jungs sollten lernen, möglichst männlich zu erscheinen, Mädchen mithilfe von rhythmischer Gymnastik Anmut ausstrahlen. Das klingt hoffnungslos altmodisch, aber die Männer und Frauen in den Gymnastik- und Fitnessstudios verfolgen auch heute noch verschiedene Ziele. Männer wollen Muskeln züchten, um Medaillen zu sammeln, für Frauen ist die Geselligkeit und vor allem die Schönheit vorrangig. Diese Unterschiede weisen auf die Währung hin, die bei diesen sportlichen Bemühungen gemeinhin kursiert: Sex. Eine Industrie, die auf Sexualinstinkten beruht, braucht sich keine Sorgen zu machen. Und die Flüchtigkeit der Ergebnisse von Kosmetik und Sport sichert den Fortbestand dieser Industrien nur.

Bei der Lektüre des *Kamasutra* erhält man leicht den Eindruck, Sex ohne Akrobatik kann kein richtiger Sex sein, doch das soll uns im Moment nicht interessieren. Zunächst dient die Gelenkigkeit weniger dem Akt selbst als der Verführung. Sie können gleich damit anfangen, jedes Fitnessstudio ist darauf eingerichtet. Sportkleidung scheint oft genug direkt aus der Sexboutique zu stammen. Während früher im Schulsport mit unförmigen T-Shirts und ellenlangen Kniestrümpfen jeder sündige Gedanke im Keim erstickt werden sollte, trainiert in den Fitnessstudios von heute der Eros gleich mit. Kaum hat man die Schwelle betreten, schlagen einem die Parfümschwaden entgegen. Das entbehrt nicht einer gewissen Logik, denn der Mensch ist ein Säugetier, und Säugetiere locken ihre Partner mit verführerischen Düften. Die Liebe eines Hundes geht durch die Nase. Für den Geruch eines Weibchens tun Rüden alles Hundemögliche, gegen Hässlichkeit sind sie – was für ein Segen – gefeit. Dieses ständige Unter-den-Schwänzen-und-an-Laternenpfählen-Schnüffeln, nur um hitzige Gerüche zu erhaschen, brachte den Hunden neben ihrer Fixiertheit auf Hinterteile den Ruf ein, besonders unangenehme Zeitgenossen zu sein. Was wäre, wenn sich die Menschen so verhalten würden? Deutlich erregte Männer würden sich um eine frischbenutzte Damentoilette drängeln, keine Gelegenheit würde ausgelassen, die Nase unter den Rock einer Dame zu stecken, ein reger Handel mit getragenen Slips würde herrschen. Ganz so schlimm ist es nicht. Dem Menschen fehlt die dafür nötige Nase. Während manche Säugetiere sich während der Evolution zu wahren Spürnasen entwickelten, verloren wir in unserer Affen-Periode den Geruchssinn weitgehend. Denn beim Hangeln hoch oben in den Baumkronen ist ein scharfer Blick wichtiger als eine scharfe Nase.

Noch weniger Beachtung erfährt die Stimme. Dabei gibt es sehr aufregende Stimmen: Man denke an Marlene Dietrich oder Sean Connery. Nein, im Fitnessstudio kann man mit seiner Stimme keinen Eindruck schinden. Leider stoßen wunderschöne Jungen oder Mädchen nur zu oft ein kraftloses Piepsen aus. Zum Glück aber weiß die Jugend eine schöne, getragene oder gerade heisere Stimme gar nicht zu schätzen, da sie meist eine Errungenschaft des Alters ist. Klar aber ist, dass auch unsere Ohren bei der Evolution nicht das große Los gezogen haben. Verglichen mit dem Gehör unserer äffischen Vorfahren ist davon kaum was übriggeblieben.

Das wichtigste Sinnesorgan für den Sex ist zweifellos der Tastsinn. Mit Fingern, die übersät sind mit vielen kleinen Tastorganen, kann man das größte Geschlechtsorgan des Partners, die Haut, in der wiederum viele viele Tastorgänchen stecken, abtasten. Den größten Genuss hat man dabei, wenn die Haut glatt ist. Da kann man nachhelfen. Ein Überfluss an sahnigen Seifen und schimmernden Ölen ist die Basis aller Kosmetika, sie machen die Haut weich und geschmeidig. Dank solcher Segnungen braucht man nicht mal eine andere Person, die einen betastet; schon beim Einseifen, Einölen und Eincremen verwöhnt man seinen eigenen Tastsinn so sehr, dass ein Geliebter sich schon sehr ins Zeug legen muss, um dagegenhalten zu können.

Männer stecken also nicht die Nase unter Damenröcke und geben sich auffällig rasch mit der nächstbesten Stimme zufrieden. Bevor bei ihnen der Gedanke an Berührung aufkommt, geschweige denn an deren Folgen, haben sie eine schöne Frau in der Regel bereits von oben bis unten mit den Augen abgeschlabbert. Verliebtsein fängt mit dem Äußeren an. Das geschieht von ganz allein. Man verguckt sich buchstäblich in jemanden. Die wichtigste Entscheidung des Lebens, die für den Partner, fällt man nicht selbst, das tun die Augen. Natürlich unterlässt es niemand, den Verstand des Gegenübers zu rühmen – ach, sie ist so schlagfertig, ach, er ist so rührend verlegen –, doch in der Zwischenzeit wird das Aussehen gescannt. Das befiehlt die Biologie, wie übrigens alles, was mit Sex zu tun hat. Die der Fortpflanzung dienende Sexualität ist viel zu wichtig, um sie dem Geist zu überlassen. Schließlich weiß nur der Körper, wie Sperma herzustellen und Brüste zu bauen sind. Der Geist würde bei der Auswahl des passenden Partners nur im Weg stehen.

In was verlieben sich die Männer eigentlich? Man hat das wissenschaftlich zu erforschen versucht. Es stellte sich heraus, dass sich die Männer in jene Eigenschaften der Frauen verknallen, die sie am meisten von den Männern unterscheiden. Das wollte man genauer wissen: Welches sind die weiblichen Eigenschaften, die sich am meisten von denen der Männer unterscheiden? Die Frage lässt sich am besten dadurch beantworten, dass man einen Mann aufschnippelt. Man wird staunen: Was das so alles drin ist: eine Leber, Nieren, Knochen, Nerven, ein Herz, Schleim, man kann gar nicht alles aufzählen. Kein Zweifel, in einem Mann ist so viel drin, dass nichts mehr reinpasst. Kein Wunder, dass mancher Vertreter dieses Geschlechts aussieht, als würde er gleich platzen. Schneidet man aber eine Frau auf, kommt man aus dem Staunen überhaupt nicht mehr raus: Da ist zwar das Gleiche drin wie beim Mann – eine Leber, Nieren, Knochen, Nerven, ein Herz, Schleim –, aber das ist noch nicht alles, dazu noch eine komplette Brut- und Gebärmaschine. Ein Rätsel. Wenn ein Mann schon proppenvoll ist, wie ist es dann möglich, dass bei einer Frau noch mehr reinpasst? Zur Beantwortung dieser Frage reicht ein Maßband. Das weibliche Becken ist nämlich deutlich größer als das der Männer. Folglich hat auch mehr drin Platz. Was allerdings gar nicht so einfach ist, wie es klingt. Das große Becken nämlich macht es unmöglich, die Beine richtig am Rumpf zu befestigen. Das wird dann zum Problem, wenn die Frau Schuhe mit hohen Absätzen tragen möchte. Dadurch wird das Gesäß nicht, wie man meinen könnte, gehoben, sondern nach hinten verschoben, wodurch der Schwerpunkt der Frau sich drastisch verlagert; sie gerät aus dem Gleichgewicht. Will sie einen mit Absatz versehenen Fuß wie gewohnt aufsetzen, droht sie hinzufallen. Um das zu verhindern, schwingt sie das Becken, gewissermaßen als Gegengewicht, mitsamt dem Gesäß in die entgegengesetzte Richtung. Allerdings droht beim zweiten Fuß jetzt die gleiche Gefahr, und außerdem muss der Apparat wieder in die Ausgangslage gebracht werden. So geht es hin und her, hin und her. Ein Mann, der hinter einer Frau hergeht, sieht ein Gesäß, das stampft wie ein Schiff bei Sturm auf hoher See. Eine schlechte Beckenkonstruktion und Beinaufhängung ist im Grunde alles, was die Männer an einer Frau schön finden und in das sie sich vergucken. War nicht alles Schöne in biologischer Hinsicht auch von Vorteil? Das ist auch hier der Fall. Zwar ist ein großes Becken beim Gehen nachteilig, dafür ist der Vorteil beim Gebären ungleich größer. Wer am schönsten mit dem Hintern wackelt, kann die meisten Kinder bekommen. Und die meisten Männer.

Frauen scheinen nicht alle Tassen im Schrank zu haben. Wer baut schon das Schaufenster an die Rückwand des Ladens? Deshalb hat die Frau auch vorn einen Hintern. Als Kind glaubte ich, Frauenbrüste seien zum Platzen mit Milch gefüllt. Das stimmt nicht. Sie sind zum Platzen mit Fett gefüllt. Für das bisschen Milch, das die Frauen geben, bräuchten sie eigentlich nicht solche Rieseneuter. Eine Frau ist keine Kuh. Sondern ein Kamel. Dessen Höcker sind auch mit Fett gefüllt. Nix Milch, ja, nicht mal Wasser. Wie Frauen keine Milch können auch durstige Kamele aus dem Höckerfett kein Wasser für sich abzwacken. Zwar könnten sie das Fett in Wasser umwandeln, aber dazu wäre ein Verbrennungsvorgang nötig, der so viel Sauerstoff verbrauchen würde, dass das dadurch notwendige Luftschnappen viel mehr Wasser verbrauchte als durch den chemischen Vorgang gewonnen wäre. In einem Höcker befindet sich also eher etwas zu essen denn zu trinken.

Weil Männer große Brüste mögen, sind auch Frauen diesen nicht abgeneigt. Zum Glück lassen sich Brüste sehr leicht vergrößern. Durch mehr Essen. Je dicker man wird, desto dicker werden auch die Brüste. Doch je dicker die Brüste, desto dicker der ganze Körper, was wiederum die Männer überhaupt nicht mögen und die Frauen deshalb hässlich finden. Am liebsten wäre ihnen, alles Fett aus der Nahrung würde sich direkt im Busen und im Hintern ablagern, dazwischen eine dünne Taille, um die Üppigkeiten drüber und drunter zu betonen: das beliebte Sanduhrmodell. Das Körperideal für die Männer besteht aus einem Dreieck, das von den Schultern ausgehend in einem spitzen Winkel dort endet, wo sie den Mittelpunkt der Welt wähnen. Besteht die Schönheit der Frau aus Fett, dann die des Mannes aus Muskeln. Doch an jeden Männermuskel gehört ein kleiner Fettrand, und auch das schönste Fett einer Frau lässt sich nur mit Muskeln anmutig in Bewegung setzen. Ein saftiger Hackkloß schmeckt erst dann richtig gut, wenn das Verhältnis zwischen Fett und Fleisch stimmt, bei der menschlichen Schönheit ist das nicht anders.

Der Fettanteil lässt sich leicht regeln. Je fetter die Nahrung, desto fetter wird man. Das kann sich jeder merken, und die meisten richten sich danach. Doch im reichen Westen wollen die Menschen gar nicht fett werden. Das ist schon schwieriger. Denn der Körper will oft mehr essen, als gut für ihn ist. Lässt man ihm seinen Willen nicht, quengelt er wie ein Kind, bis man entnervt nachgibt. Weil uns Hunger und Schuldgefühl im schönen Wechsel malträtieren, wird fast jede Diät zur Selbstquälerei. Praktischer wäre es, man könnte seinen Hunger befriedigen, und das Zuvielverzehrte einfach wieder ausscheiden. Es müsste eine Diät geben, die hauptsächlich auf dem Klo stattfindet.

Wer mehr von sich gibt, als er zu sich nimmt, nimmt ab. Das können nur Kaninchen. Die fressen nämlich ihre eigenen Köttel, was nur bedeuten kann, dass diese noch reichlich Nährwert besitzen. Ein Teil der Kalorien, die man verzehrt hat, verlässt den Körper genau so schnell wieder. So dick, wie die Kalorientabelle es einem weismachen will, kann man gar nicht werden. Kaninchen könnten die Hälfte abziehen, wir Menschen leider nur zehn Prozent. Wir verwerten unsere Nahrung besser. Zu viel Fett kann man nicht im Klo entsorgen, man muss es in die Luft blasen. Es wird durch die Atmung zu Wasser und Kohlendioxid verbrannt, wobei der Körper das Wasser aufnimmt, während er das Kohlendioxid über Mund und Nase ausstößt. So schweben Fett, Bäuchlein und Wurstfinger hoch droben zwischen den Wolken und tragen zum Treibhauseffekt bei. Aber wie bringt man seinen Körper dazu zu verbrennen? Altmodisch wie er ist, heizt er so wenig wie möglich. Das einzige, was hilft, ist Bewegung. Je mehr man sich bewegt, desto mehr verbrennt der Körper.

Beschwerlicher noch als das Abnehmen ist das Abnehmen an bestimmten Stellen. Männer wollen in der Regel ihren Bauch loswerden. In den meisten Fällen sammelt sich hier das Fett und macht jede Assoziation mit einem Dreieck zunichte. Doch Männer, die abnehmen wollen, bekommen zuerst ein Vogelgesicht, dann Gabelzinken statt Finger, schließlich legt sich die Haut am Hals in Falten, und erst ganz zuletzt und nur vielleicht kriegen sie ihren flachen Bauch wieder. Frauen, die fanatisch mit Fitnessmaschinen zu Werke gehen, bemerken zu ihrem Entsetzen, dass die Brüste schwinden. Die Wölbungen, die sich dort davonmachen, tauchen dann unerwartet an den Oberarmen wieder auf, als ob sie umgezogen wären. Leider sind deutlich sichtbare Muskeln nicht weiblich, sondern typisch männlich.

Auch wenn die Männer selbst meist klüger sind, ihre Körper bestehen darauf, dass Frauen so fruchtbar wie möglich sein müssen. Frauen achten weniger auf die primären Geschlechtsmerkmale des Mannes als auf die sekundären, also auf jedes äußere Unterscheidungsmerkmal zwischen Männlein und Weiblein, das kein Geschlechtsorgan ist. Beispiele dafür sind das Hirschgeweih, die Löwenmähne, der Hahnenkamm und der rote Bauch eines Stichlings. Von den Weiblein erwartet man, dass sie davon beeindruckt sind. Je größer das Geweih, je voller die Mähne, je höher der Kamm und je röter der Bauch, desto mehr Erfolg beim weiblichen Geschlecht darf der Besitzer erwarten. Das bekannteste sekundäre Geschlechtsmerkmal beim Menschenmännlein ist der Bart. Je länger der Bart, desto männlicher. Merkwürdigerweise rasieren sich die Männer in unserem Kulturkreis die Männlichkeit täglich ab. Durchschnittlich dauert das fünf Minuten. In Arbeitswochen à vierzig Stunden umgerechnet ergäbe das Vollzeitjobs für fünfzigtausend Mann pro Jahr. Vermutlich sind unsere Frauen deshalb so wenig an Bärten interessiert, weil sie sie mit dem Alter assoziieren. Don Juan hat keinen Bart, der Nikolaus dagegen schon. Junge Frauen stellen sich den Vater ihrer zukünftigen Kinder in den seltensten Fällen als Mann mit Bart vor. Lieber träumen sie von einem mit sekundären Geschlechtsmerkmalen, die ebenso jung wie männlich sind. Muskeln. Es ist einem als Mann also angeraten, sich diese Muskeln irgendwoher zu beschaffen. Leider kann man Muskeln, im Gegensatz zum Fett, nicht einfach kriegen, indem man sie zu sich nimmt, da kann man so viel Beefsteak essen, wie man will. Man muss sich mit den Muskelfasern begnügen, die man bei der Geburt mitbekommen hat. Sie lassen sich nicht vermehren, nur durch ständige Benutzung vergrößern. Man muss sie trainieren. Holzhacker haben Glück. Nach getaner Arbeit fallen sie um einiges attraktiver ins Bett, als sie es am Morgen verließen. Die Arbeit der meisten Männer aber macht sie nur hässlich, weshalb ihnen nichts anderes übrig bleibt, als abends zum Holzhacken ohne Holz zu gehen, ins Fitnessstudio. Manche können davon nicht genug kriegen und verrennen sich. Sie wechseln zum Bodybuilding.

Den Traum eines jeden mageren Kerlchens, einmal als Muskelprotz Rache an seinen Peinigern zu nehmen, machte am Anfang des vorigen Jahrhunderts ein italienischer Einwanderer in New York wahr. Nachdem er vor seiner Freundin von einem Brutalo gedemütigt worden war, beschloss er, seine Figur in die eines Atlas zu verwandeln, jenes Riesen, der die ganze Welt auf den Schultern trägt. Als Charles Atlas wurde er 1922 von der Zeitschrift *Physical Culture* zum »World's Most Perfectly Developed Man« gekürt. In der Folge forderte er mit einer Flut von Anzeigen die amerikanischen Teenager dazu auf, mithilfe der von ihm entwickelten *dynamic tension*-Methode seinem Vorbild nachzueifern. In kürzester Zeit besaß Charles Atlas den größten Versandhandel aller Zeiten.

Während eine kleine Gruppe härter für ihren Körper arbeitete als je für einen Chef, gab sich das Gros in Amerika und Europa einer ebenso faulen wie effizienten Form der Körperkultur hin: dem Sonnenbaden. Die ideale Tätigkeit, um die in stets größerem Maße zur Verfügung stehende Freizeit zu verbringen. Man tat nichts und wurde was: braun nämlich. Je brauner, desto attraktiver. Und so fühlte man sich auch. Man spürte förmlich, wie die Sonne einem Kraft verlieh. Der alte Glaube an einen Sonnengott blühte auf. Unterstützt vom Wissen, dass das Sonnenlicht Vitamine in der Haut freisetzt, wurden die Sanatoria zu neuen Tempeln. In Form von Millionen sich drehender und wendender Leiber, braun und nackt und ölglänzend wie einst die griechischen Athleten, war das Wort tatsächlich Fleisch geworden. Die Gebete von Millionen – Oh, mach mich braun – wurde von der Sonne gnädig erhört. Und zwar schon nach wenigen Tagen, viel schneller als Charles Atlas dem Menschen die Muskeln gab.

Seit der Erfindung der Hose hat die Welt nicht mehr so viel nackte Haut gesehen wie heute. Hat die Ideologie der Nackedeis endlich gesiegt? Mitnichten. In einer Strandkultur, die einst als züchtiger Familienausflug nach Zandvoort am Meer begann, herrscht heutzutage ein schwüles Copacabana voll fleischlicher Gelüste. Weder von der ursprünglich angestrebten Keuschheit noch von der Theorie des Sports als Allheilmittel gegen Sittenverderbnis ist in der modernen

Freikörperkultur noch etwas zu spüren. Ich sprach bereits von der Ermüdungsstrategie gegen das Onanieren, bei der die jugendliche Energie auf wichtigere Dinge als Sex umgeleitet werden sollte. Auch waberte noch kein Parfüm durch die Sporthallen wie heute durch die Fitnessstudios; der durchdringende Gestank von Jungenschweiß und Damenbinden ließ liederliche Lüste kaum aufkommen. Niemand findet den Anblick eines vorbeistolpernden Joggers oder das Geräusch eines an die Fahrradstange klatschenden Bierbauchs erregend. Ich habe mich noch nie dazu angeregt gefühlt, eine Eisläuferin aus ihrem enganliegenden Trikot zu schälen. (Allerdings bereitet es mir durchaus Vergnügen, mir ein Match Damentennis oder ein Spiel Frauenhockey anzusehen, auch wenn mich die Sportarten selbst keinen Deut interessieren.) Wer seinen Körper verändern will, kann das mit einem Kleid oder einer Hose viel schneller und wirkungsvoller tun als mit Turnen oder einer Sherry-Diät. Je nach Mode macht sie den Träger sportlicher, kleiner, frecher, aggressiver, klüger oder dominanter, als der tatsächlich ist. Röcke und Blusen schmeicheln einer Frau, Männer werden männlicher durch Brusttaschen und Schulterpolster. Welch ein Segen das Textil allerdings tatsächlich ist, erweist sich am Nacktbadestrand. Nur wenige Brüste und Hintern haben vor einem kritischen Auge Bestand. Wer aber besteht, zeigt das meist auch voller Stolz. Das war schon bei den alten Griechen so. Die trainierten die Körper im Gymnasion nackt. Auch Gymnos war nackt. Zum Glück für die Griechen war ihnen ihr Klima günstig gesinnt. Wäre es widriger gewesen, dann stünden jetzt in unseren Museen nicht überall nackte Statuen herum. Von Scham war bei den Griechen keine Rede. Nacktheit war ein Zeichen von Kultur; Barbaren dagegen verbargen ihre bleichen, untrainierten Körper unter Fetzen. Aber die waren ja auch nur ein dreckiger Haufen Heteros.

Um nackt zu sein, reicht es nicht, sich der Kleider zu entledigen. Wäre der Mensch nur ein nackter Affe, gäbe es keine Friseure. Wir haben nicht weniger Haare als ein Affe, nur sind die meisten davon kürzer. Und die, die länger ausfallen, schneiden wir ab. Ein Teil des Erfolgs von Desmond Morris' *Der nackte Affe* ist auf den Buchumschlag zurückzuführen. Er zeigt ein paar nackte Menschen, die offensichtlich gerade vom Friseur kommen. Ihre Nacktheit ruft den Eindruck purer Natur hervor, doch hätte man diese tatsächlich walten lassen, dann hätten die Personen um einiges weniger nackt ausgesehen, als sie es auf dem Foto sind. Ungeschnitten würden die Haare die Hälfte unseres Körpers bedecken, die Bärte erst jenseits der Schamhaargrenze enden. Das nenne nackt, wer will. Wozu aber wäre das gut? Um es hübsch warm zu haben, sagt der eine; nein, entgegnet der andere, ein Kopf muss im Gegenteil gerade kühl gehalten werden. Vielleicht dient unser Haar nur dazu, die Arten voneinander unterscheiden zu können. Kein anderes Säugetier zeigt eine so unterschiedliche Behaarung wie der Affe, was Farbe und Struktur betrifft, vor allem auf dem Kopf. Unsere Stirnlocken, Schnurrbärte und Augenbrauen weisen deutlich darauf hin, dass wir von den Bäumen stammen. Weil in den Baumwipfeln der Geruchssinn ziemlich nutzlos ist, erkennen Vögel und Affen ihre Artgenossen vor allem an Farbe und Muster. Vieles davon findet sich beim Menschen wieder. So ziemlich jede Form unserer Gesichtsbehaarung kommt auch beim Affen vor. Orang-Utans und Sakis haben Backenbärte, der Schnurrbart des Kaisertamarin ist so eindrucksvoll, dass man die Art nach Kaiser Wilhelm II. benannte. Stirnlocken, Backenbärte, Augenbrauen, Hahnenkämme, für jede Haarmode gibt es einen Affen, bis hin zur Komponistenfrisur des Lisztäffchens. Ein unbehaartes Gesicht aber hat nur der Schimpanse. Ja, er bekommt sogar, wie Männer, die eine Glatze kriegen, im Alter eine hohe Stirn. Geheimratsecken besitzt der Schopfmakak, die Glatze auf dem Hinterkopf der Bartaffe. Männer, denen nur noch ein Haarkranz verblieb, können sich im Zoo mit dem Anblick der roten Uakaris trösten, die sehen ihr ganzes Leben so aus.

Doch auf dem Affenkörper des Menschen wütete während der Evolution auch an anderer Stelle ein flächengreifendes Waldsterben.

Vom ursprünglich dichten Fell blieben nur einige wenige Reservate: auf dem Kopf, unter den Achseln und in südlicheren Gefilden. Und noch immer fand der Mensch, er sei nicht kahl genug. Seit der Entdeckung der Hygiene ist eine regelrechte Enthaarungswut ausgebrochen, die darauf aus war, sämtliche Bakterien mitsamt ihren Rückzugsgebieten auszurotten. War ein Haar früher nur in der Suppe eklig, ist es das jetzt auch unter den Achseln und auf dem Rücken. Männer wie Frauen kratzen und rasieren und lasern, bis sie so nackt sind wie ein Suppenhuhn. Der moderne Mensch leidet unter einer Haarphobie. Am liebsten würde er sich die gesamte Hautoberfläche fliesen lassen.

Frauen haben mehr Grund zum Rasieren als Männer. Rasieren macht die Haut nackt, und nackte Haut ist schön glatt und weich. Das jedenfalls will man damit erreichen. Bereits lange vor der ersten Rasur hegt jedes Mädchen den ernsthaften Zweifel, ob die Beine durch diese Prozedur nicht nur noch behaarter werden. Sie zweifeln nicht ganz zu Unrecht. Ein Haar hat dieselbe Form wie ein Baumstamm: unten dick, oben dünner. Hackt man einen Baum um, ist der Stumpf dicker als der Rest es je sein würde. Man fällt eine Parzelle Wald, um das Sprießen von jungen Bäumchen zu fördern, und ganz ähnlich wird der Haarbalg durch das Epilieren seiner Umgebung aus seinem Ruheschlaf geweckt, damit die jetzt kahle Fläche so rasch wie möglich wieder zuwächst. Was einmal ein leicht wogender Getreideacker war, ist jetzt ein Stoppelfeld. Eine sich rasierende Frau ist für den Mann kein ungeteiltes Vergnügen: Seine Rasiermesser sind ständig stumpf und er schrappt sich die Hände an ihren Beinen auf. Was das weibliche Geschlecht nicht am Rasieren hindert. Im Gegenteil. Immer tiefer dringen die Holzfäller in den Wald ein und machen nicht mal vor dem weiblichen Schamwald halt. Ist Haar wirklich so störend? Man sollte sich die Frage stellen, warum es dort wächst, wo es wächst. Welchem Zweck unterliegt die weibliche Wolle? Welchem Zweck diente es den Frauen früher? Das wissen wir nur von einem einzigen Volk: den Bewohnern des Bismarckarchipels. Ein deutscher Anthropologe, der sich dort als einer der ersten Abendländer aufhielt, wunderte sich doch sehr über die Hygiene, die bei den Frauen dort herrschte. Machten sie sich beim Kochen die Hände schmutzig, wischten sie diese sofort ordentlich an ihrem Schamhaar ab.

Auch dort werden inzwischen wohl Kleider und Küchentücher Einzug gehalten haben. Einen Vorteil hatte diese Freikörperkultur allerdings: Sie verbarg nichts. Kleidung kann zu großen Enttäuschungen führen. So mancher, der seine neue Errungenschaft auspackt, findet etwas anderes vor, als er erwartet hatte. Die Männer des 18. Jahrhunderts ärgerten sich so sehr darüber, dass sie das Recht schufen, Ehen annullieren zu lassen, die mithilfe von Fischbeinkonstruktionen, Perücken, falschen Wimpern und Kunstgebissen erschwindelt worden waren. Würde das Gesetz auch heute noch gelten, hätte die Justiz alle Hände voll zu tun. Denn heute manipuliert man nicht nur die Kleidung, sondern auch den Körper, als sei der ein Märklinkasten: Da werden Brüste größer oder kleiner gemacht, Ohren angelegt, Nasen gekürzt. Derart renoviert und in ein hübsches Kleidchen gesteckt, kann eine Frau sich ihres Erfolges sicher sein. Kein Mann ist gegen einen guten Duft und ein angenehmes Äußeres gefeit. Jede Frau aber weiß, wie leicht es ist, einen Mann zu verführen; die wahre Kunst liegt darin, ihn beizeiten wieder loszuwerden. Manche Frauen üben sich fünfundzwanzig Jahre erfolglos in dieser Kunst. Mit einem hässlichen Kleid ist es nicht getan, sie sollten sich darauf besinnen, dass eine Frau wie eine Blume ist, und einfach verwelken.

Das geht ganz von selbst. Der niederländische Dichter Herman de Coninck behauptete, dass Frauen aus Mädchen gemacht seien. Leider verstumme das Mädchen im Lauf der Jahre. Von innen wie von außen. Was einmal als kichernder Stadtbummel mit Freundinnen begann, bei dem man den ersten Mascara kaufte, endet im massenweisen Horten von allerlei Einbalsamierungschemikalien. Das einstige Mädchen wird in Badezusätzen ertränkt. Trost findet die Frau nur im

Garten. Nicht ohne Schadenfreude sieht sie, wie die Blumen jeden Herbst wieder verschrumpeln. Und trotzdem liefert eine Blume die Antwort auf die Frage, wie Gott es fertigbringt, so nachlässig mit der Schönheit umzugehen: das Lungenkraut. Im Frühling bekommt es rote Blüten, die später bläulich werden. An dieser Farbe erkennt jede Hummel das rasch voranschreitende Altern und weiß, dass sie sich an die roten Blüten halten muss, weil nur diese noch Nektar haben. Voller Wollust stochert die Hummel mit ihrer langen Zunge auf dem süßen Grund des zarten Gewebes. Lilafarbene, alte Blüten lässt sie links liegen, unbefriedigt bleiben diese in ihrem schlechtlaunigen Lila zurück. Warum aber bilden die nicht einfach ein bisschen roten Farbstoff, ein bisschen jugendliches Rouge? Weil sie sich für ihre Spezies aufopfern. Mit ihrem Lila nämlich verhält sich die dunkle Blüte wie eine Frau, die alles tun würde, um Falten zu kriegen. Sie will nicht verführen, sondern abstoßen, damit die Insekten nicht ihre Zeit mit ihr verschwenden, sondern gleich zu den jungen Blüten fliegen, die noch bestäubt werden müssen. Auch wenn die alten Blumen auf diese Weise zu kurz kommen, ist das Ganze für die Erhaltung der Art äußerst segensreich. Und schließlich hat jede Blüte ihre Chance.

Spielten Blumen ein so falsches Spiel wie die Menschenfrauen mit ihren Faltencremes und Botox, wäre das Lungenkraut längst ausgestorben. Aber wie ist das beim Menschen? Mit Sicherheit wäre es auch für unsere Arterhaltung ein Segen, wenn Frauen nach ihrem Vierzigsten so hässlich werden würden, dass sich kein Mann mehr nach ihnen umdrehte. Hässlichkeit gäbe ihnen wie den alten Blumen die Gelegenheit, in aller Ruhe Früchte zu tragen. Schließlich bleibt nach der menschlichen Bestäubung noch so viel zu tun: gebären, Windeln wechseln, vorlesen, Todesängste ausstehen, unerwünschten Liebhabern die Tür weisen. Außerdem würde es einem die alberne Plackerei mit der Körperkultur ersparen. Trotz des ganzen Reckens und Streckens, Liftens und Färbens weiß der Körper stets genau, welche Stunde geschlagen hat. Die Muskeln werden schlaff, die Knochen brüchig, das Haar wird dünn und in einem entlegenen Winkel des Körpers ist eine Krebszelle der Ansicht, es sei endlich Zeit, sich an die Arbeit zu machen. Man kann sich zwar durch die Herumzappelei auf dem Hometrainer fitter fühlen, aber alles hat seinen Preis. Plastische Chirurgen verweigern jegliche Garantie, man darf den Körper nach der Geburt nicht mehr umtauschen. Bleibt nur noch der Pakt mit dem Teufel. Willst du schön werden? Dann leg dich in die Sonne. Auf die Dauer kostet einen das die Haut. Dieselben Strahlen, die schön machen, machen gleichzeitig alt. Unter dem Einfluss der ultravioletten Strahlung verliert die Haut ihre Spannung. Wenngleich etwas langsamer, verschrumpelt sie in der Sonne wie die Schale eines Apfels, wird fleckig und hart. Man kann sogar Krebs davon kriegen. Der Teufel besteht immer auf der Einhaltung des Pakts.

Was jetzt? Wie immer liegt des Rätsels Lösung in seiner Simplizität. Es gibt eine Lösung, die funktioniert ohne Sport, ohne Kosmetika, sowohl im Haus wie draußen in der Sonne, für sie braucht man nirgendwo Mitglied zu werden, sie kostet nichts und man hat außerdem ein ganzes Leben lang Garantie drauf. Man muss sich einfach akzeptieren, wie man ist.

Kapitel 3
Brot & Spiele

Alles dreht sich um Sex, fand schon Sigmund Freud. Frauenzeitschriften berufen sich noch immer auf ihn. Andere Probleme als Beziehungsprobleme kennen sie nicht, weshalb sie zu wissen glauben, wie man sie am besten löst. Ihrer Meinung nach genügt ein aufreizender Slip, eine deftige Erbsensuppe oder ein gemütlich eingerichtetes Nest. In jeder Tageszeitung oder einer x-beliebigen Männerzeitschrift dagegen stehen ganz andere Dinge. Natürlich, Sex auch, aber hauptsächlich Sport. Montags kann man die Hälfte der Zeitung getrost ungelesen zum Altpapier werfen. Sogar in England gibt es Zeitungen ohne nackte Frauen, doch eine Zeitung ohne Sport ist keine. In der Baubaracke faselt man viel über Sex, mehr noch aber über Sport. Nackte Frauen werden im Fernsehen erst gezeigt, wenn alles schläft, Männer in kurzen Hosen aber gibt's zur *primetime* und früher. Offensichtlich sieht man lieber knackige Waden als üppige Busen. Heutzutage sehen sich mehr als 2,3 Milliarden Menschen die Fußballweltmeisterschaft und die Olympischen Spiele an, also ungefähr 40 Prozent der gesamten Weltbevölkerung. Olympische Spiele gab es schon bei den alten Griechen, die ersten vor ungefähr 2800 Jahren. Was schon so lange existiert und wofür so viele Menschen Interesse aufbringen, muss schon etwas ganz Außerordentliches sein, möglicherweise noch außerordentlicher als Sex. Sport ist, wie man so schön sagt, aus unserem Leben nicht mehr wegzudenken.

Dabei gab es vor gut hundert Jahren noch so gut wie überhaupt keinen Sport. Dass weder Freud noch Darwin viele Worte darüber verloren, liegt daran, dass Sport zu ihrer Zeit keine Rolle spielte. In Wien turnte man allerhöchstens ein wenig, in London verlümmelte die *leisure class* ihre *leisure time*. Ein weiteres Jahrhundert zuvor dachte man noch nicht mal an den Sport. Von dem Zeitpunkt an, als die Griechen ihre Olympischen Spiele einstellten, bis zu dem Augenblick, als wir sie wieder ins Leben riefen, gab es ihn schlichtweg nicht. Der Mensch hat es unvorstellbare anderthalb Jahrtausende ohne Sport ausgehalten. Was jetzt die schönste Hauptsache der Welt ist, war fünfzehn Jahrhunderte lang vollkommen unnötig. Im Mittelalter, der Renaissance und der Aufklärung hatten die Leute Unterhaltsameres und Besseres zu tun. Es gab zwar Ritter, die gegeneinander kämpften, aber das war eine Angelegenheit, die nur die beiden betraf. Eislaufen tat man einfach zum Spaß und kegeln nur, um auf dem Jahrmarkt eine Schweinshälfte zu gewinnen. Die Menschen bewegten sich durchaus, sogar mehr als heute, aber stets mit einem Sinn und Zweck verbunden, niemals zum Selbstzweck, niemals, um Sport zu treiben. Es gab keine Fußball- oder Leichtathletikstadien, keine Turnstunden, keinen Beckenbauer, keine Sportverletzungen, eine Zeitung war von der ersten bis zur letzten Seite lesenswert. Damals war es den Leuten vollkommen schnuppe, wer die hundert Meter am schnellsten hinter sich brachte. Es gab weder eine Störung der Sonntagsruhe noch eine der Montagsarbeit. Als der Begriff des Sports endlich aufkam, wurde er zunächst nur für die Jagd benutzt. Natürlich taten die alten Griechen etwas, wofür das Wort Sport durchaus angebracht gewesen wäre, doch zwischen ihrem Sport und unserem gibt es keinen Zusammenhang. Die Olympischen Spiele wurden erst wiedererfunden, als es den Sport in der heutigen Form längst gab.

Ohne Sex würde der Mensch in kürzester Zeit aussterben. Sex ist eine biologische Notwendigkeit, Sport nicht. Eine Eigenschaft, die fünfzehn Jahrhunderte lang so überflüssig war wie ein Loch im Kopf, kann kein Kennzeichen einer Spezies sein. Sport hat seine Grundlagen zweifellos in Bedürfnissen, die dem Menschen angeboren sind, er ist aber selbst keines. Das beweisen neben der sportlosen Geschichtsepoche auch die drei Milliarden Frauen auf der Welt. Zwar existieren Frauen, die Sport treiben, es gibt sogar Fanatikerinnen unter ihnen, aber in der Regel interessieren sie sich weniger für Sport als Männer. Während 40 Prozent der Weltbevölkerung sich die Fußballweltmeisterschaften oder Olympischen Spiele ansehen, haben 60 Prozent etwas Besseres zu tun. Und von diesen 60 Prozent wiederum ist der überwiegende Teil weiblich.

Auf der Suche nach den biologischen Wurzeln des Sports sollte man deshalb sinnvollerweise in erster Linie nach Aktivitäten suchen, die hauptsächlich den Männern vorbehalten sind. Eine davon ist das Kriegführen. Die Ähnlichkeiten zwischen Krieg und Fußballspiel sind mehr als nur oberflächlich. Sport wurde aus dem Krieg geboren. Seine Anfänge fallen mit den Anfängen der westlichen Zivilisation im kriegslüsternsten aller Staaten und Stadtstaaten zusammen.

Einer der berechtigten Gründe, an den geistigen Fähigkeiten von Fußballern zu zweifeln, ist ein Fußballclub mit dem Namen Sparta. Wer nennt sich schon nach einer gewalttätigen Stadt, in der Kraft über dem Recht, Gewalt über der Liebe, Tod über dem Leben standen? Die Wiege der westlichen Kultur war kalt und blutgetränkt. Diesem stählernen Schoß entsprang die Körperkultur, darüber sind sich Plato und andere griechische Schriftsteller einig. Die Spartaner hatten keine Wahl, ihre Körper mussten stets kampfbereit sein. Daran waren sie allerdings selber schuld. Ihre Feinde hatten sie sich nämlich mitten in die Stadt geholt: die Heloten. Dabei handelte es sich um Angehörige besiegter Völker, die sie als Leibeigene hielten. Das führte zwar dazu, dass ein Spartaner kaum den Finger zu rühren brauchte und eigentlich wie die berühmte Made im Speck hätte leben können, aber seine Opfer drohten sich immer wieder zu

Aufständen zusammenzurotten. Tja, so ein Unterdrücker hat es nicht leicht. Das Unterdrücken wurde zum Tagewerk und das Tagewerk zum nächtlichen Albtraum. Ein mühsam niedergeschlagener Helotenaufstand verwandelte die Spartaner in ein Kriegervolk. Von nun an zählte für sie nur noch, wie ihr Dichter Tyrtäus berichtete, der Kampfesmut. Der Geist war nur dazu da, den Körper unter Kontrolle zu halten. Die Erziehung der Spartaner sah folgendermaßen aus: schlechtes Essen, harte Schlaflager, Eiseskälte und die Aussicht auf einen frühen Heldentod. Ein Familienleben gab es nicht, nur Soldatenzuchtstationen, in denen Jungen aller Altersstufen von erwachsenen Männern gedrillt und mithilfe einer Diät aus getrocknetem Fleisch, Barfußlaufen, unzureichender Kleidung und seltenem Bad abgehärtet wurden. Dazu Wettrennen, Ringkämpfe, Diskus- und Speerwerfen. Für Kunst und Kultur war keine Zeit. Zum Zeichen ihres Erwachsenwerdens mussten sie in Ringkämpfen gegeneinander antreten. Dabei setzten sie, wie Pausanias erzählt, nicht nur Hände und Füße ein, sondern sie bissen auch und versuchten, dem Gegner die Augäpfel herauszudrücken. Außerdem mussten sie als Mutprobe einen Sklaven überfallen und töten. Im Vergleich zu den Spartanern waren die preußischen Haudegen des 19. Jahrhunderts verwöhnte Bengel. Mit dem Sport, wie wir ihn kennen, hatte der Sport der Spartaner nur wenig zu tun; nicht Leistung stand im Mittelpunkt, sondern Kampflust und Vaterlandsliebe. Letztere war Sinn und Zweck allen Körpereinsatzes.

Das funktionierte anfangs übrigens gar nicht so schlecht. Die Heloten hatten nicht die geringste Chance gegen das Herrenvolk. Auch andere Feinde bedauerten den Tag, an dem sie sich mit den Spartanern anlegten. Bei den Olympischen Spielen nervten die durchtrainierten Krieger die anderen Völker, weil sie alle Wettkämpfe gewannen. Aber das blieb nicht so. Mit der Zeit zermürbte die Spartaner ihre eigene Kriegsmonomanie gewaltig. Um zu gewinnen braucht es mehr als Muskeln und Stahl. Andere Städte, wie zum Beispiel Athen, imitierten die Vorzüge der spartanischen Kunst, fügten dem Ganzen aber einen tüchtigen Schuss Weichspüler hinzu. Um auf Dauer gut funktionieren zu können, braucht ein gestählter Körper einen geschmeidigen Geist. Die Athener waren außerdem kulturell höher entwickelt und die besseren Waffenschmiede, was sich auf den Kampf auswirkte, der Sinn für die Schönheit verlieh höhere Kräfte als die Angst vor dem rücksichtslosen Drill. Doch auch eine Kulturstadt wie Athen existierte nur dank Körpereinsatz und kriegerischer Gewalt. Es gab Ruderwettkämpfe, die aber im Grunde eher Flottenmanöver waren, wie zum Beispiel auf der Expedition nach Sizilien, bei der die Trieren die zehnmeilige Strecke von Piräus bis Aegina um die Wette zurücklegen mussten.

Auch an Land waren die ältesten Disziplinen militärischer Natur: Dauerlauf, Ringen und Weitwurf von Waffen. Menschenfleisch wurde trainiert, um Menschenblut zu vergießen. An der Wiege des Sports steht der Soldat, an der Wiege des Soldaten der Sport. Jedem Schlachtfeld ging die Anlage von Sportplätzen voraus. Eine Trennlinie zwischen Sport und Staat hat es nie gegeben, deshalb ist der Sport auch seit jeher eine Staatsangelegenheit. Auch heute noch unterstützt ein Staat den Sport auf jede erdenkliche Weise. Der Staat sieht es am liebsten, wenn der Sport schon in den Schulen ausgeübt wird, damit ist ihm zartes, doch gut ausgebildetes Kanonenfutter sicher. Diktatoren verfügen die sportliche Tätigkeit an Schulen einfach, Demokratien missbrauchen dazu die Schulpflicht. So betrachtet, ist auch der moderne Sportunterricht in so demokratischen Ländern wie den Niederlanden oder Neuguinea Staatssport. Da ist es gar nicht nötig, dass auf den Schulhöfen nach Kommando exerziert wird, wichtig ist nur, dass die jungen Körper geschmeidig sind, wenn sie später in die Kasernen gekarrt werden. So lassen sich aus ihnen am besten Soldaten machen. »Wehrsport« allerdings, so Eppensteiner, hat den gegenteiligen Effekt:

> Jugendsport und Volkssport bedürfen bei guter Auswahl und richtigem Betrieb keiner militärischen Einschläge, um durch ihre körpererzieherischen und charakterbildenden Wirkungen eine günstige Grundlage für die völkische Wehrbarkeit herzustellen.[14]

Auch bei der Wiedergeburt des Sports im 19. Jahrhundert standen Soldaten und Patrioten Pate. Der Nationalismus erlebte im vorvorigen Jahrhundert seine Hochblüte. Aus kleinen Staaten wurden große, wie im Falle Deutschlands und Italiens, Kaiserreiche zerfielen, Kolonien wurden gegründet, Nationalhymnen komponiert, Flaggen entworfen. Volk und Vaterland wurden zum Mythos. Siege über die Nachbarstaaten wurden triumphal gefeiert, Niederlagen in Kauf genommen. Napoleon soll angeblich angesichts des Verlusts von achttausend Männern nur achselzuckend gesagt haben: »Eine schwüle Sommernacht und sie sind alle ersetzt.« Dennoch profitiert der Patriotismus von schändlichen Niederlagen mehr als von glorreichen Siegen. Der moderne Sport wurde 1806 geboren, als Turnvater Friedrich Jahn sich angesichts der vernichtenden Niederlage der preußischen Armee in den Schlachten von Jena und Auerstedt verbittert entschloss, dem Volk, wenn nicht im tugendhaften Kampfe, so wenigstens durch das Turnen vorbildhaft zu sein.

> Erst wenn alle wehrbare Mannschaft durch Leibesübungen waffenfähig geworden, streitbar durch Waffenübungen, schlagfertig durch erneuerte Kriegsspiele und Immergerüstetsein, kriegskühn durch Vaterlandsliebe – kann ein solches Volk ein wehrhaftes heißen.[15]

Als Patriot von tiefstem Herzen träumte Jahn von einem Großdeutschen Reich mit einem preußischen Kaiser. Er träumte auch von einem fünfzehn Meilen breiten Sumpf, in dem ausgesetzte Raubtiere die verhassten Franzosen auf Distanz halten sollten, hätte es aber noch lieber gesehen, wenn sich sein Kaiser mit einer starken Armee für die

Niederlage gerächt hätte. Napoleon war zwar 1815 in der Schlacht bei Waterloo besiegt worden, doch das zählte nicht, denn der Sieg ging auf das Konto der Engländer und der Holländer.

Schon der Titel von Jahns Sportbibel, *Die Deutsche Turnkunst,* zeigt, dass sein Hauptinteresse nicht der Körperertüchtigung galt. Turnen war das Mittel, der Zweck war Deutschland. Geist und Form des Turnens waren zutiefst preußisch und militärisch. »Exerzierfreude« und »Kommandierlust« waren hier wie dort gefragt. Um es den Franzosen mit gleicher Münze heimzahlen zu können, musste hart durchgegriffen werden. Auf dreihundert Seiten präsentierte Jahn ein ausgeklügeltes System, bei dem nichts dem Zufall überlassen wurde. Bis ins kleinste Detail legte er fest, welchen Körperteil man genau wo quälen musste, was man am besten dabei an- oder auszog, wann wie lange eine Pause gemacht werden durfte. So wurde durch Zucht und Ordnung jedes einzelne Körperteil dem Willen des Soldaten unterworfen, und jeder Soldat dem Willen seines Offiziers. Am Ende stand die »höchste und heiligste Pflicht«: »ein deutscher Mann zu werden und stark zu sein für Volk und Vaterland.«[16] Mehr als ein Jahrhundert später, 1929, stellte Edmund Neuendorff fest, dass der Nährboden für das, was Adolf Hitler über Deutschland brachte, nicht besser hätte vorbereitet werden können als durch das Turnwesen.

Die Wiege der gymnastischen Disziplinen mit Ringen und Reck, mit der ich mich in meiner Jugend in den Niederlanden noch herumplagen musste, liegt aber in Skandinavien. Noch immer findet man die meisten Sportler im hohen Norden Europas. An der Spitze steht Dänemark, an dessen Schulen das Turnen bereits 1828 Pflichtfach wurde. Auch hier gab wieder ein Krieg den Anlass. Die englische Flotte bombardierte im Jahre 1801 Kopenhagen und wiederholte seinen Besuch sechs Jahre später, wobei sie so frech war, die gesamte dänische Flotte zu entführen. Dänemark versuchte daraufhin, mit wenig Geld die nationale Wehrhaftigkeit zu stärken, und fand das Heil im Turnen. Das erste Institut für Gymnastik, gegründet 1804, war ein militärisches Institut. Das alles aber konnte 1864 die Niederlage Dänemarks gegen die Deutschen nicht verhindern, doch sah man den Fehler darin, sich körperlich nicht genügend angestrengt zu haben, und verstärkte die sportlichen Bemühungen. Die Dänen hingen in Trauben an den Klettergerüsten.

Während die Anfänge des dänischen Turnens auf das Konto von Franz Nachtegall gehen, war es Per Henrik Ling, der die Schweden ins Schwitzen brachte. Wie es einem Lehrer in einer Militärakademie geziemt, forderte er Zucht und Ordnung, doch galt seine größte Leidenschaft nicht der Gymnastik, sondern dem Kampf um ein vereinigtes Skandinavien.

> So zeigte sich wie bei dem Deutschen Jahn, wie bei dem Dänen Nachtegall und bei dem Franzosen Coubertin auch bei Ling die flammende Liebe zum Vaterland als der verborgene Urquell seiner Wirksamkeit für die Gymnastik.[17]

Das schrieb Carl Diem, der nicht minder kriegslüstern war als die obengenannten und sich trotz seines sportlichen Engagements im Deutschen Reich nach dem Krieg ungehindert weiter den Angelegenheiten des deutschen Sports widmen durfte.

Selbst in einem so friedliebenden Land wie den Niederlanden roch der Sport anfänglich verdächtig nach Schießpulver und Waffenfett. Auffällig oft lehrten die Autoren der Bücher über Leibeserziehung in den Schulen an Militärakademien, so dass man auf den Sportplätzen der Jungen Kommandos hören konnte, die eher auf einem Exerzierplatz zu erwarten gewesen wären. Das Fahrradkorps des Militärs arbeitete jahrelang eng mit dem niederländischen Radfahrerverband, AMWB, zusammen, Vorsitzender der »Nederlandsche Athletiek-Unie«, des Leichtathletikverbandes, war 1919 P. W. Scharroo, ein Lehrer an der »Höheren Kriegsschule«. Das alles weist übrigens weniger auf eine verborgene Kriegslust der Niederländer hin als auf ihren Sinn für Sparsamkeit. Zwar hätten die Generäle gerne eine Armee nach deutschem Muster gehabt, mit langer Grundausbildung unter einem Berufskader, doch entschied sich die niederländische Politik für eine kürzere und damit billigere Dienstpflicht. Dank des Schulsports waren die Rekruten ja ohnehin fit und gesund, wenn sie zur Armee kamen. Nach Meinung von Schaaroo könne die Armee aus tüchtigen jungen Kerls in wenigen Monaten tüchtige junge Soldaten machen, aus krummen und steifen Jungens aber nicht. Ein merkwürdiges Relikt solcher militärischen Strategie ist der Viertagesmarsch von Nijmegen, an dem sich immer überdurchschnittlich viele Militärangehörige beteiligen. Ja, beim ersten Marsch, 1909, war unter allen Mitwanderern nur ein einziger Bürgerlicher, der Rest bestand aus Armeemitgliedern. Auch heute noch wird die Wanderung vom KNBLO, dem Königlich Niederländischen Bund für Leibeserziehung, organisiert, der aus einer militärischen Organisation hervorging. Doch nicht alle schätzten diese enge Verbindung zwischen Sport und Armee. Pazifisten warfen einen misstrauischen Blick in die Sporthallen. Als der Erziehungsminister und Pastor Johannes Theodor de Visser, den man nun keineswegs militanter Sympathien bezichtigen konnte, um 1920 die Körpererziehung der reiferen Jugend zur Pflicht machen wollte, wurde er als Militarist beschimpft. Eine Wehrpflicht besteht in den Niederlanden zwar nicht mehr, doch dass jemand selbst 2003 nach der Zucht und Ordnung von Kasernen zurückverlangen kann, zeigt das Plädoyer des Sportlehrers Oscar Huiskamp für zünftigen Sport in den Grundschulen. In der größten Tageszeitung der Niederlande, im *NRC Handelsblad*, schrieb er:

> Grundlagen des Sports wie Rennen, Bockspringen, Ballwerfen und Seilspringen müssen wieder einer Norm unterworfen werden. Eine Bewertung mithilfe von Noten oder etwas Ähnlichem ist wichtig, damit die Schüler ihre Beurteilung deutlich ablesen können. Zur Bestimmung der Kondition verwende ich zum Beispiel den *shuttle*

run, eine Übung, bei der der Schüler immer schneller von einer Seite des Saals zur anderen rennen muss. Je länger er rennt, desto höher die Note. Mit dem Seilspringen ist es genau so: Die Anzahl der Sprünge pro Minute bestimmt die Note.

Egal, wie oft die Deutschen an den Ringen baumelten oder Seil sprangen, egal, wie viele Einsen sie holten, die Turn-Deutschen wurden im Ersten Weltkrieg von den Sport-Engländern besiegt. Sport war damals spielerischer und außerdem eine Teamangelegenheit. Während beim Turnen nur das Endergebnis zählte, durfte der Sport sogar Spaß machen; mehr noch, das war sogar der Sinn und Zweck des Ganzen. Trotzdem war auch der englische Sport eine Koproduktion von Internat und Kaserne. Offiziere gaben in den Kasernen an die niederen Schichten der Bevölkerung jene Werte weiter, die ihnen auf den Internaten beigebracht worden waren. Das funktionierte überaus gut.

Der niederländische Arzt Eugène Dubois traute in der englischen Kolonie Indien seinen Augen nicht, als er sah, wie sehr sich die niederländischen und englischen Kolonialherren voneinander unterschieden. Er stellte fest, dass kein einziger englischer Offizier einen dicken Bauch oder steife Gliedern besaß. Sogar die älteren Offiziere seien überaus gelenkig und strahlten Stärke und Jugendlichkeit aus, was man von den niederländischen Staatsbeamten in Übersee gewiss nicht behaupten konnte. Dubois führte dies auf das Interesse der Engländer an Spiel und Sport zurück, und war überzeugt davon, dass genau darauf die wahre Macht der englischen Nation beruhe.

Sport und Krieg teilen dieselbe geistige Grundhaltung: Gemeinsam gegen den Rest. Auch der gemeinste englische Soldat sollte erfüllt sein von Teamgeist, dem Willen, sich aufzuopfern, von Selbstbeherrschung und Entschlossenheit. Kurzum, er musste Charakter zeigen. Und das ging am leichtesten mit Sport. Ein eindrucksvolles Beispiel dafür ereignete sich im Jahr 1916 auf dem blutgetränkten Schlachtfeld an der Somme. Um einen feindlichen Schützengraben in zwei Kilometer Entfernung erobern zu können, gab Captain W.P. Neville seiner Kompanie den Befehl, das dazwischenliegende Niemandsland fußballspielend zu überwinden. Ein Kriegskorrespondent berichtete:

> Der Captain organisierte vier Fußbälle, einen für jeden Zug. Nachdem die Kompanie den Schützengraben verlassen hatten, gaben die Kommandanten den Anstoß, und das Spiel mit dem Tod begann. Gleich zu Beginn fiel der tapfere Kommandant und in kurzen Abständen erlagen noch zahlreiche weitere Männer dem Hagel der Maschinengewehrkugeln. Trotzdem wurden die Bälle weiterhin unter lauten Anfeuerungsrufen nach vorn gespielt, bis die Spieler in den dichten Rauchwolken, aus denen die Deutschen immer weiter feuerten, verschwanden. Nachdem Bomben und Bajonette ihre Arbeit getan und die Feinde das Feld geräumt hatten, suchten die Männer von East Surrey ihre Bälle. Zwei fanden sie in den eroberten Schützengräben wieder. Sie sollen als wertvolle Trophäen ins Regimentsdepot von Kingston geschickt werden.[18]

Trotzdem war der Erste Weltkrieg eigentlich eine Fehde zwischen den Deutschen und den Franzosen. Die Deutschen waren stets darauf aus, den Franzosen *mores* zu lehren, während es Teil der französischen Kultur war, es den Deutschen immer heimzahlen zu wollen. Die ganze olympische Sportgewalt, die die Welt alle vier Jahre in kollektive Raserei versetzt, ist im Grunde ein Ausfluss der Rachegefühle von Pierre de Coubertin (1863–1937), der es den Deutschen, die 1870 sein geliebtes Vaterland überrannt hatten, ebenfalls heimzahlen wollte. Dabei hatten sich die Franzosen das Schlamassel selbst zuzuschreiben. Die französische Armee war nichts als ein Haufen verwöhnter Weichlinge gewesen. Napoleon hatte seine Kriege noch mit einer Armee aus Bauern gewonnen, doch für einen Sieg gegen die wie besessen turnenden Deutschen hätten die Franzosen des

19. Jahrhunderts etwas Besseres aufbieten müssen. Es bestand also dringender Handlungsbedarf: *Il nous faut du muscle.* Doch woher nehmen und nicht stehlen? Turnen war in Frankreich nicht populär. Das war was für die Deutschen. Inspiriert von Hippolyte Taines *Notes sur l'Angleterre* reiste de Coubertin nach England, um sich im Land des Sports Aufschluss darüber zu verschaffen, wie es den Engländern gelungen war, auf der ganzen Welt ihre Flagge wehen zu lassen und warum man überall das Lied *Britannia, rule the waves* hören konnte. Offensichtlich keimte die Saat des British Empire in den Internaten des Mutterlands. Zur gleichen Erkenntnis kam übrigens auch der Herzog von Wellington, der Held der Schlacht von Waterloo. Seiner Ansicht nach wurde die Schlacht von Waterloo nirgendwo anders als in Eton gewonnen. Ja, mehr noch: Von den Eltern getrennt, nach Alter sortiert, waren es die Jungs, die sich mit Sport das Weltreich zusammenspielten.

Die Franzosen aber wollten auch ein Stück von der Welt haben. Sie warfen ein Auge vor allem auf Afrika. De Coubertin glaubte, dass die Franzosen mit der Aussicht auf eine eindrucksvolle Vergrößerung der Kolonien zum Sport überredet werden könnten. Bei den Engländern hatte es ja auch funktioniert. Viel Erfolg war seinen Bemühungen allerdings nicht beschieden. Zwar wurde das Problem angegangen, aber auf französische Art. Statt einer Sporthalle bekam jedes Dorf sein *Café des Sports*. Von hier aus starteten die Radrennen, hier waren die Männer unter sich, hier wurde die positive Wirkung jeder gesunden Körperbewegung mittels Wein und gebratenen Wachteln sofort zunichte gemacht. Doch gab man nicht dem einzigartigen Talent der Franzosen für das *savoir vivre* die Schuld an der Verweichlichung, sondern dem zu sehr verbreiteten Intellektualismus. Um *La France* wieder zu *grandeur* zu verhelfen, musste der Körper in den Mittelpunkt der Aufmerksamkeit gerückt werden. Die Forderungen nach einem spartanischeren Schulsystem und mehr Liebe zum Körper führten de Coubertin von selbst zu den alten Griechen. Von dort bis zur Wiederbelebung der Olympischen Spiele war es nur ein kleiner Schritt. Das alte Griechenland war aufgrund zahlreicher spektakulärer Ausgrabungen ohnehin gerade in Mode. Die großen Museen von Paris und London zeigten in prächtigen Ausstellungen ihre Sammlung zusammengeraubter Wurzeln unserer Kultur. Der heilige Ort der Olympischen Spiele, mehr als tausend Jahre lang unauffindbar, war zwar bereits 1776 entdeckt worden, konnte jedoch erst zwischen 1875 und 1881 freigelegt werden. Kaum mehr als ein Dutzend Jahre später, am 23. Juni 1894, wurden die dazugehörigen Spiele vom Baron de Coubertin wieder zum Leben erweckt.

Mehr als fünfzehn Jahrhunderte lang lagen die Spiele in kalter Leichenstarre, nachdem sie davor ein zwölf Jahrhunderte dauerndes munteres Leben genossen hatten. Die ersten Spiele fanden 776 v. Chr. statt. Wurde allgemein der Krieg als der Vater der Spiele betrachtet, so muss die Religion als ihre Mutter bezeichnet werden. Olympia war der wichtigste Ort, um den höchsten Gott der Griechen, Zeus, zu ehren. Den Griechen ging es gut, der Tempel wurde ausgebaut und eine riesige Zeusstatue aus Gold und Elfenbein errichtet – eines der sieben antiken Weltwunder. Gleichzeitig bekam Olympia ein neues Stadion gigantischen Ausmaßes mit Tribünen, Bädern, Aufenthaltsräumen für die Athleten und einem Gymnasium. Aus viel mehr allerdings bestand der Ort nicht, nach heutigen Begriffen also aus einer Kathedrale und einem großen Fußballstadion. Besucher pendelten zwischen dem Göttertempel und dem Sportpalast hin und her; Gottesdienst und Wettkampf gingen ineinander über. Das war im alten Griechenland ganz normal. Auch dass zu Ehren der Götter Menschen gegen Menschen kämpften. Wer gewann, war den Göttern gleich. Das Glück der Griechen war, dass ihre Götter so ganz anders aussahen als unsere heutigen. Anstelle eines alten Mannes auf einer Wolke, einem Klappergestell am Kreuz oder einem Fettsack in einer Pagode besaßen ihre Götter die Statur von Sporthelden: muskulöser Rumpf, breite Schultern und selbstsicherer Blick. Sieger, keine Verlierer. In einer Ausstellung griechischer und römischer Statuen lässt sich ohne Museumsführer kaum unterscheiden, ob man einem Gott oder einem Sporthelden gegenübersteht. Beide sind eine Augenweide.

Mutter Religion stand also an der Wiege der Olympischen Spiele, aber auch an deren Sterbebett. Die sportlichen Wettkämpfe dienten am Ende kaum noch der Verehrung der Götter, außerdem unterlagen die Bewohner Griechenlands immer öfter den Römern und den Barbaren. Nach zwölf Jahrhunderten wurde Zeus von einem Kollegen aus Palästina abgelöst. Die letzte Olympiade, es war die 287ste, fand 369 Jahre nach dem Erscheinen des neuen Gottes auf Erden statt. Als der Christenkaiser Theodosius I. 393 oder 394 im Namen Gottes alle heidnischen Kulte verbot, traf dieses Verdikt auch die Olympischen Spiele. Die Götter hatten es gegeben, die Götter haben es genommen.

Die Religion sollte die Abendländer noch viele Jahrhunderte lang vom Sport abhalten. Körperbewusstsein ziemte sich für einen Christen nicht. Der Körper war nur ein Gefäß der Sünden und ein Pfahl der Wollust. Die Kirche kannte nur die himmlische Herrlichkeit, eine Herrlichkeit des Körpers dagegen nicht, mal abgesehen von den Idealen der Jungfräulichkeit und der Abtötung fleischlicher Gelüste.

Jesus Christus hatte bei seiner Menschwerdung gerade genug Körper erhalten, damit er daran sterben konnte. Alle Aufmerksamkeit war auf das ewige, nicht auf das zeitlich begrenzte Leben gerichtet. Die großen Ärzte des Mittelalters finden sich nicht unter den Aderlassern und Urinbeschauern, sondern unter den Priestern und Heiligen. Priester verzichteten, jedenfalls in der Theorie, auf jegliches körperliches Vergnügen. Eine lange Kutte bedeckte die anstößige Körperlichkeit. Noch immer bringt der Anblick eines fußballspielenden Paters viele zum Lachen. Irgendwie passt das einfach nicht zusammen. Aber auch das Judentum hat mit dem Sport nicht viel am Hut. 1972 war der Oberrabbiner Lord Jokobovits keineswegs stolz auf die zahlreichen Medaillen, die die Israelis bei den Olympischen

Spielen gewannen. Die Spiele, so sagte er, seien eine Erfindung der Griechen, und deren Perspektive auf das Leben unterscheide sich doch sehr von der seinigen.

Noch als der Sport Anfang des 20. Jahrhunderts nicht mehr aufzuhalten war, blieben die Kirchen bei ihren Vorbehalten. Zwar wurde er nicht gerade als unchristlich verteufelt, aber seine Unsittlichkeit stand außer Frage. Ein gesunder Körper rief nur ungesunde Gedanken hervor. Außerdem musste man für den Sport zu viele Körperteile entblößen. Das führte 1928 zum nicht nur dichterischen Widerstand gegen die Olympiade in Amsterdam:

Das ist Schlag, ein Angriff
auf unsre Sitten und unsre Moral.
Unaufhaltsam ist der Olympiade Anpfiff,
wo die miserable Kleiderordnung ein Fanal.
Sind wir denn nicht viel besser, reiner
als die Hellenen, diese Heiden,
die Hottentotten, schwarz wie Kohlen?
Den Sport soll doch der Teufel holen,
rennt doch zur Hölle, ihr nackten Beine,
und schmort dort für alle Ewigkeiten!
Liebe Güte, macht uns frei
von diese garst'gen Ketzerei.

Ein guter Christ spielt nicht Ball, sondern spricht Gebete, denn, so sagt die Bibel, »die Übungen des Leibes sind von keinem Nutzen« (1 Thimotheus 4:8). Da der Sport offensichtlich unumgänglich war, entschied sich die Kirche zunächst dafür, ihn einfach zu ignorieren. Es dauerte dann auch eine ganze Weile, bevor in den Niederlanden nach den protestantischen Gesangs- und katholischen Kaninchenzucht- die ersten kirchlichen Sportvereine gegründet wurden. 1910 endlich akzeptierte man die Rolle des Körpers als Mittel, jedoch nicht als Zweck, denn »Euer Körper ist ein Tempel des Heiligen Geistes« (1 Korinther 6:19). Es war das Jahr, als der erste protestantische Turnverein entstand, fünf Jahre später folgte ein katholischer Fußballverein, so richtig katholisches Turnen war erst 1921 möglich, während protestantisches Fußballspielen noch bis 1929 auf sich warten ließ. Doch auch danach war der Anteil der niederländischen Sportler mit religiösem Hintergrund nie höher als 20 Prozent. Was sollte man sich auch unter reformiertem Wettrennen oder altkatholischem Hochspringen vorstellen? Dass es überhaupt zu diesen christlich legitimierten Sportvereinen kommen konnte, lag nicht daran, dass Gott etwa seine Meinung geändert hatte, sondern daran, dass die Priester und Pfarrer befürchteten, ihre geliebten Schäfchen könnten zur heidnischen Konkurrenz überwechseln, die den Ball sogar am Tag des Herrn rollen ließ. Um dies zu vermeiden, trugen die protestantischen Fußballclubs ihre Wettkämpfe ausschließlich an Samstagen aus, während die Katholiken, wie es ihre Art ist, eine unausgegorene Lösung aus dem Hut zauberten: Sie beschlossen, die Wettkämpfe an Sonntagnachmittagen auszutragen, damit nach der Heiligen Messe noch genug Zeit war, sich umzuziehen.

Genutzt hat das alles nichts. Die Kirchen sind am Sonntag leer, die Stadien voll. Religion und Sport sind zwei Gläser derselben Sanduhr. Trat die Religion bereits bei den klassischen Spielen im Laufe der Jahrhunderte immer mehr in den Hintergrund, tauschten die christlichen Kirchen und der Sport im 20. Jahrhundert die Plätze. Der Sport der Griechen wurde aus der Religion geboren, unser Sport übernahm deren Rolle gleich ganz. Das biologische Bedürfnis, das uns zum Sport treibt, wurde bis vor kurzem nahezu vollständig nur von der Religion gestillt. Dieses Bedürfnis ist für den Menschen elementar. Wie die Giraffe an ihrem langen Hals und der Elefant am Rüssel sind wir Menschen an unseren Kirchen erkennbar. Von der kleinsten Insel bis zum höchsten Berggipfel, zu allen Zeiten, von den ältesten Höhlenmalern bis heute erheben sich dort, wo Menschen sind, Kirchtürme und Minarette, ist heiliges Glockengeläut und religiöser Gesang zu hören, Weihrauch zu riechen. Menschen werfen sich auf die Knie, flehen und bitten, opfern, wenn nicht ihre Kinder dann doch Schafe, und schlachten einander gar ab im Namen ihres obersten Wesens. Gott ist in unseren Genen verankert. Doch nicht zwangsläufig in dieser einen Form. Gene sind nicht so wählerisch.

Wer wissen will, weshalb der Mensch religiös ist, sollte sich mal ein Rudel Wölfe genauer ansehen. Wie wahre Gläubige heulen sie gemeinsam den Mond an. Die Kühe einer Herde haben ihre Hinterteile meist in dieselbe Richtung ausgerichtet, ein verirrter Elefant trompetet so lange, bis er seine Gruppe wiedergefunden hat. Wolf, Kuh und Elefant sind soziale Tiere. Der Mensch auch. Doch das soziale Band bedarf der ständigen Erneuerung. Und zwar durch das Gruppenverhalten. Es ist durch Rituale geregelt. Die meisten besitzt der Mensch. Will eine Gruppe sich in der Kirche versammeln, dann tut sie das zu festgesetzen Zeiten. Beim Sport ist das nicht anders. Auch ohne gläubig oder fanatischer Sportanhänger zu sein, kann man die Gemeinsamkeiten zwischen diesen beiden Bereichen des öffentlichen Lebens leicht erkennen. Wir leihen uns kurz die Augen des selbsterklärten Fußballhassers Maarten Huygen, der Zeuge eines Spiels ohne Spiel wurde. Die Niederlande absolvierten während der letzten Europameisterschaft in Portugal ein Spiel, welches das Gros der Oranje-Anhänger auf einer Großleinwand im Stadion verfolgte. Huygen beobachtete jedoch, dass es den Stadionbesuchern gar nicht um das Spiel ging. Das hätten sie zu Hause viel besser sehen können, denn die Leinwand war weit weg und der Lärm ohrenbetäubend. Seiner Ansicht hatte die Ekstase sie ins Stadion gelockt hatte, denn die konnte in der Masse intensiver erlebt werden. Das Stadion, in dem dieses Spiel gezeigt wurde, war die Amsterdam Arena, und Huygen hielt es für mehr als einen Zufall, dass diese von außen aussieht wie ein Dampfkochtopf. Er plädierte dafür, nicht länger Weihnachten und Ostern als unsere großen Volksfeste zu betrachten, sondern Europameisterschaft, Weltmeisterschaft und Champions League. Huygen versucht, die Ekstase zu beschreiben. Fast jeder trug etwas Orangefarbenes, die Menge kochte, sprang rhythmisch auf und ab, machte fortwährend die Welle. Es entstand der Eindruck einer klebrigen, zusammenhängenden Masse, die sich durch ständige Bewegung, viel Lärm und Alkohol bildete und einem riesigen orangefarbenen Rührei glich. Die Ekstase brodelte an dessen Rändern bis zu den Tribünen und sogar zu den Skyboxen hoch, wo die kühlen Hohepriester saßen, die an dieser Ekstase ein Vermögen verdienten.

Orangefarbene Kleidung, ein rituelles Gewand. Buddhistische Mönche tragen sie, und die Harekrishna auch. Die Farbe ist im Grunde egal, sie muss sich nur deutlich von der anderer Vereine unterscheiden. Doch Lieder und Basecaps, der Geruch von Schweiß, Hotdogs und nassen Regenjacken reichen längst nicht, um aus dem Sport eine Religion zu machen. Deshalb wurden von Olympischen Spielen zu Olympischen Spielen stets mehr Rituale erfunden, mit dem Ziel, die Kirche irgendwann ganz auszustechen. Darin lag tatsächlich de Coubertins tiefere Absicht: Er wollte nichts mehr und nichts weniger als eine »religio athletae«:

> Meine Auffassung von Sport ist immer von einer großen Anzahl – vielleicht der Mehrzahl – der Sportler beträchtlich abgewichen. Für mich bedeutete Sport eine Religion mit Kirche, Dogmen, Kultus (…) aber besonders mit einem religiösen Gefühl.[19]

1913 entwarf de Coubertin eine olympische Flagge mit fünf Ringen, die die Verbundenheit zwischen den Erdteilen ausdrücken sollte. Doch verhinderten tiefgreifende Meinungsverschiedenheiten zwischen diesen Teilen sieben lange Jahre, dass sie überhaupt gehisst werden konnte. Ebenfalls 1920, die Spiele fanden in Antwerpen statt, wurde mit einer Feierlichkeit, wie sie damals üblich war, zum ersten Mal der olympische Eid abgelegt. Doch zu einer wirklichen religio athletae wurden die Spiele erst 1928. Während in früheren Zeiten Zeus die irdischen Sterblichen überragte, sah in Amsterdam erstmals ein noch älterer Gott auf die Stadt herab: das Feuer. Wie Triumphbögen, Ehrensäulen und Kathedralen entsprang auch die Idee des Feuerturms dem Gehirn eines Architekten. Baumeister Jan Wils wollte den Spielen mit einem himmlisches Licht hoch über dem Stadion einen überirdischen Charakter verleihen. Es durfte nicht verlöschen, so lange die Spiele dauerten. Als sollte die Anwesenheit des Hephaistos, des griechischen Gottes des Feuers, während der Spiele heraufbeschworen werden, ganz wie das ewige Licht in der katholischen Kirche die Anwesenheit Christi symbolisiert. Acht Jahre später bekam der Gott des Feuers seine Priester: die Fackelläufer – ein genialer Schachzug von Carl Diem in Zusammenarbeit mit Goebbels' Propagandaministerium. Brennende Fackeln in der Nacht waren im Deutschland des Jahres 1936 sehr im Schwange. Sie knüpften ein magisches Band mit den Vorfahren aus dem alten Griechenland, die dem Germanentum wegen ihrer edlen Rasse als eine Art Ur-Arier einverleibt worden waren. Genau 3054 Läufer wurden eingesetzt, um die 3054 Kilometer zu überbrücken, die Berlin vom Olymp trennten, wo das Feuer direkt von der Sonne entzündet worden war. Zwar waren heilige Fackelläufe bei den Olympischen Spielen der Griechen nicht üblich gewesen, doch gab es sie in anderen heiligen Stätten Griechenlands für andere Götter. Staffelläufer trugen vom Tempel des Gottes Prometheus, der uns Menschen das Feuer schenkte, ein Feuer zum zweieinhalb Kilometer entfernten Altar der Stadtgöttin Athena auf der Akropolis. Auch wenn dabei mehrere Mannschaften um die Wette rannten, war das Ganze weniger ein Wettkampf als eine religiöse Feier. Ein Sieg im Team ergab für die Griechen keinen Sinn, ihnen lag mehr an der Leistung des Einzelnen.

Der Marathon war so eine Leistung eines Einzelnen, blieb aber eine Ausnahmeerscheinung. Marathon war im alten Griechenland keine sportliche Disziplin, sondern der Name einer Ortschaft. Hier schlugen die Griechen 490 v. Chr. zu ihrer eigenen Überraschung die übermächtige persische Armee. Ein Läufer brachte die Nachricht des Sieges in das etwa 40 Kilometer entfernte Athen, wo die Bevölkerung angstvoll ausharrte. De Coubertin hörte die Geschichte von einem befreundeten Kenner der Antike, von Michel Bréal, welcher sie wiederum bei Plutarch und Lukian gelesen hatte. Für diese beiden lag das Ereignis auch schon wieder sechs bzw. sieben Jahrhunderte zurück. Ein Grund mehr, den Wahrheitsgehalt der Geschichte gründlich anzuzweifeln. Ist dieser bei so heiligen Angelegenheiten überhaupt von Belang? Dann könnte man ja gleich die ganze Bibel hinterfragen. De Coubertin hatte, was er wollte. Nach 2386 Jahren erreichte bei den ersten neuen Spielen des Jahres 1896, zum zweiten (oder ersten) Mal ein Marathonläufer sein Ziel. Die alten Griechen hätten ihren Augen nicht getraut. Solch eine Distanz zurückzulegen wäre für sie kein Sport mehr gewesen, geschweige denn, dass sie so einen Hänfling von Sieger als Sporthelden betrachtet hätten. Tatsächlich besitzen die wenigsten modernen Olympioniken die Statur, die bei den alten Griechen Anklang gefunden hätte. Die Marathonläufer sind zu zierlich, die Fußballer zu grobschlächtig und die Ringer zu plump. Die alten Griechen achteten auf Harmonie, auf das Gleichgewicht zwischen Kraft und Geschmeidigkeit, zwischen dicken Halsmuskeln und dünnen Fingern, zwischen Muskeln und Verstand. Ihre wichtigste Disziplin war aus diesem Grund der Pentathlon, bei dem man sowohl werfen und springen wie auch laufen, faustkämpfen und ringen musste. Wer in all diesen Disziplinen gut war, verdiente es in den Augen von Aristoteles, ein echter Sportler genannt zu werden. Für de Coubertin war der Marathon allerdings ein Symbol. Feuer, Marathon, Friedenstauben, tönende Phrasen – es konnte ihm nicht rituell genug sein. »Das erste und wesentliche Merkmal des alten wie des modernen Olympismus ist: eine Religion zu sein.« Und er erklärte auch warum:

> Durch Leibesübungen formte der Wettkämpfer der Antike seinen Körper, wie der Bildhauer seine Statue, und ›ehrte dadurch seine Götter‹. Der Wettkämpfer der Neuzeit, der gleiches tut, erhöht damit sein Vaterland, seine Rasse und seine Fahne. Ich glaube daher, recht gehabt zu haben, wenn ich mit der Erneuerung des Olympismus von Anfang an versuchte, ein religiöses Empfinden wieder zu erwecken, das durch Weltmenschentum und Volksherrschaft – Kennzeichen unserer Zeit – zwar verändert und erweitert worden, dennoch aber das gleiche ist, das die jungen Griechen (…) zum Fuß des Altars des Olympischen Zeus führte.[20]

Mit dieser Radiobotschaft bereitete de Coubertin das deutsche Volk 1935 auf die Olympischen Spiele vor, die im Jahr darauf in Berlin stattfinden sollten. Mit zahlreichen religiösen Symbolen aufgewertet, waren die Olympischen Spiele das ideale Mittel zur Verbreitung alles anderer als christlicher Ideale. Als Vorsitzender des Olympischen Komitees hatte de Coubertin bereits 1933 mit Hitler und Goebbels einen Teufelspakt zwischen dem religiösen Sport und der heidnischen Ideologie geschlossen. Mit fatalen Folgen. 1936 wurde die olympische Flamme entzündet, keine drei Jahre später stand die ganze Welt in Flammen.

Sport ist eine Religion ohne Gott. Die Leerstelle kann allzu leicht mit einer gottlosen Ideologie gefüllt werden. Das zeigte sich bei den Olympischen Spielen von 1936 sehr deutlich. Die Olympischen Spiele dienten dazu, Hitlers Naziideologie zu Ruhm und Ehren zu verhelfen. Die ganze Welt konnte hier sehen, dass sein Volk das allerbeste Volk war, seine Lehre die beste aller Lehren. Den schwachen, zerstrittenen Demokratien demonstrierte er, welche Vorteile so ein autoritärer Staat haben konnte. Die Stärke der Athleten, die prächtigen Zeremonien, das alles spiegelte den Erfolg des Dritten Reiches wider, in dem es kaum noch Arbeitslosigkeit gab und für das sich am Horizont eine große Zukunft abzeichnete. Schade nur, dass aus dem Spiel bitterer Ernst werden sollte. Der Sport musste dem Krieg weichen. Doch nach 1945 trat der Sport wieder an die Stelle des Krieges, als ob nichts passiert wäre. Hohe Nazischergen wie Adolf Friedrich zu Mecklenburg und Karl Ritter von Halt, der Reichssportführer unter dem Alles-Führer, wurden ohne weiteres wieder Mitglieder des Internationalen Olympischen Komitees. SA-Sturmbannführer Guido von Mengden brachte es vom Stabsleiter des Nationalsozialistischen Reichsbundes für Leibesübungen während des Krieges zum Hauptgeschäftsführer des Deutschen Sportbundes nach dem Krieg. Carl Diem übernahm nach dem Krieg wieder Führer- pardon, Führungspositionen, als hätte es nie einen Krieg gegeben.

Während des Kalten Krieges zwischen Amerika und Russland blieb es gottseidank beim sportlichen Kampf. Die einzigen Schüsse, die abgefeuert wurden, waren die auf die Tore. Es dauerte allerdings bis zum Jahr 1952, bis sie als Kontrahenten bei den Olympischen Spielen aufeinander trafen. Bis dahin war Russland nicht gerade eine Sportnation. Sport war unter den Zaren bei den Eliten ein beliebter Zeitvertreib gewesen, weshalb er bei bei den Kommunisten lange Zeit als reaktionär verpönt war. Doch man erkannte bald, dass der Sport ein ideales Gemeinschaftserlebnis darstellte, und der Kollektivismus war das kommunistische Ideal par excellence. Wer gewann, war dabei nicht so wichtig. Die krankhafte Neigung, die anderen immer ausstechen zu wollen, wurde als typisches Merkmal des Kapitalismus betrachtet. 1952 wollte Stalin dann, wie einst Hitler, der Welt zeigen, wie stark sein Volk war. Nicht, weil es einer überlegenen Rasse angehörte, sondern diesmal weil es einer überlegene Ideologie anhing. Man glaubte allen Ernstes, mit den richtigen Idealen einen besseren Menschen schaffen zu können. Nicht durch Rassengesetze, sondern durch Erziehung. Das würde zwar einige Zeit in Anspruch nehmen, dafür würde das Ergebnis dauerhafter sein. Als wollten sie eine Kostprobe dieser schönen Zeiten liefern, setzten die Russen alles daran, die meisten Medaillen einzuheimsen. Überall wurden auf Staatskosten Sportplätze angelegt, jedes Dorf feierte den Sporttag

Mitte Juli mit Pomp und Paraden. Russland siegte im Krieg des Sports an allen Fronten.

Das konnten wiederum die Amerikaner nicht auf sich sitzen lassen. Sie waren nicht weniger innig davon überzeugt, dass der Kapitalismus die einzig wahre Heilslehre sei und der Kommunismus eine Sache des Teufels. Eines aber hatten sie mit den Russen gemein: Auch sie glaubten an die Machbarkeit des Menschen. Der Behaviourismus feierte gerade fröhliche Urständ. Der Pionier dieser Psychologie, John B. Watson, bildete sich enorm viel darauf ein, dass er die Persönlichkeit eines Menschen so leicht verändern könne wie dessen Nase. Aus einem Kind könne man alles werden lassen, weil es nicht als Künstler, Geschäftsmann oder Gelehrter geboren, sondern dazu erzogen werde. Die Sportler, an die heilsame Wirkung des Trainings gewöhnt, glaubten, dass der Mensch damit formbar sei wie Ton. In Amerika wurden Menschen abgerichtet wie Ratten in einer Skinnerbox. Trotzdem geschah es, dass 1953 fast die Hälfte der amerikanischen Jungen bei der Musterung nach Hause geschickt wurden. Zerknirscht mussten die Amerikaner zuschauen, wie die Russen bei den Spielen die Medaillen absahnten. Die Enttäuschung schlug in Verbitterung um, als es den Russen 1957 gelang, den ersten Satelliten ins Weltall zu schießen. Beim Einmarsch der Russen in Ungarn hatten die Amerikaner – im Gegensatz zu den Holländern, Spaniern und Schweizern – noch ein Auge zugedrückt, das hier aber ging ihnen entschieden zu weit. Nach dem geglückten Abschuss des Sputniks und den für die Russen überaus erfolgreichen Olympischen Spielen in Rom machte John F. Kennedy seinem Volk klar, dass es von nun an in der Welt nichts Wichtigeres gebe als Mondlandungen und Goldmedaillen. Er erhob die mangelnde Stärke und Kondition der Körper seiner Untertanen zur Bedrohung für die nationale Sicherheit. Wie zwei Kinder auf dem Schulhof versuchten die Supermächte, sich gegenseitig zu übertrumpfen. Russland züchtete sich seine Athleten mit enormen Staatssubventionen heran, die Amerikaner verwandelten so manche Universität heimlich in eine Sportschule. Was einer im Kopf hatte, interessierte nicht mehr, solange die Waden topp waren. Mit solchen Mitteln versuchten sie, die Grundbedingung der Olympischen Spiele, dass alle Teilnehmer Amateure zu sein haben, zu umgehen.

Und das sollten nicht die einzigen Regelbrüche bleiben. Auf einmal erkletterten auffallend viele Frauen aus dem Ostblock, vor allem aus der DDR, die Siegertreppchen. Dieses Land war seit seiner Gründung 1949 ein regelrechter Sportstaat, zurückzuführen auf das persönliche Interesse des Staatsführers Ulbricht an den Leibesübungen. Seine Frauen gewannen nicht nur im Schwimmen, sondern auch in solch unladyliken Disziplinen wie Diskuswerfen und Kugelstoßen. Zunächst dachte sich keiner was dabei, dass die Damen doch ziemlich stämmige Staturen hatten, immerhin wusste man, dass die Osteuropäer vornehmlich Bauern waren. Doch bald vermutete man zu Recht, dass diese körperlichen Eigenschaften von der Einnahme männlicher Hormone herrührten. Diese nämlich förderten das Muskelwachstum, und zwar so, dass ich Jarmila Kratochvilová, die bei den Leichtathletikweltmeisterschaften von 1983 die 400 und die 800 Meter gewann, nur ungern nachts in einer dunklen Gasse begegnen würde. Die Turnerinnen dagegen bekamen wachstumshemmende Hormone, die die Körper über das natürliche Maß hinaus jung und dadurch geschmeidig hielten. Die Köpfe wurden dennoch alt und saßen auf Kinderkörpern. In der amerikanischen Presse kursierten Gerüchte, im Ostblock gebe es Geheimlabors, wo unter Einsatz unbekannter Methoden Athleten mit übermenschlichen Fähigkeiten geschaffen wurden. Aufgehetzt von Kommunistenangst, Xenophobie und Gruselfilmen sahen die Amerikaner in ihren osteuropäischen Gegnern nur noch staatlich gesteuerte Marionetten mit künstlich aufgespritzen Muskeln und gewaschenen Gehirnen. Der russische Einmarsch in Afghanistan 1979 gab den Amerikanern endlich den Stock in die Hand, womit sie dem Hund Russland eins überziehen konnten. Sie boykottierten zusammen mit ihren treuesten Verbündeten die nächsten Spiele, die in Moskau stattfanden. Ätsch! Als Rache hielten sich die Ostblockländer von den darauffolgenden Spielen in Los Angeles fern. Noch mal ätsch! Aus Mangel an gleichwertigen Gegnern ernteten die Amerikaner bei diesen Spielen Medaillen wie Äpfel. Präsident Reagan verkündete, dass dies einzig und allein dem wiedergefundenen Selbstvertrauen der Nation zu verdanken sei.

Natürlich waren die Amerikaner kein Haar besser als die Russen. Kein einziger olympischer Gedanke hatte sie je daran gehindert, in Korea, Vietnam oder in den Irak einzufallen. Für ihr Doping brauchten die Amerikaner nicht mal Geheimlabors. Schließlich war Amerika das Land der unbegrenzten Möglichkeiten. Nichts, was es nicht zu kaufen gab. Die Spiele glichen immer mehr einer gnadenlosen Werbeveranstaltung zur Demonstration der Wirkung neuer Erzeugnisse der internationalen pharmazeutischen Industrie. Das änderte sich erst, zumindest, was die beiden traditionellen Kampfhähne betrifft, mit dem Fall der Berliner Mauer. Ohne staatliche Unterstützung konnten die ostdeutschen Pillenschlucker nicht überleben. Die GUS sank im Medaillenspiegel vom ersten (1992), dann auf den zweiten (2000) und schließlich auf den dritten Platz (2004) herab. Neunzig Prozent der 145 Millionen Russen hörten, befreit von der täglichen Sportpflicht, schließlich ganz auf, rasche Bewegungen zu machen. Sportplätze und -hallen verwandelten sich in Kartoffeläcker oder illegale Wodkadestillerien. Im ehemaligen Arbeiterstaat ist Sport inzwischen wie einst wieder der Zeitvertreib einer Elite, die die horrenden Preise in den supermodernen Fitnesszentren bezahlen kann. Man ist wieder genau da, wo alles angefangen hatte. Die Zaren in ihren Särgen grinsen sich eins.

Doch verschwand die Politik keineswegs vom Sportplatz. Das Beispiel der Supermächte machte schnell Schule. Liebe Länder schlossen böse Länder von den Spielen aus. Südafrika wurde 1968 wegen der Apartheid die Teilnahme verweigert, acht Jahre später blieben 21 liebe Länder zu Hause, weil Neuseeland an den Spielen teilnahm, obwohl es so ungezogen gewesen war, gegen Südafrika ein Rugby-Spiel auszutragen. In grellem Kontrast dazu fand sich die ganze Welt bei den Eröffnungsfeierlichkeiten der Olympischen Spiele von 1968 in Mexiko-Stadt zu einem ungetrübten Stelldichein zusammen, ungeachtet der Tatsache, dass die mexikanische Regierung drei Tage vorher 250 Bürger erschossen hatte, weil diese auf der Plaza de las Tres Culturas gegen die Verschwendung in ihrem armen Land protestierten. Genau so viele Opfer hatte es zwölf Jahre vorher in Südkorea gegeben, als General Chun Doo-whan seine Armee auf Demonstranten hetzte. Das hinderte 1988, als Seoul die Spiele ausrichtete, den IOC-Vorsitzenden Juan Antonio Samaranch nicht daran, den General öffentlich für seinen »Beitrag zur Stärkung der Demokratie« zu loben. Vielleicht lag es daran, dass Samaranch, IOC-Chef von 1980 bis 2001, selbst nicht ganz koscher war, da er bekanntlich mit großem Eifer unter Franco gedient hatte. Doch waren Anhänger eines falschen Regimes schon immer die aussichtsreichsten Kandidaten für einen wichtigen Posten beim IOC.

Solche Ungeheuerlichkeiten gehören keineswegs der Vergangenheit an. 2008 finden die Spiele in China statt, das ja auch nicht gerade für seine Einhaltung der Menschenrechte berühmt ist. Das IOC hat mal wieder nichts dagegen; es ist über Politik erhaben.

Früher waren die Olympischen Spiele einmal dazu dagewesen, den Frieden zwischen den Völkern zu fördern. Das war eine Zeit schöner Worte und guter Hoffnung, von Weltsprache und Völkerbund. Inzwischen sind die Spiele zur größten politischen Plattform der Welt geworden. Statt Frieden zu bewahren facht man das Feuer nun mit olympischen Mitteln an, ganz im Sinne von George Bernard Shaw, der behauptete, dass der Beitrag des internationalen Sports zur Völkerverständigung durchaus bescheiden sei, da er seiner Ansicht nach den Hass zwischen den Nationen nur verstärke und sogar zwischen jenen Völkern Zwietracht säe, die sonst keinerlei Anlass zu Hass und Neid hätten.

Die Römer waren nicht so sportlich wie die Griechen. Zwar ließen sie den 146 v. Chr. besiegten Griechen die Olympischen Spiele – diese erlebten sogar eine Renaissance –, doch selbst pflegten sie eine andere Körperkultur. Statt die Körper zu stählen, verwöhnten sie sie in Bädern. Ihr Stadion waren kein Sportpalast, sondern ein Circus. Von einem olympischen Gedanken konnte hier absolut keine Rede sein. Während de Coubertin betonte, dass der Sieg nicht wichtig sei, sondern nur die Teilnahme, war bei den Spielen im Circus einzig der Sieg wichtig, und die Akteure hätten auf die Teilnahme an der Show liebend gern verzichtet. Gladiatoren mussten einander bis auf den Tod bekämpfen, bei den nachgespielten Seeschlachten floss echtes Blut, Verbrecher wurden hingerichtet, Tiere abgeschlachtet und – ja, es stimmt – Christen den Löwen zum Fraß vorgeworfen. Es muss ein Wahnsinnslärm geherrscht haben, der sich zusammensetzte aus dem Geschrei erregter Zuschauer, verwundeter Teilnehmer und lautem Getröte – vermutlich klang das nicht anders als in jedem modernen Fußballstadion. Dem ähnelte so ein Circus tatsächlich am meisten. Nachdem ein hölzerner Vorgänger während des Brandes von Rom im Jahr 64 verwüstet worden war, ließ Kaiser Vespasian ein richtiges Weltwunder erbauen. Der Dichter Martial besang es mit den passenden Worten.

Das barbarische Memphis schweige von den Wundern der
Pyramiden,
mit Babylon prahle nicht assyrische Leistung;
auch lobe man nicht wegen Trivias Tempel die weichen Jonier;
der Altar, aus vielen Hörnern geschichtet, verleugne den Namen
Delos,
und das in luftigem Raume schwebende Mausoleum
sollen die Karer nicht mit übermäßigem Lob zu den Sternen
erheben.

Jegliche Leistung tritt nunmehr vor dem kaiserlichen Amphitheater zurück
Ein einziges Werk für alle nennt künftig der Ruhm.[21]

Im Jahr 80 wurde das Gebäude, das wir unter dem Namen Kolosseum kennen, mit einer Show für mehr als 50 000 Besucher feierlich eingeweiht.

Das Gebäude ist heute noch zu bewundern, doch für die Grausamkeiten, die dort stattfanden, hat man noch immer keine passenden Worte gefunden. Es herrschte der reinste Sadismus. Sklaven, die nur für diesen einzigen Zweck großgezogen worden waren, mussten einander mit Schwertern und Netzen nach dem Leben trachten, in Ungnade gefallene Fremdlinge waren gezwungen, einander im Schichtbetrieb abzuschlachten, bis nur ein einziger übrig blieb, der aber seinem Los auch nicht entging. Das Publikum war entzückt, vor allem, wenn es mitbestimmen durfte, ob ein Besiegter am Leben bleiben durfte oder nicht. Doch auch das schönste Spektakel wird mit der Zeit langweilig. Immer schneller, höher, stärker musste alles werden, und die Spiele reagierten darauf, indem sie größer, überraschender und brutaler wurden. Ganze Völkerschlachten wurden nachgespielt, immer exotischere Tiere herangekarrt. Trotzdem wurde das Volk immer unzufriedener. Die Römer kannten nun einmal noch kein Fernsehen. Sie hatten nur Brot & Spiele.

Das Brot macht man schon seit Urzeiten aus Getreide, Spiele aus Tieren. Für den Circus importierten die Römer ganze Herden, Horden und Armeen von Bären, Löwen, Straußen und Tigern aus Afrika, Arabien, Syrien und Mesopotamien. Bären und Stiere wurden in Ketten gelegt, um mit ihnen kämpfen zu können, Elefanten und Löwen bekamen aggressionssteigernde Säfte, bevor sie in tödlichem Kampf aufeinander gehetzt wurden. Überlebte ein Tier, wurde es von der Ehrenloge aus abgeschossen. Das war zwar gemein, hatte aber einen praktischen Nebeneffekt. Die ersten Römer brachten voller Stolz allerlei exotisches Getier von ihren Kriegszügen aus fernen Ländern mit, hatten aber ganz schnell ein Problem damit. So ein Triumphzug aus 142 Elefanten macht zwar viel her, doch was soll hinterher mit den Viechern geschehen? Wie soll man die alle satt kriegen? Der Senat löste das Problem dadurch, dass er verfügte, die Elefanten zu schlachten. Nicht clean und tierfreundlich in einer Art Schlachthaus, sondern langsam, mit vielen Pfeilen und Speeren, so dass das versammelte Publikum auch was davon hatte. Menschenfreundlich also.

Das war der Anfang, und es nahm und nahm kein Ende. Kaiser und Konsuln versuchten, sich gegenseitig zu übertreffen. Während sich Caligula noch mit der Tötung von 400 Bären begnügte, massakrierte Commodus eigenhändig 100 Bären, sechs Nilpferde, drei Elefanten, eine Handvoll Rhinozerosse, einen Tiger und eine Giraffe. Kaiser Augustus brachte in 26 Vorstellungen 3500 Tiere zur Strecke, Trajan in 123 Tagen gleich 11 000. Doch der beliebteste Teil der Show war für das Publikum immer wieder das Zwischenspiel mit den Christen und den Löwen. Diese Vorliebe teilten sie mit den Löwen. Und so war fast jeder zufrieden. Ob die Christen daran Gefallen fanden, interessierte keinen. Das waren sowieso Barbaren, die bei ihren Geheimtreffen das Fleisch eines toten Mannes aßen und dessen Blut tranken. Dennoch war Mitleid bei den Römern nicht unbekannt. Es ist der Fall eines kleinen Jungen überliefert, der auf der Tribüne des Circus Maximus plötzlich verzweifelt ausrief: »Jetzt seht doch den armen Löwen an, der hat überhaupt keinen Christen abgekriegt!«

Je größer die Spiele wurden, desto unbezahlbarer wurden sie. Darin lag aber vielleicht gerade der Sinn der Sache. Mithilfe der Spiele demonstrierte ein Kaiser seine Macht. Er wusste, dass die Spiele immer noch billiger waren als jeder Volksaufstand. Rom hatte eine Million Einwohner, und der größte Teil von ihnen war so arm wie die armen Teufel in den Slums unserer Megacitys. Stinkreich und bettelarm wohnte auf engstem Raum nebeneinander. Es lag im höchsten Interesse des Staates, dafür zu sorgen, dass das Volk aus Trinkern und

Spielern, Germanen und Nubiern, Juden und Griechen zufrieden war. Begnügte es sich mit Brot & Spielen, konnte man das Beefsteak und die Orgien für sich behalten.

Moderne Staaten denken heute noch so. Auf einen vandalischen Hooligan kommen zehntausende zufriedener Fußballfans, die genügsam vor dem Fernseher jubeln wie die Römer einst im Circus. Mit einem großen Unterschied. Es gibt immerhin so etwas wie einen Fortschritt. Heute kostet das den Staat nicht Säckel voller Geld, sondern bringt ihm Millionen ein. Sport ist ein *big business* geworden. Seit dem Zusammenbruch des Kommunismus gibt es nur noch eine Weltideologie: den Kapitalismus. Und es gibt nur noch einen Gott: das große Geld. Die Spiele von Los Angeles im Jahre 1984 taufte man gleich zu »Coca-Cola-Games« um. Während sämtliche Staatsregierungen ihre Völker davon zu überzeugen versuchten, wie gesund Sport ist, wurden die Olympischen Spiele an einen Fabrikanten von Zuckerwasser verhökert. Später kam die Weltfirma für Schokoriegel dazu, die mindestens so viele Kalorien haben wie sie angeblich Energie liefern. Brot & Spiele müssten heute eigentlich Hamburger & Show heißen. Für ein paar Wochen verdienen die auserkorenen Städte ein paar Cent mehr an Souvenirs, sind hinterher aber meistens bankrott.

Heute braucht ein Staat, der Krieg führen möchte, seine Bürger zur Vorbereitung nicht mehr massenhaft zum Sport zu treiben. Moderne Waffen verrichten ihre Arbeit auf einen leichten Knopfdruck hin oder mit einem Doppelklick der Maus. Das Volk hat sich von der Religion abgewendet und sich für das echte Opium entschieden. Gesund sind die Sofagelage dank einer Sportsendung nach der anderen gewiss nicht. Bleibt also nur der Kommerz.

In meiner Jugend sammelte man noch Bildchen, von Fußball- oder Filmstars. Sie lagen jeder Packung Kaugummi bei. Fußball- oder Filmstars waren die Helden jener Zeit. Aber während die Filmstars in goldenen Häusern wohnten und von goldenen Tellern aßen, besaß ein Spitzenfußballer am Ende seiner Karriere nur einen kleinen Tabakladen, wo er mit seinen treuesten Fans die mühsam erkämpfte Gesundheit in Rauch aufgehen ließ. Voller Wehmut erzählen die Fans von der Zeit, als man noch um einen Kasten Bier spielte, den sich dann beide Mannschaften gemeinsam hinter die Binde kippten. Das war lange vor 1981, als das Internationale Olympische Komitee die Regeln den Tatsachen anpasste und den Amateurismus abschaffte. Ein olympisches Ideal lag zerschlagen am Boden. Wie sollten wir uns jetzt weiter am alten Griechenland spiegeln können? Die Griechen waren für uns so etwas wie edle Wilde gewesen. Sie freuten sich noch, wie bei uns die Kinder über eine Papierkrone, über eine Siegesprämie aus einem Kranz Olivenblätter, die so schnell verwelkten wie der menschliche Ruhm. Nicht schnöder Mammon wurde ihnen zuteil, sondern das Blatt der Götter, das auch die Priester zierte und die Statue des olympischen Zeus. Die Zweige wurden zu diesem Zweck mit einer goldnen Sichel vom heiligen Olivenbaum in Olympia geschnitten, eine Zeremonie, die Teil eines Reinigungsrituals war. Die Perser, die 465 v. Chr. das Land überrannten, verstanden das überhaupt nicht. Was ist das für ein Volk, das nicht um Geld kämpft, sondern für die Ehre? So etwas wollte ihnen nicht in die Köpfe, und sie hatten Recht damit. Das obige Reinigungsritual war mehr als angebracht, denn die griechisch-botanische Version des Heldentums war nicht minder verlogen als der Amateurstatus einer DDR-Kugelstoßerin. Auch die alten Griechen waren nur Menschen. Zwar verdiente man bei den Olympischen Spielen außer den paar Blättern tatsächlich nichts, doch zu Hause warteten auf den Sieger wertvolle Geschenke: Geldprämien, Lebensmittel, Steuerbefreiung und Lebensversicherungen. Außerdem war ein Olympiasieger bei anderen Spielen stets willkommen, wo man durchaus Butter bei die Fische tat. Bevor Geld als Zahlungsmittel kursierte, konnte man dort entweder einen kostbaren Dreifuß, einen Maulesel oder eine Sklavin gewinnen, später dann ein kleines Vermögen, von dem man ein paar Jahre lang gut leben konnte. Mit prallgefüllten Taschen war die Beteiligung an den nächsten Olympischen Spielen kein Problem mehr. Umsonst geht nur die Sonne auf. Den Ruhm eines Olympiasieges verwandelte ein Athlet bei anderen Spielen in klingende Münze, wie ein Popstar, der in aller Seelenruhe sein neues Album gratis downloaden lässt, damit die Fans nur zahlreich zu seinen viel lukrativeren Konzerten pilgern. Halbgötter mit Nebenverdienst, das passte de Coubertin nicht. Für ihn blieben die mythischen Ur-Spiele ein Musterbeispiel an Reinheit. Der wahre Olympionik war ein Amateur, ein Liebhaber, für den nicht der Sieg im Vordergrund stand, sondern die Teilnahme. Dabei lag ihm das Amateurwesen genauso am Herzen wie das Ideal des britischen Sportsgeistes. Viele der Männer, die den Olympischen Spielen neues Leben einhauchen sollten, gehörten den oberen Gesellschaftsschichten an. Damals wurde auch gepolot und gefochten, was das Zeug hielt. Innerhalb dieser Kreise war es *not done*, über Geld zu reden. Man hatte es, oder man hatte es nicht. Wer es hatte, trieb seinen Sport ohne pekuniäre Hintergedanken; und wer aus Ermangelung des ersteren zu letzterem genötigt war, hatte ihrer Ansicht nach auf dem Sportplatz nichts zu suchen. Das war ja das Nette am Sport. Mehr noch, der Sport definierte sich dadurch, dass es bei ihm um nichts ging. Dieses Nette daran musste also unbedingt erhalten werden. Mit dieser Auffassung unterschieden sich die Gentlemen von den Volkskreisen, wo man darauf angewiesen war, so etwas Ordinäres wie Geld mit so etwas Ordinärem wie Boxen zu verdienen. Verdient wurde es vor allem mit Wetten. Gezockt wurde in den Kneipen, deren Wirte das Wettwesen unter sich hatten. Man wettete auch auf Hahnenkämpfe (im *cockpit*), auf Pferde- und auf Menschenrennen. Mit Sport hat das Wetten allerdings so gut wie nichts zu tun. Dafür das Wetten um so mehr mit dem Sport, was aber nur so lange als unmoralisch galt, bis das offizielle Toto eingeführt wurde.

Merkwürdigerweise waren es später aber gerade die niederen Schichten der Bevölkerung, die sich für den Amateurismus einsetzten. Die Arbeitersportbewegung wollte das Geld vom Sport fernhalten, um sich von den kapitalistischen Sportvereinen des Bürgertums zu unterscheiden, die die reine Seele des Sports mit ihrem Geld beschmutzten und den Wettkampf verfälschten. Doch mussten die Arbeiter zunächst überhaupt erst für den Sport gewonnen werden. Das geschah während der großen Ständeverwischung, dem Ersten Weltkrieg. In dessen Schützengräben krochen Offiziere und Rekruten durch denselben Dreck. Eine Zwei-Klassen-Gesellschaft zog in den Krieg und kam als Ein-Klassen-Gesellschaft wieder heraus. Die Niederlande waren damals neutral, entgingen dem Egalisierungsprozess aber deshalb nicht. Snobs, die fast immer aus Den Haag stammen und auch heute noch verbissen auf der Suche nach neuen Elitesportarten sind, hatten aus England die klassischen Sportarten Fußball und Hockey importiert, während das Volk sich mit Eislaufen oder Kegeln vergnügte, die allerdings mehr einem Jahrmarktsvergnügen glichen als richtigen Wettkämpfen. Auf der Schule spielte man weder Fußball noch Hockey, sondern es wurde nach gut schwedischem oder deutschem Vorbild geturnt. Und dann kam die Mobilisierung für den Großen Krieg, der gottseidank nie Einzug in unser Land fand. Aus purer Langweile fingen die Männer an, Fußball zu spielen – und hörten nie mehr auf damit.

Neben den Tennis- und Hockeyplätzen der Reichen tauchten plötzlich kleine Fußballfelder auf, die zu Clubs mit Namen wie Go Ahead, Blauw-Wit oder Feyenoord heranwuchsen. Dass sich Zeit dafür fand, war der Einführung des achtstündigen Arbeitstags zu verdanken. Aus Furcht vor zuviel Müßiggang und Aufruhr förderte die Regierung das Vereinsleben. Die vielen freien Stunden müssten genutzt werden, agitierte Anfang des 20. Jahrhunderts der Vorsitzende des niederländischen Leichtathletikverbands P. W. Scharroo, um die Arbeiter geistig und körperlich auf ein höheres Niveau zu bringen und den Volksgeist zu heben. Später während der Wirtschaftskrise in den Dreißigerjahren hatten die Leute plötzlich noch mehr Zeit. Doch so richtig brach der Sport erst in den Sechzigerjahren durch, als jeder ein ganzes Wochenende zur Verfügung hatte, um ein Spielchen zu machen oder dabei zuzusehen. Zuerst füllten sich die Tribünen, dann die Sofagarnituren. Das Fest konnte beginnen. Von jetzt an rollte der Rubel.

Während man über den Stellenwert von Amateuren oder Profis noch diskutierte, tauschten diese ihre Positionen. Früher waren die Amateure den Profis moralisch überlegen gewesen, ganz ähnlich wie in England der sporttreibende Landadel den Boxern auf den Jahrmärkten. Inzwischen aber zählen nur noch die Profis; Amateure tauchen im Fernsehen nicht mehr auf. Solch einen Positionswechsel hat sich bisher in der Gesellschaft nur in zwei Branchen des Geschäftslebens vollzogen: in der Prostitution und in der Wissenschaft. Eine Hure ist zweiffelos ein Profi auf ihrem Gebiet, doch ist ihr Wissen wenig gelitten und der Mann begnügt sich in der Regel mit seiner Frau, die darin, wenn überhaupt, nur Amateurin ist. In der Wissenschaft dagegen dürfen die Amateure bei den hochgeehrten Profis nicht mitspielen, was für ein Fach wie meines, die Biologie, eine Katastrophe ist. Weil Amateure keine Beachtung finden, gehen täglich Millionen von Beobachtungsdaten verloren. Wenn Sie in der Natur etwas Schönes sehen, hat das wissenschaftlich betrachtet gar nicht stattgefunden. Alle Mühe vergeblich. Das ist vor allem dann bedauernswert, wenn die Beobachtungen von Leuten gemacht werden, die ihr Hobby ernst nehmen, wie zum Beispiel Aquariumliebhaber, Gartenenthusiasten und Amateurtaucher. Nur bei Entomologen wird eine Ausnahme gemacht. In dieser Wissenschaft kann auch ein Amateur, der sich auf eine obskure Insektengruppe spezialisiert hat, zum weltweit geachteten Experten werden. Weil Vögel selten darauf Rücksicht nehmen, ob gerade ein bestallter Ornithologe in der Nähe ist, wenn sie unerwarteterweise in unseren Breitengraden auftauchen, genießen auch Amateurornithologen eine gewisse Achtung. Aber mehr als das Sammeln von fliegenden Briefmarken ist das auch nicht.

Die eigentlichen Amateurwissenschaftler sind heute die Kinder. Über Dinosaurier wissen sie mehr als ihre Väter, und wer Chemikalien für Experimente braucht, sollte nicht in der Drogerie danach suchen, sondern im Spielzeuggeschäft. Experimente hält ein Erwachsener für kindisch, solange es nicht jene sind, deren Ausgangsstoffe er beim Gemüsehändler und beim Metzger ersteht. Seine Versuchsanleitungen sammelt er in einschlägigen Sendungen im Fernsehen und seine Retorten sind Pfannen und Töpfe. Er kocht. Dass er dabei nie über seinen Amateurstatus hinausgelangen wird, stört ihn nicht. Ab und zu passiv ein Gericht im Restaurant genießen und dafür öfter aktiv in der eigenen Küche sein, das ist die übliche Verteilung zwischen Amateuren und Profis auf dem Gebiet des Kochens. Bei der Musik dagegen genießt man gerade die Professionalität jener, die im Radio oder auf Tonträgern zu hören sind, und ist bei der häuslichen gemachten Musik dafür umso kritischer. Und das mit Recht.

Spitzensport kann aktiv nur noch von Profis betrieben werden. Spitzenleistungen zu erbringen ist ein Fulltimejob. Der aber gut bezahlt wird. In der Premier League verdienen die Spieler oft mehr als 100 000 Pfund – pro Woche. David Beckham wurde im Jahr 2003 für 60 Millionen Euro an Real Madrid verkauft. In dieser Branche ist Menschenhandel vollkommen normal, er unterscheidet sich vom Sklavenhandel nur dadurch, dass die Handelsware am Kuchen etwas mitverdient. Dabei bewegt sich Beckham mit seinen 18 Millionen Euro Jahresverdienst im Jahr 2005 noch im Mittelfeld, sein Kollege Ronaldinho war dem FC Barcelona sogar 23 Millionen wert. Beckham und Ronaldinho sind Mitglieder einer ganz neuen Upper Class, die sich aus der niedrigsten Lower Class hochgefußballert hat. Doch *nouveau riche* bleibt *nouveau riche*. Man braucht sich nur anzusehen, was sich diese neuen Sportreichen für Häuser, Autos und Frauen anschaffen und erkennt, dass ein Körper noch so gesund sein kann, ein gesunder, geschmackvoller Geist stellt sich deshalb noch längst nicht ein.

Wer aber finanziert die ganze Hässlichkeit? Vom Erlös des Kartenverkaufs könnte nicht mal ein Viertel der Spitzenfußballer entlohnt werden. Nicht das Stadion, sondern das Fernsehen lässt inzwischen die Münzen in den Kassen klingen. Eine rasante Entwicklung. Während die Fernsehrechte an den Olympischen Spielen 1960 für eine Million Dollar zu haben waren, steigerte sich der Betrag in den kommenden 20 Jahren schon auf 100 Millionen, und heute muss man schon fast eine Milliarde Dollar dafür hinblättern. Auch die Einschaltquoten steigen ständig, ohne dass ein Ende abzusehen ist. Je mehr Menschen zusehen, um so berühmter werden die Sieger, und je berühmter die Sieger, desto mehr Leute schauen zu. Sieger wird man nicht dadurch, dass man gewinnt, sondern indem man alle wissen lässt, dass man gewonnen hat. Das war schon im alten Griechenland so. Zeus schenkte der Welt die Musen, damit sie seine Taten besangen. Was soll sonst das Ganze? Leistungen müssen gepriesen werden, Ruhm versüßt das Leben. Weil es noch keine Zeitungen gab, wurden die Helden in Lobgesängen verewigt. Dichter wie Pindar stellten Faustkämpfer wie Diagoras auf eine Linie mit den Göttern:

Wohlauf denn, o Vater Zeus, der waltet
ob Atabyrios' Rücken, des Festlieds Dichtung ehr'
und diesem olympischen Sieger
welchem die Faust Sieg bracht' in den Spielen,
und Zierde des Ruhms verleih' dem Mann
bei den Bürgern und bei Freunden:
weil er gerade, der Hoffart unbefreundete Bahn wallt,
Gedenken, was edeler Ahnherrn truglose Geister ihn anmahnen
nicht verdunkle jemals Kallianax und der Erati den Brudersamen,
und ehrebekränzte Fest' habe das Volk! Es erweh'n in einer Zeit
anders ja und anders oft die Himmelslüfte.[22]

Das ist schon was anderes als unser »Olé, olé, olé« oder »Wi aar se tschämpions«. Wahre Poeten hatten die Tribüne jedoch schon lange vor den Nazi-Spielen von 1936 verlassen. Das damalige »Sieg Heil« war nicht weniger stumfpsinnig als unser Olé, und als Karl Hein seine Kugel am weitesten von allen stieß, skandierte das Stadion – Reim' dich oder ich fress' dich: »Bra-vo Hein! Das war fein!« Adolf Hitler fand gar eine neue Muse: nicht die Poesie, sondern den Film. Er sollte das Volk verführen. Das Olympische Komitee vermittelte Hitler die außerordentlichste Regisseurin der Filmgeschichte: Leni Riefenstahl. Ihren Nutzen für den Nationalsozialismus hatte sie bereits mit dem so wunderschönen wie ideologisch verfänglichen Film über den Nürnberger Naziparteitag von 1934 bewiesen. Damals hatte sie die Nazigrößen wie Götter erscheinen lassen, dasselbe tat sie jetzt mit den olympischen Sportlern. Sie setzte die neuesten Kameras und Kameratechniken ein, erfand abenteuerliche Einstellungen von unten, aus einer Art Schützengraben heraus, setzte fahrende Kameras ein, drehte nicht nur unter Wasser, sondern aus allen erdenklichen Perspektiven. Dank unbegrenzter Geldmittel konnten Spezialanfertigungen gemacht werden, Minikameras zum Beispiel oder ein filmendes Katapult, das den Läufern um die Aschenbahn folgte. Gerüchte, dass sie diese Mittel einer intimeren Bekanntschaft mit Hitler verdankte, sind bis heute nicht verstummt und waren auch der Grund für einen Spitznamen, der auf ihre wunderbaren in den Zwanzigerjahren gedrehten Filme über die Alpen voller Schnee und Eis anspielte: Reichsgletscherspalte. Aber filmen, das konnte sie! Ein Kameramann musste sich beim Turmspringen aus zehn Metern Höhe vom Nachbarturm stürzen, um den Springer im freien Fall filmen zu können. Im Becken angekommen, musste er nicht nur die Einstellung, sondern gleich die ganze Linse wechseln. Was während der Spiele nicht gelang, wurde später nachgedreht. Aber die eigentliche Arbeit leistete Leni beim Schnitt und der Montage. Erst anderthalb Jahre später begleitete sie den Führer an seinem

49sten Geburtstag zur Welturaufführung des Films im UFA-Palast am Berliner Bahnhof Zoo. Die stehenden Ovationen waren vollkommen berechtigt. Hitler bescheinigte ihr, ein Meisterwerk geschaffen zu haben, für das ihr die Welt dankbar sein werde. Leni Riefenstahls *Olympia* jagt einem eine Gänsehaut auf den Leib, die aber keinesfalls nur angenehm ist. Susan Sontag nannte Riefenstahls Ästhetik zurecht »faschistisch«. Trotzdem gewann Riefenstahl beim Filmfestival von Venedig 1938 den ersten Preis, wobei sie Walt Disneys *Schneewittchen* nur knapp schlug. In den Niederlanden lief der Film problemlos in den Kinos, wenn auch aufgrund seiner extremen Länge in einer gekürzten Version. An den vielen Hakenkreuzen störte sich keiner, doch zensierte die niederländische Filmbewertungsstelle eine Duschszene mit – huch – ein paar nackten Männern.

Ohne die Medien würde es keinen Massensport geben. Egal, ob ein fußballspielender Neandertaler im Fernsehen vor sich hin stammelt oder sich literarisch gebende Fußballzeitschriften pseudo-intellektualistische Lobeshymnen anstimmen, es geht den Medien vor allem darum, einem Sterblichen göttliche Dimensionen zu verleihen, um sich danach über seine vermeintliche Größe bass zu erstaunen. Ein wunderbares Beispiel dafür ist die Tour de France. Sie wurde nämlich nicht von Sportlern, sondern von Journalisten erfunden. Von Anfang an zielte die Sportzeitung *L'Auto* darauf ab, aus dem Rennen einen Mythos zu machen. An sich ist nämlich der Unterhaltungswert eines Pelotons Radrennfahrer recht bescheiden, vor allem im Fernsehen. Doch die Ingredienzien von Heldenmut, Selbstquälerei, Teamarbeit und Missgunst führten zu einer neuen, journalistischen Mischgattung aus Epos und Soap. Der Sportreporter Géo Lefèvre bedachte die Radrennfahrer mit so homerischen Epitheta wie »der mitleidlose Schuhmacher von Rouen«, oder »der furchterregende Bäcker aus Grenoble«. Die Radrennfahrer fuhren, das Volk jubelte, die Kassen klingelten. Helden werden nicht geboren, Helden werden gemacht.

Inzwischen haben die Sporthelden anderen Helden den Rang abgelaufen. Einen niederländischen Nobelpreisträger kennt keiner mit Namen, da musste schon ein Johann Cruijff kommen, um als Ikone des Landes die Rolle von Käse, Windmühlen und Holzschuhen zu übernehmen. In Amerika sind die Basketballspieler die heutigen Bewohner des Olymps, auch wenn sie außerhalb der Staaten fast nahezu unbekannt sind. Amerikanische Helden in einem typisch amerikanischen Sport, das wollen die Amerikaner, und von einer Größe müssen sie sein, die sogar einen Präsidenten in den Schatten stellt. Dieser hat deshalb nur die Wahl, sich ebenfalls sportlich zu betätigen. Richtig toll trieb es Gerald Ford, der als Student sehr gut Football spielen konnte und sich später gerne mit einem Golfschläger, einem Tennisschläger oder einem Paar Ski fotografieren ließ. Jimmy Carter joggte so sportlich, dass das ganze Volk es ihm darin nachtat, und George W. Bush nahm 2001 sogar an einem Marathon teil. Alle Welt soll das mitkriegen. Bestanden die nötigen Qualifikationen eines Präsidenten früher aus politischem Verstand und Entschlossenheit, muss er heute vor allem sportlich aussehen. Nur deshalb konnte ein hirnloses Muskelbündel wie Arnold Schwarzenegger Gouverneur werden. Fidel Castro behielt sich stets die Ehre vor, bei den nationalen Baseballwettkämpfen von Havanna den ersten Ball zu schlagen. Wenn nur der Bizeps gut rauskommt. Doch das wusste schon Kaiser Nero, als er bei seinen Brot & Spielen höchstpersönlich die Wagen lenkte. Ein Volk liebt seine Führer. Als Angela Merkel Bundeskanzlerin wurde, brannte eine Frage den Deutschen ganz besonders auf den Nägeln: Wie wird sie sich als Frau bei der Fußballweltmeisterschaft 2006 schlagen?

Ein Sportheld ist Gold wert. Mit Stadiontickets und Fernsehrechten hat man noch längst nicht alles Fett abgeschöpft. Ein Held kann gesponsert werden, man verwandelt ihn in eine Reklamesäule. Auf der braucht nicht immer nur für Sport geworben zu werden. Wenn so ungesunde Dinge wie Coca-Cola und Mars sich der olympischen Sache annehmen können, dann kann das Niederländische Olympische Komitee das mit dem nicht minder ungesunden Heineken-Bier schon lange. Sport scheint für den Kommerz wie geschaffen zu sein. Das ist relativ neu. Sport ist zwar eine Mischung aus Krieg und Religion, doch wie beim Benzin-Luft-Gemisch fürs Auto ist ein Funke nötig, um das Ganze zur Explosion zu bringen. Dieser Funke hat offensichtlich zwei Mal gezündet. Zuerst beim heiligen Feuer der alten Griechen, dann nach fünfzehn feuersicheren Jahrhunderten ein zweites Mal bei den Engländern. Das müssen verdammt kräftige Funken gewesen sein. Vom zweiten weiß man das ganz genau. Zeit und Ort weisen deutlich auf die industrielle Revolution hin. Als »Das-am-Anfang-schuf« galt im England des 19. Jahrhunderts die Dampflok mitsamt dem zischenden Hexenkessel, den glitzernden Pleuelstangen und sich halb zu Tode schuftenden Heizern. Aus vielen Bauern wurden Arbeiter. Ihr Leben veränderte sich mit einem Schlag. Auch wenn das Leben auf dem Land nicht nur aus Schäferstündchen bestand, war man dennoch viel an der frischen Luft und bewegte sich ausreichend. Was von den Fabrikarbeitern nicht behauptet werden konnte. Die Luft in den Fabriken und Industriestädten war zum Schneiden schlecht, und bei der Bewegung konnte man wählen zwischen eintönig oder gar nicht. Die postmoderne Variante von heute ist sogar noch schlimmer. Die Natur wird verbrannt oder plattgewalzt, die Bewegung reduziert auf den Doppelklick eines einzigen Zeigefingers. Was man am Tage versäumt hat, muss am Abend oder an den Wochenenden ersportelt werden: Da geht sie hin, die von der Industrie mühsam geschaffene Freizeit.

Sportliche Arbeiter jedoch erzeugten gierigen Geifer bei den Fabrikanten. Von nun an blieben Tagediebe den Straßen fern und die Arbeitswilligen erschienen fit auf der Arbeit. Doch blöd waren die Arbeiter nicht. Um einer neuerlichen Ausbeutung zu entgehen, gründeten sie die Arbeitersportvereine, die zwar auch zur körperlichen Ertüchtigung des Arbeiters dienten, doch mit dem Ziel, die dadurch gewonnene Kraft im Kampf gegen die Kapitalisten einzusetzen. Das schlimmste Verbrechen, das man in den Augen von Fritz Wildung, in den Zwanzigerjahren deutscher Generalsekretär der Zentralkommission für Sport und Körperpflege, begehen konnte, war es, Mitglied bei einem allgemeinen Sportverein zu werden. Ein solcher war nämlich das Werkzeug der Kapitalisten, für die überall, und somit auch im Sport, das Recht des Stärksten galt:

> Dieses Ringen um das Resultat, den Sieg, dieses ständige Steigern der Leistung bis zum Rekord, ist das nicht genau das Spiegelbild des Kapitalismus in unseren Tagen mit seiner brutalen Ellenbogenhaltung? Tatsächlich! Der Wettkampfsport, das ist die Körperübung des kapitalistischen Zeitalters, welches um des Resultats willen den letzten Funken Energie aus dem Menschen zieht. Es treibt das Leistungsprinzip auf die Spitze und ist ein Wettlauf zwischen menschlicher Körpermaschine und dem Motor, ein wilder Konkurrenzkampf.[23]

Dem stellte Wildung das Bild von luftig gekleideten Jungen und Mädchen entgegen, auf deren Gesichtern man nicht den »grauen Ernst bitterer Pflichterfüllung« ablas, sondern in denen »der Ausdruck einer befreiten Menschheit« aufleuchtete. Sport um des puren Kämpfens willen ist für ihn »Entartung«. Die Organisation in Sportvereinen sei für die Arbeiter genau so wichtig wie das politische Engagement. Ein Bund nach dem anderen wurde gegründet, Liga auf Liga, Verein nach Verein. 1926 wurde der Niederländische Arbeitersportbund ins Leben gerufen, allerdings nicht um Rekorde zu brechen, Sensationen zu liefern oder dem Individualismus zu frönen, wie in der bürgerlichen Sportbewegung üblich. Sein Ziel lag im Friedenswillen und in der internationalen Kameradschaft, wovon allerdings nach dem Krieg nur noch wenig übrig war. Auch ein Sozialist trat jetzt ohne schlechtes Gewissen einem normalen Sportverein bei. Nachdem Russland sich 1952 dazu entschieden hatte, dem kapitalistischen Menschen auch auf dem Sportplatz die Stirn zu bieten, schwanden auch beim letzten Arbeiter die Bedenken, seine Seele dem Siegeswunsch zu verkaufen. Die industrielle Revolution war vollendet.

Wer wissen will, wie ein Organ arbeitet, sollte es einfach entfernen. Auf diese Weise entdeckte die Biologie die Funktion von Schilddrüse und Hoden. Operiert man jemandem die Schilddrüse weg, verwandelt er sich in einen geistig zurückgebliebenen Zwerg mit Kropf, entnimmt man einem Jungen beide Hoden, bekommt er keinen Bart und keinen Stimmbruch. Würde man der Geschichte die Industrielle Revolution herausoperieren, dann gäbe es keinen Sport. Ohne Maschinen und Fabrikstädte hätte die Menschheit nur wenig Neigung dazu verspürt, nur zum Vergnügen einem Ball oder dem Nichts hinterherzuhetzen. Zwischen den alten und den neuen Olympischen Spielen gaben sich die Menschen mit einem Dasein als Bauern zufrieden. Offensichtlich bot dieses Leben genug Bewegung und Herausforderungen, so dass der Gedanke an Sport überhaupt nicht aufkam. Der Körper verausgabte sich auf dem Acker, der Geist weilte unterdessen bei Gott. Selbst ein Sportideologe wie Eppensteiner stellte fest, dass noch die Stadtbewohner des Mittelalters »durch ihre eigene, produktive Handwerksarbeit und durch die dadurch hervorgerufene geistige Befriedigung, wie auch durch die Pflicht als Bürgerwache, Selbständigkeit und ein von der Religion geregeltes Leben geistig wie körperlich so beansprucht waren, dass sie weder physiologisch noch psychologisch das Bedürfnis nach sportlicher Betätigung hatten.«[24] Nach dem Zusammenbruch der antiken Kulturen waren die Menschen einfach wieder zum Säen und Mähen übergegangen. Ob das Leben eines Bauern tatsächlich so behaglich war, ist zu bezweifeln, doch scheint er sich dennoch köstlich dabei amüsiert zu haben. Wenn die Gemälde von Brueghel nicht erstunken und erlogen sind, dann gab es genug zu feiern, von der Wiege bis zum Grab. Der Mensch des Mittelalters hatte mehr freie Tage als wir und gewiss nicht weniger als ein alter Römer aus der Epoche von Brot & Spiele.

Es wurde zünftig gespielt und gewetteifert, und kein Linienrichter, fettsüchtiger Funktionär oder regelverblendeter Haarspalter verdarb ihnen den Spaß daran.

So far so good. Der moderne Sport ist also sowohl ein Neben- wie auch ein Hauptprodukt der industriellen Gesellschaft. Doch was war es für ein Funke, der das explosive Gemisch von Kriegslüsternheit und Religionseifer beim ersten Mal zum Ausbruch brachte, damals bei den Spartanern? Eine der industriellen ganz ähnliche Revolution. Nicht eine von Maschinen hervorgerufene, sondern von Menschenkraft, von Sklaven. Das England des viktorianischen Zeitalters wurde mit Dampf in Bewegung gehalten, das Griechenland des spartanischen Zeitalters durch die Sklaverei. Die gesamte griechische und römische Zivilisation basierte ganz unzivilisiert auf der Ausbeutung von ungezählten Leibeigenen und Hörigen, gegen die die Entbehrungen der viktorianischen Arbeiterklasse ein Zuckerschlecken waren. Weil die Griechen und Römer ihre besiegten Mitmenschen gnadenlos auspressten, hatten sie die Hände frei, um Krieg zu führen, Kunst zu schaffen und Städte zu bauen. In denen herrschten übrigens dieselben Probleme wie bei uns: Verschmutzung, Langeweile und Verarmung. Und wie wir hatten sie dafür dieselbe Lösung parat: Sport. Doch Lösungen sind nur sinnvoll, wenn ein Problem tatsächlich besteht. Warum also nicht einfach auf das Problem verzichten? Dann könnte man sich die Lösung sparen. Wir sollten also die Menschen nur mit genügend frischer Luft und sinnvollen Tätigkeiten versorgen und wir wären den Sport ein für allemal los.

Kapitel 4
Der Motor

Wenn ein Auto mit Benzin läuft, dann der Mensch mit Bier, Kohl, Tomatensuppe, Schnaps, Milch und Pommes frites. Mit einem Liter Benzin schafft ein Auto, zehn, zwanzig Kilometer. Ein Mensch braucht für dieselbe Distanz fünf Bananen oder drei Nürnberger Lebkuchen.

Wie kriegt eine Banane Beine? Wie setzt man Bier in Bewegung um? Genau so wie Benzin. Man steckt es in Brand. In einem Auto wird Benzin zur Verpuffung gebracht. Pro Minute finden direkt vor der Nase des Fahrers tausende von Explosionen statt. Die donnern mit aller Kraft gegen die Kolben, die wiederum die Räder antreiben. Aus Materie entsteht Bewegung. Einen Apparat, der ein solches Wunder vollbringt, nennt man Motor.

Der Mensch vollbringt dieses Wunder auch. Wo sich die Tanköffnung befindet, ist klar, aber wo ist der Motor? Nirgendwo eine Motorhaube zu entdecken! Klappt man einen Menschen auf, zum Beispiel unter brutalem Einsatz von Schwert oder Skalpell, dann sucht man Kolben oder Räder vergeblich. Es gibt auch keine Achsen, Klappen oder Riemenscheiben. Nirgendwo ein Apparat, der die Muskeln antreibt. Das tun die Muskeln selbst, sie sind ihr eigener Motor. Bedenkt man, dass sie ungefähr die Hälfte der Körpermasse ausmachen, ist jede Person ungefähr halb Motor, halb Mensch. Doch hat man nicht wie das Auto nur einen Motor. Man hat dutzende, hunderte, tausende und zwar überall, bis in den entferntesten Winkel des Körpers. Wie Schneewittchen sind dem Körper ein Haufen Zwerge lieber als ein einziger Riese. Damit ist ein Autofahrer moderner als sein Gefährt. Denn mit seinem einsamen Motor arbeitet das Auto so effektvoll wie eine Fabrik aus den Anfängen der industriellen Revolution. Unter jedem stolzaufragenden Fabrikschlot stand damals nur eine einzige Dampfmaschine. Ein Höllengigant, der mit seinem wilden Tohuwabohu aus Achsen, Kupplungen und Riemenscheiben einen Hexentanz aus Pumpen, Pressen und sozialer Ungerechtigkeit in Gang hielt. Heutzutage hat jede Fabrik hunderte von Motoren, für jede Maschine mindestens einen. Jetzt wird die Energie nicht durch bewegliche Teile zu ihrem Bestimmungsort gebracht, sondern durch einen Energieträger, entweder mittels Ölleitungen oder wie zu Hause durch Stecker in der Wand, für deren Saft eine weit entfernt liegende Elektrizitätszentrale eine Menge Materie verheizt.

Einen Muskel kann man nicht sehen, hören aber auch nicht. Und das ist auch gut so. Würden die Muskeln Krach machen wie eine Nähmaschine, wären die Finger beim Klavierspielen lauter als die Musik. Gäbe der Herzmuskel bei jedem Zusammenziehen ein Geräusch von sich, würde man nie vollkommene Stille hören können, so lange man lebte; es würde auch nichts nützen, den Atem anzuhalten. Warum aber sind gerade die Muskeln eine Wohltat an Geräuschlosigkeit in einer Welt voller Autolärm und Zuggedonner? Weil in einem Muskel keine Explosionen stattfinden. Was verwundert, denn Nahrung ist ein verdammt gefährliches Zeug. Ein Hamburger hat nicht weniger Energie als eine Stange Dynamit. Energie wird in Kilokalorien gemessen, das heißt, dass die fünfhundert Kilokalorien eines Hamburgers fünfhundert Gramm Wasser auf tausend Grad erhitzen oder fünf Liter Eiswasser zum Kochen bringen können. Kaum vorstellbar, was sie da mit fünf Litern bereits lauwarmem Blut anstellen können! Wie gelingt es dem Körper, Fleisch in einem Ofen zu verbrennen, der selbst aus Fleisch ist? Wie bringt so ein dummes Vieh wie das

Schwein es fertig, sein Fleisch ohne den Krach zu verheizen, womit ein Auto sein Benzin durch die Maschine jagt? Weil es zu dumm war, das Feuer zu erfinden.

In einem Muskel wird die Nahrung ohne Feuer verbrannt. Das klingt paradox, ist es aber nicht, denn für eine Verbrennung ist keineswegs immer Feuer nötig. Etwas verbrennt, wenn es sich mit Sauerstoff verbindet; unter chemischem Aspekt ist also auch das Rosten von Eisen als Verbrennung zu betrachten. In der Biologie spielt Feuer überhaupt keine Rolle; es ist ein Kennzeichen der menschlichen Technik: grob, laut, verschwenderisch, unkontrolliert. Damit man nach dem Verzehr eines Hamburgers kein Feuer fängt, wird die Kraft dosiert. Die Nahrung verbrennt in zahlreichen Zwischenschritten, jede Etappe findet unter der Kontrolle eines darauf spezialisierten Enzyms statt. Zusammen bilden sie ein System von Zyklen, die alle so komplizierte lateinselige Namen tragen, dass bei ihrem Anblick so mancher Student den Moment verflucht, in dem er sich für das Studium der Biologie oder Medizin entschied. Dabei hat auch er es genau diesen Zyklen und Enzymen zu verdanken, dass ein mickriger Hamburger ihn nicht in eine Rauchsäule verwandelt, sondern er auch dann noch, wenn er sein Studium längst beendet hat, auf angenehmen 37 °Celsius weiterköchelt.

Die beste Gelegenheit, die Muskeln zu erforschen, ist während des Essens. Sie liegen nämlich meistens auf dem Teller direkt vor einem, zwischen den Kartoffeln und dem Gemüse. Fleisch ist Muskel. Allerdings bewegt er sich dort, wo er jetzt liegt, nicht mehr, und sieht auch nicht so aus, als ob er das je getan hätte. Ein Vollblut-Beefsteak scheint auch nicht über mehr Kraft zu verfügen als ein bleiches Stück Chicorée oder Bratkartoffeln. Kaum vorstellbar, dass so etwas Energieloses wie ein Stück Fleisch je etwas Schweres hochgehoben oder jemandem eine Backpfeife versetzt hat. Und trotzdem: Vor einem liegt ein Motor auf dem Teller. Ein Motor, den man essen kann. So konnte man zu Zeiten, in denen Kriege noch zu Pferde entschieden wurden, gleich zwei Fliegen mit einer Klappe schlagen. Als Reiter hatte man für den Notfall noch ordentlich Proviant unterm Hintern. Südpolforscher bedauerten es selten, Hunde vor ihren Schlitten gespannt zu haben. Hunde kann man essen, Schneemobile nicht. In äußerster Not haben Menschen sogar Menschen gegessen. Wenn der Herr dies nicht wollte, warum hat er uns dann aus Fleisch gemacht?

Wer immer noch wissen will, wie ein Muskel funktioniert, sollte sich am besten Schmorfleisch kaufen. Je länger es kocht, um so faseriger wird es. Schmorfleisch ist deshalb so billig, weil sich zwischen dem eigentlichen Fleisch viel Bindegewebe befindet. Bindegewebe ist zäh. Das muss auch so sein, denn es sorgt für Festigkeit. Der Muskel ist der Motor, das Bindegewebe das Chassis. Um festzustellen, ob sich in einem Stück Fleisch viel oder wenig Bindegewebe befindet, genügt ein Blick auf den Preis. Je teurer das Fleisch, desto weniger Bindegewebe. Richtig teures Fleisch stammt meistens aus dem Tierinnern, wo es geschützt liegt. Zum Beispiel der Lendenmuskel. Im Restaurant ist er unter dem Namen Filet Mignon bekannter, im physiologischen Labor – wo man gerne mit solchen reinen Geweben arbeitet – unter dem Namen *musculus psoas*.

Für unseren Zweck aber ist billiges Fleisch besser. Es ist auch nach einer Viertelstunde Kochzeit noch zäh, erst nach mehreren Stunden beginnt sich das Bindegewebe allmählich aufzulösen. Übrig bleibt das Muskelgewebe in Form jener Fleischfasern, die so gerne zwischen den Zähnen hängen bleiben. Ziehen Sie mal so ein ärgerliches Ding heraus und betrachten Sie es genauer. Wie ein Seil setzt sich das Fleisch aus einzelnen Seilen bzw. Fasern zusammen. Diese scheinen ebenfalls wieder aus Einzelfasern zu bestehen, und wenn man das Ganze nur oft genug auseinanderklauben würde, wozu man feinere Finger bräuchte, dann würde man schließlich bei der dünnsten Faser ankommen, die sich noch immer, wie es einem Muskel geziemt, zusammenziehen kann. Dann hätte man eine Myofibrille vor sich, von myo = Muskel und fibril = Faser. Jede Muskelzelle verfügt über ein ganzes Bündel davon.

Doch auch die Myofibrille ist noch nicht der kleinste Minimuskel, den man kennt. Hackt man sie wie einen lebenden Hering in Stücke, dann werden sich auch diese Einzelstücke noch immer zusammenziehen und so weiter. Das allerkleinste Hackstück, das noch fähig ist, sich zusammenzuziehen, ist so klein, dass 500 davon in einen Millimeter passen. Endlich sind wir bei der eigentlichen Muskelmechanik angelangt: beim Sarkomer. Hätte ein Mensch ihn erfinden müssen, hätte er ihn aus Rädchen gemacht, die Natur aber benutzt lieber Stäbchen. Es gibt zwei Sorten: dicke und dünne. Die dicken Stäbchen können sich an den dünnen vorbeischieben. Schiebt sich ein ganzes Bündel von der einen in ein ganzes Bündel von der anderen, dann verkürzt sich das Sarkomer. Eine Verkürzung um 20 Prozent, das klingt zwar viel, doch sind zwanzig Prozent von 1/500tel Millimeter herzlich wenig. Ziehen sich aber Hunderttausende wie Kettenglieder hintereinander liegender Sarkomere gleichzeitig zusammen, dann stellt sich heraus, dass hunderttausend Mal herzlich wenig doch eine ganze Menge ist. Außerdem sorgen die Sarkomere für Geschwindigkeit. Hunderttausend kleine Glieder ziehen sich hunderttausend Mal schneller zusammen als ein einziges großes Glied.

Wie können aber zwei winzigkleine Stäbchen aneinander vorbeigleiten? Wie das geht, hat die Natur schon vor mehr als einer Milliarde Jahren herausgefunden, denn schon die ältesten Würmer verfügten über die gleichen Muskeln wie ein moderner Mensch oder ein Wal. Was dieser moderne Mensch übrigens erst vor kurzem entdeckte. Man stelle sich also das dicke Stäbchen als ein langes, schlankes Ruderboot mit vielen, vielen Rudern vor. Die dünnen Stäbchen rechts und links davon sind die Ufer. Sie liegen so nah, dass die Ruder sie berühren können. Jeder Ruderer stößt sich mit seinem Ruder nun vom Ufer ab und befördert das Boot dadurch ein Stück vorwärts. In Wirklichkeit ist das Boot ein längliches Eiweißmolekül, und die

Ruder sind seine Fortsätze. Diese Fortsätze gehen Verbindungen mit den benachbarten dünneren Eiweißmolekülen ein. Dadurch verändert sich ihre Position, und sie ziehen ihr eigenes Molekül nach, bevor sie die Verbindung wieder kappen. Auf der neuen Position verbinden sich die Fortsätze des Moleküls erneut mit den Nachbarmolekülen und rücken das Molekül wieder ein Stück vor und so weiter.

Ein Metzger verkauft vor allem rotes Fleisch. Das sieht blutig aus. Es wäre aber auch ohne das Blut rot. Nicht nur das Blut, sondern auch der Muskel verfügt über einen eigenen roten Farbstoff, mit dem er Sauerstoff aufnimmt. Der Farbstoff des Muskels (Myoglobin) ist am kräftigsten: Er entzieht dem Blutfarbstoff (Hämoglobin) Sauerstoff, um ihn an den Muskel weiterzugeben. Mit diesem Sauerstoff kann der Muskel dann seinen Brennstoff verheizen.

Wer weißes Fleisch lieber mag, sollte zum Fischhändler gehen. Fisch ist auch Fleisch. An einem Fisch ist sogar mehr Fleisch als an einem Schwein. Hat man bei einem Schwein Darm, Leber, Geschlechtsorgane, Luftröhre und anderes Katzenfutter entfernt, bleibt bedauerlich wenig Schweinefleisch übrig: weniger als die Hälfte. Ein Metzger wäre als Fischhändler besser dran. Ein Fisch besteht zu drei Vierteln aus Fleisch. Das eigentliche Tier, mit Kopf, Darm und Augen, sitzt wie ein Lastwagenfahrer vorn, getrennt vom Laderaum hinter ihm, der mit saftigem Fischfleisch gefüllt ist. Vom Fisch, wie wir ihn im Laden kaufen, hat man den eigentlichen Fisch meist schon längst weggeworfen. Der Fischhändler nennt das ausnehmen und putzen. Aber was weiß ein Landtier schon von Wassertieren? Ein Fisch im Meer lebt wie Gott in Frankreich. Das Leben hat nicht umsonst im Wasser angefangen. Dank der Fürsprache des Archimedes ist die Schwerkraft dort außer Kraft gesetzt, und man braucht sich nur treiben zu lassen. Menschen machen Ferien am Strand, nur um dieses Glücks teilhaftig zu werden. Den Rest ihrer Zeit mühen sie sich geistig und körperlich ab, niedergedrückt von einer Schwerkraft, die sie von morgens bis abends mit einem Gewicht von durchschnittlich siebzig, manchmal sogar hundert Kilo, quält. Um die der Schwerkraft unterliegenden Muskeln aufzuhängen, ist ein schweres Skelett nötig. Ein Schwein, das zu drei Vierteln aus Fleisch bestünde, wäre undenkbar, es sei denn, das Tier würde sein Leben im Wasser schwimmend verbringen; an Land würde es vom Gewicht des eigenen Fleisches erdrückt. Aber auch so besteht die Hauptaufgabe eines Großteils der roten Muskelmasse darin, den Körper überhaupt aufrecht zu halten.

Von der Schwerkraft befreit, kommen Fische mit viel weniger Muskeln aus. Unter der Haut oder in der Nähe der Flossen findet sich meist etwas rotes Muskelgewebe, doch kann das bei Arten, die nur auf dem Boden herumliegen, sogar ganz fehlen. Das erinnert an einen Zeppelin, bei dem ein vergleichsweise winziger Propellermotor ausreicht, um den riesigen, von der Schwerkraft befreiten Ballon fortzubewegen. Doch ein Fisch schwimmt nicht in der Luft. Das kann ihm zum Verhängnis werden, wenn er plötzlich vor einem Feind davonschießen muss. Dann besitzt Wasser auf einmal überraschend viel Widerstand. Jetzt aber kommt die ganze Schüttladung weißes Fleisch, das der Fisch augenscheinlich vollkommen umsonst hinter sich herschleppt, zum Einsatz. Die weißen Muskeln katapultieren den Fisch wie einen Speer vorwärts. Diese weißen Muskeln sind nicht nur stärker als die roten, sondern auch deutlich schneller. Wird der Fisch trotz seines Spurts erlegt, dann nur, weil der Raubfeind vermutlich ebenfalls mit diesen weißen Wundermuskeln ausgerüstet ist. Aber auch Wundermuskeln haben einen Nachteil. Weißes Fleisch ermüdet schnell. Es taugt nur zu einem kurzen Spurt.

Es gibt aber auch Fische mit richtig viel rotem Fleisch. Makrelen zum Beispiel. Doch die lungern nicht auf dem Meeresgrund herum, sondern sausen ständig mit Karacho durch die Ozeane. Sie sind die Marathonschwimmer unter den Fischen. Eine Leistung, die sie aber nur erbringen können, weil dauernd Sauerstoff in ihre roten Muskeln gepumpt wird. Pausenlos müssen sie am lebendigen Leib erfahren, welchen Nachteil das Leben im Wasser hat: Es gibt dort lange nicht so viel Sauerstoff wie in der Luft. Thunfische können ein Lied davon singen. Wenn sie wieder zu Atem kommen wollen, dann nicht dadurch, dass sie eine kurze Rast einlegen, sondern indem sie sich auf die Flossen machen. Damit die Kiemen genug frisches Wasser abbekommen. In einer Fischhandlung kann man an der Farbe der Kiemen erkennen, wie die Tiere kurz vor ihrer Gefangennahme gelebt haben. Doch gibt es auch dabei eine Ausnahme. Lachs ist nicht rot, weil er zu viel Stress ausgesetzt war, sondern weil er so viele Krebse gefressen hat. Krebse besitzen ähnlich wie Möhren einen Farbstoff, den alle Tiere annehmen, die sich hauptsächlich von Krabben ernähren. Auch der Mensch würde, wenn er sich nur von Möhren ernährte, rot anlaufen. Dass Lachs äußerst wohlschmeckend ist, nutzen Fischhändler schamlos aus. Sie färben den Lachs künstlich nach. Auch die Ökoindustrie verzichtet nicht auf die Färberei, sie füttert ihre bleichen Regenbogenforellen mit Abfällen aus den Garnelenschälereien. Dadurch werden sie röter und deshalb auch teurer und tauchen auf der Menükarte unter der Bezeichnung Lachsforelle auf. Angeschmiert! Die einzig echte Lachsforelle (*Salvellinus*) schwimmt in klaren Bergbächen herum, weit außerhalb der Reichweite von Forellenzüchtern.

Verkauft ein Gemüsehändler so ziemlich alles links und rechts aus der Weltflora Zusammengeklaubte, ist die Tierwelt mit einem unfehlbaren Gespür für Rang und Ordnung über eine Reihe von kleinen bis mittleren Spezialgeschäften verteilt. Fisch kriegt man nur beim Fischhändler, Säugetiere beim Metzger, und Hühner, Kapaune etc. beim Geflügelhändler. Alles kaputte Vögel übrigens. Denn Vögel fliegen. Dazu braucht man Ausdauer, sonst fällt man vom Himmel. Deshalb sind die Flugmuskeln rot. Die sucht man in den Flügeln selbst vergebens. Dort gibt es nur ein paar kleinere Muskeln, die die Flügel ein- und ausklappen, für die eigentlichen Flugmuskeln ist dort zu wenig Platz. Deshalb sind sie ausgelagert, auf die Brust. Jeder kennt sie als Hähnchenbrustfilet. Bekannt ist auch, dass dieses

Hähnchenbrustfilet weiß ist. Das liegt daran, dass das Huhn zwar von Haus aus ein Vogel ist, aber kaum noch fliegt. Dafür hat es in seinem Stall auch keinen Platz. Ab und zu etwas panisches Geflatter, mehr nicht. Für weißes Fleisch wie geschaffen. Dagegen sind Hühnerbeine ziemlich rot und muskulös: Wer es nicht in den Flügeln hat, der hat es in den Beinen.

Der Mensch ist ein Säugetier. Also würde unser Fleisch beim Metzger hängen, und darum ist es auch, wie alles Fleisch dort, rot. Doch ist das Fleisch der Säugetiere nicht bei allen gleich rot. Das hängt mit der Lebensweise zusammen. Das sieht man am besten beim Duo Hase und Kaninchen. Sie gleichen sich so sehr, dass sie innerhalb der Klasse der Säugetiere eine eigene Ordnung bilden. Dass sie dennoch so unterschiedlich schmecken, kann also nur an ihrer unterschiedlichen Lebensweise liegen. Ein Kaninchen ist ein richtiger Sprinter. Bei Gefahr saust es auf kürzestem Weg in seinen Bau zurück, wo es sich sofort von seiner Anstrengung erholen kann. Hasen dagegen haben keinen Bau, sondern nur ein Lager, das ihnen gemeinhin wenig Deckung bietet. Eine Flucht kann deshalb in einer längeren Verfolgungsjagd ausarten, die sie erstaunlich lange durchhalten. Auch der Hund ist so ein Langstreckenläufer. Als Abkömmling des Wolfes kann er seine Beute stundenlang hetzen, bis diese erschöpft aufgibt. Aus diesem Grund sind die Muskeln eines Hundes röter als die einer Katze. Katzen können nicht länger rennen als ein paar Minuten. Ihre weißen Muskeln ballen sich lieber für einen beherzten, schnellen Sprung zusammen. In dieser Hinsicht sind sie wie Frösche. Um sitzen zu können, hat ein Frosch rote Muskeln, doch zeichnen sich seine Sprungbeine, besser bekannt unter dem Namen Froschschenkel, durch auffallend weißes Fleisch aus.

Beim Mensch verhält es sich fifty-fifty. Er hat sowohl rote als auch weiße Muskelfasern. Allerdings sind sie nicht so deutlich über die Körperteile verteilt wie beim Huhn. Bei uns finden sich rote und weiße Fasern nebeneinander in einem Muskel. Deshalb hat der auch keine ausgesprochen weiße oder rote Farbe, sondern eher eine blassrote. Trotzdem ist der eine Muskel heller oder dunkler als der andere, was am unterschiedlichen Anteil von weißen und roten Fasern liegt. Der Wadenmuskel zum Beispiel, mit dessen Hilfe wir, wenn es sein muss, den ganzen Tag stehend verbringen können, besteht zu drei Vierteln aus rotem Fleisch, während der Augenmuskel, den man nur gelegentlich einsetzt, um seinen Blick auf etwas anderes fallen zu lassen, zu drei Vierteln aus weißem Fleisch besteht. Der Vorteil weißer Augenmuskeln liegt in ihrer Geschwindigkeit, denn man muss einer Gefahr stets schnell ins Auge sehen können. So unterschiedlich die Muskeln in einem einzigen Körper sein können, so groß können die Unterschiede auch zwischen den Muskeln innerhalb der Spezies Mensch sein. Nach diesen Unterschieden wird ein Mensch auf seine sportlichen Fähigkeiten hin beurteilt. Ein Sprinter muss zu einem enormen Kraftausbruch fähig sein. Seine Muskeln sind vorwiegend weiß, während das Muskelfleisch von Langstreckenläufern hauptsächlich aus roten Fasern besteht. Halb und halb verteilt es sich erwartungsgemäß bei den Mittelstreckenläufern, aber auch bei den Radrennfahrern und Schwimmern. Als Alltagsmensch ist man mit so einem mittleren Motor am besten bedient. Mit beidem, sowohl Kraft wie Ausdauervermögen, ist man gegen die wichtigste Anforderung an einen guten Menschenkörper gefeit: Flexibilität. Doch beeinflussen kann man das wenig. Die Verteilung weißer und roter Fasern steht bei der Geburt längst fest. Der Embryo produziert während seiner Entwicklung ein Eiweiß, das für die Farbe der Muskeln verantwortlich ist. Wo es fehlt, wird die entsprechende Faser weiß. Deshalb kann man auch mit dem besten Training aus einem Marathonläufer keinen Sprinter machen und aus einem Sprinter keinen Marathonläufer. Es ist also besser, seinen Sporttyp so schnell wie möglich herauszufinden, als aufs Geratewohl mit dem Training anzufangen. Feststellen ließe sich das am schnellsten mit einer Gewebeuntersuchung. Aber mit etwas Verstand kommt man auch so rasch dahinter, wo die eigenen Talente liegen. Dann kann man ganz leicht sein Leben dem Körper anpassen, statt krampfhaft den Körper einem falschgewählten Leben.

Ein Körper, dem eine ganze Armee kleiner Motoren zur Verfügung steht, ist praktischer als ein System, das nur über einen einzigen großen Maschinenraum verfügt. Der Nachteil ist, dass jeder dieser kleinen Motoren für sich mit Brennstoff versorgt werden muss. Wie bringt man es nur fertig, jedem Sarkomer, jeder Myofibrille die ihm oder ihr zustehenden Portion Kartoffelbrei, Marmeladenbrot, Bonbons und Cornflakes zuzuteilen? Benzin lässt sich leicht durch dünne Leitungen pumpen, aber ein ganzes Menü führt schnell zu Verstopfung. Aus diesem Grund gibt es einen geräumigen Verdauungsapparat, der nur dazu da ist, dieses Menü in biologisches Benzin umzuwandeln. Das dauert in der Regel zwei bis drei Tage. Die Leitungen, die direkt hinter der Tanköffnung liegen, werden am meisten strapaziert. Zum Transport des Nahrungsbreis verfügen Magen und Darm über zahlreiche Muskeln (die allerdings wieder extra ernährt werden müssen). Einmal im Blut, erreicht der Brennstoff die Muskeln vor allem in Form von Zuckerwasser. Doch konnte unmöglich zu jedem Sarkomer, ja nicht mal zu jeder Myofibrille eine eigene Brennstoffleitung gelegt werden. Der Muskel bekommt sein ihm zustehendes Blut mittels einer Zelle geliefert. Eine Zelle ist nichts anderes als eine Portion Leben in einem Beutel. Der ganze Körper ist aus Zellen aufgebaut. Das Besondere an einer Muskelzelle ist ihre Länge. Ein zehn Zentimeter langes Exemplar ist somit tausend Mal länger als eine Haut- oder eine Leberzelle. Nur Nervenzellen können noch länger sein. Um diese enorme Länge kontrollieren zu können, verfügt eine Muskelzelle über mehrere Kerne. Dennoch besteht eine Muskelzelle zum größten Teil aus Myofibrillen-Bündeln mit ihren Sarkomerketten.

Jede Nervenzelle wird von ungefähr fünf Blutgefäßen versorgt. Diese durchziehen das Bindegewebe, das sich zwischen den Nervenzellen befindet. Ein Muskel setzt den Blutzucker in Bewegung um oder speichert ihn leicht verwandelt ab. Allerdings mögen die kleinsten Muskelmaschinchen, die Sarkomere, keinen Zucker. Sie sind auch gar nicht auf Süßes aus, sondern verlangen nach der sich im Blutzucker befindlichen Energie. Um ihnen einen Gefallen zu tun, verwandelt der Muskel den Zucker deshalb in kleinere Energiehäppchen: in ATP. Das ist der Stoff, der den chemischen Motor am Laufen hält.

Weiße Muskeln kennen einen Trick, um ATP ohne Sauerstoff zu bilden. Leider ist er nicht von langer Dauer. Chemische Zauberkünstler pflegen schnell in ihrem eigenen Müll zu ersticken. Dann fängt der Motor an zu stottern. Der Abfall muss erst beseitigt werden, bevor die weiße Faser sich wieder zusammenziehen kann. Die Funktionstüchtigkeit roter Muskeln hält länger an – bei manchen buchstäblich ein Leben lang –, aber sie benötigen viel Sauerstoff, damit ihre Energiequelle ATP nicht versiegt.

Bei Höchstleistungen verbraucht der Körper viel Brennstoff. In der Regel mangelt es ihm daran nicht. Der Zuckervorrat in der Leber ist voll, in den Hinterbacken befindet sich genügend Fett. Was ihm aber fehlen könnte, zeigt sich, wenn man unbedingt die Straßenbahn noch kriegen will, die einem gerade vor der Nase wegzufahren droht. Ein kurzer Sprint nur, und man hängt für den Rest der Straßenbahnfahrt wie ein keuchendes Häufchen Elend im Sitz. Es ist der Sauerstoff, der, wenn er nicht in genügender Menge vorhanden ist, die Motoren zum Stottern bringt.

Wie der Brennstoff wird auch der Sauerstoff über das Blut transportiert. Die roten Blutkörperchen ziehen sich in den Lungen damit voll, das heißt, ihr Farbstoff, das Hämoglobin, heftet sich mit der Gier eines Sauerstoffabhängigen an das Sauerstoffmolekül, das dem Hämoglobin dann in den Muskeln vom noch vier Mal gierigeren Myoglobin wieder abgeluchst wird. Bei einem ruhigen Spaziergang kann dieses System den Verbrennungsvorgang in den Muskeln leicht aufrecht erhalten – ein gutes Argument für einen ruhigen Spaziergang. Zieht man das Tempo allerdings an, kann sich der Sauerstoffbedarf in den Laufmuskeln ohne weiteres verzwanzigfachen. Im Bruchteil einer Sekunde geben die Muskeln beim Körper eine dringende Nachbestellung auf. Die Nachricht wird dabei merkwürdigerweise von den Abfallstoffen überbracht, die bei dem verstärkten Verbrennungsvorgang in erhöhtem Maße anfallen. Wie Rauch rufen sie von fern eine eigenartige Feuerwehr herbei, die statt mit Wasser zu löschen, mit Sauerstoff spritzt, der Feuer ja eigentlich noch anfacht. Plötzlich herrscht Aufruhr im Körper. Das Herz zieht sich viel öfter und stärker zusammen, damit das Blut in höherem Tempo durch die Gefäße gepresst wird. Dadurch können die Blutkörperchen häufiger Sauerstoff laden und in den Muskeln wieder entladen. Organe, die nicht laufen können, werden von der Sauerstoffversorgung abgeriegelt: Magen, Milz, Gedärme. Die Gefäße zu den Laufmuskeln werden dagegen erweitert. In den jetzt aktiven Regionen nehmen zusätzliche Blutgefäße den Dienst auf. Weitet sich deren Durchmesser ums Doppelte, verstärkt sich der Blutstrom ums Vierfache. Und oft reicht selbst das nicht aus. Eine rote Faser nach der anderen erstickt wie eine ganz ordinäre weiße in ihrem Müll und gibt auf. Viele Fasern tun das in zusammengezogenem Zustand, was man zu spüren bekommt. Man schnappt nach Luft, kriegt einen Krampf in den Waden, schwört sich, von jetzt ab doch etwas mehr Sport zu treiben oder sieht einfach ein, dass man doch besser die nächste Straßenbahn abgewartet hätte.

Ob er sich im Auto oder im Menschen befindet, ist einem Motor egal, er muss atmen. Ein, aber auch aus. Damit frischer Sauerstoff eindringen kann, müssen die Abfallgase erst beseitigt werden. Einen Autoauspuff sieht man oft rauchen, einen Menschenauspuff nur bei extremer Kälte. Dass der Mensch bei Frost auch ohne Zigarette raucht, liegt am Wasserdampf, der zu einer sichtbaren Wolke aus feinen Wassertropfen kondensiert. Doch das eigentliche Abfallgas des Menschen ist das Kohlendioxid. Die guten Gase des Einatmens werden im Körper durch üble ersetzt und ungefiltert ausgestoßen. Luftverschmutzung ist also auch ohne Zigaretten möglich. Trotzdem hört man nie etwas über den schädlichen Kohlendioxidausstoß beim Menschen. Fragt man jemanden, warum er atmet, antwortet er, dass er nun mal Sauerstoff brauche. Doch das ist nur die halbe Wahrheit. Atmen bedeutet zwar, Sauerstoff aufzunehmen, aber es bedeutet auch, Kohlendioxid auszustoßen. Es ist wie mit dem Essen und dem Kacken: Wir widmen der Nahrungsaufnahme unsere ganze Aufmerksamkeit, schreiben sogar abertausende Bücher drüber, doch würden die Leute ganz schön dämlich aus der Wäsche gucken, würde man ihnen verbieten aufs Klo zu gehen. Es ist nun mal ein Gesetz: Was rein kommt, muss auch wieder raus.

Wo befindet sich beim Menschen eigentlich der Auspuff? Nicht hinten, dieser Ausgang ist für den Feststoff reserviert. Der Ausgang für die Gase ist identisch mit dem Eingang. Man kackt die Luft gewissermaßen wieder durch den Mund aus; ein etwas unappetitlicher Gedanke, vor allem, wenn man bedenkt, dass man einen Teil der eben ausgestoßenen Wolke ja gleich wieder einatmet. Man stelle sich das Ganze mal für den hinteren Ausgang vor! So abwegig ist der Gedanke jedoch nicht. Es gibt tatsächlich so unappetitliche Tiere, die nur über eine einzige Körperöffnung verfügen, so dass der Mund gleich Schließmuskel und der Schließmuskel gleich Mund ist. Seeanemonen genießen den Wohlgeschmack ihrer Nahrung also zwei Mal, auf dem Hin- und auf dem Rückweg. Genauso machen wir es mit unseren Gasen. Was unser Gasaustauschsystem betrifft, sind wir so simpel wie Anemonen gebaut.

Zum Glück sind unsere Abfallgase so geschmacklos wie unsere Atemluft. Der Sauerstoff in der Luft trägt seinen Namen zu Unrecht. Die Bezeichnung stammt aus grauer Vorzeit, als der Mensch noch glaubte, der Sauerstoff sei für den Säuregehalt eines Stoffes verantwortlich. Das war dumm, denn das geht aufs Konto des Wasserstoffs. Man hätte den Sauerstoff besser gleich »Brennstoff« nennen sollen, weil es ohne den Sauerstoff nichts zu verbrennen gäbe. Doch war die Bezeichnung schon für jenen Stoff vergeben, der nicht brennt, sondern verbrannt wird. Kohlendioxid wird erst sauer, wenn es sich in Wasser löst. Kohlensäure in der Limonade aber steigt ungelöst in Bläschen auf, deshalb bleibt diese süß. Beim Ausatmen stoßen wir hundertmal mehr Kohlendioxid aus, als wir beim Einatmen aufnehmen. Alle Niederländer zusammen atmen pro Tag also fast zehn Milliarden Liter Kohlendioxid aus. Unser Anteil am Treibhauseffekt ist nicht mehr zu verleugnen. Zwar lieben Pflanzen das Gas und wandeln es auch in Sauerstoff um, doch seit wir in unseren Autos und Fabriken derart viel fossile Brennstoffe verheizen, kommen sie damit nicht mehr nach. Ein Riesenproblem. Im menschlichen Körper ist das Kohlendioxid so etwas wie eine Sirene. Wenn aus irgendeinem Grund der Körper nicht mehr genug Sauerstoff aufnimmt, zum Beispiel durch eine geringere Atemfrequenz bei Bewusstlosigkeit, dann löst nicht der Sauerstoffmangel im Blut das Alarmzeichen für den Körper aus, die Lungen wieder zu blähen, sondern die hohe Konzentration an Kohlendioxid.

Verglichen mit dem Automotor ist der Antrieb des Menschen ein Ausbund an Eleganz. Doch trotz der Elastizität der Muskeln und der Diskretion bei der gasförmigen Müllentsorgung würde sich das ganze menschliche Räderwerk ohne Steuerung festfahren. Einen hohen Berggipfel zu besteigen ist eine Ausnahmeleistung von Herz, Lunge und Muskeln, doch ohne ein Nervensystem, das verrückt genug ist, dieses Unterfangen überhaupt erst zu beginnen, wäre sie nicht zu schaffen. Wenn es darauf ankommt, haben die Muskeln, das Herz und die Lunge nichts mehr zu sagen. Selbst die willkürlichen Muskeln stehen unter der Kontrolle des zentralen Nervensystems. Man ist seine eigene Marionette. Wie sich das Leben ohne Zentralmacht auswirkt, kann man kurz nach Eintritt des Todes sehen. Zwar sind die Nerven schon hinüber, doch die Muskeln arbeiten noch eine Weile weiter, wie Armeeeinheiten, die vom Hauptquartier abgeschnitten sind. Die Leiche zuckt noch, was Umstehende zum Grausen und manchmal zum Ausruf: »Er lebt ja noch!« veranlasst. Damit haben sie nicht ganz Unrecht. Als Biologiestudenten profitierten wir davon in unmoralischer Weise. Wir mussten vom Körper das abmontieren, was nach seinem Tod noch am Leben war: einen bestimmten Muskel aus dem schon bekannten Feinschmeckerkörperteil Froschschenkel. Versetzte man dem Muskel einen elektrischen Schock, dann zog er sich zusammen. Der Frosch sprang auch ohne Frosch. Aber wir konnten ihn noch so eifrig mit einer Spezialflüssigkeit benetzen, es funktionierte mit jedem Mal schlechter. Schändet man einen toten Körper nicht auf diese Weise, stirbt der Muskel schneller ab, schon nach ein paar Zuckungen erschlafft eine Leiche vollkommen. Außerdem scheint sich das Gewicht des Körpers verzehnfacht zu haben. Danach aber lebt ein toter Leib gewissermaßen noch einmal auf. In jedem Krimi kann man lesen, dass eine Leiche langsam erstarrt. Auch ohne Nachrichten vom Hauptquartier finden noch chemische Reaktionen in den Muskeln statt, da und dort ziehen sich ein paar Fibrillen zusammen, doch nur solange bis aller Proviant aufgebraucht ist, und der Müll, der jetzt nicht mehr abgeholt wird, sich haushoch türmt: Der Muskel versauert. In dieser sauren Umgebung lagern sich die Eiweiße ab. Die Muskeleiweiße können sich nicht mehr so ohne Weiteres aneinander vorbeischieben, und der Muskel wird steif. Komisch, warum hat man dann noch nie ein leichenstarres Stück Fleisch vom Metzger nach Hause getragen? Das liegt daran, dass dieses Fleisch nie so frisch ist, wie der Metzger gern behauptet. In der Regel haben die Beefsteaks und der Rinderbraten den *rigor mortis* längst hinter sich. Mindestens seit einigen Tagen, denn so lange braucht ein Körper, um nach der Leichenstarre wieder schlaff zu werden, weil sich die Muskelzellen verklumpen.

Mit den elektrischen Schocks imitierten wir Biologiestudenten beim Praktikum die Funktion eines Nervs. Dem Nerv ist es egal, ob der auslösende Reiz von einem Akku stammt oder von einem richtigen Hirn. Ein Reiz gleich welcher Art genügt, und eine Springflut von chemischen Reaktionen setzt ein, die den chemischen Motor schließlich anspringen lässt. Es braucht kein starker Reiz zu sein, ein schwacher tut's auch; er muss nur einen gewissen Schwellenwert überschreiten, und im Muskel geschieht immer dasselbe. Wer will, dass ein Muskel nur mit halber Kraft arbeitet, der muss ihn nicht schwächer reizen, sondern nicht so häufig oder nur weniger Fasern. Darin unterscheiden sich rote Fasern stark von weißen. Damit ein weißer Muskel, wie es seine Art ist, seine Tätigkeit explosionsartig aufnimmt, steuert das Nervenende mehr Muskelfasern an, als das bei einem roten Muskel der Fall ist. Ein Druck auf den Knopf, und es herrscht Großalarm. Trotzdem wird ein Muskel nie seine gesamten Fasern zum Einsatz bringen. Man muss schon ein Spitzensportler sein, um wenigstens vier Fünftel eines Muskels zu aktivieren. Das gelingt erst nach langem Training der Muskeln. Oder der Nerven. Ohne Auslösereiz hat ein Muskel höchstens Zuckungen. Wo kein Wille ist, ist kein Weg.

Ein Motor arbeitet nicht zu seinem Privatvergnügen. In der Regel muss er nicht sich selbst fortbewegen, sondern etwas anderes. In einer Fabrik wird Motorkraft meist durch Zahn- oder andere Räder weitergeleitet. Menschliche Muskeln aber drehen sich nicht, sondern ziehen sich zusammen, deshalb setzt der Körper öfter die Hebelkraft ein. Die meisten Muskeln sind mit einem oder gar mit beiden Enden an einem solchen Hebel befestigt. Die bekanntesten Hebel des menschlichen Körpers sind Arme und Beine. Aber auch die Kiefer rühmt man dessen. Zur Demonstration der außerordentlichen Hebelwirkung der Kiefer sollte man einer Katze einen Leckerbissen vorsetzen, wobei man darauf achten sollte, dass dieser nicht nur lecker, sondern auch zäh ist. Einen Hühnermagen zum Beispiel. Die Katze wird Sie mit einem herzzerreißenden Blick dafür belohnen. Nach vergeblichen Versuchen, das widerspenstige Stück Nahrung auf normale Weise zu zerkleinern, wandert es in einen der Mundwinkel. Die Katze dreht ihr Köpfchen zur Seite, wobei die Kauseite unten liegt und das dort befindliche Auge noch verbissener zugekniffen wird als jenes, das sich auf der himmelwärts gerichteten Seite befindet. Sie kaut wie besessen, als gehorchte sie einem Auftrag, der auf Teufel komm raus ausgeführt werden muss. Diese stumpfsinnige Konzentration ist uns von jenen Menschen bekannt, die mit einem immer röter anlaufenden Gesicht versuchen, eine trotzig davonhüpfende Walnuss mit einem von der alten Tante geerbten Nussknacker zu öffnen. Katzenkiefer und Nussknacker funktionieren beide nach dem Hebelprinzip.

Dank des Nussknackers ist man stärker, als man eigentlich ist. Als ob einem beim Drücken jemand hilft. Der Knacker muss nur groß und scharf genug sein, dann kann man mit ihm sogar ein Fahrradschloss öffnen. So ein Hebel ist ein Wunderwerkzeug. Er funktioniert ohne Motor, verbraucht weder Benzin noch Strom. Man macht überraschenderweise alles selbst. Doch sind die Hände nicht plötzlich stärker geworden. Sie legen an den Hebelenden nur einen Weg zurück, der um einiges länger ist als das zu knackende Schloss dick. Auf diesem Stück Weg sammelt man eine ganze Menge Kraft ein, die dann auf das kurze Stück Stahl konzentriert wird. Will man also mit einem Hebel seine Kraft verzigfachen, dann sollte man ihn am längeren Ende packen. Aber man kann einen Hebel auch umdrehen. Wenn man ihn am kürzeren Ende fasst, setzt man zwar wenig Kraft frei, dafür aber legt das lange Ende eine beachtliche Distanz zurück. Darauf beruht die Funktionsweise eines Zeigers. Eine kleine Bewegung lässt einen Zeiger weit ausschlagen, ein verblüffendes Ergebnis, das auch bei unserem Zeigefinger und Zeigearm zu bewundern ist. Unser Körper ist voll mit solch umgekehrten Gerätschaften, die Kräfte in Distanzen umwandeln. Um einen großen Schritt zu machen, braucht der Mensch, dank der langen Beine, die Muskeln nur ein vergleichsweise winziges Stück zusammenzuziehen. Was sich gut trifft, denn Muskeln können sich nur um ein winziges Stück ihrer Länge zusammenziehen. Damit wir weit um uns greifen können, haben Arme und Hände einiges an Kraft einbüßen müssen und können jetzt nicht mal mehr eine Walnuss zerdrücken. Daher der Nussknacker. Der gibt mit seinen Armen unseren die Kraft zurück, die sie verloren haben. Und immer wieder wundert man sich, wie stark man doch ist.

Der Mund ist ein höchsteigenes Werkzeug. Im hinteren Teil funktioniert er wie bei der Katze als Nussknacker. Die Backenzähne weit hinten konzentrieren die Kraft der Kaumuskeln am besten. Im vorderen Teil des Mundes funktionieren die Zähne wie eine Pinzette. Daumen- und Zeigefingerspitzen auf kleinem Abstand gehalten bilden eine ähnliche Pinzette. Die Muskeln, mit denen man sie steuert, befinden sich jedoch, wie beim Vogel die Flugmuskeln, in einiger Entfernung, weil dort mehr Platz ist. Wie die Fäden einer Marionette verbinden Sehnen die Armmuskeln mit den Fingerknochen und bewegen diese. Und genau wie bei einer Marionette ist die Anzahl der Fäden begrenzt. Ein Grund, warum man den Ringfinger und den kleinen Finger nicht unabhängig von einander bewegen kann. Wenn nach diesem Prinzip alle Bewegungen des Körpers von einem einzigen zentralen Motor ferngesteuert würden, mein Gott, was für ein Durcheinander würde herrschen!

Ein Muskel kennt nur einen Trick: sich zusammenziehen. Das aber kann er perfekt, auch wenn er sonst nicht viel kann. Einen Rückwärtsgang zum Beispiel gibt es nicht. Ein Muskel weiß, wie er kürzer wird, doch vom Längerwerden hat er nicht die geringste Ahnung. Hat ein Muskel den Arm gebogen, dann ist er ratlos, wie er ihn wieder gerade kriegt, ein anderer Muskel muss einspringen, um ihn wieder zu strecken. Der Beuger ist der Bizeps, man kennt ihn als die Muskelkugel im Oberarm. Den Strecker dagegen, den Trizeps, sieht man viel seltener bei der Arbeit. Er ist wesentlich länger, dafür aber umso schwächer. Man kann den Arm viel kräftiger beugen als strecken, dafür geht das Strecken viel schneller. Das kommt einem gut zupass, wenn man etwas heben muss. Auf dem Wasser dagegen ist die Verteilung der Armmuskeln lebensgefährlich. Weil man ein

Ruder leichter zieht als drückt, muss man sich verkehrt herum ins Boot setzen, und das erhöht die Gefahr, mit einem anderen Boot zusammenzustoßen, ins Gnadenlose.

Nur wenige Tiere profitieren vom Hebelprinzip so sehr wie der Mensch; unsere Beine gehören zu den längsten. Dafür sind es bedauerlich wenige. Ein Säugetier, das etwas auf sich hält, hat vier Beine. Das scheint auch, wenn man die vier Räder eines Autos oder die vier Beine eines Tischs betrachtet, die ratsame Anzahl zu sein. Mit vier Stützen fällt man nicht so leicht um. Die gelungensten Tiere der Welt, die Insekten, haben zur Sicherheit gleich sechs davon. So kann man sich fortbewegen und hat gleichzeitig noch ein paar Beine frei, um etwas anderes zu machen. Viele Menschen wären sowieso am liebsten Tausendfüßler. Das wäre was: ein Paar Beine für den Haushalt, achtundachtzig, um Klavier zu spielen – für jede Taste eines –, zehn Beine fürs Geldausgeben, hundert, um es zu verdienen. Und dann hat man immer noch genug Beine übrig, um jemanden zu streicheln.

Fair ist das nicht. Der eigene Hund hat zwei Beine mehr als man selbst, und dessen Floh sogar vier. Beschämend! Zum Trost reden wir uns ein, dass das Gehen auf zwei Beinen ein Fortschritt ist. Wir wechselten vom Gehen auf vier Pfoten zum Gehen auf zwei Beinen, damit wir unsere Hände frei bekamen. Die kriegten plötzlich so viel zu tun – all das Werkzeug, mit dem sie herumhantieren mussten –, dass das Gehirn sich enorm vergrößerte und wir Mensch wurden. Doch sind wir nicht die einzigen Wirbeltiere, die ihre Vorderbeine umfunktioniert haben. Die Vögel wollten mit ihren Vorderbeinen fliegen und hatten so nur noch die Hinterbeine, mit denen sie laufen konnten. Ein bisschen wenig, nicht wahr? Man schaue sich nur mal ein Huhn an, wie es hin und her wankt, Schlagseite bekommt wie ein Dampfschiff im Golf von Biskaya. Oder eine Amsel, die immer mit zwei Beinen gleichzeitig hopst wie beim Sackhüpfen, als herrschte im Amselreich immer Kindergeburtstag. So was macht nicht schlau, so was macht nur müde.

Menschen wussten das einfallsreich zu verhindern. Durch Beine, die länger sind als die einer Amsel und näher beieinander liegen als die eines Huhns. Dadurch verlagert sich der Schwerpunkt beim Gehen nicht so sehr, auch wenn das Schwanken nicht ganz vermieden werden konnte. Aber wäre es nicht am besten gewesen, man hätte wie ein Zentaur die vier Beine behalten und einfach noch zwei extra Arme dazugekriegt? Auf vier Beinen steht man entschieden stabiler. Ein Pferd kann einem Tierarzt einen Tritt geben, ohne einen Sturz zu riskieren. Je mehr Beine man hat, desto schneller kommt man natürlich vorwärts. Oder etwa nicht? Nein, nicht immer. Das heißt, eigentlich so gut wie nie. Ein Tausendfüßler ist langsamer als jedes andere Insekt. Denn ein Bein kann auch eine Bremse sein. Jedes Bein zusätzlich verursacht mehr Reibung und muss mitgeschleppt werden. Ein Rennauto mit acht Rädern würde auch nicht schneller fahren als eins mit vieren.

Der Rennwagen unter den Tieren, der Gepard, hat auch nur vier Beine. Doch seine legendär hohe Geschwindigkeit kann er nur über eine kurze Zeit halten. Über längere Distanzen ist ihm mancher Zweibeiner überlegen. Die meisten Vögel würden bei diesem Rennen als Letzte eintrudeln. Aber sie haben sich ja auch nicht fürs Laufen, sondern fürs Fliegen entschieden. Straußenvögel allerdings können stundenlang rennen und erreichen dabei Spitzengeschwindigkeiten von bis zu 70 Stundenkilometern. Nicht trotz, sondern wegen ihrer Zweibeinigkeit. Das war schon bei ihren Ahnen der Fall, bei den zweibeinigen Dinosauriern. Riesige Vierbeiner wie der Brontosaurier kamen nur schlendernd voran, wie heute der Elefant. Die kleinen zweibeinigen Verwandten jedoch, zu denen zum Beispiel der Veloziraptor zählte, den wir alle aus *Jurassic Park* kennen, zischten im Schnellgang durch den Ur-Urwald. Auch der Tyrannosaurus rex kam verblüffend schnell vorwärts. Ein noch lebendes Plädoyer für die Zweibeinigkeit ist der Basilisk. Normalerweise geht er, wie es sich für eine Eidechse gehört, auf vier Beinen, aber wenn er es eilig hat, hebt er den Rumpf wie ein startendes Flugzeug. Unter den größeren Säugetieren haben sich die Kängurus für die Zweibeinigkeit entschieden. Ihre Schnelligkeit haben sie der Länge und der Elastizität ihrer Beine zu verdanken. Die Energie, die beim Landen nach dem Sprung frei wird, investieren sie gleich zu 40 Prozent in den nächsten Sprung. Als Feder dient die Achillessehne. Beim Menschen sieht dasselbe Prinzip nicht so spektakulär aus, weil er jeweils nur ein Bein und nicht beide gleichzeitig einsetzt, doch wenn er rennt, ist bei ihm jeder Schritt ebenfalls ein Sprung. Dabei wird sogar bis zu 70 Prozent der Energie recycelt. Die wichtigste Feder beim Menschen ist der gewölbte Fuß. Er sorgt dafür, dass man bei jedem Schritt lediglich 30 Prozent der benötigten Energie selbst aufbringen muss, allerdings nur, wenn man keine Plattfüße hat.

Athlet zu werden ist leicht, denn Leichtathletik besteht aus Bewegung, und die erschafft der Körper aus der aufgenommenen Nahrung. Um höher springen oder schneller rennen zu können, braucht man also nur mehr zu essen. Als ich jung war, forderten die Mütter ihre Söhne deshalb auch auf, immer schön brav den Teller leer zu essen und sich dann gleich noch mal nachzuschöpfen. Sportler dachten genauso. Liest man die Diätlisten der Vorkriegssportler, vergeht einem der Appetit: Teller voller Bohnen, honigtriefende Brote, Eier gleich im Dutzend, ganze Schinken und Speckschwarten. Holländer schworen auf Haferbrei. Viel hilft viel, dachte man sich, je mehr man vertilgt, desto höher gelangt man auf dem Siegertreppchen. Beim Marathon von Zürich aßen die Teilnehmer eine Stunde vor dem Start ein Beefsteak mit Bratkartoffeln und drei Spiegeleier. Unterwegs trank man dann noch Limonade, Bier, sowie Kaffee mit und ohne Kirsch. Wollte man aber Qualität, dann hieß das Fleisch. Und auch das in Massen, bis zu einem Kilo pro Tag.

Leider sträubt sich die Praxis dagegen. Ein Mensch wird nicht stärker, wenn er mehr isst, sondern nur dicker. Die Energie setzt sich in Fett um. Dabei ist Fett an sich keine schlechte Sache. Vor seinem

Vogelzug frisst sich ein Vogel einen doppelt dicken Fettwanst an; ohne diese Reserve würde er den Flug gar nicht überstehen. Ein fetter Mensch ist ein Fass voller Energie. Doch hat man von einem Fettfass, das einfach nur dasteht, so viel wie von einer dicken Kerze, die nicht brennt. Um zu brennen braucht diese nämlich Sauerstoff. Ein vollgefressener Athlet hat zwar ausreichend Brennstoff in sich, doch es fehlt ihm der zündende Sauerstoff. Für die Verbrennung eines Moleküls Nahrung benötigt man, grob gerechnet, zwei Moleküle Sauerstoff. Will man seine Leistung erhöhen, dann nicht dadurch, dass man noch mehr Hamburger in sich hineinstopft, sondern indem man öfter atmet. Atmen und Leistung sind so sehr voneinander abhängig, dass Sportwissenschaftler die Leistung daran messen, wie viel Sauerstoff man verbraucht. Für einen verbrannten Liter Sauerstoff rechnet man fünf Kilokalorien. Es ist, als ob man die Leistung eines Ofens nicht mit dem Thermometer misst, sondern daran, wie viel Rauch er aus dem Kamin stößt.

Früher gab es so idiotische Wettkämpfe wie: Wer kann die meisten Würste essen? Oder: Wer trinkt das meiste Bier? Heute kämpfen die Sportler darum, wer am häufigsten atmen kann. Zu diesem Zweck rackern sie sich wie die Blöden auf einem Fahrrad ab, das nicht vom Fleck kommt, und messen dabei den Sauerstoffverbrauch. Das Resultat zeigt einem an, ob und wie sehr man für den Sport geeignet ist. Das Rechnen mit der Energiemenge, die der Körper aus der Nahrung zieht, ist einfach. Dabei kann man viel lernen, doch nicht jeder begreift, worauf es ankommt. Nämlich dass jeder Mensch Höchstleistung erbringt. Er beweist sie dadurch, dass er lebt.

So lange man also lebt, wandelt man jeden Tag Nahrungsmittel in Aberhunderte von Kilokalorien um. Die meiste Energie wird als Wärme freigesetzt. Das ist gut, denn wenn man das nicht täte, würde man sterben, da der Körper auf einer konstanten Temperatur von 37 °Celsius gehalten werden muss. Ein anderer Teil der Energie wird für die Aufrechterhaltung der Lebensprozesse benötigt: für das

Pumpen des Herzens, das Lebern der Leber und das Lungern der Lunge. Jede Zelle, jeder Zellteil verbraucht Energie, um andauernd irgendwelche Stoffe in andere Stoffe umwandeln zu können. Der Körper tut ein ganzes Leben lang nichts anderes, als mit aller Kraft zu verhindern, dass er stirbt. Dafür benötigt ein Mensch pro Tag durchschnittlich 1500 Kilokalorien. Sogar wenn er den ganzen Tag im Bett liegt und sich nicht rührt, laufen seine Eingeweide auf Hochtouren. Die nötige Energie stammt aus der Nahrung, klar, aber wo hat die Nahrung die her? Von ihrer Nahrung natürlich. Die Energie eines Beefsteaks stammt aus dem Gras, das die Kuh gefressen hat. Das Gras wiederum bekommt, wie auch der Salat oder Chicorée, seine Energie von der Sonne. Im Grunde ist jede Energie, die der menschliche Körper verbraucht, ursprünglich einmal Sonnenenergie gewesen. Doch auf dem Weg von Pflanze zu Pflanzenfresser zu Fleischfresser zum Mensch gehen 90 Prozent davon verloren. Jede Wegetappe nimmt sich ihren Teil, den sie zum Leben braucht. Wäre es nicht praktischer, der Mensch würde die Sonnenenergie gleich selber anzapfen? Warum können wir nicht wie die Pflanzen vom Sonnenlicht leben? Was hat eine Geranie, was wir nicht haben?

Massig Sonnenenergie. Wenn ein bisschen Sonnenlicht schon reicht, um mithilfe eines Brennglases einen Buschbrand zu entfachen, dann müssen doch an einem wolkenlosen Tag unerdenkliche Kalorienmengen auf die Erdoberfläche niederprasseln. Kann man die nicht einfangen? Pflanzen wissen schon längst wie, sie tun es mit Blattgrün, dem Schlüssel zum Schlaraffenland. Das Blattgrün ermöglicht den Pflanzen ein Leben, bei dem sie weder in den Supermarkt noch auf die Jagd gehen müssen. Sie stehen einfach auf dem Fensterbrett oder auf dem Feld herum und träumen vor sich hin. Warum können wir nicht so leben wie sie? Ein blattgrüner Anzug müsste einen diesem Ziel doch schon ein ordentliches Stück näher bringen, oder nicht? Doch ein Blick auf die Fensterbank genügt, um zu erkennen, wo der Haken liegt. Ein Ausbund an Energie ist die Pflanze nämlich nicht.

Sie steht ein wenig in der Gegend herum, wächst ein bisschen, und das war's. Hat man schon mal eine Pflanze beim Spaziergang in Nachbars Garten gesehen, um mal nachzusehen, ob das Gras dort grüner ist? Vielleicht interessiert sie es ja nicht, durchaus möglich, aber selbst wenn sie es interessierte, würde sie ihre Neugier nicht befriedigen können. Nicht mal, wenn sie statt der Wurzeln Füße hätte; ihr würde schlichtweg die Energie dazu fehlen. Sonnenenergie ist zwar schön, aber auch schwach. Die Pflanze würde bei ihrem Spaziergang wie ein Spielzeugauto mit einer zu schwachen Batterie ganz schnell immer langsamer werden und schließlich liegen bleiben. Ein Tier, das mittels Sonnenenergie funktionierte, müsste über eine enorme Oberfläche verfügen, um genügend Sonnenenergie für seine Bewegungen einfangen zu können. Eine Maus zum Beispiel, diese Rechnung hat der amerikanische Biologe John Bonne aufgestellt, wäre auf einen Sonnenkollektor in der Größe eines Quadratmeters angewiesen, damit sie wenigstens ab und zu aktiv sein könnte. Vorausgesetzt, das Wetter ist schön. Man kann nur zu gut begreifen, dass der Maus die Energie in Form eines Stück Käses lieber ist. Der Mensch, auch das hat Bonner ausgerechnet, bräuchte einen Sonnenkollektor von mindestens 16 qm. Diese Fläche könnte man zwar, wie bei der Pflanze, über eine große Anzahl Blätter verteilen, doch würden diese so viel wiegen, dass die mit dem Sonnenkollektor gewonnene Energie nicht ausreichen würde, den Menschen auch nur einen Schritt weit zu bewegen.

Tag ein, Tag aus muss das Leben bis auf den Tod verteidigt werden. Damit ist der Körper vollauf beschäftigt. Will er seinen Grundstoffwechsel verdoppeln, dann hat er noch mehr zu tun. Doch auch der spitzeste Spitzensportler kann seinen Verbrauch nie über 6000 Kilokalorien pro Tag hinaus steigern. Bei seiner ganzen Renner-, Turner-, Hopser- und Schwitzerei verbraucht er kaum mehr Energie, als wenn er einfach zu Hause geblieben wäre, um ein gutes Buch zu lesen. Über mehrere Jahre hinweg kann der Energieverbrauch eines Menschen 4000 Kilokalorien pro Tag nicht überschreiten. Wer kein Leistungssportler ist, verbrennt eine solche Menge an Kalorien nur während der Grundausbildung beim Bund. Aber auch da verbraucht der Soldat durch Schlafen und Sitzen mehr Energie als durchs Exerzieren oder die wehrsportlichen Übungen. Es stimmt zwar, dass der Energieumsatz eines Muskels bei gewissen Übungen ums Zehn- oder Zwanzigfache steigen kann, doch übertreffen andere Körperteile solche Einmalleistungen durch ihren Dauereinsatz während des ganzen Tages leicht. Ein Spitzensportler in Topform verbraucht nur doppelt so viel Kilokalorien wie jemand, der keinen Finger rührt. Dessen Leistung, die lediglich darin besteht, am Leben zu sein, verdiente im Grunde schon eine Medaille. Außerdem hält er das leicht siebzig, achtzig Jahre durch, die Zeit eines Dauerläufers ist da meistens schon längst abgelaufen.

Nichtstun kostet also Energie. Gut zu wissen, wenn man abnehmen möchte. Man kann sich noch so sehr abquälen, die Hälfte seines Gewichts verliert man schon durch Nichtstun. Und es gibt noch mehr angenehme Nachrichten. Ob man zehn Kilometer joggt oder zehn Kilometer spazieren geht ist egal, der Kalorienverbrauch ist gleich hoch. In beiden Fällen hat man den Körper von A nach B gebracht und einen Abstand von zehn Kilometern zurückgelegt. Man verbraucht auf diese oder auf jene Weise gleich viel Kalorien, also nimmt man auch gleich viel ab. Warum aber ist dann das Joggen so viel anstrengender? Weil man die zehn Kilometer in kürzerer Zeit zurücklegt. Da man die Strecke in doppelter Geschwindigkeit hinter sich bringt, verbraucht man auch doppelt so viele Kalorien pro Minute. Wenn man aber eine Stunde rennt, um dann hinterher eine Stunde lang nichts zu tun, kann man auch gleich zwei Stunden spazieren gehen. Das Ergebnis ist dasselbe. Man bräuchte sich mit der Joggerei überhaupt nicht abzuquälen, wenn man nur öfter zu Fuß ginge, statt ins Auto zu steigen. Gute Nachrichten auch deshalb, weil das Rennen und Joggen einen großen Nachteil hat: Es macht müde.

Für manche Leute der Grund, das Joggen nie anzufangen, für einen fanatischen Jogger ein leidiger Hinderungsgrund, nicht so oft joggen zu können, wie er gerne möchte. Der Körper ist immer eher dazu geneigt, die Sache hinzuschmeißen, als der Geist. Bei der Arbeit, bei einem Spielchen, sogar in der Liebe ist die Müdigkeit früher oder später immer der große Spielverderber. Der Geist will zwar noch, doch das Fleisch schwächelt. Auf den letzten Metern ist es so, als ob man mit angezogener Bremse Gas gibt. Im Grunde handelt es sich dabei um den alten Konflikt zwischen Körper und Geist. Der Körper weigert sich zu tun, was der Geist ihm befiehlt. Damit der Geist aber begreift, dass es der Körper ernst meint, ist Müdesein mit Schmerzen verbunden. Schmerzen hat man nicht in den Beinen, sondern im Kopf.

Die Menschen schieben die Schuld gern von sich, indem sie behaupten, ihre Muskeln machen schlapp, was in der Praxis bedeutet, dass sie mit keinem Mittel mehr dazu zu bewegen sind, auch nur noch einen einzigen Schritt zu tun. Der Beweis dafür, dass die Müdigkeit von den Muskeln ausgeht und nicht vom Gehirn, ist leicht zu erbringen, denn ein Muskel im Versuchsaufbau eines Labors weist die gleichen Ermüdungserscheinungen auf wie ein Muskel im Körper. Seit langem schon macht man die Milchsäure dafür verantwortlich. Je müder ein Muskel ist, desto mehr von diesem Abfallprodukt ist im Muskelstoffwechsel nachzuweisen. Um es wegzuschaffen, benötigt ein Muskel Sauerstoff, der aber fehlt einem Gewebe, das gerade hart arbeitet, meistens. Nicht ein Schokoriegel gibt dem Muskel seine verlorene Energie zurück, sondern nur richtig tiefes Atemholen. Ganz ohne Energie ist ein Muskel, der sich nicht mehr zusammenziehen will, jedoch nicht. Den letzten Rest behält er für sich, um am Leben zu bleiben. Müdigkeit ist das Flehen eines Muskels ans Gehirn, keine weiteren Befehle zu erteilen, ihn nicht länger zu quälen. Er verhält sich dabei wie ein vernünftiges Pferd, das seinen Reiter abwirft, bevor der es zu Tode schindet.

Die größte Müdigkeit überfällt einen übrigens dann, wenn man gerade denkbar wenig tut. Steht man auf dem Bahnsteig, den schweren Koffer in der Hand, und wartet auf den Zug, verrichtet man null Komma null Arbeit. Dazu nämlich müsste der Koffer von der Stelle bewegt werden. Es wäre besser gewesen, ihn an ein Seil oder einen Haken zu hängen. Ein Gewicht an einer Schnur oder eine an den Nagel gehängte Schultasche können dort zehn Jahre baumeln, ohne dass etwas geschieht. Schnur oder Nagel ist es egal, wenn an ihnen etwas dranhängt, einem Arm voller Muskeln aber nicht. Um den Koffer auf immergleicher Höhe zu halten, müssen sich die Muskeln die ganze Zeit über anspannen. Diese Anspannung kostet den Muskel mehr Energie, als wenn er sich verkürzen dürfte. Deshalb stellt ein Mensch mit etwas Menschenverstand den Koffer nach einer Weile auch ab. Jetzt kostet ihn das Auf-der-gleichen-Höhe-halten absolut keine Energie mehr.

Ein Muskel ist ein Verbrennungsmotor ohne Feuer. Doch auch ohne Feuer wird Wärme freigesetzt. Einen Großteil seiner Energie verwandelt der Muskel nicht in Bewegung, sondern in Wärme. Das ist praktisch, weil auf diese Weise die Muskeln auch den Körper auf Temperatur halten. Nicht ganz selbstlos übrigens: Warme Muskeln sind geschmeidiger als kalte und werden besser durchblutet. Doch darf man es mit der Hitze nicht übertreiben, sonst brät man die Muskeln im eigenen Körpersaft. Beim Körper fängt das Kochen nicht erst bei 100 °Celsius an, schon bei vierzig verklumpen sich die Eiweiße. Die Enzyme, die den Stoffwechsel in Gang halten, sind dann nicht mehr funktionstüchtig. Ein ruhiger Spaziergang an einem schönen Pfingstfeiertag ist harmlos, doch sobald man zu rennen anfängt, wird man zu einer Gefahr für sich selbst. Ein Marathonläufer im Ziel hat sich auf eine Körpertemperatur von lebensbedrohlichen 39,5 °Celsius hochgekocht.

Es ist deprimierend, dass man einen Großteil der eben mühevoll aus der Nahrung aufgegabelten Energie ungenutzt als Wärme verschleudern muss. Wo lässt man die überhaupt? Luft nimmt Körperwärme nur unzureichend auf, da sie ein ausgezeichneter Wärmeisolator ist. Der Kühler eines Autos arbeitet mit frischer Außenluft, die ein Ventilator auf den Motor richtet, damit dieser sich nicht überhitzt. Menschen haben keinen Ventilator. Doch schon die geringe Geschwindigkeit beim Fahrradfahren sorgt dafür, dass die Luft den Körper stärker kühlt, als die Anstrengung ihn erhitzt. Die Geschwindigkeit beim Joggen reicht für eine Abkühlung nicht aus, weshalb einem so unangenehm warm dabei wird. Eine Wasserkühlung dagegen ist äußerst funktionell, weil Wasser Wärme schluckt. Es kostet erstaunlich viel Energie, einen Topf Wasser zum Kochen zu bringen, noch mehr Energie ist nötig, um das Wasser verdampfen zu lassen. Verdampfendes Wasser entzieht also sehr viel Wärme. Putengeier nutzen das auf raffinierte Weise aus, indem sie sich auf die Füße pinkeln. Der Urin verdampft und kühlt so ihre Füße. Das zirkulierende Blut transportiert diese Kühle dann bis ins Vogelinnere. Menschen sind noch ausgekochter. Sie pinkeln sich gleich den ganzen Körper voll, nicht mit Urin, sondern mit einer anderen Körperflüssigkeit: mit Schweiß. Spezielle Drüsen befeuchten die Hautoberfläche, die sich dann durch den Verdampfungsvorgang abkühlt. Bei einem üblicherweise verregneten Tag in den Niederlanden verdampft man lediglich einen halben Liter, doch kann sich das bis zu zehn Liter pro Tag steigern. Jogger lieben es zu schwitzen. Sie glauben dann ihrem Körper etwas furchtbar Gesundes anzutun, doch eigentlich bedeutet schwitzen nur, dass man es zu warm hat. Deshalb gibt es nur einen einzigen zureichenden Grund, um die Beine in die Hand zu nehmen: Frieren. Zum Einbau der Kühlung waren am Menschen umfangreiche Renovierungsarbeiten nötig. Es wurde eine Sprinkleranlage mit nicht weniger als zwei Millionen Öffnungen eingebaut. Gleichzeitig wurde die Haut als Träger dieser Anlage enthaart. Unter den vielen hunderten Affenarten sind wir die einzigen ohne ein nennenswertes Fell. Gegen Kälte kann man sich etwas überziehen, doch gegen Hitze hilft Haarlosigkeit am besten. Ohne Kühlung würde man in kürzester Zeit wie ein überhitztes Auto kochend am Straßenrand stehen. Hauptsache, der Kopf ist kühl. Natürlich sollen Menschen das Herz am rechten Fleck haben oder über Rückgrat verfügen, doch ein kühler Kopf ist noch besser – wenigstens für einen guten Bürgermeister oder einen Präsidenten. Das mit dem kühlen Kopf ist mehr als nur eine Redewendung. Um gut denken zu können, braucht das Gehirn eine konstante Temperatur. Die zu halten ist gar nicht so einfach, denn auch Gehirne laufen sich schnell warm. Eine Gehirnzelle kann zehn Mal mehr Energie verbrauchen als eine normale Körperzelle. Zur Kühlung des Gehirns von innen benutzt der Körper Blutgefäße. Wie gut das funktioniert, weiß jeder, der schon mal nach einer Fahrradtour überhitzt und verschwitzt einen Liter eiskalte Milch in sich hineinschüttete. Die plötzliche Kälte schießt durch die Magenwand mithilfe des Bluts direkt ins Gehirn und verursacht dort einen stechenden Schmerz, und man muss die Augen zukneifen und die Finger gegen die Nasenwurzel pressen, um das unangenehme Gefühl etwas abzumildern. Normalerweise verhindert das Gehirn eine derartige Instant-Migräne mit einem ausgeklügelten Wärmeaustauschsystem. Die Gehirnschlagader ist direkt an das durch regen Luftaustausch kältere Blut in Mund und Nase angeschlossen. Der Rest des Körpers dagegen ist auf Schweißkühlung angewiesen. Eine wichtige Rolle hat dabei der Hals, er funktioniert wie der Handgriff einer Pfanne, der die Pfannenhitze auf Abstand hält. Unser Halsstiel hält die Körperwärme auf Distanz, je länger der Hals, desto kühler der Kopf. Obacht also vor Präsidentschaftskandidaten, bei denen der Kopf direkt auf dem Rumpf sitzt.

Auch die Hautfarbe spielt bei der Körperkühlung eine entscheidende Rolle. Ein Mensch fühlt sich am wohlsten, wenn die Temperatur außer Haus Zimmertemperatur hat, weshalb schwere körperliche Arbeit in den Tropen eine Anfechtung ist. Der Körper überhitzt sich dadurch zu schnell. Der Körper eines Weißen, der gerade in den Tropen angekommen ist, braucht eine Weile, um sich daran zu gewöhnen. Doch nach kurzer Zeit hat er gelernt, dass er mehr trinken muss, während die Schweißdrüsen inzwischen wissen, dass sie mehr Flüssigkeit produzieren müssen, um die Haut ausreichend zu kühlen. Diese außerordentliche Kühlung kostet den Körper nicht nur enorm viel Wasser, manchmal mehr als einen Liter pro Stunde, sondern er verliert mit dem Schweiß auch wichtige Körpersalze. In den tropischen Ländern, die keinen Zugang zum Meer haben, war Salz deshalb früher ein äußerst kostbares Gut. Viel kostbarer als die teuren Getränke, die sich überhitzte Sportler als Energydrink heutzutage andrehen lassen. Betrüger multinationalen Ausmaßes behaupten, man ersetze durch sie die dem Körper mit dem Schweiß verlorengegangenen Mineralien. Dabei ist der Kochsalzgehalt der Drinks viel geringer als der von Schweiß. Aus gutem Grund. Salziges Wasser schmeckt nicht; ein Arzt verordnet es als Brechmittel. Das verlorene Salz braucht auch nicht gleich ersetzt zu werden. Wir in den reichen Ländern der Erde nehmen sowieso zehn- bis hundert Mal mehr Salz mit unserer Nahrung auf, als wir benötigen. Außerdem verliert man beim Schwitzen gar nicht so viel: durchschnittlich 2,5 Gramm pro Liter. Mit einer normalen Mahlzeit hat man diesen Verlust meist schon wieder ausgeglichen. Und warum überhaupt gleich ersetzen? Man rennt ja auch nicht jedes Mal, nachdem man gepinkelt hat, zum Medizinschränkchen, um die verlorenen Mineralien in Pillenform zu schlucken. Selbstverständlich muss man viel trinken, wenn man schwitzt. Um zu bestimmen wie viel, hilft ein Blick auf die Waage. Wiegt man nach einer Stunde Joggen ein Kilo weniger, kann man davon ausgehen, dass man das Kilo nicht abgenommen, sondern einfach ausgeschwitzt hat. (Um dieses Kilo richtig abzunehmen, müsste man 10 000 Kilokalorien verbrennen, was gleichbedeutend ist mit 150 Kilometer Dauerlauf, der allerdings innerhalb einer Stunde mit Sicherheit nicht zu schaffen ist.) Dieser Flüssigkeitsverlust lässt sich mit einem Energydrink ersetzen, obwohl der so süß ist, dass er einem nach ein paar Schlucken schon sauer aufstößt. Ratsamer ist normales Wasser, und wenn ich nun sage, dass normales Wasser mit einer Prise Salz tatsächlich noch besser ist, dann deshalb, weil man dadurch nicht den Salzverlust kompensieren soll, sondern weil Salzwasser vom Körper leichter aufgenommen wird und ihn weniger rasch als Urin wieder verlässt. Am besten ist es, man kommt bei Hitze erst gar nicht zu sehr ins Schwitzen und passt nicht das Getränk, sondern sein Verhalten den äußeren Umständen an. Viel Herumlungern, Bewegung, wenn überhaupt, nur langsame. Was man mit Sicherheit vermeiden muss, ist Anstrengung. Denn dann schickt der Körper das Blut, das er zur Kühlung der Haut viel nötiger bräuchte, zu den Muskeln, die sich dadurch nur noch mehr erhitzen. Besser ist es, den Schatten aufzusuchen oder sich mithilfe von langen Schlabbergewändern selbst welchen zu verschaffen. Und vor allem, sollte man sich so wenig wie möglich aufregen. Meine Katzen machen das genauso. Voller Verwunderung, ja manchmal habe ich den Eindruck, sogar richtig angeekelt, beobachten sie die Hunde, die herumhetzen, sich gegenseitig verfolgen, einem Ball hinterherjagen, und das alles ohne Grund. Hunde können sich das erlauben, weil sie ein so sinnvolles wie unappetitliches Organ besitzen: die Zunge. Die hängt ihnen manchmal bis zum Boden herunter, damit so viel Speichel wie möglich verdampfen kann. Wie viel Speichel das sein kann, weiß jeder, der schon einmal von einem Hund hinterrücks angefallen und abgeschleckt worden ist. Der Speichel einer einzigen Hundezunge reicht für tausend Briefmarken und hundert Umschläge. Man könnte glatt Mitleid mit einem Hund bekommen, dass er den ganzen Tag mit so einem widerlichen Stück Fleisch im Maul herumlaufen muss.

Gegen diesen speicheltriefenden Briefmarkenbenetzer in Bettlakengröße besitzt die kleine rote Zunge einer Katze den Charme eines neckischen Einstecktüchleins. Weil dieses kleine Accessoire zum Hecheln nicht geeignet ist, sieht die Katze gleich ganz davon ab, lange und deshalb zum Hecheln nötigende Dauerläufe zu machen. Nur im Notfall setzt eine Katze ihre Zunge zur Kühlung ein, und dann auch nur elegant verbrämt, indem sie so tut, als lecke sie sich das Fell. Der Körper einer Katze kann nicht schwitzen, auch wenn sie ab und zu glänzende Pfotenabdrücke hinterlässt. Um jeder Gefahr der Überhitzung zu entgehen, verschläft eine Katze zwei Drittel ihres Lebens. Das restliche Drittel verbringt sie damit, uns zum Kühlschrank zu dirigieren, Haare zu verlieren, hinaus zu wollen, wenn sie drinnen ist, und herein zu wollen, wenn sie draußen ist. Die Beute ist mit einem Sprung erlegt, das dauert nur den Bruchteil einer Sekunde, stundenlanges Verfolgen ist überflüssig. Sogar wenn eine Katze von einem Hund gejagt wird, weiß sie immer einen Baum in nötiger Höhe in der Nähe.

Ein Mensch könnte leben wie eine Katze in Frankreich. Wir haben zwar kein Herrchen wie die Katze, dafür aber Maschinen, die die Arbeit für uns erledigen. Und trotzdem schwitzen wir mehr denn je, obwohl der Schweißgeruch heutzutage als nahezu ausgerottet gilt. Ich jedenfalls rieche ihn nirgendwo mehr, den Fünfzigerjahregeruch aus den Umkleidekabinen der Sportaula im Sint-Ignatius-Gymnasium, wo ich mich mit dreißig anderen streng riechenden Jungen umzog. Weder Zigarrenrauch noch die Ausdünstungen der Pater waren diesem Geruch gewachsen, in dessen Ausbreitung in der ganzen Schule wir offensichtlich eine unserer Hauptaufgaben sahen. Wem ist das noch vergönnt? Heute riecht keiner mehr nach Schweiß. Zwar wird viel geschwitzt, im Fitnessstudio oder bei Abiturprüfungen, doch der Schweiß wird sofort abgeduscht und mit einem Overkill an Gels und Shampoos weggespült. Während früher sogar der Drogeriehändler nach Schweiß roch, riechen die Leute heutzutage nach Drogerie, wie die Zahnpasta nach Haarspray, das Haarspray nach Intimlotion, die Intimlotion nach Aftershave und das Aftershave nach Zahnpasta. Obwohl der moderne Mensch dem Körper mehr huldigt denn je, wird dessen Geruch verleugnet. Das ist, als ob man eine katholische Messe besuchte, bei der es nach grüner Seife riecht anstatt nach Weihrauch. Was für ein merkwürdiger Kult!

Die Tempel dieses Kultes sind das Fitnessstudio, das Leichtathletikstadion, das *gymnasium*. Opfergabe ist nicht der Weihrauch, sondern der Schweiß. Männer und Frauen schinden sich hier ab. Doch warum nur? Zu welchem Zweck? Woran arbeiten sie? An sich selbst. Ein besserer Körper ist ihr Ideal. Dabei ist es dafür längst zu spät. Der Bauplan eines jeden Körpers ist genetisch festgelegt, wer wirklich etwas ändern will, ist schon bei der Geburt zu spät dran. An der Architektur kann nichts mehr verändert werden, höchstens die Tapete ausgetauscht, das Schlafzimmer zum Wohnzimmer oder das Wohnzimmer zum Schlafzimmer erklärt oder das Haus geweißelt werden, damit es größer aussieht. Wie der wahre Hobbyhandwerker jeden Samstag zum Baumarkt fährt, um dort seine Latten oder seinen Streichputz zu kaufen, weil ein kompletter Umzug die Verhältnisse übersteigen würde, rackern sich die Jungs vom Fitnessstudio für ihre Schönheitsreparaturen zwei Mal pro Woche mit Gewichten ab. Diese ganze ritualisierte, wiederholte Selbstquälerei ist so was wie eine Wallfahrt, Buße und geistige Läuterung in einem. Aber hilft sie auch körperlich? Warum sollte ein Körper durch Training besser werden?

Benutzt man ein Messer oft, wird es stumpf. Der Verkaufswert eines Autos sinkt mit jedem Kilometer, den es zurücklegt. Alles nutzt sich ab. Der Blick in ein beliebiges Altersheim klärt auf: Straßenarbeiter und Betonbauer findet man dort nur selten. Überbeanspruchung stärkt die Rückenmuskulatur nicht, sondern nutzt sie ab, die Knie werden ruiniert, das wird Leben nicht verlängert, sondern verkürzt. Um das zu verhindern gibt es heute strenge Arbeitsschutzgesetze. Dabei gibt es einen Muskel, der den ganzen Tag in Bewegung ist, verhandelt, telefoniert, tratscht und über Fußball redet: die Zunge. Würde ein Muskel durch häufigen Gebrauch tatsächlich größer werden, dann wären die Kiefer mit dieser massiven Geschwulst dazwischen kaum noch bewegungsfähig. Ein Sportfunktionär würde kein Wort mehr hervorbringen können. Aber so gnädig war der Schöpfer mit uns leider nicht.

Der Unterschied zwischen Auto und Mensch, einem Automotor und einem Menschenmuskel liegt darin, dass der Mensch lebt. Wer lebt, kann sich anpassen. Ein Körper besitzt mehr Fähigkeiten, als im alltäglichen Leben von ihm abgefordert werden. Viel mehr. Ob man allerdings bis an deren Grenzen gehen sollte, ist fraglich. Im Vollbesitz ihrer Kräfte passen die Körperteile sich an die jeweiligen Umstände an. Unterfordert verkümmern sie, überfordert greifen sie ihre letzten Reserven an. Das alles aber geschieht auch ohne Training. Über den ganzen Körper verteilt, wird ständig irgendwo auf- oder abgebaut. Im Normalfall werden die Muskeln genauso schnell regeneriert, wie sie abgenutzt werden. Doch den Sportlern ist das nicht genug. Sie wollen mehr. Wenn man ständig ein wenig mehr auf- als abbaut, dann muss man logischerweise früher oder später ein wandelndes Muskelbündel werden. Voller Zufriedenheit nimmt ein Sportler jede Veränderung in dieser Hinsicht wahr. Jedes Bisschen mehr Muskel wird als Aufforderung verstanden, seine Bemühungen noch zu steigern. Kein Körper mit etwas Körperverstand wäre freiwillig zu solcher Wucherei bereit. Wie aber kriegt man ihn dazu? Indem man ihn ärgert. Trainieren ist eine fortwährende Störaktion. Ein normaler Muskel funktioniert auf halber Kraft, erhöht man diese Kraft ständig, glaubt er, etwas sei nicht in Ordnung. Eine Wunde bildet Wundgewebe, ein überbelasteter Muskel zusätzliches Muskelgewebe. Es ist eine Art Verzweiflungstat, mit dem Ziel, die Störung endlich zu beheben. Wohl fühlt sich der Muskel dabei nicht. Der französische Sportarzt Philippe Tisié hat dieses Prinzip schon 1919 erkannt und jeden Athleten zum Patienten erklärt, da das Training einen gesunden Menschen an einer Art experimenteller Krankheit leiden lässt. Doch auch dieser Wahnsinn hat Grenzen. Man kann sein angeborenes Vermögen durch Training nicht um mehr steigern als ein Drittel, auch wenn man sich auf den Kopf stellen würde. Ein Waschlappen wird nach dem Training also höchstens ein Drittel weniger schlapp sein, ein Kleiderschrank höchstens ein Drittel stärker. Dann ist nichts mehr zu machen. Und das ist auch gut so. Während das Auge eines Bodybuilders mit Wohlgefallen auf dem Körper ruht, den er selbstgefällig vor dem Spiegel hin- und herdreht, betrachtet ihn Mutter Natur mit einem Kopfschütteln. Sie sieht nur ein gestörtes Gleichgewicht. Der Rest des Körpers kann mit den Muskeln nicht mithalten. Sehnen zum Beispiel sind kaum trainierbar. Sie drohen unter der wachsenden Muskelkraft zu zerreißen. Von gesundem Harmoniewillen kann bei einem Spitzensportler nicht mehr die Rede sein. Er trainiert, was trainiert werden kann – Muskelkraft, Ausdauer –, und betet, dass der untrainierbare Rest damit einverstanden ist. Wie ein Smart mit einem Ferrarimotor fährt er sich dadurch in kurzer Zeit selbst an den Karren.

Vom Trainieren bekommt man dicke Muskeln. Also sind sie stark, denn die Stärke eines Muskels verhält sich proportional zu seinem Umfang (um genau zu sein proportional zur Fläche seines Durchschnitts). Bei einem Seil ist das genau so. Während sich aber in einem dickeren Seil mehr Fasern befinden als in einem dünneren, ist das bei einem dickeren Muskel anders. Training bringt die Muskelzellen nicht dazu, sich zu teilen. Die einzelne Muskelzelle nimmt nur an Umfang zu, wodurch mehr Sarkomere hineinpassen, deren erhöhte Anzahl an Mitochondrien den Muskel mit mehr Energie versorgen. Es ist so, als würde der Motor eines Autos nicht mehr Zylinder kriegen, sondern nur dickere. Einem Gewichtheber genügt das. Mit mehr Muskelgewebe kann er schwerere Gewichte heben. Jogger und Radrennfahrer aber brauchen außer mehr Muskeln auch noch mehr Ausdauer. Teilweise stellt sich die huckepack beim Muskeltraining mit ein. Ja, die Ausdauer beruht weitgehend auf Muskelkraft: Lungenflügel werden mithilfe von Muskeln bewegt, das Herz ist selbst ein Muskel, das Blut wird durch die Bewegung aller Muskeln transportiert. Doch noch mehr als von Muskeln ist die Ausdauer von den Blutgefäßen abhängig. Blutgefäße bilden sich dort, wo erhöhter Sauerstoffverbrauch stattfindet. Zellen in Atemnot funken in Form von chemischen Stoffen, den Angiogenesefaktoren, SOS. Gehorsam bildet der Körper dort ein neues Blutgefäß, wo Gewebe unter Stress geraten ist. Auch wenn es falscher Alarm war. Fettgewebe oder eine wuchernde Krebszelle werden in ähnlicher Weise auf so einen Wink hin bedient.

Ein Auto kann man nicht trainieren. Früher musste ein neuer Wagen noch eingefahren werden, doch das ist heute unnötig. Jedes Auto, das direkt vom Werk kommt, ist auf dem Höhepunkt seiner Fähigkeiten, jetzt geht es nur noch bergab. Es sei denn, man bescheißt und frisiert den Motor. Was im Deutschen wie eine äußerliche Verhübschung klingt, ist allerdings eine Leistungssteigerung aufgrund der Außerkraftsetzung von eingebauten Sicherheitsmaßnahmen. Manipuliert man beim Frisieren die Zylinder, erhöht man dadurch zwar die Kraft des Motors, aber auch die Gefahr von Unfällen. Was man an Geschwindigkeit gewinnt, verliert man an Lebensdauer, Sparsamkeit und Komfort. Wie beim Körpertraining, nur einfacher. Ein Motor, den man frisieren will, braucht nicht ständig zu laufen, laufen und nochmals laufen, alles, was man benötigt, ist eine Feile und einen Steckschlüssel. Das Resultat aber ist identisch. Ein Topathlet hat einen frisierten Menschmotor. Für mehr Ausdauer opfert er seine Fettvorräte. Dadurch gewinnt er zwar jetzt eine Medaille, gibt aber beim nächsten Hungerwinter als erster den Löffel ab. Ein Schwergewichtsmeister verpasst als Strafe für seine Ehrsucht die Straßenbahn, die sogar ich noch schaffen würde. Was aber jeder Spitzensportler für seine Leistungen opfert, ist Bequemlichkeit. Ein Abendspaziergang ist entschieden angenehmer als eine Trainingsrunde für den Marathon.

Aber das Allerangenehmste bleibt immer noch das Auto. Das verfügt über mehr Kraft als alle Insassen zusammen. Vier Menschen zusammen bringen es auf ein PS; ein Auto hat schnell mal hundert. Der Schüler übertrifft seinen Lehrer: Das Geschöpf Gottes hat etwas noch Kraftvolleres geschaffen. Was ist es aber, was den Motor so viel besser macht als den Menschen? Was kann ein Motor, was wir nicht können? Ein Motor spielt mit Feuer. Tiere haben das Feuer nicht erfunden, weil es zu gefährlich ist. Statt sich den Flammen auszuliefern, verlieren sie lieber einen Großteil ihrer Energie mit manchmal recht abenteuerlichen chemischen Verdauungsvorgängen. Ein Motor spielt gern mit dem Feuer. Unter dem Druck von aberhundert Atmosphären wird bei einem Dieselmotor Brennstoff in die Zylinder gespritzt, wo dieser explodiert, und zwar immer wieder. Das kann er sich dank des Materials, aus dem er gemacht ist, auch erlauben: Metall. Metallpfannen kann man gedankenlos auf den Herd stellen, Metallkugeln sausen trotz hoher Reibungshitze durch die Luft, Metallraketen werden sogar am Pluto vorbeigeschossen. Im Menschen befindet sich kaum was von diesem Wundermaterial.

Wären wir doch nur Männer aus Stahl, eiserne Jungfrauen. Warum muss erst ein Unglück passieren, bevor wir eine Hüfte aus Nickel bekommen oder ein Gebiss aus Quecksilber und Gold? Na ja, ob uns so ein Busen aus Eisen recht wäre, steht dahin, aber was ist gegen ein Metallskelett oder einen Stahlschädel einzuwenden? Mit einem Explosionsmotor als Antrieb wären wir so stark wie eine Lokomotive; hätten wir Nerven aus Kupferdraht, könnten diese mit Lichtgeschwindigkeit reagieren. Bei Gefahr würden wir ohne jede Verzögerung zurückschlagen, ohne nachzudenken, läge uns jeder Name sofort auf der Zunge. Warum sind wir nur mit einem Körper aus weichem Fleisch und schwachen Nerven gestraft? Warum haben wir nur diese eine mickrige Prise Eisen abgekriegt? Weil das Leben im Wasser entstanden ist. Im Meer gibt es nur wenig Eisen: ein einziger Tropfen auf hundertmillionen Tropfen Wasser. Außerdem wiegt ein solcher Tropfen viel. Mit einem Körper aus Eisen wären unsere Vorfahren mit Mann und Maus untergegangen. Fleisch und Blut schwimmen, Eisen geht unter. Aber auch ohne Metall kann man enorme Kräfte freisetzen. Immer häufiger wird Metall in der modernen Technik durch Kompositmaterial ersetzt. Das besteht aus zwei oder mehr Materialien, die aufgrund ihrer Struktur enorm widerstandsfähig sind. Die Natur ist schon längst drauf gekommen. Zähne zum Beispiel sind so ein Komposit, sie bestehen aus Mineralien und Eiweiß. Letzteres ist für den beißenden Geruch verantwortlich, der einem eine solche Angst einjagt, wenn der Zahnarzt bohrt. Eine unschlagbare Erfindung der Natur sind auch die selbstschmierenden Gelenklager aus lebendigem Nylon. Die Technik kann sich von den menschlichen Materialien noch einiges abschauen. Sie wird jedoch niemals aus dem menschlichen Körper einen Explosionsmotor machen können.

Bevor der Mensch die Metallbearbeitung und schließlich den Explosionsmotor erfand, war er auf Muskelkraft angewiesen, seine eigene, die des Personals, der Sklaven und vor allem vom Vieh. Es ist noch nicht so lange her, da funktionierte die Welt nur dank des Muskeleinsatzes von Pferd und Ochse. Sie zogen Karren, drehten Mühlen und kämpften unsere Kriege. Glanz und Gloria ganzer Weltstädte wurde mit tierischer Muskelkraft errungen. Mit ihr wurde unsere Nahrung der Erde entrissen, und das wäre auch heute noch so, müssten Tiere oder Sklaven, egal wie schlecht man sie behandelte, nicht auch essen. Ein großer Teil der Lebensmittel, die man sich durch Tiere und Sklaven erwirtschaftete, musste wieder dazu verwendet werden, eben diese Tiere und Sklaven am Leben zu erhalten. Vor allem Pferde waren sehr teuer, da sie außer Gras noch zusätzliches Kraftfutter wie Gerste und Hafer benötigten. Ein Pferd frisst so viel Getreide wie drei Männer. Hätte man sich das Pferdefutter auf den Kriegszügen nicht zusammengeplündert, sondern mitgenommen, wäre man nicht weit gekommen. Nach zehn Tagen hätte das Pferd seine Last aufgefressen. Was aber hat man von einem Knecht, der einem ständig die Nahrung wegisst? Also musste ein Knecht her, der etwas anderes fraß als sein Herr. Etwas, was dem Menschen zuwider war. Das fand man, zunächst in Form von Kohlen, später im Erdöl. Jetzt musste nur noch etwas gefunden werden, dem dieses Zeug nicht zuwider war. Die Maschine war geboren.

Mit seinen Maschinen verbraucht ein Amerikaner oder Niederländer inzwischen 75 Mal mehr Energie, als er selbst mit der eigenen Muskelkraft aufbringen könnte. Das ist so, als hielte er 75 Sklaven. Ihre Energie ziehen all diese Maschinen aus dem Brennstoff. Das muss verdammt energiegeladenes Zeug sein. Wäre uns das Öl nicht so zuwider, wie eben festgestellt, reichte uns ein Glas pro Tag zum Leben, Arbeiten und Lieben. Eigentlich ist Erdöl ein organisches Material, materialisiertes Sonnenlicht wie unsere Nahrung auch. Im Verlauf von Millionen Jahren wurde es unter der Erde zu höchster Konzentration zusammengepresst. Diese höchstkonzentrierte Energie aus Millionen Jahren wird jetzt innerhalb weniger Jahrhunderte in unseren Motoren verheizt – und in absehbarer Zeit verbraucht sein. Damit unsere Maschinen nicht eines Tages für immer stillstehen, lehren wir sie jetzt, mit Salatöl zu funktionieren. Das gewinnen wir aus Ackergewächsen, die, wie das Erdöl, schlicht materialisierte Sonnenenergie sind. Deren wundersame Herstellung aber ereignet sich jedes Jahr aufs Neue, weshalb die Lösung genial zu sein scheint. Weit gefehlt, wir befinden uns nämlich damit genau da, wo wir angefangen haben: Die Kraftquelle verzehrt die Nahrung, die eigentlich für uns selbst gedacht war.

Wir könnten dem Schöpfer vorwerfen, seine Schöpfung nicht mit Rädern ausgestattet zu haben. Kein Wunder, dass diese allmählich ausstirbt. Der Mensch mit seinen beräderten Maschinen vertreibt allerorten die Tiere mit Pfoten und Beinen. Warum sind die Viecher auch so dumm, warum haben sie keine Räder? Ganz einfach, weil sie ihnen nichts nutzen würden. Mit Rädern kommt man in der Natur nicht weit. Versuchen Sie es doch mal. Fahren Sie ein Stück in den Wald. Das reicht schon. Obwohl der Geländewagen auf dem Werbeposter so richtig geländegängig aussah, stecken Sie jetzt im Schlamm fest, die Räder des Wagens drehen hilflos im losen Sand durch. Keiner hat je ein Auto auf einen Baum klettern sehen. Ein Rad ist eine wunderbare Erfindung für den flachen Untergrund, aber es kann kein Hindernis überwinden, das höher ist als die Hälfte seines Durchmessers. Ein leicht erhöhter Bürgersteig ist für manchen Wagen schon ein Armutszeugnis. Auf unebenem Gelände kann man nur fahren, wenn man Traktorräder hat. Meistens kommt ein normales Auto nicht weiter als der Asphalt reicht. Deshalb verschwindet auch immer mehr von der zivilisierten Welt unter einer Asphaltdecke. Ganz offensichtlich haben wir vom alten China nichts gelernt. Es war einmal ein chinesischer Kaiser, der hatte Probleme mit seinen Füßen. Reich und dumm wie er war, gab er seinem Volk den Auftrag, das ganze Kaiserreich mit weichem Leder zu bedecken. Gerade wollte man damit anfangen, da gab ein armer, aber weiser Ratsherr zu bedenken, dass statt das ganze Reich in Leder zu packen, dies doch der Kaiser besser mit seinen Füßen tun könne. Und so geschah es. Der Mensch hatte die Schuhe erfunden.

Tiere waren schon immer weise. Auch sie suchten die Lösung erst bei sich selbst, bevor sie sich an der ganzen Welt versuchten. Sie passten ihre Füße an. Schon vor Millionen von Jahren. Mit den richtigen Pfoten oder Beinen kommt man hin, wo man will, hoch auf die höchsten Gipfel und hinunter in die tiefsten Täler, zu Wasser und zu Land. Geschwindigkeiten von 500 km/h schaffen sie damit zwar nicht, doch die erreicht man auch auf der Autobahn oder an berüchtigten Verkehrsknotenpunkten nicht. Mit einer Maximalgeschwindigkeit von hundert Stundenkilometern braucht sich ein Gepard vor einem Auto nicht zu schämen; vor allem nicht auf unasphaltiertem Gelände. Bei diesem Rennen treten nicht Pfoten gegen Räder an, sondern vielmehr Muskeln gegen Explosionsmotoren. Am einfachsten lässt sich die Frage nach den Vor- und Nachteilen von Muskeln und Rädern entscheiden, wenn man sich freiwillig in einen Rollstuhl setzt. Räder mögen für ein Auto praktisch sein, für einen Menschen, der auf einen Rollstuhl angewiesen ist, sind sie ein Fluch. So mancher Bordstein verwandelt sich in ein unüberwindbares Hindernis. Ein Mensch mit Rädern ist ein Invalide. Nur auf Schusters Rappen steht man nie im Stau. Wir erwachen gerädert, aber gehen wie geschmiert. Es gibt sogar eine Gangschaltung. Die bekannteste ist die des Pferdes. Steht die Gangschaltung auf 1, dann stellt das Tier artig ein Bein vors andere: der erste Gang. Wenn es etwas schneller gehen soll, dann schaltet man das Pferd in den zweiten Gang, den Trab. Hierbei hebt es im Wechsel eines seiner vier Beine vom Boden. Im dritten Gang verändert sich der Bewegungsablauf drastisch, bis zum Galopp. Erfahrene Reiter regeln die Gangschaltung mit den Knien, aber das Pferd kann auch selbst schalten. Es hat eine Automatik. Genau wie der Mensch. Wer die Straßenbahn noch erreichen will, der schaltet automatisch vom Gehgang in den Laufgang über. Die Grenzgeschwindigkeit liegt bei neun km/h. Wie unpraktisch es sein kann, die Geschwindigkeit zu erhöhen, ohne die Gangschaltung zu betätigen, kann man bei den Gehern sehen. Die gehen hochtourig, zu schnell in einem zu niedrigen Gang.

Wer klug ist, versucht, seine menschlichen Vorteile mit denen einer Maschine zu verbinden. Nach diesem Prinzip entstand das Fahrrad. Bei gemütlicher Fahrt ist man drei Mal schneller als ein Spaziergänger, verbraucht jedoch nur ein Drittel der Kraft. Wegen dieser optimalen Verschmelzung von Mensch und Maschine gilt das Fahrrad als ideale Erfindung. Bis man damit Sport treiben möchte. Mensch und Maschine sind selten so schlecht aufeinander abgestimmt wie beim Sport. Der Sattel eines Rennrades ist auf die Dauer ein Folterinstrument, mit Fußballschuhen kommt man außerhalb des grünen Rasens nicht weit, und will man mit einem Boot ein Rennen machen, dann riskiert man dabei schlichtweg den Hals. Sport, dein Name ist Stümperei. Kaum hatte sich beim Boot der Motor durchgesetzt, erhob man das Segeln zum Sport, konnte man endlich mit einem Lift den Berg rauf- und runterfahren, band sich der Sportler Holzbretter unter. Jede technische Errungenschaft wurde im Sport durch Regeln wieder in ihrer Wirkung eingeschränkt. Motorradfahrer müssen auf die Vorteile von vier Rädern verzichten, Segelflieger auf den Motor. Paradoxerweise wird innerhalb dieser selbstauferlegten Grenzen emsig am technischen Fortschritt gebastelt. Man will eine Hose mit geringerem Luftwiderstand, einen Helm, der wie eine Weltraumrakete aussieht, noch schnittigere Segelflugzeugflügel. Ein Segelboot mag zwar äußerlich auf prähistorischem Niveau sein, doch der dazugehörige Wassersportler navigiert mithilfe von Satelliten, die unter Einsatz aller erdenklichen Kräfte, außer der Windkraft, in ihre Umlaufbahn gebracht worden waren. Bergsteiger denken nicht daran, sich mit einem Helikopter oben absetzen zu lassen, aber die Seile, die sie verwenden, sind Entwicklungen der Düsenjägertechnologie. Sport heißt, es sich so schwer wie möglich zu machen, mit möglichst leicht einzusetzendem Gerät. Je besser die Sicherungsseile, desto höher der Berg, will man davon noch einen Kick kriegen. Modernsten Materialien blind vertrauend stürzen sich Bungeespringer an einem Seil hängend kopfüber in die Tiefe.

Ein Mensch ist keine Maschine. Am meisten ähnelt er noch einem Mischwesen. Halb Mensch, halb Maschine, ist der Körper die Maschine, die der Mensch unter Kontrolle hat. Dem Maschinisten obliegt die Pflicht, diese wunderbare Körpermaschine zu pflegen, zu schmieren, zu reinigen, zu justieren und zu bedienen. Als rostiger Schrott im Schuppen nutzt sie einem nichts, doch darf man sie auch nicht überbeanspruchen. Wie bei jeder Maschine merkt man selbst, unter welchen Konditionen sie am besten funktioniert. Dann schnurrt sie vor sich hin, und der Maschinist stimmt fröhlich in Clinge Doorenbos Lied für den viertägigen Nijmegenmarsch mit ein:

Natur gab uns den Motor
aus allerbestem Material;
Sie gab uns Herz, und Lungenpaar,
Gesund und stark, phänomenal,
Und ein paar tücht'ge Beine,
was für ein großes Glück;
Wer die nicht zu benutzen weiß,
der geb' sie rasch zurück.

Kapitel 5
Mehr Schein als Sein

Besonders widerlich finde ich Sport, wenn gewonnen wird. Sobald ein Ball im Tor gelandet oder ein Rekord gebrochen ist, brechen die Sportler in irrwitziges Freudengeheul aus, Fußballer bespringen sich wie paarungsgeile Paviane, Schwimmer saufen in ihrem Siegesrausch fast ab. Wie Kinder ihr Kindergartengekritzel schwenken gestandene Helden auf dem Siegertreppchen blöde ihre Blumensträuße. Schlecht erzogen, murmelt man angewidert, schließlich hat man gelernt: Eigenlob stinkt und Bescheidenheit ziert. Was für Mütter mögen sie gehabt haben! Man stelle sich mal vor, ein Gelehrter würde sich so aufführen, nachdem ihm ein Experiment gelungen ist. Nein, ein Gelehrter flüstert höchstens »Heureka« und gönnt sich zum Abendessen ein Extragläschen Wein. Das heißt, wenn er nicht den Nobelpreis bekommt. Dann stolziert auch er gockelhaft herum wie ein vom vielen Köpfen geistig bereits in Mitleidenschaft gezogener Mittelstürmer des frischgekürten Fußballlandesmeisters. War dann plötzlich alles auch nur ein Wettkampf, das Ausstechen von Konkurrenten?

Warum ist der Siegessong beim Eurovision Songcontest meist nur ein albernes Liedchen? Weil das Festival kein Fest ist. Weil es nichts mit Kultur zu tun hat, sondern nur ein ordinärer Wettkampf ist. Es geht allein darum, die meisten Punkte zu bekommen. Wem das gelingt, der hat gewonnen. Der Verlierer steht von vornherein fest, es ist die Musik. Statt Musik produziert so ein Songcontest lediglich

Gewinner. Offensichtlich hat man das heutzutage nötiger. Das ist vermutlich auch der Grund dafür, dass aus allem ein Wettkampf gemacht wird.

Groß ist schön und viel ist gut. Das Größte ist automatisch auch das Schönste und das meiste das Beste. Auf diesem Trugschluss gründet unsere Gesellschaft. Es immer noch besser zu machen ist höher angeschrieben, als sich mit etwas zu bescheiden. Das Volk hat lieber Spiele als Brot. Musik, Architektur und sogar die Politik unterliegen den Prinzipien der Olympiade. Die Musik muss noch lauter sein, ein Gebäude stets höher, die politische Auseinandersetzung immer unerbittlicher. Architekten wetteifern sportlich darum, wer das höchste Gebäude der Welt entwickeln kann. Metropolen bauen auf Teufel komm raus, wie Jungs, die drum wetten, wer am weitesten pinkeln kann. Terroristen, die eine Nation ins Mark treffen wollen, müssen einfach nur die höchsten Türme ins Visier nehmen. Doch auch der Erfolg der Demokratie als Staatsform beruht auf diesem Wettkampfprinzip. Die Wahlberichterstattung gleicht dem Kommentar eines Kampfes unter guttrainierten Politikern. Mal liegt der eine Nasenlänge vorn, mal jener. Keuchend geben die Reporter die letzte Hochrechnung durch. Die Punkte in diesem Rennen werden Sitze genannt. Wer die meisten erhält, hat das Sagen. Wer aber nie was zu sagen hat, ist das Volk. Das steht außerhalb der Arena und jauchzt den Siegern zu.

Natürlich geht es auch ohne Wettkampfgetümmel. Ein Bauwerk braucht nicht das Höchste zu sein, damit es sich genussvoll drin wohnen lässt, nicht der Politiker mit den meisten Stimmen macht auch die beste Politik. Musik, Architektur und Politik sind nur Mittel zum Zweck, und der liegt im Hören, Wohnen, Regieren. Sport dagegen kennt keinen Zweck außer dem Selbstzweck. Gerade der aber scheint ihn so begehrenswert zu machen. Der Selbstzweck ist ein Mittel, das sich anmaßt, ein Ziel zu sein. Das ist gar nicht so dumm, wie es klingt. Man muss aus etwas nur einen Wettkampf machen, und man weiß plötzlich, was man will: gewinnen. Ein Sieg als Ziel ist nicht übel, denn wer gewinnt ist die Nummer eins, und die Nummer eins ist Champion. Und mal ehrlich, wer will kein Champion sein?

Die Katze. Ihr ist es egal. Siegen und gewinnen sagen einer Katze nichts. Zwar kämpfen Katzen miteinander, aber dann um etwas, eine Maus, einen Partner. Sie kämpfen aber niemals nur des bloßen Gewinnens wegen. Nie im Leben könnte man zwei Katzen dazu bringen, um die Wette zu rennen. Den Sieg überlassen sie mit großem Vergnügen anderen. Eine Katze ist eine Katze, und ein Hund ist ein Hund. Hunde finden es großartig, einen anderen Hund oder gar ihr Herrchen zu schlagen. Immer öfter sieht man, wie Leute für den Marathon trainieren und ihren Hund dabei an der Leine führen. Es gibt bereits Hunde mit einem Sportlerherz. Ist es nicht furchtbar gemein von diesen Leuten, ihren Hunden die gleichen Strapazen zuzumuten wie sich selbst? Das kommt auf den Hund an. Einen Pudel mit zum Marathon zu nehmen, halte ich für eine schlechte Idee, doch ein Windhund ist fürs Rennen gezüchtet und verfügt auch über den passenden Körper. Über den passenden bescheidenen Verstand übrigens auch. Beim Windhundrennen wird als zusätzlicher Reiz für die Tiere ein künstlicher Hase am Parcours entlanggezogen. Vor allem die Engländer finden das lustig. Sie waren es auch, die 1937 im Romfordstadion von Essex die Windhunde durch die schnellsten Großkatzen ersetzten, durch Geparde. Einen Rekord aber gab es nicht. Ganz ihrer Artzugehörigkeit gemäß, verweigerten sich die Tiere. Hatte ein Tier einen Vorsprung, zogen die anderen problemlos nach. Ein Gepard verlor bereits nach einer halben Bahn die Lust und wartete einfach ab, bis der Hase wieder vorbeischoss. Einer richtigen Katze mangelt es ganz einfach am passenden Wettkampfgeist. Man wird niemals eine Katze zu Gesicht bekommen, die vor ihrem Herrchen her durch den Wald rennt. Warum soll man auch schneller rennen als ein anderer? Wer sich nie auf einen Wettkampf einlässt, kann auch nicht verlieren. Wer nicht wagt, gewinnt.

Hunde haben davon keine Ahnung. Für sie gelten andere Gesetze. Sie leben, anders als Katzen, in einem Sozialverbund. Sozial organisierte Tiere messen sich fortwährend an ihren Gruppenmitgliedern. So versichern sie sich ständig ihres Ranges, und der Hausfrieden bleibt gewahrt. Was nicht heißen soll, dass sie nicht danach streben, in der Hackordnung eine Rangstufe höher zu gelangen. Es scheint nicht sehr sozial zu sein, seine Gruppengenossen ständig übertreffen zu wollen, trotzdem ist es ein Kennzeichen sozialen Verhaltens. Das sollten Sie als Mitglied einer besonders sozialen Tierart eigentlich wissen. Wenn man Mensch oder Hund ist, ist man allein nichts wert. Man ist auf seine Artgenossen angewiesen, will man auch ein Stück vom Kuchen abhaben: das größte natürlich. Sich von diesem Kuchen nicht das Sahnehäubchen klauen zu lassen und trotzdem Freunde zu bleiben, darin besteht die Kunst des sozialen Lebens. Diese Balance zwischen Selbstsucht und Zusammengehörigkeitsgefühl muss das ganze Leben hindurch immer wieder neu gefunden werden. Das ist der Preis für ein soziales Leben. Auch auf dem Sportplatz. Immer besser zu sein als die anderen, sich nie geschlagen zu geben, dagegen hätte keiner was, doch wäre man dann nach kurzer Zeit sein einziger Gegner. Wer sich als zu gierig erweist, den lassen die anderen bald nicht mehr mitspielen. Mitspielen zu dürfen ist aber die Grundbedingung einer sozialen Existenz.

Das Schöne am Gewinnen ist, dass man's nicht selbst tun muss, man kann's auch tun lassen: Filmstars, Prinzessinnen, Hitsänger oder Fußballhelden erfüllen die Träume, für die man selbst keine Zeit hat. Von ihrer Überlegenheit strahlt immer etwas ab, wenn man sich voller Bewunderung eine Zeitschrift mit ihrem Konterfei kauft oder sie im Fernsehen anglotzt. Das eigene Verdienst liegt dann nur noch darin, sich für den richtigen Helden zu entscheiden: für die Rolling Stones und nicht für die Beatles, für den FC Bayern statt für 1860 München. Mal abgesehen davon, dass die Stars für die Faulen und Lebensgenießer die Arbeit machen, sind sie auch leuchtende Vorbilder für Manager und andere Ehrgeizlinge. Wie beliebt Bergsteiger auf Kongressen und Managerseminaren sind, habe ich bereits berichtet. Weil sie den Gipfel erreicht haben. Und tatsächlich sind die Siegertreppchen im Stadion mickrige Abbilder vom Montblanc oder vom Mount Everest. Die Treppchen haben wir selber gebastelt, während die Berge von Gott geschaffen wurden, um vom Menschen bezwungen zu werden. Ein Sieger schnappt lieber auf dem kahlen, windigen Gipfel verzweifelt nach Atem, als es sich in den üppig bewachsenen *foot hills* gut gehen zu lassen. Doch ist nicht der Steinhaufen auf dem Gipfel sein Ziel, sondern eine abstrakte Befriedigung, die darin liegt zu wissen, dass es nichts Höheres mehr gibt als dieses Höchste oder – umgekehrt – dass jeder in diesem Augenblick niedriger ist als man selbst. Die Welt liegt einem zu Füßen. Und trotzdem hat man nur eine selbstgeschaffene Chimäre, ein Hirngespinst erklettert. Auf diesen Höhen ist einem kein Preis zu hoch. Nur wenn man die ungeheure Kraft dieser Bergsteigersymbolik versteht, kann man auch die Geschichte des französischen Bergsteigers Maurice Herzog begreifen, die Rebecca Solnit in ihrem wunderbaren Buch *Wanderlust* erzählt. Herzog bestieg 1950 den Annapurna, den siebthöchsten Berg der Welt. Und obwohl er aufgrund der starken Erfrierungen sämtliche Finger und Zehen verlor und von seinen Sherpas hinuntergetragen werden musste, betrachtete er die Besteigung als Sieg und nicht als Niederlage, denn er hatte den Gipfel erreicht.[25] Siegen ist gut für den Menschen. Es stärkt Körper und Geist. Ich bin auch ohne wissenschaftliche Beweise davon überzeugt, dass Siegen und Gewinnen für Nerven, Herz und Kreislauf mindestens so gut sind wie eine Diät mit der genau ausgerechneten Menge an ungesättigten Fettsäuren. Wenn Maurice Herzog dafür selbst den Verlust seiner Finger und Zehen in Kauf nimmt, muss der Gewinn durchs Gewinnen schon sehr groß sein. Gewinnen ist eine Panazee, ein Allheilmittel. Eigentlich müsste es auf Rezept zu kriegen sein.

Gewinnen ist wichtig. Das einzig Lästige daran ist, dass für jeden, der gewinnt, so viele verlieren. Man kann nur der Beste sein, wenn alle anderen schlechter sind. Wer oben schwimmt, hat viele unter sich, die abgesoffen sind. Je höher die Spitze, desto breiter die Pyramide drunter und desto größer die Anzahl der Verlierer. Wenn man es genau nimmt, dann bringt der Sport im Grunde nur Verlierer hervor. Denn wer sich heute zum Champion ausrufen darf, wird morgen mit Sicherheit vom Thron gestürzt. Die Sieger der griechischen Antike dürften in unseren Stadien nicht mal Hotdogs verkaufen. Der Triumph von gestern ist die Niederlage von heute. Verlieren ist schlecht für den Menschen, es ist schlecht für seine Laune, für seine Existenzbedingungen und für seine Gesundheit. Wer zu oft verliert, wird ein Schlemihl, ein Verstoßener, ein Paria. So bereitwillig, wie Verlierer den Gewinnern zujubeln, so mitleidlos sind sie gegen Verlierer, die sogar gegen die Verlierer verloren haben. Mir dreht sich beim Anblick eines Huhns, das sich ganz unten in der Hackordnung befindet, der Magen um. Während das Oberhuhn, seinem Rang gemäß, niemals von irgendeinem Huhn gepickt wird, muss es sich das Pariahuhn gefallen lassen, dass alle auf es einhacken. Zermürbt von der ständigen Aggression und dem Mangel an Selbstvertrauen, der Hintern kahlgepickt, stolpert es auf lahmgehackten Beinen herum, bis der Tod es von seinem Elend erlöst.

Als Gewinner weiß man genau, was von einem erwartet wird: lachen, winken, Pokalschränke zimmern. Doch wie verhält man sich als Verlierer? Ein guter Verlierer darf seine Enttäuschung nicht mal zeigen. Gute Miene zum bösen Spiel machen, müsste eine unerlässliche Trainingseinheit sein. Zum Glück braucht man das nicht lange auszuhalten. Die Aufmerksamkeit der Zuschauer, von Radio und Fernsehen ist vollkommen auf die Sieger gerichtet. Sport hat einen Silberblick. Verlierer sind nur dazu da, schnell vergessen zu werden, auch wenn sie selbst einmal zu den Siegern gehörten. Dennoch braucht man nicht zu siegen, will man nicht zu den Verlierern zu gehören. Man kann auch einfach jedem Kampf aus dem Weg gehen. Mancher Spitzenaffe hat so seine Spitzenposition erreicht. Ein Affe kann noch so stark sein, trotzdem erhöht sich mit jeder Konfrontation das Risiko des Verlierens. Besser klug als stark. Sich nur auf Konfrontationen einlassen, die man auch gewinnen kann. Vermeide das Risiko einer Niederlage. Wer will schon einen Affen an der eigenen Clanspitze, der verloren hat? Ein Champion sollte dafür sorgen, seinen Titel nicht zu oft verteidigen zu müssen. Man braucht nicht immer einen Sechser zu werfen, solange man nur keinen Einser wirft.

Trotzdem wird in der Natur viel öfter verloren als gewonnen. Auch in der Natur sind viele berufen, doch wenige auserwählt. Die Nahrungspyramide ähnelt in bedenklicher Weise oben beschriebener Verliererpyramide. Um seine fünf Jungen großzuziehen, macht ein Falke unter seinen Beutetieren hunderte Junge zu Waisenkindern; ein Hecht bleibt nur am Leben, weil jeder von den zehn kleineren Fischen, die er frisst, zehn noch kleinere Fische vertilgt hat, von denen wiederum jeder einzelne zehn von einer noch winzigeren Tierart getötet hat. 99,9 Prozent aller Tiere werden angeschmiert, verarscht, verlacht. Auf ein Dutzend Baumsamen kommt ein einziger Keim, der Wurzeln schlägt; eine jede Buche, die von unseren Dichtern besungen wurde, ist ein Grabmonument für all die Buchensamen, die vor seinen Füßen liegend jämmerlich verreckt sind. Ein Meer aus Krill opfert die Natur, um einen einzigen Bartwal zu ernähren, Millionen Blütenpollen sind nötig, damit ein einziger Mensch Heuschnupfen kriegt. Ein Überfluss an Auswahl, aber wozu? Obwohl die Menschen hunderttausend Worte pro Tag zu ihrer Verfügung haben, bringen manche kein vernünftiges Wort hervor. Ein Mann kann aus Abermillionen Frauen wählen und jede Frau aus Abermillionen Männern, und trotzdem hat man ausgerechnet das eine Exemplar zu Hause sitzen. Eine Firma, die mit solcher Verschwendungssucht handeln würde – tausend Nieten für einen Gewinn –, wäre längst pleite, doch die Natur macht einfach weiter, auf der Basis von Sonnenenergie und endloser Tierquälerei. Wenn es einen schlagenden Beweis dafür gibt, dass Gott nicht existiert, dann ist es die Natur.

Warum greift keiner ein? Weil die Natur ausgezeichnet funktioniert, und das schon seit Milliarden von Jahren. Sie trifft halt mit einem Kugelhagel Schrot besser als mit einer einzelnen Patrone. Wir sind das beste Beispiel dafür. Jeder von uns entstand durch einen einzigen Treffer, wofür unser Vater allerdings ganze Samensalven in unsere Mutter abfeuern musste. Bei jeder Salve standen Aber- und Abermillionen Samenzellen am Start, um das spannendste Rennen des Lebens anzutreten. Hauptpreis ist ein neuer Mensch. Doch dieser Wettkampf findet ohne Zuschauer statt. Ohne die leiseste Anfeuerung rackern sich die Samenzellen auch dann noch im Dunkeln ab, wenn derjenige, der sie auf diese Reise ihres Lebens schickte, schon längst wieder im Büro hinterm Schreibtisch sitzt. Ein Wahnsinnstrip! Die Samenzellen, so las ich neulich in einem englischen Sachbuch, legen auf ihrer Reise eine Wegstrecke zurück, die für uns Menschen der Entfernung zwischen London und Edinburgh entspräche. Für mich, der ich in Weesp wohne, würde das bedeuten, dass mein Sperma hier vor meiner Haustür in den Fluss Vecht springt, via den Amsterdam-Rhein-Kanal und Waal in den Rhein gelangt, und von dort bis hinauf nach Basel paddelt. Dass von den vielen Spermien immer nur eine ans Ziel kommt, kann man denen gar nicht verdenken. Wenn man ehrlich ist, würde man es sich selbst wohl nicht zutrauen, diese eine Eizelle im Heuhaufen zu finden. Doch nicht mal dieser Spielstand ist immer gegeben. Es ist noch viel peinlicher, in den allermeisten Fällen nämlich erreicht nicht mal eine, erreichen nullkommanull Samenzellen die Ziellinie.

Hätte man ein Ohr für die Sprache der Tier, dann hörte man beim Sonntagsspaziergang in Wald und Flur nur eine endlose Klagelitanei. All die Verlierer, die verrotteten Eicheln, die zerfleischten Kaninchen, die verschimmelten Larven, die verhungerten Löwen. Nichts als ein einziges großes Wehklagen. Warum erfährt man im Fernsehen nichts davon? Warum hört man dort nur immer wieder die gleiche Jubelparade, wie schön die Natur doch in ihrer Pracht ist, wie ausgeklügelt ihr Gleichgewicht etc. etc. Das ist so, weil die Naturliebhaber im allgemeinen und die Programmgestalter im besonderen angenehmerweise die Perspektive der Sieger einnehmen. Dieses erfolgreiche Prinzip vertrat schon die Kriegspropaganda aller Zeiten. Naturfilme machen es genauso, man braucht sich nur die Sendungen im Discovery Channel oder im National Geographic anzusehen.

Neulich habe ich mir zum Beispiel einen Film über Eulen angeschaut. Wir sehen Vater Eule, wie er sich auf den Weg macht, Futter für die Eulenküken zu Hause im Nest zu suchen. (Schnitt: hungrige Jungen, die Schnäbel flehentlich aufgesperrt, Mutter Eule mit besorgtem Blick daneben.) Es herrscht stockfinstere Nacht, aber das, so erklärt eine warme Off-Stimme, macht der Eule nichts aus. Mit ihren riesigen Augen kann sie auch das letzte Fünkchen Licht einfangen. En passant weist der Kommentar auf die Flügelspitzen hin, die so konstruiert sind, dass sich die Eule bei der nächtlichen Jagd auch nicht durch das leiseste Rascheln verrät. Was die Überlebenschance für Mäuse auf null reduziert. Und da sieht man Vater Eule schon nach Hause kommen, im Schnabel eine fette Maus für seine Lieben, die sich sogleich vergnügt auf den Bissen stürzen. Was das Fernsehen aber unterschlägt ist ein Schnitt aufs Mäusenest, wo die hungrigen Jungen schon die mageren Hälse recken in Erwartung, dass Papa etwas Leckeres mit nach Hause bringt. Sie werden lange warten. Papa Maus kommt nie mehr nach Haus.

Gibt es denn keine Filme über Mäuse? Natürlich. Aber in denen erzählt eine warme Off-Stimme – vielleicht ist es dieselbe –, wie enorm scharf Mäuseaugen im Dunkeln sehen können und wie sehr ihr Richtungshören ausgeprägt ist, so dass sie die Eule schon von weitem erahnen. Mäusefilme enden immer mit einem Blick auf das Mäusenest, wo die Jungen sich dankbar auf das von Papa mitgebrachte Saatgut stürzen. Solange man die Perspektive des Gewinners wählt, ist die Welt in Ordnung. Man muss nur den Instinkt haben, sich auf die Seite der Erfolgreichen zu schlagen. Arme Völker haben sich schon seit jeher um einen reichen Fürsten geschart, heute schreit sich ein Stadion voller armer Teufel heiser für eine Handvoll Millionäre auf dem Platz.

Ist Spitzensport kapitalistisch? Sieht ganz so aus. Eine kleine Oberschicht verdient sich eine goldene Nase, indem sie sich unter enormem Marketingeinsatz der Abhängigkeit einer armen Unterschicht versichert. Die vom Glück Vergessenen berauschen sich im Stadion und vor dem Bildschirm am Ruhm von Menschen mit mehr Glück. Sie tragen Schuhe derselben Marke wie ihre Helden und fühlen sich ihnen dadurch ähnlicher. Als eigentliche Gewinner aber erweisen sich die Sportbekleidungsmarken und die Fernsehindustrie. Es sind deren Kassen, die klingeln. Bei einem einfachen Mann klingelt's nur, wenn er ein außerordentliches sportliches Talent hat und sich auf den Berufssport stürzt, den die Sozialisten einst so verachtet haben.

Um ja nicht mit den Jahrmarktsbesuchern verwechselt zu werden, waren die besseren Gesellschaftsschichten in England von Anfang an gegen den Berufssport, doch auch die unteren Stände des Kontinents wollten sich vom Milieu des Jahrmarkts absetzen. Die sozialistische Bewegung hatte es sich zum Ziel gesetzt, das Niveau des Arbeiters zu heben. Das hat sich inzwischen vor allem auf materiellem Gebiet gehoben, und er hält das berufsmäßige Erjagen eines Pokals für eine rühmenswerte Form des Ehrgeizes. Je mehr unsere Gesellschaft sich wieder in arm und reich teilt, desto größer wird der Anteil der Bevölkerung, für den die einzige Hoffnung auf einen sozialen Aufstieg darin liegt, Leichtathletikmedaillen oder Fußballpokale zu ergattern. In Massen jagen sie schweißüberströmt dem Rekord hinterher, der schon per definitionem nur einem einzigen vorbehalten ist. Die Gewinnchancen in der Klassenlotterie sind größer.

Mit der Zahl der Sportler steigt die Anzahl der Verlierer ins Schwindelerregende. Das Scheitern wird zur Epidemie; die Niederlage gehört für den nur durchschnittlichen Sportler zur Tagesordnung. Und jedes Mal splittert vom Selbstvertrauen wieder ein Stück ab, jede Medaille, die nicht gewonnen wird, versetzt der Moral eine Delle. Die Volksgesundheit steht auf dem Spiel, die körperliche wie die geistige. Ist Sport Masochismus? So viele Masochisten kann es doch nicht geben, oder?

Damit der Sport nicht eine ganze Nation demoralisiert, wurden Ligen, Abteilungen und Altersgruppen erfunden. Wer in der zweiten Liga verliert, kann in der dritten immer noch Meister werden. Damit ist jeder Sportler potentiell Gewinner und Verlierer zugleich. Einem Versager ist es möglich, seine Mitversager zu besiegen, ein Gescheiterter schlägt einen noch mehr Gescheiterten. Jeder kann letztendlich eine Medaille gewinnen. So war die Sache ursprünglich ja nicht gedacht. Der Wert einer Medaille liegt doch darin, dass sich nur wenige etwas so Schönes an die Wand hängen können. Wenn jeder einen Pokal nach Hause trägt, ist man nicht mehr auf dem Sportplatz, sondern auf dem Kindergeburtstag.

Es gibt bessere Methoden, allen zu einem hübschen Preis zu verhelfen. Das hatte sich in den Sechzigerjahren die Stichting Nieuw Wereldrecord (Stiftung neuer Weltrekord) zum Programm gemacht. Dieser Amsterdamer Verein war der Ansicht, dass jeder Mensch in irgendetwas gut sei. Man müsse nur herausfinden, was das war. Aus diesem Grund wurden jeden Sonntagnachmittag im Vondelpark öffentliche Wettkämpfe abgehalten. Doch hießen die Disziplinen nicht Sprint oder Bogenschießen; dafür gab's schon Vereine genug. An diesen Sonntagnachmittagen war der Vondelpark den Leuten vorbehalten, die nur langsam rennen und nur kleine Sprünge machen konnten, dafür aber umso weiter spucken, besser Seifenblasen blasen oder am besten Schokoladenstreusel verstreuen konnten. Folglich gab es einen Meister in Volksaufstandausrufen, im Kleingeldsuchen und im Christbaumschmücken. Es musste schon mit dem Teufel zugehen, verließ tatsächlich einer den Park ohne Medaille. Nach der letzten Siegerehrung des Abends sollten alle mehr Selbstwertgefühl besitzen und jeglicher Konkurrenzkampf befriedet sein. Es herrschte eine wunderbare Atmosphäre an diesen Tagen im Park, kein Schimmer von Fanatismus, der heute bei solchen Wettkämpfen gang und gäbe ist. Mit verbissenem Ernst versucht man jetzt mit den höchsten Kochmützen die größte Pizza der Welt zu backen, als hinge das Leben davon ab. Nur um ins *Guinnessbuch der Rekorde* zu kommen. Beide Haltungen haben etwas für sich. Während man einerseits nie vergessen sollte, dass alles nur ein Spiel ist, ist es andererseits für jeden Menschen überlebenswichtig, so schnell wie möglich herauszufinden, wo seine Talente liegen. Wenn man diese kennt, wird man sich auf diese konzentrieren und nicht mehr seine Zeit mit unnützen Dingen verschwenden. Das erspart einem viele Enttäuschungen und schlechte Laune. Außerdem kann man Fehlleistungen in anderen Bereichen leichter ertragen, wenn man weiß, dass man wenigstens in irgendetwas gut ist.

So gut die Sache mit den alternativen Rekorden auch gemeint war, sie erwies sich letztendlich als Reinfall. Es gab zuviel, worin sich niemals eine Meisterschaft erlangen lässt: Nörgeln oder Lachen zum Beispiel. Zwar kann der eine zweifellos besser nörgeln oder lachen als der andere, nur, wie soll man das messen? Es gibt kein Maß dafür. Man kann nicht sagen, jemand nörgelt rekordverdächtige zwölf Gramm oder hat fünf Kilowatt mehr gelacht als der andere. Richtige Rekorde werden in Metern oder in Sekunden gemessen, und inzwischen vor allem in Millimetern und Millisekunden. Dass immer feinere Messmethoden entdeckt werden, ist dem Sport zu verdanken. Mit einem Haushaltsmaßband braucht heute keiner mehr zu kommen. Im Sport hat sich damit die originelle Methode etabliert, äußerst wissenschaftliche Mittel auf etwas durch und durch Unwissenschaftliches anzuwenden.

Einen Rekord kann man nur durch Höher- oder Schnellersein brechen. Aber höher oder schneller als was? In den frühen Blütezeiten des Sports hätte mit dieser Frage keiner etwas anfangen können. Den alten Griechen ging es nicht ums Was, sondern ums Wie. Man maß sich an etwas, man maß nicht einfach. Man maß sich an einem anderen Menschen aus Fleisch und Blut, heute misst man mit einer Latte oder einer Uhr. Eppensteiner hielt die frühere Methode für die entschieden bessere.

> Um ihre Leistungen zu messen, reichte es den Hellenen vollkommen, festzustellen, wer bei dem direkten Vergleichskampf neben einander, nach einander und gegen einander der Bessere war, und wer am Ende der Beste. Man gab sich vollkommen der herrschenden Festatmosphäre hin. Bei der letzten Elite-Gruppe, kurz vor der Entscheidung, kochte die Anspannung durch das Zuschauen, das Miterleben und die Beteiligung des versammelten Volks beinahe über.[26]

Das Sich-am-anderen-Messen lag nahe in einer Zeit, als der menschliche Körper das Maß aller Dinge war. Anstelle von so etwas Abstraktem wie dem Meter (dem 1/40 000 000tel des Erdumfangs) oder der Sekunde (dem 1/31 536tel eines Jahres) bildeten Körperteile konkrete Längeneinheiten. Kleine Stücke Welt maß man in Finger- und Handbreit, Größe oder Entfernung in Fuß, Ellen oder Tagesmärschen. Wir empfinden solche Maße heute als ungenau, weil jeder Mensch anders gebaut ist. Ein schwedischer Fuß ist größer als ein italienischer. Aber das spielte keine Rolle in einer Zeit, als der schwedische Zimmermann noch nicht mit einem italienischen Maurermeister zusammenarbeitete.

Inzwischen folgen alle Maßangaben einem System unanfechtbarer Größen und Werte. Das ist der Technik und dem Handel förderlich, doch unser Gefühl kann mit Metern und Hektaren oft nichts anfangen. Was soll man sich unter 23 456,37 Metern vorstellen? Um dem Vorstellungsvermögen auf die Sprünge zu helfen, umschreiben und drücken wir die Höhe in so und so viel Eiffeltürmen oder die Entfernung in so und so viel Mal den Erdumfang aus. Der Hektar ist schon fast abgeschafft. Ein Naturschutzgebiet, ein neues Viertel oder ein Waldbrand wird im Fernsehen durchweg mit der Größe von Fußballfeldern angegeben. Nicht der Mensch, sondern der Sport ist das Maß aller Dinge geworden. Das ist aber für den, der noch nie einen Fuß auf ein Fußballfeld gesetzt hat, keine Hilfe. Wie hat man das früher gemacht? Jahrhundertelang war dem normalen Menschen das Spiel mit Bällen fremd; man konzentrierte sich auf die Arbeit. Auf dem Land. Da wurde noch in Morgen oder in Äckern gemessen. Ein Morgen war ein Stück Grund, das man an einem Vormittag beackern konnte, ein Acker ein Land von der Größe, dass man davon leben konnte. In heutigen Begriffen hat ein Acker ungefähr die Größe eines Fußballfelds. Wovon sich früher eine kleine Bauernfamilie ernährte, das müssen sich heute zweiundzwanzig Mann teilen.

Moderne Chronometer und Finishkameras verleihen dem Sport einen Anschein von Objektivität, der keinesfalls über jede Kritik erhaben ist. Dezimalstellen und Sekundenzeiger erachtet man als unanfechtbar objektiv, doch sagt einem das Ergebnis im Grunde nichts, denn wir können die Leistung dadurch nicht einschätzen. Dazu brauchen wir den Vergleich mit den Leistungen eines anderen. Die exakte Messmethode hat allerdings den unbestreitbaren Vorteil, dass die Kontrahenten nicht unmittelbar gegeneinander antreten müssen. Mit ihrer Hilfe können zwei Sportler einen Wettstreit ausfechten, die sich an vollkommen verschiedenen Orten aufhalten oder sogar zu verschiedenen Zeiten gelebt haben. Das konnten die alten Griechen nicht. Die wussten niemals, ob sie nun besser oder schlechter waren als der Gewinner sagen wir mal sechs Olympiaden vor ihnen. Dass wir uns sogar mit Toten messen können, ist ein Fortschritt, bedeutet aber auch, dass unsere jetzigen Sieger mit Sportlern verglichen – und mit Sicherheit von ihnen geschlagen – werden, die erst noch geboren werden müssen. Ein Wettkampf gegen Laserstrahl und Stoppuhr ist ein Kampf gegen alles und jeden, hier und überall, heute und in alle Ewigkeit. So einen Wettkampf verliert man unweigerlich. Ein Weltrekord wird zur Lächerlichkeit. Dass doch so viele Sportler hinter ihm her sind, beweist, dass auch Spitzensportler Sinn für Humor haben.

Doch reicht es nicht, einen Rekord nur zu brechen. Das Ereignis muss vor allem dokumentiert werden. Das Geheimnis liegt schon im Wort selbst: »re« bedeutet noch mal/wieder, »cor« ist das lateinische Wort für Herz. Der Begriff stammt aus einer Zeit, als die Menschen glaubten, man erinnere sich an eine Sache nicht mit dem Kopf, sondern mit dem Herzen. Diese Zeit lebt in der englischen Sprache noch fort, dort müssen die Schulkinder etwas nicht aus dem Kopf können, sondern »by heart«. Für die meisten reicht es, wenn ihr Rekord irgendwo nachlesbar ist. Seit 1955 werden Rekorde im *Guinnessbuch der Rekorde* gesammelt. Menschen tun die unmöglichsten Dinge, nur um darin aufgenommen zu werden. Wer nicht schnell genug rennen oder hoch genug springen kann, versucht, die meisten Nutellabrote zu essen oder mit zehn Rülpsern die höchstmögliche Dezibelzahl zu erreichen.

Da alle Welt sich an dieser Rekordsucht beteiligt, ist es wahrscheinlich, dass dieser Gier ein biologischer Mechanismus zugrunde liegt. Allerdings interessieren sich bekanntermaßen weder Löwen noch Antilopen für Rekorde. Wie bei den alten Griechen geht es bei diesen immer nur darum, wer von den beiden am Spiel Beteiligten der schnellere ist, der Räuber oder die Beute. Mit einem Löwen auf den Fersen ist es der Antilope scheißegal, dass sie die hundert Meter gerade in einer Rekordzeit läuft – der Löwe holt sie ja doch ein. Wenn aber zwei Antilopen von einem Löwen verfolgt werden, dann trägt die schnellere Antilope den Sieg und das Leben davon. Jemanden zu besiegen, der gar nicht da ist, ergibt in biologischer Hinsicht keinen Sinn. Außer bei der wichtigsten Disziplin der Biologie: der Fortpflanzung. Im Rennen um das Fortbestehen der Gene zählen auch die Eigenschaften längst verblichener eigener und fremder Vorfahren. Ob ein Männchen zahlreiche Gelegenheiten zur Paarung bekommt, hängt nicht nur von seinen guten Eigenschaften ab, es muss diese auch mit einer gewissen Leichtigkeit und Nonchalance präsentieren können. Der Pfau mit dem längsten Schwanz gewinnt die meisten Weibchen für sich. So ein Schwanz an sich ist zu wenig nutze, doch dass sich sein Träger trotz solch eines lächerlichen Dings am Leben zu halten weiß, sagt dem Weibchen viel über dessen Qualitäten aus. Das Weibchen liest am äußerlichen Merkmal des Schwanzes die inneren Merkmale der Gene ab. Das Pfauenweibchen gerät beim Anblick eines prächtigen Pfauenschwanzes in Erregung, während das überflüssige Körperteil für artfremde Tiergenossen nur Ausdruck purer Eitelkeit ist.

Unschlagbar in Sachen eitler Prahlerei in der Tierwelt ist allerdings der Mensch. Hier sind es wieder vor allem die Männchen, die mit Kunst und Kultur versuchen, sich gegenseitig zu übertrumpfen. Welcher Junge träumt nicht davon, ein berühmter Sänger oder Schriftsteller zu werden? Schon von klein auf wollen sie sich gegenseitig damit ausstechen, wer die lustigsten Anekdoten erzählt oder wer am meisten Alkohol verträgt. Damit eignen sie sich eine Haltung an, die ihnen dann bei der Partnerwahl von Vorteil sein kann. Verhaltensforscher wie Geoffrey Miller glauben deshalb auch, dass die Kultur bei uns die gleiche Funktion erfüllt wie der Pfauenschwanz in der Pfauenwelt. Gerade der Umstand, dass Malen, Tanzen und Geschichtenerzählen zu den primären Lebensbedürfnissen so wenig beitragen, beweist, dass sie auf einem anderen Gebiet eine wichtige Rolle spielen müssen, und welche Rolle ist in der Biologie wichtiger als die Fortpflanzung?

Könnte der Sport nicht auch so eine Art eitler Prahlerei sein? Existent, nur um den Frauen zu imponieren? Tatsache ist, dass Sport seit alters her vor allem eine Männerangelegenheit ist. Damit die eitle Prahlerei übrigens zum sexuellen Erfolg führt, unterliegt sie einer starken Ritualisierung. Auch die ist beim Sport zu beobachten. Ein Haubentaucher muss präzise im richtigen Moment mit dem Kopf nicken, ein Pfau einen großen Schwanz und nicht einen großen Schnabel besitzen. Mal abgesehen von der Religion gibt es kaum eine menschliche Tätigkeit, die festeren Reglements unterliegt als der Sport mit seinen Spielregeln, Trikotvorschriften, Spielzeiten und Kampfrichtern. Diese Bestimmungen sorgen dafür, dass der sportliche Wettstreit um den Status nicht in einem Blutbad endet. Die Tierart Pfau hat sich dafür entschieden, den schönsten Pfauenschwanz hervorzubringen, die Menschheit dafür, sich lieber die Tennisrangliste hochzukämpfen, als sich mit den Tennisschlägern die Köpfe einzuschlagen. Geoffrey Miller fasst das Ganze folgendermaßen zusammen:

> Man kann jeden Sport betrachten als ein System, womit sich belanglose Unterschiede der physiologischen Statur zu deutlich wahrnehmbaren Statusunterschieden verstärken lassen, wodurch die sexuelle Auswahl leichter und treffsicherer wird. In diesem Sinn sind die Sportarten kulturell bestimmte Indikatoren der physischen Gesundheit. Man könnte sagen, dass die Gewinner an ›Status‹ gewinnen, aber was bedeutet das? Status muss Vorteile zum Überleben oder zur Reproduktion mit sich bringen, sonst ist er von der Evolution her betrachtet sinnlos. Ich nehme an, dass Gewinnen während der menschlichen Evolution vor allem hinsichtlich der Reproduktion eine Belohnung darstellte.[27]

Dass Sex im Spiel ist, wundert beim Anblick der Miniröckchen des Damentennis niemanden. Selbst wenn es Frauen geben sollte, die angesichts schweißgetränkter Fußballer willenlos darniedersinken, ist Miller zufolge der »pay-off« bei den meisten Sportarten offensichtlich: Kein einziger Schiedsrichter kann eine Frau zwingen, sich mit dem Sieger zu paaren. Die Spielregeln gehen über so etwas wie Straf- oder Freistöße nicht hinaus.

Wenn man einem Pfau ein Stück Extraschwanz anklebt, vergrößern sich seine Chancen bei den Weibchen. Das ist eindeutig Betrug; der

Pfauin wird etwas versprochen, was am Ende nicht eingehalten wird. Der Sport greift zu ähnlichen Formen falschen Spiels. Doch diese werden nicht nur geachtet, es wird geradezu dazu aufgefordert. Dieses falsche Spiel ist unter der Bezeichnung Training bekannt. Beurteilt man ein Subjekt biologisch nach seinem Training, dann erkennt man daran nicht, dass es über Gene verfügt, die prächtige Nachkommen versprechen, sondern nur, dass seine Gene für Fanatismus und Ausdauer besonders ausgeprägt sind. Als Sport noch ausschließlich eine Angelegenheit des englischen Gentleman war, traten die Gegner untrainiert zum Wettkampf an. Vor einer Kräftemessung zu trainieren war ein Zeichen höchster Unsportlichkeit. Natürlich gab es bei der Armee durchaus so etwas wie Training, man übte sich zum Beispiel ständig darin, die Waffen richtig zu führen, und exerzierte, um den Körper gelenkig zu halten. Doch der Sport galt als eine Tätigkeit um der Tätigkeit willen, und Training trug den Ruch mangelhaften Sportgeistes wie heute das Doping. Wenn man seine Muskeln nicht mit kleinen Pillen stärken darf, warum dann mit zweckorientierten Bewegungen? Noch 1850 beschrieb der französische Armeearzt Michel Lévy das Training als eine Neuerung aus England, wo Langstreckenläufer die hundert Kilometer von London nach Brighton in acht Stunden zurückgelegt hatten.

Ermutigt von ersten Erfolgen stürzten sich Sportler der ganzen Welt auf das Training, als gelte es das Leben. Pokale und Medaillen aber sind längst nicht mehr den geborenen Meistern vorbehalten, sondern den Fanatikern, die so hart trainieren, dass sie kaum noch Zeit zum Leben finden. Sie zeigen an, wie weit man gehen kann, aber nicht, dass sie längst zu weit gegangen sind. Nicht umsonst sind die Trainer oft genauso berühmt wie die, die sie unter ihren Fittichen zu Siegern gemacht haben. In den Augen eines Trainers ist der Schützling nicht mehr als ein Versuchskaninchen, ein Rennwagen, dessen Gaspedal immer weiter durchgedrückt, oder eine Orange, die immer stärker ausgepresst wird. Das eigentliche Wunder – wie schnell ein

Mensch zu rennen imstande ist – zählt nicht mehr. Jetzt geht es nur noch um das Bisschen, das man den Muskeln abquälen kann. Würde man Training und Doping verbieten, hätten Sportler ein ungleich angenehmeres Leben. Dann ginge es nur noch um den direkten Vergleich angeborener Begabungen. Doch ein Verbot des Trainings ist in der Praxis ebenso wenig durchzusetzen wie eines des Dopings.

Ein Dorn im Auge jedes Sportlehrers, der sich den Leibesübungen verschrieben hat, ist ein Sport wie das Dartspiel. Dickbäuchige Biertrinker sind darin Herrscher und Meister über verräucherte Kneipen. Nichts hat weniger mit einem Fitnessstudio oder einem Marathon gemein als dieser Sport. Ja, es kommt nicht mal auf eine ausgezeichnete Auge-Hand-Koordination an, wie der Nervenspezialist Jeroen Smeets erklärt. Danach ist eine solche Auge-Hand-Koordination nur bei sich bewegenden Objekten relevant, wenn man einen Stift vom Schreibtisch nehmen will oder wenn man nach etwas greifen will, dessen Lage man nicht blindlings kennt. Jeder Dartspieler aber weiß genau, zumindest für die Länge des Wettkampfes, wo das Dartboard hängt, und ein Spitzenspieler würde seinen Pfeil sogar mit verbundenen Augen in die richtige Richtung schleudern. Dass es ohne Blindekuhspiel besser geht, liegt vor allem an der Konzentration. Höhere Gehirnfunktionen müssen daran nicht zwangsläufig beteiligt sein, das merkt man schon daran, dass viele Spitzendartspieler sich vor dem Wettkampf erst mal tüchtig Mut antrinken. Es scheint sogar besser zu sein, während des Wurfs nicht allzu viel nachzudenken. Der springende Punkt ist das zeitgenaue Loslassen des Pfeils. Das muss auf die Tausendstelsekunde genau erfolgen, genauer als der Zeitraum zwischen zwei Gehirnimpulsen, die das Werfen des Pfeils steuern. Wie das geht, weiß auch der mehrfache Weltmeister Raymond van Barneveld nicht so genau. »Man muss«, fasst er zusammen, »einfach gut zielen.«

Von allen menschlichen Tätigkeiten ist vermutlich das Trainieren die ineffektivste. Nur um ein winziges Bisschen höher zu gelangen, braucht es einen entsetzlich langen Anlauf. Damit man die hundert Meter möglicherweise in einer minimal schnelleren Zeit schwimmt, muss man tausende Kilometer hinter sich bringen. In zehn Jahren verbrachte Edith van Dijk 10 000 Stunden im Wasser, um beim Langstreckenschwimmen an der Spitze mithalten zu können. Das ist so, als müsste ein Bergsteiger zuerst den Berg aufschichten, den er bezwingen will. Sportler vergleichen ihre Rekordleistungen gerne mit einem Feuerwerk. Alle Energie, die sie während ihres jahrelangen Trainings gesammelt haben, wird mit einem Mal freigesetzt. Es ist eine altmodische Art von Glück. Früher kam das Glück immer erst später. Stets ging ihm etwas voraus. Bevor man etwas kaufen konnte, musste man sparen. Bevor man in den Himmel durfte, musste man erst durchs Fegefeuer. Bevor man die Ekstase einer Hochzeitnacht genießen durfte, hieß es erst, die Entsagungen einer jahrelangen Verlobungszeit zu durchstehen. Heute greift man erst nach dem Glück und bezahlt später. Wer spart, ist ein Verlierer. Wozu gibt es Kredite? Offensichtlich hat sich im Sport das verfeinerte Vergnügen des Aufschiebens auf den ultimativen Genuss hin bewahrt. Womit der Körper allerdings alles andere als einverstanden ist. Denn seine Konstruktion beabsichtigt im Gegenteil, explosive Energievorräte nach und nach zur Verfügung zu stellen.

Weshalb er auch laut und deutlich protestiert. Je triumphierender der Augenblick des Triumphes, desto stumpfsinniger das Martyrium des langen Weges dorthin. Turnerinnen übereignen krankhaft ehrgeizigen Trainern ihre Kindheit. Mit leerem Blick halten sie bei der Siegerehrung einen Pokal aus billigem Metall umarmt und nicht einen Jungen, der lieb zu ihnen ist. Fußballer ohne irgendeinen Schulabschluss kennen auf dem Höhepunkt ihres Lebens nichts als die Schmerzen ihres vermaleideten Meniskus. Am besten lässt sich der Weg zum sportlichen Erfolg mit einer strengen Diät zur Erlangung seines Idealgewichts vergleichen: Man kann sich in einer Woche leicht zehn Kilo anfuttern, doch reicht ein Jahr Diät nicht, um sie sich wieder abzuhungern. Was dem Diätwilligen der Hunger ist dem Sportler der Krampf. Bei den ersten Joggingversuchen gibt der normale Körper schon nach hundert Metern auf; viel weiter sollte die Straßenbahnhaltestelle also nicht entfernt sein. Keiner sollte so blöd sein, diese Warnungen in den Wind zu schlagen. Ein vernünftiger Geist hört auf die Proteste seines Körpers. Für den Rest aber verhält es sich umgekehrt: Training ist so etwas wie Folter durch den Geist, der dem Körper zeigen will, wer die Hosen anhat. Offensichtlich soll der Körper dafür bestraft werden, dass er entweder zu dick oder zu faul ist. Auf das Training reagiert ein Körper, als würde er verwundet. Daraufhin versucht er, die Wunde zu heilen, und tut zur Sicherheit des Guten zu viel. Zum Dank muss er weitertrainieren. Es ist, als würde man eine genesende Wunde immer wieder öffnen, jedes Mal ein bisschen mehr. Sie heilt und wird wieder aufgeschnitten, und so weiter, bis die Wunde zu groß ist, um heilen zu können. Nur mit diesem Mittel kann der Körper sich am Geist rächen. Indem er sich selbst krank macht, kann er sich dem kranken Geist widersetzen und entziehen. Für eine kleine Weile hat er Ruhe. Und alles nur, weil der Geist diesen Wahn nach immerwährender Gesundheit hegt.

Wenn es nicht mehr gelingt, den körperlichen Motor mithilfe von Training zu frisieren, kann man es immer noch mit anderem Brennstoff versuchen. Von Anfang an glaubten Sportler, sich stark essen zu können. Doch der Körper gewöhnt sich schnell an ein Mehr an Nahrung, und schon nach kurzer Zeit wird man davon nicht mehr stark, sondern nur noch dick und faul. Dennoch hält sich der Glaube an die magischen Kräfte einer Zaubernahrung. Je mehr sie von einem normalen Lebensmittel abweicht, desto besser. Wenn Fleisch schon gut ist, dann muss schieres Fleisch noch besser sein. Normale Milch wird zweifellos an Güte von Rentiermilch übertroffen. Diese war nach den Olympischen Spielen von Montreal kaum noch irgendwo zu bekommen. Hafer war schon immer gut für das beste Rennpferd im Stall, dann kann es für menschliche Läufer ja nicht schlecht sein.

Rentiermilch oder Haferbrei sind so lange in Mode, bis der Rentiermilchtrinker oder die Haferbreiesserin von Vitaminschluckern vom Siegertreppchen gestoßen werden oder von jenen, die hoch und heilig auf die Wirkung von Mandelkeksen schwören. Nur die Überzeugung von der positiven Wirkung des Fleischverzehrs ist nicht auszurotten. Der Glaube an animalische Kräfte führte zur Annahme, dass die Kräfte eines Stiers oder eines Wildschweins auf einen übergehen, wenn man das Fleisch der Tiere isst.

Kaum erklärbar aber ist der weit verbreitete Glaube an eine stinknormale Pflanze als ultimative Kraftquelle: an den Spinat. Generationen sind mit Popeye, dem Seemann, aufgewachsen, der im entscheidenden Augenblick immer wieder neue Energie aus einer Büchse Spinat schöpfte. Was hat Spinat, was eine grüne Bohne nicht hat? Eisen. Als die ersten Gebäude aus Stahl errichtet wurden, der Eiffelturm sich in den Himmel erhob und Lokomotiven durch Europa zu donnern begannen, war die Bedeutung von Eisen für den Körper nicht mehr von der Hand zu weisen. Doch befand sich im Körper lange nicht so viel Eisen wie in der modernen Technik: gerade mal genug für einen Nagel. Aber dieses Bisschen ist unentbehrlich. Eisen bildet den Kern des roten Blutfarbstoffs. Mit einer Prise Eisen bekamen Blassnasen aus der Stadt wieder rote Backen. Aber wie verabreicht man einem Menschen eine Prise Eisen? Wie isst man einen Nagel?

Früher war das kein Problem. Man kochte vorwiegend mit Eisenpfannen, die von selbst Eisen an die Nahrung abgaben. Moderne Frauen aber stehen bleich, weil blutarm, vor ihren glänzenden Töpfen aus Chrom. Auf der Suche nach einer Eisenquelle, stieß man Anfang des 20. Jahrhunderts zum Glück auf den unschuldigen Spinat. Wer Spinat aß, wurde zum Mann aus Stahl, zur Frau mit Nerven wie Stahlseilen, zum Kind mit eisernem Willen. Aller Vorbild war Popeye. In einem seiner Zeichentrickabenteuer ist zu sehen, wie er den Spinat selbst anbaut, bevor er ihn in Dosen füllt. Hingebungsvoll wässert er jedes Pflänzchen mit einer kleinen Gießkanne. Aber noch hingebungsvoller rieb er danach jedes Pflänzchen mit einem Tuch trocken. Sonst würde der Spinat ja rosten.

Darüber lacht man. Schließlich weiß jedes Kind, dass Spinat nicht rostet. Warum aber rostet Spinat nicht? Etwa weil zu wenig Eisen drin ist? Richtig. Hinsichtlich des Eisens ist Spinat nicht gerade ein Spitzenprodukt. Mangold, Feldsalat, Staudensellerie, Portulak und Stielmus besitzen drei Mal mehr Eisen. Doch auch die rosten bekanntlich nicht. Das Eisen ist chemisch so gebunden, dass sich erstens kein Rost bilden kann und zweitens ihm auch unsere Verdauungssäfte nichts anhaben können. Wir nehmen kaum etwas vom Eisen auf. Um so mehr dafür vom Nitrat, welches in großen Mengen im Spinat enthalten ist. Nitrat hält man für sehr schädlich. Es ist auch der Grund dafür, dass Ernährungsberater immer wieder davon abraten, Spinat aufzuwärmen. Dabei werde das Nitrat in noch schädlicheres Nitrit verwandelt. Das jedenfalls glaubte man bis zum Januar 2005. Seither darf man den Spinat bis zu drei Mal aufwärmen, wenn man ihn jedes Mal danach so schnell wie möglich in den Kühlschrank stellt.

Spinat also ist ebenso wenig wunderwirksam wie Zauberreis. Trotzdem ist eine gute Ernährung sinnvoll. Ein Auto funktioniert ja auch besser mit Super als mit altem Motoröl. Aber woraus besteht eine gute Ernährung? Die Wissenschaft hilft einem dabei merkwürdigerweise nicht weiter. Die Trefferquote der Aussagen ökotrophologischer Institute ist so ernüchternd wie die eines Wetterberichts, der über den nächsten Tag hinaus weissagen will. Was heute als gesund gilt, wird morgen für schädlich erachtet. Was immer meine Mutter von mir verlangte – meinen Teller leer zu essen, noch ein bisschen mehr Sauce zu nehmen, dick Zucker über den Milchreis zu streuen – nach heutigen Erkenntnissen müsste ich ein Wrack sein. Kaum ein Wissenschaftsbereich, wo sich die Meinungen schneller ändern und sich die Anhänger der verschiedenen Schulen so verketzern wie in der Ernährungslehre. Auf der Suche nach der idealen Sportdiät werden sogar wissenschaftliche Prämissen mit Füßen getreten. Sportler dürfe man nicht in zwei Vergleichsgruppen einteilen, bei der die eine die als vorteilhaft erachtete Nahrung erhält und die andere nicht, erklärt der Ernährungswissenschaftler und Sportdiätist beim Fußballverein PSV Eindhoven Joris Hermans. Man könne es ethisch nicht verantworten, weil man bei den Sportlern mit der als weniger vorteilhaft erachteten Nahrung das Risiko eines Leistungsabfalls eingehe. Angesichts dessen jedoch stellt sich die Frage, ob es ethisch vertretbar ist, etwas als wissenschaftliche Erkenntnis zu verkünden, ohne es durch entsprechende Tests bewiesen zu haben.

Ihr Ansehen verdankt die Ernährungswissenschaft bis heute einigen spektakulären Entdeckungen zu Anfang des 20. Jahrhunderts – nicht zufällig die Zeit, in der Popeye geboren wurde. Fast im Jahresrhythmus wurde damals ein neues Wundermittel entdeckt. Einmal ein neues Mineral, dann ein bis dahin unbekanntes Vitamin. Eine Prise Jod genügte, und aus einem abgelegenen Bergnest voller kröpfiger Schrumpelwesen wurde ein Alpendorf voller gesunder Bewohner. Ein Bund Möhren, und man fand sich nachts wieder zurecht. Ein Löffel vitamin-D-haltigen Lebertrans, und die Rachitis verschwand auf Nimmerwiedersehen. Auch nachdem die Erfolge der Ernährungswissenschaften von den Antibiotikawundern aus der Apotheke noch übertroffen worden waren, blieb der gute Ruf der Ökotrophologen weiterhin erhalten. Man berief sich auf ihre Erkenntnisse, als man auf den gewitzten Plan verfiel, die Butterberge und Milchseen unter der Losung der Verbesserung der Volksgesundheit in den Eingeweiden der Schulkinder verschwinden zu lassen. Bis man dahinter kam, dass auch ein Übermaß an Milchfetten schaden kann.

Es ist durchaus denkbar, dass die Ernährungslehre einem Sportler zu einem Meter mehr oder einer Sekunde weniger verhelfen kann, trotzdem verlangt man nach jener Zeit der Unschuld zurück, als man auf Teller voll fetten Fleisches und sahnigen Breis schwor. In den Dreißigerjahren riet der niederländische Sportphysiologe Buytendijk einem Marathonläufer, doch am besten zwei bis drei Stunden vor dem

Wettkampf eine Mahlzeit aus zwei großen Tellern voller Haferbrei mit viel Zucker und einer guten Portion sehr süßen Apfelmuses zu sich zu nehmen, gefolgt von einem Glas Ovomaltine eine Stunde vor dem Start. Fünf Minuten vor dem Start wäre ein kleines bisschen Zuckerwasser angeraten, während beim Laufen stark gezuckertes warmes Wasser mit etwas Zitronensaft zu trinken sei. Nach dem Ziel seien zwei Tassen gesüßten Kaffees wünschenswert. Abgesehen davon, dass die heutigen Ratschläge in jeder Hinsicht davon abweichen, ist hier die penetrante Detailbesessenheit auffällig, die offensichtlich nur verdecken soll, dass man keine Ahnung hatte.

Schon immer war jeder Mensch im Grunde seines Herzens ein Masochist, der sich unbedingt etwas antun wollte. Patienten glauben, die bitterste Medizin sei die beste, und Pilger, dass blutende Knie sie auf kürzestem Weg zu Gott führen. In diesem Sinne foltern Sportler sich in dem Glauben, dies sei der todsichere Weg zum Sieg. Um 1870 stopften Ruderer und Boxer sich bis zum Rand mit Fleisch voll und nahmen gleichzeitig derartige Mengen Abführmittel, dass ihre Eingeweide nur noch leere Wurstpellen waren. Auch der Steuermann eines Achters wurde nicht verschont. Als Trainingsersatz musste er vor dem Rennen eine Woche lang Pillen schlucken, türkische Bäder nehmen und täglich eine längere Laufstrecke in schwerer Kleidung zurücklegen. Dabei sollte er nur so viel Nahrung zu sich nehmen, dass er gerade noch am Leben blieb. Sir Adolphe Abrahams, der diese Vorschriften zusammenstellte, wusste auch genau, warum sie zum erwünschten Erfolg führten. Er war überzeugt davon, dass, wer diese Tortur überlebte, alles überlebte.

Es gab ein Trostpflästerchen. Gegen das Rauchen hatte man damals noch nichts einzuwenden. Als der belgische Achter 1908 in Henley an den Start des olympischen Wettkampfs ging, zogen die Mannschaftsmitglieder bis zum letzten Moment an ihren Zigarettenstummeln und warfen sie erst beim Einsteigen ins Wasser. Auch über den Alkohol dachte man noch gnädig. In der guten alten Zeit riet ein Trainer seinem Läuferschützling, abends zwei Gläser Wein zu trinken. Das gleiche galt für einen Boxer, doch hielt man in diesem Fall Portwein für wirkungsvoller als Sherry. Heute ist Alkohol beim Sport verpönt, denn er vermindert den Glukosegehalt in den Muskeln und führt zu einer Vermehrung der Milchsäure. Und das will man ja genau vermeiden. Ein paar Gläser Bier vor dem Wettkampf reichen, um das Leistungsvermögen eines Muskels um 20 Prozent sinken zu lassen.

Die Aperitifs der heutigen Sportler sind die Energydrinks. An irgendetwas muss man doch glauben. Die Ingredienzien dieser Sportgetränke gleichen sich. Natrium gegen den Salzverlust und eine Mischung aus verschiedenen Zuckerarten (Glukose, Fruktose, Saccharose, Maltodextrin) für die Energie und für den Geschmack. Die Wirkung der Energydrinks hängt stark vom Zeitpunkt der Aufnahme ab. Während man läuft, ist der Körper so von der Muskeltätigkeit beansprucht, dass der Darm über kaum genug Blut verfügt, um den Zucker aufnehmen und verteilen zu können. Außerdem verlangsamt der Zucker die Weitergabe der Flüssigkeit an den Darm. Die Kunst besteht nun darin, dem Getränk so viel Zucker beizufügen, dass einerseits der Energiegehalt hoch genug, andererseits der Flüssigkeitstransport nicht gefährdet ist. Doch ist dieser Wert stark von der einzelnen Person und den spezifischen Umständen abhängig.

Ob die Drinks etwas nützen oder nicht, spielt überhaupt keine Rolle. Man kann sich als ernstzunehmender Sportler jedenfalls in der Öffentlichkeit kaum noch ohne Dose oder Fläschchen in der Hand zeigen. Wer glaubt, wird auch mit diesem Ritual selig, das garantiert die rätselhafte Wechselwirkung zwischen Körper und Geist. Glaube versetzt Berge. Der deutsche Physiologe Caspari beobachtete bereits 1905 etwas Ähnliches. Er war überzeugt davon, dass die außergewöhnlichen Leistungen von Vegetariern bei Langstreckenläufen nicht auf ihre Diät zurückzuführen waren, sondern auf ihren ohnehin vorhandenen Fanatismus, mit dem sie sich für ihre Ideale einsetzten.

Wer heute fanatisch sein will, braucht nicht mal mehr ein Ideal. Der Sport selbst liefert genügend Anleitung. Das muss man wohl aus dem fragwürdigen Experiment des amerikanischen Sportarztes Gabe Mirkin schließen. Anfang der Neunzigerjahre bot er hundert Spitzensportlern eine Pille an, die ihnen mit hundertprozentiger Sicherheit zu einer olympischen Medaille verhelfen würde. Es gab allerdings einen Haken: Man würde kurz nach dem Sieg sterben. Zu seinem Entsetzen war die Hälfte der Befragten zu einem solchen Teufelspakt bereit. Mephisto wäre in jedem olympischen Dorf ein willkommener Gast.

Aus Mangel an Seelenhändlern begnügen sich die Sportler mit den Scharlatanen dieser Welt. Etwas Hokuspokus ist durchaus erwünscht. Bevor die Akupunktur auch hierzulande Mode wurde und die Freie-Radikalen-Therapie aufkam, schwor man auf Bestrahlungen. Man hielt ultraviolette Bestrahlungen vor allem im Deutschland der Zwanziger- und Dreißigerjahre für die ideale Kraftquelle. Die Hightechmethode war eine Variante des alten Glaubens an die heilsame Wirkung des Sonnenlichts. Um so magischer erschien sie, weil die dazu nötige Apparatur aus Amerika kam, dem Land der unbegrenzten Möglichkeiten. Gerüchte kursierten, der Trainer der Rudermannschaft von Yale, ein gewisser Edward Leader, habe seine Leute zwei Wochen vor dem traditionellen Rennen gegen Harvard mit UV-Strahlen aufgeputscht. Yale gewann mit einer ganzen Bootslänge. 1934 plädierte ein übereifriger Nazi dafür, die Körper der deutschen Jugend mit »unsichtbaren Strahlen« zu behandeln, damit ihre athletischen Leistungen sich verbesserten und das deutsche Volk wieder erstarkte.

Weder sichtbare noch unsichtbare Strahlen verhalfen den Nazis zu ihrem Tausendjährigen Reich, doch der Wunsch nach einem Wundermittel blieb. Millionen Menschen hätten gerne einen Zaubertrank wie Asterix und Obelix. Ein Schluck, und man besäße Superkräfte. Der Wunsch ist so alt wie die Suche nach dem Stein der Weisen, nach dem Gral. Und genauso aussichtslos. Wider besseres Wissen wird in Laboratorien nach dem ultimativen Sportgetränk, nach dem Sieg in der Pille geforscht. Doch die meisten Mittel wirken nicht, und die, die wirken, und sei es nur ein bisschen, werden sofort verboten. Die meisten Sportler schlagen sich auf die Seite der Römer und halten so einen Zaubertrank für unfair. Jedenfalls solange ihn der Gegner hat.

Ein Unterschied zu früher liegt in der einfacheren Handhabung. Man braucht die Mistelzweige nicht mehr mit einer goldenen Sichel zu ernten, der Einsatz von Fledermauskot gilt als altmodisch, und der Gemüsehändler soll seinen Spinat selber essen. Wie jeder richtiger Druide weiß die pharmazeutische Industrie sämtliche wirksamen Bestandteile in kleine Pillen zu stopfen. Eisen schlucken wir als Tablette, die Kraft der ultravioletten Strahlung wurde in einer Vitamin-D-Pille eingefangen. Und das sind nur die legalen Mittel. Legal, weil ihre Wirkungen äußert bescheiden sind. Sie regeln höchstens ein wenig die Idealwerte im Blut. Will man aber den Körper zu Höchstleistungen schlucken, müssen diese Idealwerte gerade aus dem Lot gebracht werden. Hormone lassen die Muskeln schneller wachsen als den sie ernährenden Darm, sie erhöhen den Herzschlag mehr, als das Gehirn es für nötig hält, sie zehren das Fettgewebe auf, bis der Körper über keine Reserven mehr verfügt. So wie es Krankheiten gibt, die einen öfter husten lassen, gibt es Krankheiten, bei denen man schneller rennen kann. Auch gibt es Pillen, die den Erschöpfungsmechanismus überlisten, was so leichtsinnig ist, als würde man die Sicherungen im Stromkasten durch Stanniolpapier ersetzen.

Den Körper von innen verändern zu wollen, ist eine fixe Idee, und sei es auch nur, weil sich das Ganze so schlecht kontrollieren lässt. Besser man verändert ihn von außen. Zum Beispiel, indem man sich einen Schwimmanzug überzieht und zu einem halben Delfin wird. Mit Rollen unter den Füßen saust man der Evolution davon, und mit einem Football-Outfit ist man im Kampf mit einem normalen menschlichen Gegner so gut wie unverwundbar. Die menschliche

Evolution entwickelt sich jedoch nur langsam – ein halber Liter Schnaps verändert einen Menschen stärker als tausend Jahre Evolution. Ähnliches bewirken die rasanten Fortschritte bei der Entwicklung der Sportkleidung. Stets neue Materialien vermindern den Wasserwiderstand eines Schwimmers, Radrennfahrer gelangen mit einem aerodynamischen Helm zu einer bisher ungekannten Kopfform, Läufer haben Schuhe an den Füßen, für deren Entwicklung die Evolution mehrere Millionen Jahre gebraucht hätte. Mist, dass der Gegner sich die gleiche Ausrüstung anschaffen kann! Das macht den ganzen technischen Fortschritt gleich null und nichtig. Doch geht es um den in Wahrheit gar nicht. Ein Mensch verwandelt sich nicht durch technische Errungenschaften in einen Fußballer oder Boxer, sondern durch Magie. Schenke deinem Sohn ein Fußballtrikot mit passenden Strümpfen, und er ist ein Fußballer, deiner Tochter ein Hockeyröckchen, und sie ist eine Hockeyspielerin. Es ist die Macht der Uniform. Mit einer Kochmütze kocht man automatisch besser, eine Polizeiuniform verleiht Autorität, im Lodenmantel schießt man das Kaninchen noch toter. Das ist schon seit Jahrhunderten so. Damals, als »Sport« noch ein Synonym für die Jagd war, sahen die Jäger schon aus wie Jäger. Je besser ihre Tarnung, desto deutlicher sind sie zu erkennen. Wer zieht sich sonst freiwillig so grässlich grüne Sachen an? Was haben die nur gegen einen blauen Mantel, ein rotes Hemd, eine beige Hose? Wo doch alle Sportler überzeugt davon sind, dass in grelleren Farben alles schneller, weiter oder höher geht. Bei der Jagd müsste es eigentlich egal sein; die meisten Tiere, hinter denen die Jäger her sind, sind sowieso farbenblind. Doch man wundert sich schließlich über gar nichts mehr, wenn man im Jagdausrüstungsladen bei den Regalen mit der Unterwäsche landet: Auch des Jägers Unterhosen sind grün. Die können wohl kaum zur Tarnung dienen. Offensichtlich ist nicht wichtig, wie man aussieht, sondern wie man sich fühlt. Ein Jäger will durch und durch Jäger sein. Grün bis auf die Knochen.

Hat man einen grünen Mantel an, glaubt man, auch ohne im Wald zu sein, bessere Luft zu atmen, mit Turnschuhen an den Füßen zuckt es einen schon unwillkürlich in den Beinen. Mit Turnschuhen für die mehr oder weniger sportliche Jugend lässt sich ein Vermögen verdienen. Irgendwie gelingt es den Turnschuhherstellern wie Nike, Adidas und Reebok in ihre Schuhe das Siegergefühl der für sie werbenden Spitzensportler einzubauen. Seit den Fünfzigerjahren haben die Sportartikelhersteller einen immer größeren Anteil an den Rekorden. Kunstfasern waren eindeutig besser als natürliche Materialien wie Baumwolle, Stahl oder menschliche Sehnen. Herkömmliche Sprungstäbe sahen alt aus neben denen aus Fiberglas, beim modernen Bootsbau haben die schönsten Mahagoni- oder Teakhölzer keine Chance gegen Polyester, außerdem sind Kunststofftrossen zehn Mal stärker als gleichschwere Stahltrossen. Tennisschläger, Hockeyschläger und Ski aus Kunststoffen geraten weniger in Schwingung, und das bei gleicher Federung. Stets schrieb man eine Leistungssteigerung dem Sportler zu, doch in den meisten Fällen war sie ein Verdienst der verbesserten Ausrüstung. Eigentlich müssten nicht die Sportler auf dem Siegertreppchen stehen, sondern die Erfinder der federnden Schuhe, der Klappschlittschuhe und der Stromlinienanzüge. Sie verbessern den Menschen. Viele Sportartikel sind nichts anderes als Prothesen für Valide. Bei Prothesen denkt man immer gleich an einen hinkenden, mühsam sich vorwärtsbewegenden Menschen, doch nichts rechtfertigt die Annahme, ein künstliches Organ stehe dem natürlichen in irgendeiner Weise nach. Kunsthüften halten länger als echte, mit einer guten Brille sieht man besser als je zuvor. Es wird nicht mehr lange dauern und die Sportverbände müssen darüber entscheiden, ob sie einen Läufer mit deutlich leistungsfähigeren künstlichen Gelenken zu den Wettkämpfen zulassen oder nicht. Wenn sich mit technischen Hilfsmitteln aus einem invaliden ein valider Mensch machen lässt, dann müsste man aus einem validen leicht einen Supermenschen machen können. Es ist ja nicht notwendig, immer das Vorhandene zu ersetzen, lose, austauschbare Accessoires sind ebenfalls denkbar. Ein

Schläger ist nichts anderes als eine Superhand, ein Fußballschuh ein Superfuß. Spielregeln müssten dafür sorgen, dass nicht das Attribut, sondern der Mensch im Mittelpunkt steht, doch diese Prämisse galt bei vielen Sportarten nicht mal in ihren Anfängen. Bei den Autorennen besteht die Prothese aus einer vielzylindrischen Maschine mit zighundert PS, die nur fährt und funktioniert dank zahlreicher Helfer. Die Hilfsmittel stehen im Mittelpunkt des Interesses; die Fahrer sind austauschbar. Der wahre Sportler pflegt deshalb auch den technischen Rückschritt. In der Tour de France sind Autos verboten, man muss sich mit dem Fahrrad begnügen, und beim »Skûtjessilen« ist nicht nur der Einsatz eines Motorbootes verpönt, sondern beim Gefährt muss es sich auch noch um einen bestimmten vorgeschriebenen, im Grunde veralteten Typ von Segelboot handeln. In der Beschränkung zeigt sich auch im Sport der Meister.

Das Ende des Lieds wird sein, dass in sämtlichen sportlichen Disziplinen der Sieger Technik heißt. An den Tennisschlägern, am Eislaufeis, an den Fahrradhelmen und Boxhandschuhen wird es immer etwas zu verbessern geben, beim Menschen ist man irgendwann mit dem Latein am Ende. Es gibt Grenzen. Gottseidank, denn Grenzen sind die Herausforderungen für den wahren Sportler, wie sie es früher für die wahren Kolonisatoren waren. Aber irgendwann macht die Sache keinen Spaß mehr, irgendwann ist jedes Land kolonisiert. Man muss immer mehr investieren, um immer weniger zu erreichen. Athleten im Stadion haben viel Ähnlichkeit mit Goldfischen in einem Glas. Die meisten Fische finden sich früher oder später damit ab, nur das kleine bisschen Platz zur Verfügung zu haben. Aber es gibt immer welche, die das nicht schlucken wollen und sich an der Glaswand ein blutiges Maul holen. Manch einer wagt sogar den befreienden Sprung heraus, und man findet ihn als Stück Haut hinter der Heizung wieder. Die Athleten können noch so hampeln, hopsen, springen, rennen, sie heben diese Grenzen nicht auf, sondern festigen sie nur. Bevor jemand auf die Idee kam, läppische 42 Kilometer rennend hinter sich zu bringen, war der Gedanke durchaus möglich, dass die Strecke in weniger als einer Stunde zu schaffen sei. Doch mit jedem real durchgeführten Marathon erweist sich das als immer unwahrscheinlicher.

Für Anthropologen ist der Sport ein Gottesgeschenk. Schließlich ist jeder Sportler ein freiwilliges Versuchskaninchen, womit sich die Grenzen der Art leicht erkunden lassen. Es mag ungeheuer schwierig sein, ein Krokodil oder ein Glühwürmchen so weit zu kriegen, sich die Lunge aus dem Leib rennen oder so hell wie möglich zu glühen, um so leichter ist der Mensch dazu zu überreden, sich testen zu lassen. Der gesamte Olympismus ist nach Meinung des deutschen Sportphysiologen Wildor Hollmann nichts anderes als ein »riesiges biologisches Experiment mit dem menschlichen Organismus«.[28] Naturwissenschaftler messen bekanntermaßen gerne, und Sportler lassen sich gerne messen. Im letzten Jahrhundert wurde in ellenlange Listen bis auf die Stellen nach dem Komma festgehalten, wer am weitesten werfen, am höchsten klettern konnte, wer als erster irgendwo zu Fuß hingelangte, mit dem Pferd oder ohne Beine, zu Land, zu Wasser und in der Luft. Doch kann man all diese Zahlen und übervollen Pokalschränke in ein Maßsystem fassen, welches es erlaubte, die Leistungen des Menschen mit denen eines Eisbären oder einer Mücke zu vergleichen? Wie verhält sich die Leistung eines Radrennfahrers zu der eines Turners? Da hilft einmal mehr die Naturwissenschaft. Naturwissenschaftler haben längst herausgefunden, wie man die Leistungen eines Kohleofens, eines Düsenjägers, eines Menschen und einer Explosion auf einen Nenner bringt. Man muss alles auf die Energie, die freigesetzt wird, reduzieren. Wie viel Energie muss man in einen Menschen stecken, um so und so viel nach einer gewissen Zeit wieder herauszukriegen?

Wie stark ist der stärkste Mensch? Darauf wussten die Physiologen Yandell Henderson und Howard Haggard als erste eine Antwort. Sie betrachteten die Ruderer von Yale, die die Olympischen Spiele 1924 gewannen, als die stärksten Menschen. Der Energieverbrauch während des Wettkampfes konnte leicht am Sauerstoffverbrauch ermittelt werden: 1500 Watt pro Mann. Diese Leistung erbringt auch der kleine elektrische Ofen bei Ihnen zu Hause. Man könnte so einen Ruderer also durchaus auch als Heizquelle einsetzen: Drei Viertel der verbrauchten Energie wurde als Wärme freigesetzt, nur 370 Watt dienten wirklich dazu, das Boot vorwärts zu bewegen. Heute machen es sich die Forscher noch leichter. Statt eines Bootes benutzen sie ein Fahrrad. Auf dem Hometrainer treibt der Fahrer mit dem Dynamo gleichzeitig die Messuhren an. Und es sieht tatsächlich so aus, als gäbe es einen Fortschritt zu damals. Ein moderner Topathlet erreicht eine Höchstleistung von 450 Watt, also mehr als die Ruderer von damals. Aber er hält das nicht stundenlang durch.

Die Leistung eines Menschen kann nur dann 370 Watt überschreiten, wenn die Muskeln vollkommen ohne Sauerstoff arbeiten. Doch das schaffen diese nur wenige Minuten lang. Danach schalten sie wieder in den Gang »mit Sauerstoff« zurück, der zwar viel länger durchzuhalten ist, aber längst nicht so viel Energie freisetzt. Auch austrainierteste Ausdauersportler sinken nach ein paar Stunden unter die 300 Watt. Wenn man dann auch noch einplant, dass der Sportler essen und ruhen muss, dann schafft auch ein Spitzenathlet über die Woche verteilt nicht mehr als durchschnittlich 150 Watt. Das ist allerdings um einiges mehr als das, wozu der Durchschnittsmensch fähig ist.

In den ersten Minuten verfügt der Mensch über so viel Kraft, wie sich in seinen Muskeln befindet, in den ersten Stunden über so viel, wie seine Atmung den Muskeln liefern kann, in den letzten Stunden über so viel, wie seine Ausdauer ihm zugesteht. Nach einigen Stunden sind die Zuckerreserven aufgebraucht, die Sehnen werden überbelastet, die Eingeweide haben so langsam die Nase voll davon, dass alles Blut in die Muskeln gepumpt wird, der Geist sagt, dass doch allmählich Zeit für eine Pause sei, der Körper beginnt zu schmerzen, was ein vernünftiger Mensch nicht ignorieren sollte. Nicht anders als beim Wal, Rädertierchen oder Känguru bestimmen Größe und naturwissenschaftliche Gesetze, wie viel Maximalenergie über kürzere oder längere Zeit verfügbar ist. Die Höchstwerte sind in jedem Zellkern genetisch festgelegt. Und zu dem hat kein Trainer Zugang.

Wie erklärt es sich aber, dass es immer noch Rekorde gibt? Jeder hält seinen Rekord nur geliehen. Immer wieder glaubt man, dass das Äußerstmögliche erreicht sei, und jedes Mal erweist sich das Äußerstmögliche als das Nochnichtäußerstmögliche. Als Jaap Eden aus Haarlem vor einem Jahrhundert die fünf Kilometer auf dem Eis dreißig Sekunden schneller zurücklegte als der amtierende Weltmeister, hielten viele Menschen das für unmöglich; es wurde gemunkelt, Eden habe eine Runde unterschlagen. Inzwischen wurden dieser Weltrekordzeit noch einmal ganze zwei Minuten abgetrotzt.

Bis 1954 hielt man es für ein ehernes Gesetz, dass kein Mensch die Meile unter vier Minuten laufen könne. Doch noch im selben Jahr erreichte Roger Bannister nach 3 Minuten und 59,4 Sekunden das Ziel. Allerdings brach er danach zusammen, ihm war, wie er sagte, als erlösche er wie ein Blitzlichtlämpchen nach dem Blitz. Er habe gespürt, wie alles Blut aus seinen Muskeln strömte und seine Gliedmaßen von einem immer stärker zupackenden Griff umklammert wurden. Man war überzeugt, dass kein Mensch eine noch größere Anstrengung überleben könnte, und trotzdem unterschreiten die heutigen Rekorde Bannisters Zeit um noch mal eine viertel Minute. Doch die Schritte werden immer kleiner. Offensichtlich nähert man sich einer Grenze. In einer Grafik verflachte die Kurve der Rekordzeiten immer mehr und wird schließlich in einer geraden Linie, in der Asymptote enden. Gideon Ariel, Biomechaniker und selbst einst olympischer Athlet, sagte 1976 voraus, dass ein Mensch die hundert Meter niemals unter 9,60 Sekunden schaffen wird. Seiner Ansicht nach würden bei dieser Geschwindigkeit die Muskeln reißen und vielleicht sogar die Knochen brechen. 1989 senkten die Kanadier Péronnet und Thibault diesen Grenzwert auf etwas präzisere 9,37 Sekunden. Mehr sei mit Sicherheit nicht drin. Im Frühjahr 2008 lief

Usain Bolt aus Jamaica in New York seinen Weltrekord über die 100 Meter in 9,72 Sekunden.

Doch nicht alle sind dieser Meinung. Kritiker dieser Auffassung wenden ein, dass die Kurven nicht die äußerste Kraftanstrengung unsrer Athleten wiedergeben. Läufer und Hochspringer wollen nicht so sehr die allerschnellste Zeit hinlegen oder den höchsten Sprung aller Zeiten springen, sie wollen nur gewinnen. Wenn man das mit einem Zeitunterschied von 0,1 Sekunden zum zweitplazierten Läufer kann, wäre man ja schön blöd, sich für einen Zeitunterschied von 20 Sekunden die Seele aus dem Leib zu rennen. Klingt logisch. Schließlich wägt jeder vernünftige Mensch Vor- und Nachteile gegeneinander ab. Die Frage ist nur, ob Sportler zu dieser Spezies Mensch zu zählen sind. Keiner, der Vor- und Nachteile abzuwägen pflegt, tut sich so etwas an: lange entbehrungsreiche Trainingsjahre, in der kleinen Hoffnung auf einen Rekord, der dann auch noch geliehen ist.

Doch sind es nicht die Kapazitäten von Muskeln, Lunge, Nerven oder Herz, die eines Tages die Folge ständig neuer Rekorde stoppen werden, sondern die Möglichkeiten des gesamten Organsystems. Die Organe eines Organismus sind aufeinander abgestimmt; es rächt sich, wenn man ein Organ oder Körperglied auf die Dauer den anderen vorzieht. Trainiert man zum Beispiel die Beinmuskeln bis zum Gehtnichtmehr, dann gefährdet man Durchblutung, Müllentsorgung, Sehnenansatz, außerdem werden die Knochen zu stark belastet. Und wenn sonst nichts fehlt, dann macht die Kühlung schlapp. Um mit dem Wachstum der Beinmuskeln mithalten zu können, müssten die Knochen, Sehnen und Gefäße mitwachsen und mit ihnen die Gedärme, Nieren und Drüsen, von denen jene wiederum abhängig sind. Der ganze Leib müsste größer werden. Ein größerer Leib aber wäre auch schwerer, und Gewicht ist beim Rennen hinderlich. Weil Gewicht schneller wächst als Muskelkraft, wird man mit dickeren Beinmuskeln nicht schneller laufen, sondern im Gegenteil langsamer. Gäbe es einen Zaubertrank, mit dessen Hilfe man zehn Mal so große

Beinmuskeln bekäme, dann wäre das Ergebnis nicht ein Wunder an Kraft, sondern nur abgerissene Sehnen, verhärtetes Gewebe und sich wie ein überhitzter Motor mit blockierten Zylindern kochend aufrollende Muskeln. Das Chassis wäre der Karosserie nicht mehr gewachsen.

Zwei Meter zwanzig große Menschen sind keine Superwesen, sondern die beste Zielgruppe für orthopädische Schuheinlagen. Doch wäre es auch keine Lösung, schrumpfen zu wollen, nur um bei Olympia Karriere zu machen. Halb so kurze Beine machen nur halb so große Schritte und verfügen nur noch über ein Viertel der Kraft. Wer wissen will, wie die idealen Dimensionen aussehen, sollte einfach mal in den Spiegel schauen. Jeder, der eine mehr oder weniger normale Gestalt besitzt, ist nicht den schlechtesten Kompromiss zwischen groß und klein eingegangen. Innerhalb dieses Bauplans gibt es Variationsmöglichkeiten, die einen entweder für den Marathon oder für das Kugelstoßen prädestinieren. Beim Körper ist es wie beim Orchester, es geht nicht darum, wer am lautesten die Trompete blasen kann, sondern dass alle gut zusammenspielen. Das Ziel ist Harmonie. Für den norwegischen Physiologen Stephen Seiler hat ein Athlet seine physischen Grenzen erreicht, wenn er das perfekte Gleichgewicht zwischen Kraft und Masse gefunden hat. Auch ein Athlet ist den Gesetzen Newtons unterworfen.

Aber Newton ist nicht der einzige, der Grenzen setzt. Auch die Herausforderungen gehen aus. Wenn der höchste Berg mal erklettert ist, geht es einfach nicht mehr höher. Auch den Nordpol kann man nur ein Mal zum ersten Mal erreichen, und nach einer Reise um die Welt ist man nachher exakt wieder dort, wo man aufgebrochen ist. Dann müssen neue Herausforderungen her: eine noch nie erstiegene Nordwand, zum Nordpol im Dreisprung, Badmintonspielen auf dem Mond. Solch eine neue Herausforderung stellt auch das Risiko dar. Ein Skitour-Unternehmer klagte nach einer Tragödie in den französischen Alpen, dass die Leute früher einen Führer genommen hätten, um Risikos zu vermeiden. Heute unterlassen das viele, und die Führer hätten nur noch die Aufgabe, die Verunglückten nachher zu suchen.

Ein Marathon ist der Sieg über widrige Umstände, die man sich selbst geschaffen hat. Der zweiundvierzigste Kilometer stellt an sich keine Schwierigkeit dar, das Problem liegt einzig darin, dass man schon einundvierzig hinter sich hat. Mit jedem Kilometer, den man zurücklegt, schafft man neue Bedingungen für den nächsten, den man noch zurücklegen muss. Hat man den Marathon erfolgreich bewältigt, richten sich die Gedanken nur noch auf eins: eine noch größere Herausforderung. Ein Doppelmarathon.

Ein vernünftiger Körper widersetzt sich dem Geist, der ihn zu weit treibt. Der Körper lässt sich nicht wie ein Motor überdrehen. Er kennt seine Aufgabe: das zu tun, was er gut kann. Worin das besteht, gilt es, so schnell wie möglich herauszufinden. Warum läuft Pieter Winsemius Marathon? Er will sich, wie er erklärt, an sich selbst messen. Einen Marathon zu schaffen, sei eine ganz persönliche Leistung, die verglichen mit den Leistungen an der Marathon-Weltspitze bescheiden sei. Trotzdem sei der Marathon für sein Leben eine ungeheuer wichtige Angelegenheit. Jedes Kind misst sich. Will es wissen, wie groß es ist, streckt es sich, an die Wand gepresst, aufs Äußerste in die Länge, um den Kreidestrich so hoch wie möglich ziehen zu können. Nebensache, dass andere Kinder größer sind, man ist größer als das vorige Mal, man hat sich selbst besiegt. Es gibt nur einen Rekord, der zählt, und das ist der persönliche. Leider kann man im Sprint nicht gegen sich selbst antreten. Deshalb ist es für den Kampf gegen einen selbst wichtig, seine früheren Leistungen ständig zu dokumentieren. Das geht mit einem Fotoalbum, mit Tagebüchern, Grafiken, doch vor allem mit dem Gedächtnis. Damit man nach Jahren des Trainings klar vor sich sieht, was der ständige Kampf gegen sich selbst erbracht hat: dass man sich auf magische Weise aus einem Trottel, der trainiert, in einen durchtrainierten Trottel verwandelt hat.

Kapitel 6
Freaks

Wann haben Sie das letzte Mal geglotzt? So richtig mit offenem Mund? Mich dürfte man für eine Gelegenheit zum Glotzen mitten in der Nacht wecken, egal, ob man mir den Anblick eines komischen Tieres, einer blendend schönen Frau, eines erwartungsvoll in der Ferne stampfenden alten Schleppers oder eines abgrundtief hässlichen Kindes böte. Früher gab's dafür spezielle Institutionen. Auf Jahrmärkten wurde man dazu aufgefordert, vor Liliputanern, einem lebendigen Skelett, der fette Dame oder der bärtige Frau unverhohlen Maulaffen feil zu halten: »Treten Sie ein, meine Damen und Herren! Der Eintritt kostet Sie keinen Taler, auch keine neun oder acht Groschen, einen Fünfer auch nicht. Nein, nur …«

Und man trat tatsächlich herein. Jahrmarkt war schließlich nur einmal im Jahr. Dann kam die Welt ins Dorf. Man traute seinen Augen nicht. Zwar hatte jedes Dorf einen Buckligen, Schielenden und mit Sicherheit auch mindestens einen Krüppel, doch damit hatte es sich. In der Stadt dagegen gab es Menagerien und Abnormitätenkabinette wo man jeden Tag die französische Dame mit den zwei Nasen, das Tigerkind oder die drei russischen Riesenkinder anglotzen konnte. Und das Volk strömte herbei. Nicht weil es neugierig war, sondern weil der Anblick dieser Glücklosen ein Trost war: Alles könnte noch viel schlimmer sein, der Buckel buckliger, das Gesicht entstellter, Gottes Wut blanker.

Man kam, sah und schüttelte sich. Nicht frei von Bewunderung übrigens. Nicht alle Missbildungen brachten den Wundermenschen nur Nachteile. Neben *monstres par défaut*, denen etwas fehlt, kennt die Medizin auch *monstres par excès*, das sind die, die zu viel von etwas abbekommen haben. Einerseits die Zwerge, andererseits die Riesen. Der Jahrmarkt bewies, dass es Riesen wirklich gab. Womöglich noch angetan mit Zylinder und hohen Absätzen überragten sie das Publikum haushoch: der wandelnde Traum jedes Jungen, einmal der Größte zu sein. Sie waren der lebende Beweis, dass Träume kein Trug und Mythen wahr sind.

Der Glaube an Riesen ist ein Merkmal unserer Art. Ein Volk ohne Riesen ist ein Volk ohne Phantasie. Das lässt sich in allen heiligen Büchern nachlesen. In der Bibel heißt der Riese Goliath. Nach heutiger Berechnung muss Goliath ungefähr 2,80 Meter groß gewesen sein. Sein Panzer allein wog schon 100 Kilo. Angeblich wurde der Riese Goliath von einem kleinen Stein aus der Schleuder Davids besiegt, und zwar, wie die Schriftgelehrten meinen, mit der Hilfe Gottes. Dabei war der an der Entstehung der Riesen – lange vor der Sintflut – gar nicht unbeteiligt gewesen. Bei den Griechen waren die Riesen Götter und die Götter Riesen; wer hat schon Respekt vor einem kleinen Gottchen? Im griechischen Götterhimmel findet man die Namen von Mopeds, Schreibmaschinen und Kompressoren wieder: Herkules, Atlas, Titan, Gigant. Herkules, obwohl nur ein Halbgott, bekämpfte Löwen und den siebenköpfigen Drachen Hydra. Höhepunkt war sein Kampf mit den anderen Riesen, den Giganten. Für Griechen und Christen, aber auch für Maschinenfabrikanten, war klar: Ein Riese ist so stark, wie er groß ist.

In dieser Hinsicht allerdings enttäuschte der Jahrmarkt seine Besucher. Riesen sind in Wirklichkeit geistesabwesende Tröpfe mit Plattfüßen, geplagt von Bandscheibenvorfällen und blöden Witzen. Ihre Länge ist kein Geschenk der Götter, sondern eine Strafe. Ihr Wachstum ging buchstäblich über ihre Kräfte. Das Gewicht nahm schneller zu als die Kraft, es zu tragen. Ein medizinischer Bericht aus dem 18. Jahrhundert beschrieb den Iren Cotter zum Beispiel als hochgeschossenen, kränklichen Jungen von zwei Meter fünfunddreißig Länge, der eine schwache Stimme und einen noch schwächeren Lebenswillen hatte. Er besiegte weder Drachen noch Giganten, seine Herausforderungen waren Straßenlaternen, deren Abdeckungen er hob, um sich seine Pfeife daran anzuzünden. Ohne Anstrengung konnte er bei seinen Spaziergängen den Frauen, die aus den Dachbodenfenstern schauten, einen Kuss geben. Oft wird er allerdings bei seiner schwachen Statur nicht spazieren gegangen sein. Dass er überhaupt sechsundvierzig Jahre alt wurde, gilt unter Riesen als beachtenswerte Leistung.

Oft kann auch der Geist mit dem Riesenwachstum des Körpers nicht mithalten. Cotter hatte eine ungewöhnlich niedrige Stirn und wies Kennzeichen extremer Imbezilität auf. Als wäre das nicht genug, ist Impotenz bei Riesen keine Seltenheit. Das war wohl auch beim niederländischen Riesen Gerit Bastiaansz de Hals der Fall, der im 17. Jahrhundert große Berühmtheit erlangte. Im Gasthaus *Groote Boer* in Lekkerkerk konnte man noch bis zum Brand im Jahre 1869 am Deckenbalken das Brett sehen, worauf der Riese sein Glas abzustellen pflegte. Nachweislich trat er 1666 in Deutschland auf, in Begleitung einer holländischen Frau, die ihm in der Körpergröße offensichtlich nicht viel nachstand.

Schwach, dumm und impotent. Dennoch begegnen normale Sterbliche den Riesen nicht umsonst mit großer Ehrfurcht. Wobei es Riesen und Riesen gibt. Auf dem Jahrmarkt waren meist jene Riesen zu sehen, die außerordentlich große Hände und Füße hatten. Auch die Nasen und Unterkiefer wiesen ein unverhältnismäßig starkes Wachstum auf, so dass diese Menschen tatsächlich aussahen wie die Riesen in den Märchenbüchern. Komischerweise sind gerade diese Missbildungen auch bei den Zirkuszwergen zu beobachten. Im Jahr 1886 gab Dr. Marie dieser Abnormität einen Namen: Akromegalie.

1892 lieferte der italienische Pathologe Roberto Massolongo die Ursache dazu: eine Fehlfunktion der Hypophyse, eines Gehirnanhängsels, das die Ausschüttung des Wachstumshormons regelt. Da aber bei den Hormonen alles mit allem zusammenhängt, kann es geschehen, dass bei einer Fehlfunktion mehr aus dem Lot gerät als nur das Wachstum. Dennoch gibt es Riesen, die normale Proportionen aufweisen und nicht dümmer sind als Sie und ich. Sie sind aufgrund ihrer überdurchschnittlichen Größe allerdings viel stärker. Der Gigant William Joyce durfte 1699 mit der Demonstration seiner Kraft den englischen König unterhalten. Konnte er wirklich ein Gewicht von mehr als einer Tonne heben? Er konnte.

Könige, Kaiser und Riesen scheinen wie füreinander geschaffen zu sein. Am englischen Hof dienten seit den Tagen Elisabeth I. Riesen als Palastwachen, in Preußen sammelte König Friedrich Wilhelm I. Riesen, während sich Peter der Große von Russland Zwerge hielt. Vor dem preußischen Palast in Potsdam paradierten 2400 Riesengrenadiere. Voltaire stellte fest, dass von den Männern des ersten Rangs keiner weniger als 2,10 Meter maß. Agenten des Königs reisten seiner Auskunft nach in verschiedene Teile Europas und Asiens, um Kandidaten für die »langen Kerls«, wie die Palastwache auch genannt wurde, zu kaufen. Das Volk selbst interessierte sich weniger für Riesen und Zwerge. Auf den Straßen gab es genug Krüppel und Missgebildete. Erst mit der Aufklärung wuchs auch bei den Bürgern das Interesse für alles, was von der Norm abwich. Raritätenkabinette erlebten eine Blütezeit, gelehrte Gesellschaften wurden gegründet, Expeditionen ausgerüstet. Die lebenden Kuriositäten, die zunächst nur der begüterte Bürger angaffte, wurden schließlich auch dem gewöhnlichen Volk präsentiert. Zum halben Preis, zuerst in Herbergen und Märkten, später auf Jahrmärkten und im Zirkus. Zu aller Nutzen und Vergnügen.

Populär waren vor allem dicke Damen. Wenn der Riese bisweilen als Vaterfigur angesehen wurde, dann war die dicke Dame die Ur-Mutter.

Welcher Mann würde sich in einem unbeobachteten Moment nicht gerne an dieser Üppigkeit ergötzen? In seinem wunderbaren Buch über Freaks wusste Leslie Fiedler auch, warum das so war.

> Wir bewahren alle noch Erinnerungen an die Zeit, als wir an einer üppigen Brust genährt wurden, in den vollen Armen einer warmen, sanften Riesin mit einem Umfang, der einem als Kind von 4 Pfund und 50 cm genauso überwältigend erscheinen musste, wie unserem erwachsenen Ich jetzt eine Dame von einer Viertel Tonne Gewicht. Diesen Überfluss an weiblichem Fleisch, an den wir uns noch von unserer ersten Liebe her erinnern, wollen wir in unseren späteren Beziehungen wieder finden, auch wenn wir uns das niemals eingestehen würden.[29]

Je dicker die Dame, desto mehr Publikum. Oft entlohnte die Direktion sie gewissermaßen per Kilo. Das bedeutete regelmäßige Gehaltserhöhungen für Jolly Irene, die erst nach der Geburt ihres ersten Kindes, 1901, so richtig dick wurde. Ihr Umfang wuchs und wuchs, bis sie bei ihrer Beerdigung solch kolossale Ausmaße angenommen hatte, dass der Sarg während der Totenmesse vor dem Gotteshaus stehen bleiben musste – er passte nicht durch die Kirchentür. Auch Baby Ruth nahm beständig an Gewicht und Umfang zu, durchschnittlich 18 Kilo pro Jahr. Mit 316 Kilo heiratete sie, mit 370 starb sie. Während einer an sich harmlosen Operation. Als sie aus der Narkose erwachte, musste sie sich übergeben, aber die Krankenschwestern konnten die Fleischmasse nicht schnell genug auf die Seite wälzen, und Baby Ruth erstickte im Grunde an ihrem eigenen Fett.

Der Tod einer dicken Dame ist in jeder Hinsicht bedauernswert. Dicke Damen mag man, weil sie angeblich stets gut gelaunt und freundlich sind. Schon immer hat man Dicksein mit Fröhlichkeit und Leutseligkeit gleichgesetzt. XXL ist sympathisch, bei Geburtstagsfesten sind dicke Onkel und Tanten beliebt. Manche Frau mästet ihren Mann und glaubt, dadurch werde alles besser. Und wenn sie nicht den Mann mästet, dann wenigstens die Katze oder den Hund. Streifen machen Dicke zwar noch dicker, retten aber dafür manchmal Leben. Während eine Normalbiene oder eine taillierte Wespe schon mal erschlagen werden, summt die dicke Hummel ungeschoren weiter. Ein Dickbauch ist Ergebnis des eigentümlichen menschlichen Nervensystems. Bei der Nahrungsaufnahme hat im Körper der parasympathische Teil des Nervensystems die Oberhand. Dieses ist auch sonst für Ruhe, Gemütlichkeit und Entspannung verantwortlich. Kein Wunder, dass geschäftliche Dinge oft bei einem Abendessen besprochen werden. Kein Wunder auch, dass wer gerne isst, als angenehmer Unterhalter gilt. Und wer gerne isst, wird meistens dick. Also liegt die Annahme nahe, dass dicke Menschen immer fröhlich sind. Frederika Ahrens, welche um 1818 die Sensation des Amsterdamer Buttermarktes war, war nicht nur für ihrem Leibesumfang (450 cm) bekannt, sondern auch für ihr einnehmendes Wesen.

Ob dicke Damen tatsächlich so viel fröhlicher sind als normale Menschen, steht dahin. Sicher ist, dass ungewöhnliche Leibesfülle öfter auf eine Krankheit zurückzuführen ist als auf die unstillbare Neigung zu geselliger Nahrungsaufnahme. Doch um keine Zweifel aufkommen zu lassen, wurden dicke Damen auf Plakaten stets lachend abgebildet, und die Namen, die man ihnen gab, mussten ebenfalls heiter klingen. Man taufte sie Jolly Irene oder, wie Celesta Geyer, Jolly Dolly und Dolly Dimples. Egal wie fröhlich diese beiden Namen klangen, unbeschwert konnte das Leben von Celesta Geyer mit ihren 364 Kilo nicht gewesen sein.

Da man den dicken Männern schwerlich Sexappeal nachsagen konnte, bleibt ihnen nichts anderes übrig, als sich auf ihre vermeintliche Fröhlichkeit zu verlegen. Man erwartet von ihnen, stets gutgelaunte Zechkumpane zu sein und sich vor Lachen ständig auf die fetten Schenkel zu schlagen. Während in Belgien dicke Mönche auf Bierflaschen das gute Leben preisen, ist auf englischen Gasthausschildern der zum Bersten runde Bauch von Jolly Daniel allgegenwärtig. Daniel war ein stets wohlgelaunter Gefängniswärter, der vor einigen Jahrhunderten in Leicester lebte und mit seinen 336 Kilo nur ein Hupf war, verglichen mit dem schwersten Menschen aller Zeiten, dem Amerikaner Robert Hughes (1926–1958), der es, durch ärztliches Attest belegt, auf 485 Kilo brachte. Damit liegt er immerhin noch 29 Kilo unter dem offiziellen Rekord von Johnny Lee. Mit oder ohne ärztliches Attest war er schwer genug, um 1887 durch den Fußboden seines Hauses zu krachen. Als Freunde auf seine Hilferufe herbeirannten, hing er bis zu den Achseln im Loch, doch noch bevor sie ihn herausziehen konnten, blies er sein Lebenslicht aus. Herzanfall. Das überrascht nicht, denn schließlich verrichtete Lees Herz überdurchschnittlich harte Arbeit. Mit jedem extra Kilo Fleisch bilden sich im Körper zusätzliche Extrakilometer Blutgefäße, die versorgt werden wollen.

Ein Körper, der sich selbst zu viel ist, spottet aller sportlichen Ideale. Trotzdem gibt es Sportler, die alles dran setzen, um dem fröhlichen Gefängniswärter oder dem fetten Fußbodendurchkracher so ähnlich wie möglich zu werden. Japanische Sumoringer mästen sich freiwillig so fett wie Weihnachtsgänse. Sushi, Reishappen mit etwas frischem Fisch, reichen ihnen nicht, sie halten sich eher an stärkehaltige Früchte, viel Huhn und massenhaft Rindfleisch. Sie schlafen zehn bis zwölf Stunden pro Tag und sehen in ihrer Wettkampfkluft aus wie monströse nackte Ostereier mit einer Schnur zwischen den Hinterbacken. Lange halten sie ihre Ringerei dann auch nicht aus. Nach ein paar Minuten der Vorbereitung ist der eigentliche Kampf in wenigen Sekunden erledigt. Auch Sumoringermeister stehen im *Guinnessbuch der Rekorde*. Dort gehören sie auch hin, eingereiht in die restlichen Freaks der Welt, mit Nennung ihrer Ehrentitel und ihres Gewichts: Chad Rowan, der größte aller Meister, Gewicht 227 Kilo; Salevaa Atisanu, schwerster aller Profikämpfer, der 1994 mit einem Gesamtgewicht von 267 Kilo in Tokio den Ring betrat. Nirgends ist die Grenze zwischen

Freak und Sportler kleiner, aber eigentlich ist jeder Spitzensportler ein Freak. Wer kein Freak ist, hat nicht die geringste Chance, als Sportler in einer Reihe neben dem längsten Riesen und der dicksten Dame im Heiligen Buch unserer Zeit erwähnt zu werden. Basketballspieler müssen extrem groß sein, Kugelstoßer sehr schwer, Marathonläufer mager wie ein Hering und Kanaldurchquerer fett wie ein Seehund. Die meisten unserer Sporthelden wären vor einem Jahrhundert auf dem Jahrmarkt und nicht im Stadion bejubelt worden. Ein Sport wie Boxen bewegt sich irgendwo zwischen Jahrmarkt und Stadion. Leslie Fiedler beschreibt so einen Helden, der weder Fisch noch Fleisch ist.

> Ich erinnere mich an den Schwergewichtsboxer Primo Carnera, nicht größer als 2,30 oder vielleicht auch 2,35, aber akromegal, plump und grobschlächtig wie ein Oger, so dass die Menge seinen kleineren, menschlicheren Gegner mit lautem Gebrüll aufforderte, ihn k.o. zu schlagen. Ich sah ihn mit eigenen Augen gegen Ende seiner Karriere, als er durch die Provinz als Free-for-all-Ringer zog. Er schüttelte seine Gegner wie Zwerge von sich ab, auf dem Weg zur unvermeidlichen Niederlage. Ich hatte meinen Sohn bei mir, damals erst fünf oder sechs Jahre alt, der mit dem Rest mitjubelte, als der Riese endlich am Boden lag, aber heulte, als er ihm nach dem Ende des Kampfes in den Kulissen wiedersah, zerschlagen, benommen und blutend – aber auf eine gewisse Art und Weise deshalb noch riesiger erscheinend, wie der arme Polyphem selbst.[30]

Ohne die moderne Ehrfurcht vor den sportlichen Leistungen wurden die Muskelprotze entweder ausgestellt wie die Freaks, die sie ja auch waren, oder für bemitleidenswerte Patienten gehalten. Hans Virchow, Sohn des berühmten Pathologen Rudolf, präsentierte 1892 so einen wahren Muskelmenschen in der Medizinischen Gesellschaft von Berlin als klinische Abnormität. Der mächtige Brustkasten barg eine kümmerliche Lunge, die Muskeln hinderten den Körper durchweg an den natürlichen Bewegungen. Die Frage nach der Kraft stellte sich angesichts dessen nicht einmal mehr. Die heutigen Champions wären damals nur ein medizinisches Kuriosum gewesen.

Beim Sport spielt keine Rolle, wie man aussieht, sondern was man kann. Sieger ist, wer am schnellsten rennt oder die meisten Kilos wuchtet. Doch das dauernde Rennen und Wuchten lässt einen am Ende komisch aussehen. Ein normaler Körper kann, gerade weil er normal ist, nichts von der Normalität Abweichendes leisten. Wer nicht übermäßig schwer ist, hat kaum etwas, das er in die Waagschale werfen kann. Das eigene Gewicht stört den Gewichtheber deshalb nicht, weil er sich bei seiner Tätigkeit nicht vom Fleck zu bewegen braucht. Die Sumoringer aber bringen ihr Gewicht buchstäblich in den Kampf mit ein. Sie nutzen das Naturgesetz, demzufolge Kraft sich proportional zur Masse verhält, für ihre Strategie. Ihr Training ist darauf ausgerichtet, ihre Masse so schnell wie möglich in Bewegung zu versetzen. Allerdings kämen sie als Läufer nicht weit. Dafür bräuchten sie einen mageren, sehnigen Körper. In solch einem Hänflingskörper allerdings schlägt ein idiotisch großes Herz, weil es ständig Blut in die Beine pumpen muss. Auch die Lunge ist ein Sondermodell. Äußerlich sieht so ein Langstreckenläufer aus wie ein normaler Mensch, sein Inneres aber wäre auf jedem Jahrmarkt eine Attraktion.

Außer den dicken Männern gibt es noch weitere ehemalige Jahrmarktsattraktionen, die heute im Sport ihr Auskommen finden könnten. Die lebendigen Skelette wären möglicherweise gute Marathonläufer. Je geringer das Gewicht, desto größer kann die Ausdauer sein. Schließlich sind es ja auch die Vögel mit ihren paar Gramm Gewicht, die ohne Rast von Europa nach Afrika fliegen, große Vogelarten wie der Storch schaffen den Vogelzug nur mit knapper Not. Im 19. Jahrhundert wurden lebende Skelette von Fürsten empfangen wie heute die Marathonläufer von Politikern. Äußerst beliebt war der Franzose Claude Ambroise Surat, der »Anatomische Mensch«. Zeitgenossen beschrieben ihn als Mann, der aussehe, als komme er gerade von dem Ort, von dem es keine Wiederkehr gibt. Eine Kerze, die hinter ihm brannte, konnte man durch ihn hindurchschimmern sehen. 1830 war er eine der Attraktionen auf dem Jahrmarkt von Amsterdam, zu diesem Zeitpunkt scheint er nicht mehr als 36 Kilo gewogen zu haben. Nach seinem Tod wurde in seinen Eingeweiden ein fünf Meter langer Bandwurm entdeckt.

Ein Gewinn für jede Handballmannschaft wäre ein Polydactylus, ein Mensch mit ungewöhnlich vielen Fingern. In Europa hat eines unter 3000 Neugeborenen zusätzliche Finger und/oder Zehen; in Afrika ist das Verhältnis sogar eins zu 300. Die Anlage dafür wird vererbt, deshalb könnte man leicht eine ganze Dynastie aus Handballern mit zwölf Fingern gründen. Was wohl die Handballregeln dazu sagen würden? Bemitleidenswert wäre auch jener Schiedsrichter gewesen, der sich mit Frank Lentini hätte auseinandersetzen müssen. Lentini, Anfang des 20. Jahrhunderts eine Jahrmarktsattraktion, war im Grunde ein siamesischer Zwilling, doch von seinem Zwillingsbruder war nur ein verschrumpelter Rest geblieben, den Lentini unter der Kleidung versteckte. Der Rest bestand nur aus einem einzigen Glied, einem dritten Bein nämlich, das neben den üblichen zwei Beinen vom Körper herabbaumelte. Der Höhepunkt von Lentinis Jahrmarktsdarbietungen bestand darin, mit seinem dritten Bein Fußball zu spielen. Wem aber müsste unser bemitleidenswerter Schiedsrichter den Einsatz eines dritten Beines auf dem Fußballfeld als Foul anrechnen: Lentini oder Mutter Natur?

Heute braucht, wer Freaks sehen will, nicht mehr auf den Jahrmarkt zu gehen. Er findet sie jetzt in den Sportstadien der Welt. Oder ist das Kino dran schuld? Anfang der Dreißigerjahre sammelte Todd Browning aus allen Winkeln der Welt ein lebendiges Raritätenkabinett und schuf ein Meisterwerk: *Freaks*. In diesem gleichermaßen beunruhigenden wie anrührenden Film nehmen Monster wie die »Menschliche Raupe« und der »Tanzende Spitzschädel« Rache am schönen Trapezmädchen und ihrem Liebhaber, dem »Starken Mann«.

Heute hätte man Schwierigkeiten, solch einen Film zu besetzen: Die Freaks werden immer seltener. In den Niederlanden gingen die Freakzeiten mit den Fünfzigerjahren zu Ende, als Rijn Rijnhout, der »Riese van Rotterdam« aufhörte, auf seinem Lieblingsplatz am Maastunnel in einer Einmann-Freakshow Postkarten seines Konterfeis zu verkaufen. Auch hatte er keine Lust mehr, gasbetriebene Straßenlaternen zu löschen und Zimmerdecken zu streichen. Er starb 1959.

Verantwortlich für das Verschwinden der Freaks ist die Medizin. Sie kann inzwischen die meisten Abnormitäten verhindern. Einen irischen Riesen wie Charles Byrne wird es in der modernen Medizin nicht mehr geben. Am Skelett, das man noch immer im Hunterian Museum in London bewundern kann, ist deutlich zu erkennen, was Byrne zum Riesen machte. Die Aushöhlung im Schädel, die der Hypophyse Schutz bietet, hatte nicht, wie üblich, die Größe einer Erbse, sondern die einer Tomate. Ein Tumor hatte die Hypophyse offensichtlich dazu gebracht, das Wachstumshormon massenhaft auszuschütten. Solche Tumore treten auch heute noch auf, doch werden sie meist rasch entdeckt und entfernt. Auch siamesische Zwillinge trennt man so bald wie möglich nach der Geburt. Die Frau mit dem Bart bekommt eine Hormonbehandlung oder rasiert sich einfach.

Doch meist kommt es gar nicht so weit. Meist wird ein Freak im Keim erstickt: Abtreibung. Wer will schon ein Monster in der schönen Wiege liegen haben? Und wenn sich der Freak auf keine Weise verhindern ließ, dann wird er einfach ins Heim verfrachtet. Zu seinem Besten oder zu seinem Schlechten, das weiß man nie so genau. Ein berühmter, herzergreifender Fall war »Pin head« Schlitzie. Der Staat holte ihn aus dem Zirkus und steckte in ein Heim. »Pin Heads« oder Spitzschädel sind Menschen, deren Kopfform aussieht wie eine umgekehrte Spritztüte. Angeblich waren sie *missing links*, gefangen in den unzugänglichsten Binnenländern des tiefsten Afrika. Um ihre Kopfform noch wirkungsvoller hervortreten zu lassen, wurden sie bis auf ein Haarbüschel kahl geschoren. Spitzköpfe litten an einer bestimmten Art des Schwachsinns, und das Publikum war ganz verrückt nach ihnen, weil sie immer fröhlich waren. Für ein bisschen Aufmerksamkeit und lauten Beifall taten sie alles. Doch offensichtlich war nicht das tiefste Afrika, sondern die Manege der »Side show« ihr natürliches Biotop, denn einmal im Heim, verkümmerte Schlitzie wie eine im Kühlschrank vergessene Gurke. Als man ihm erlaubte, in den Zirkus zurückzukehren, erholte er sich genau so schnell wieder. Ein geflügeltes Wort lautet seither, jemand führe ein sorgenfreies Leben wie ein »pin head« im Zirkus.

Doch nicht nur das Angebot an Freaks sank im vergangenen Jahrhundert merklich, sondern auch die Nachfrage. Es ziemt sich nicht mehr, Menschen mit Missbildungen anzuglotzen. Im 19. Jahrhundert kümmerte das die Leute wenig. In der viktorianischen Epoche war alles Unheimliche modern, von Goyas Gemälden angefangen bis zu Poes Gruselgeschichten, Spukschlössern und Frankensteins Monster. Damals war die Politik noch ganz unbedarft unkorrekt. Wann sich das änderte, lässt sich an einem Datum festmachen: dem 6. Januar 1898. Wie oft packte man das Übel nicht an der Wurzel, sondern beim Namen. Während der England-Tournee des Barnum & Bailey-Zirkus wurde eine Konferenz einberufen, die unter dem Vorsitz von Sol Stone, der »Menschlichen Rechenmaschine«, diskutierte, wie der unerwünscht gewordene Begriff des Freaks ersetzt werden könne. Ein Euphemismus nach dem anderen stand zur Debatte. Der Vorschlag, statt Freak von jetzt an »Rarität« zu sagen, wurde ebenso zurückgewiesen wie der Vorschlag »Phänomen«. Der Bischof von Winchester verfiel sogar darauf, Freaks von nun an »prodigies« (Wunder) zu nennen, was ebenfalls auf wenig Gegenliebe stieß. Statt des Begriffs Freak verschwanden schließlich die Freaks selbst. Dabei ist an dem Wort nichts Anstößiges. »Freak« ist eine Abkürzung von »freak of nature«, was eine direkte Übersetzung des lateinischen »lusus naturae« oder auch »Laune der Natur« ist. Eigentlich doch eine ganz nette Umschreibung, oder?

Die meisten Launen der Natur waren stolz auf ihre freakige Existenz. Die »Kraftmenschen« der Familie Styles schämten sich nie, mit ihren scherenförmigen Händen zu den Freaks zu gehören, im Gegenteil. Und ihr Kollege Joseph Hilton fand, dass sie Recht hatten, schließlich verdienten sie damit eine Menge Geld. Seit Generationen sind die Scherenhände ein Merkmal der Familie. Vater Grady Styles hätte es, wie Hilton weiter berichtet, das Herz gebrochen, wenn seine Tochter mit normalen Händen geboren worden wäre. Geld entschädigt für vieles, und sei es auch nur durch die Anerkennung, die es mit sich bringt. So denkt man auf dem Jahrmarkt und so denkt man auch im Stadion.

Der große Unterschied zwischen einem Sportstadion und einer Freakshow liegt darin, dass diese als unmoralisch gilt, jenes nicht. Die Angst, die Scham und das peinlich berührte Lächeln, die eine Freakshow in einem hervorrufen, sind im Sportstadion ersetzt durch ungeteilte Bewunderung, Jubel, und durch das Bedürfnis, so zu sein wie die Göttersöhne da unten. Aber auch im Stadion sind es Extremexemplare unserer Gattung, Karikaturen des Menschen, auf die wir unser Augenmerk richten. Angesichts eines lebendigen Skeletts, das sich über die Ziellinie des Marathons schleppt, oder des menschlichen Bärens, der ein unsinniges Gewicht in die Luft wuchtet, muss man sich fragen, ob das alles tatsächlich so viel menschenwürdiger ist. Jedes Wochenende wieder köpfen Dickschädel unter dem Ausstoß von Urlauten Bälle in ein Tor, jedes Jahr führen sich Fußballfans wie Neandertaler auf, um Cro-Magnonmenschen beim Spielen zuzuschauen, alle vier Jahren feiert die Welt die *Greatest Show on Earth*: die Olympischen Spiele. Frauen mit glattrasierten Wangen, zum Turnen abgerichtete Kindern im Vorschulalter, der Starke Mann und die dicke Kugelstoßdame kämpfen hier um Ehre und Medaillen. Wer die größten Abnormitäten vorweisen kann, hat die größte Chance zu gewinnen. Hereinspaziert, meine Damen und Herren!

Was mich immer wieder aufs Zutiefste wundert, ist, mit welch grenzenloser Schamlosigkeit die Zuschauer die Sportler anstarren und diese sich selbst zur Schau stellen. Diese Schamlosigkeit war es doch, die dem Jahrmarkt einst den Garaus machte. Wie aber hat der Sport es geschafft, sie wieder salonfähig zu machen? Ich glaube, indem er die Verdienste der Freaks auf ein anderes Gebiet verlagerte. Jetzt bejubelte man die Leute nicht mehr für ihr Aussehen, sondern für ihre Handlungen. Nicht mehr der wunderliche Mensch an sich wird bestaunt, sondern dessen wunderliche Taten. Man sieht in ihm ein Symbol all dessen, was wir Menschen als Art vermögen. Nicht mehr die Anatomie steht im Mittelpunkt des Interesses, sondern die Physiologie. Die Zahl der Beine ist unerheblich, auch die Hautfarbe, die Körpergröße. Das alles hat man von Mutter Natur so mitbekommen, was zählt ist, wie weit man es damit bringt. Die Tribüne bejubelt den Sportler heute für seinen Einsatz, für sein Training, die gerissenen Bänder, den Ehrgeiz, den Schweiß. Aber aller Einsatz, aller Schweiß ist sinnlos, wenn man von Mutter Natur nicht den geeigneten Körper mitbekommen hat. Um wie blöd Erfolg zu haben, muss man trainieren wie ein Verrückter, muss man einen monsterhaften Körper haben: Jeder Spitzensportler ist ein Freak.

Wer ganz an die Spitze will, tut gut daran – ich habe es schon einige Male gesagt –, den Sport an seinen Körper anzupassen und nicht umgekehrt. Lulatsche entscheiden sich vernünftigerweise für Basketball, Knirpse für das Ringen, maskuline Frauen für das Kugelstoßen, Idioten für einen Sport, der nicht zu ihnen passt. Die Biologie kennt kein gut oder schlecht, kein besser oder schlechter, nur mehr oder weniger angepasst. Der Storch kann lange den schönsten Schnabel des ganzen Tierreichs haben, nur soll er es sich nicht einfallen lassen, nach Spechtsmanier auf einen Baumstamm einhacken zu wollen. Umgekehrt hätte ein Specht mit seiner Bohrmaschine kaum Chancen bei der Froschjagd. Für alle Gelegenheiten kann man nicht gewappnet sein. In der Natur gibt es für jedes Töpfchen ein Deckelchen.

Menschen sind verschieden. Und das ist auch gut so. Die gesamte Evolution steht oder fällt mit Varianten. Wenn es innerhalb einer Art keine Varianten gäbe, dann hätte die Natur nichts zu selektieren, und Evolution auf Basis der natürlichen Selektion könnte nicht stattfinden. Und tatsächlich gibt es mehr als genug Varianten. Egal in welcher Hinsicht, die Eigenschaften des Menschen unterscheiden sich enorm. Der eine wird hundert, der andere nur zehn Jahre alt, neben dicken gibt es dünne Menschen, die meisten haben zwei Beine, aber es gibt eben auch welche mit dreien. In der Regel sind die meisten Menschen bloßer Durchschnitt, Extreme werden seltener, je weiter man sich vom Durchschnitt entfernt. Das nennt man eine Normalverteilung. In einer Grafik sieht das Ganze aus wie eine Kirchenglocke. Verlaufen die Seiten der Glocke symmetrisch, dann sind die Extreme auf der einen Seite genauso selten wie auf der anderen. Spitzensportler sollte man bei diesen Extremen suchen. Doch darf er wiederum nicht in zu vieler Hinsicht extrem sein. Wer nicht nur die längsten Beine und stärksten Arme, sondern auch den größten Kopf hat, wird niemals der schnellste sein. Die besten Sportler bewegen sich hinsichtlich der meisten Eigenschaften im Normalbereich und weisen nur in einigen Dingen Abweichungen auf. Jede Sportart erfordert eine andere Abnormität. Man nehme einen normalen Menschen und ziehe ihn in die Länge, und siehe da, man hat einen Basketballspieler! Man nehme einen normalen Menschen und stopfe ihn voll: Hoppla, ein Sumoringer! Und wenn man einen normalen Menschen ausmergelt, dann kann er überraschend lange Strecken laufen. Die Kunst besteht darin, beim In-die-Länge-Ziehen, Vollstopfen oder Ausmergeln den Rest des Körpers intakt zu lassen. Das gelingt nie vollkommen. Eigenschaften sind nämlich voneinander abhängig.

Immer wieder hat man versucht, den Menschen aufgrund solcher fast immer gemeinsam auftretenden Eigenschaften einzuteilen. Das ist nicht schwierig. Man klassifiziert Personen hinsichtlich bestimmter Kriterien und prüft dann, welche Eigenschaften besonders häufig gemeinsam auftauchen oder eben kaum. Wenn man das mit genügend Personen macht, hat das schon einige Aussagekraft. Ernst Kretschmer teilte mit dieser Methode die Menschen um 1925 in drei Typen ein. Menschen mit schmal gebauten Körpern nannte er leptosom; meistens waren ihre Schultern nicht sehr breit, die Haut dünn, die Armmuskeln wenig ausgeprägt, die Hände schlank, das Gesicht schmal und die Nase spitz. Kurz: prima Langstreckenläufer. Gewichtheber dagegen sollte man unter den Personen suchen, die Kretschmer dem athletischen Typ zuordnete: stämmige Männer mit breitem Hals, einer dicken Haut und großen Händen. Von breiten Schultern ausgehend läuft ihr muskulöser Rumpf unten konusförmig zu. Für den Sport vollkommen ungeeignete Menschen wird man am häufigsten beim pyknischen Typ finden. Er besitzt eine gedrungene Gestalt mit einem tief zwischen den Schultern sitzenden breiten Schädel und meist einem dicken, aufgedunsenen Bauch. Diesen Typ findet man häufiger auf den Zuschauertribünen als unten auf dem Spielfeld. Doch Kretzschmer wollte mit seiner Methode keine Idealsportler finden. Als Psychiater interessierte ihn, ob man bestimmte Geisteskrankheiten am Körperbau ablesen konnte. Dass dies bei einigen Hormonkrankheiten der Fall war, wusste man bereits. Heutzutage jagen die Wissenschaftler den Genen hinterher, Kretschmers Kollegen waren in die Hormone vernarrt. Manche vom Hormonmangel hervorgerufene Krankheiten ließen sich auf den ersten Blick diagnostizieren. Zu geringes Körperwachstum hatte meist mit fehlendem Schilddrüsenhormon zu tun, Riesen mit übergroßen Händen und Füßen litten an von Hormonen überstimuliertem Größenwachstum, und bei Kastraten konnte man den Mangel an Geschlechtshormonen sogar hören. Doch hatte ein Defizit an Hormonen manchmal auch geistige Folgen: Kretins und unter Akromegalie leidende waren meistens gleichzeitig schwachsinnig, Kastraten auffallend sanftmütig. Kretschmer war überzeugt davon, dass zwischen geistiger Abnormität und Körperbau eine deutlich erkennbare Verbindung bestand.

Schizophrene Personen waren seiner Beobachtung nach durchweg leptosom gebaut, manisch-depressive pyknisch.

In der Folge fielen in der Wissenschaft die Hemmungen. Allerorten gab es Schädelvermesser und Seelenklempner, die vom Körperbau auf die Psyche schließen wollten, und jeder von ihnen teilte die Menschheit anders ein. Uneinigkeit gab es vor allem beim Begriff »athletisch«. Während wir heute dabei meistens eine große, schlanke und muskulöse Gestalt vor Augen haben, kam vor einem Jahrhundert einem Athleten im Gegenteil eher die Hauptfigur aus *Tim und Struppi* gleich. Vor so jemandem musste man sich hüten; vor allem Kriminelle würde man unter diesem Typ finden. Moderne Forscher schütteln nur die Köpfe angesichts dieser Versuche, die menschliche Variationsbreite nach Äußerlichkeiten einzuteilen. Sie haben ein neues Spielzeug entdeckt: das Genom. Menschliche Varianten können heute bis aufs Chromosom, bis aufs Gen, bis aufs Basenpaar genau aufgespürt und anhand der Computeranalyse mit anderen Eigenschaften in Beziehung gebracht werden. Für so manche freakige Abartigkeit wurde, wie auch für andere erbliche Abnormitäten, das verantwortliche Stück DNS bereits ausgemacht. Gleiches gilt auch für Spitzensportler. Dennoch behauptet man heute weit seltener als früher, es gebe eine mögliche Verbindung zwischen Körperbau und Geistesverfassung. In der Wissenschaft jedenfalls. Doch außerhalb davon macht man sich die Typenlehre noch uneingeschränkt zunutze. Im Fernsehen sieht man auf den ersten Blick, wer der Gute und wer der Böse ist, wo die Liebe regiert und wo der Hass. Casting-Agenturen verdienen sich an den Vorurteilen der Leute dumm und dämlich. Aber auch Romanautoren verleihen ihren Personen durch die Betonung äußerlicher Züge psychischen Tiefgang. Wer eine spitze Nase hat, von dem sollte man nicht zu viel Leutseligkeit erwarten, wer nicht besonders stark ist, ist dafür umso schlauer. Intriganten ziehen immer den Kopf ein – insofern sie nicht von vornherein einen Buckel haben –, und der Held sieht zur Sicherheit erst einmal gut aus. Spitzensportler sehen zwar auch gut aus, sind aber meistens nicht besonders schlau. Sollte an der Volkstypologie doch was dran sein? Im Sport sicher. Sportartikelhersteller verlassen sich darauf. Die Trikots der Turnerinnen haben andere Maße als die der Ringer, ein Fußballspieler hat eine ganz andere Statur als ein Rugbyspieler. Richard van Roon, der die Olympiamannschaft der Niederlande für Athen einkleiden durfte, weiß ein Lied davon zu singen. Er klagt, dass Sportler selten in die gängigen Konfektionsgrößen passen. Beim Hockeyteam habe es keine Schwierigkeiten gegeben, das seien alles gutaussehende Jungs gewesen, mit einem muskulösen, aber nicht zu muskulösen Körper. Doch bei den Volleyballspielern sei es schon komplizierter geworden, da sie alle groß und mager seien und Schuhgröße 51 hätten. Die Turnerinnen seien alles noch Kinder. Bei den Gewichthebern hätten die dicken Arme ein Problem dargestellt, die in den Monaten vor den Spielen an Umfang sogar noch dicker werden. Außerdem bezog sich seine Entwurfsarbeit auch auf die Paralympics. Da gebe es Sportler, die keine Beine hätten, aber trotzdem gut aussehen wollen. Die allesentscheidende Frage lautete: »Wie entwirft man etwas, das die Farben rot, weiß, blau und orange hat und auch noch allen steht?«

Sportkleidung bedeutet immer Spezialanfertigung: Komische Kleidung für komische Menschen in komischen Größen, während in einem normalen Kleidergeschäft die Konfektionskleidung in den gängigen Größen auf der Stange hängt, vom normalen am meisten, vom abweichenden am wenigsten. Was aber ist normal? Was hier Durchschnitt ist, kann dort schon etwas ganz anderes sein. In einem Geschäft für Pygmäen hängt mit Sicherheit eine völlig andere Kollektion als in einer schicken Bantu-Boutique. Und ein Kurztrip von Amsterdam nach Paris reicht, um die Kleiderauswahl für einen stämmiggebauten Niederländer recht mager ausfallen zu lassen. Offenbar hat sich die Menschheit in Gruppen über die Erde verteilt: die Kleinen hier, die Großen da. Früher sogar hübsch der Farbe nach sortiert. Je weiter man von zu Hause wegfuhr, desto merkwürdiger wurde die Spezies Mensch. Damit die Daheimgebliebenen davon auch etwas zu sehen bekamen, wurden die Bewohner fremder Länder dort öffentlich zur Schau gestellt. Zur selben Zeit, als *The Greatest Show on Earth* mit ihren siamesischen Zwillingen und den dicken Damen durch Europa tourte, strömte das Publikum in Deutschland, Frankreich und Russland zu den sogenannten Völkerschauen. Hier konnten sie Eskimos, Feuerländer, Kalmukken, Zulus und Nubier anstarren. Auch die Weltausstellungen waren berühmt dafür. Heute mischen sich die fremden Völker hierzulande unters Publikum, damals waren sie eine Sensation.

Nachdem man sich von der ersten Verwunderung erholt hatte, fragte man sich rasch, ob man mit den fremden Völkern noch mehr machen konnte, als sie nur zur Schau zu stellen. Man wusste, dass sich aus manchen Rassen ausgezeichnete Sklaven machen ließen. Doch gab es Unterschiede. Die roten Sklaven, so schrieb Hartsinck 1770 in seiner *Beschrijving van Guiana*, seien von zarterer Gestalt als die Neger und für schwere Arbeiten in der brennenden Sonne nicht so sehr geeignet. Für die Arbeit auf den Plantagen sei es besser, Sklaven aus Afrika zu importieren. Aber nach Meinung des großen Naturwissenschaftlers des 18. Jahrhunderts, Buffon, taugten diese ihren natürlichen Gegebenheiten nach auch als Dienerschaft, solange man ihnen gut zu essen gebe und sie nicht misshandelte, seien sie zufrieden, froh und bereit, alles zu tun; aber wenn man sie schlecht behandelte, litten sie sehr unter ihrer katastrophalen Situation und starben oft an Melancholie. Nach Meinung des Zeitgenossen Sterling Brown konnte man das nicht so verallgemeinern. Er unterschied fünf Typen von Sklaven: Die *toms* waren die braven Bedienten, die *coons* faul und dumm, die Mulatten tragisch, die *mammies* das asexuelle Küchenpersonal und die *bucks* wahre sexuelle Wunder. Aber auch der Angehörige eines chilenischen Stammes war, wie das *Journal of the Anthropological Institute* von 1904 feststellte, mangels Kraft und Ausdauer nicht das Ideal eines Plantagenarbeiters. Die Indianer waren übrigens lieber tot als versklavt, ein Wunsch, der sich meist schnell erfüllte. Trotzdem verfügt jedes Volk über besondere Fähigkeiten. Indianer waren gute Fährtensucher. Wer nach Perlen tauchen lassen wollte, tat gut daran, dies den philippinischen Frauen zu überlassen, und die Ghurkas gaben perfekte Soldaten ab. Großgewachsene Schwarze waren als Heizer auf großer Fahrt beliebt, während Pygmäen treffliche Dienste leisteten als Träger im undurchdringlichen Regenwald.

Natürlich sind das Vorurteile. Man darf sich sein Personal nicht nach der Hautfarbe wählen. Das wäre politisch vollkommen unkorrekt. Könnte es nicht dennoch sein, dass eine Rasse etwas besser kann als die andere? Lieber nicht, meinen viele Menschen. Das Nachdenken über menschliche Rassen habe schon genug Elend über die Menschen gebracht. Ineke Mok war deshalb auch »sehr zufrieden«, als sie 1992 den Begriff der Rasse nicht mehr in niederländischen Erdkundebüchern fand. Während sie bis 1970 noch Sätze lesen konnte wie: »Mongolen sind sehr arbeitswillig« oder »Der Japaner ist fleißig, sparsam und praktisch veranlagt«. Was ist zwischen 1970 und 1992 passiert? Wer hat unsere Rassen aufgehoben? Haben sich die Menschen verändert? Haben wir größere Gehirne bekommen oder längere Zehen?

Am liebsten hätten manche Leute die Rassen schon längst abgeschafft. Es gibt doch nur Ärger damit. Besser, die Menschen sind alle gleich. Aber das sind sie nicht. Trotzdem sind die Unterschiede kleiner, als man erwarten würde. Mindestens 93 Prozent aller Varianten innerhalb unserer Art findet sich in jedem Land der Welt. Die Unterschiede zwischen meinem Nachbarn und mir sind nicht größer als die zwischen einem Skandinavier und einem Bantu. Doch kann man den Begriff der Rasse so einfach in den Müll werfen? Viele sind sich da nicht so sicher. Zwar hat man im allgemeinen begriffen, stellt der Londoner Biologe Armand Leroi fest, dass Rassen heute nicht mehr das sind, was sie früher mal waren, doch dass die geringen genetischen Unterschiede zwischen den Rassen äußerlich so markant ausfallen, kann kein Zufall sein. Ist es auch nicht, denn es geht dabei um die Fortpflanzung, die Hauptsache der Biologie, um die sexuelle Zuchtauswahl. Die äußerlichen Unterschiede zwischen den Rassen umfassen gerade die Merkmale, die einen potentiellen Partner ansprechen. Etwas Ähnliches kann man unter eng verwandten Tieren beobachten, die doch auffallend anders aussehen, als ob sie ihre geringen Unterschiede in ihrer äußeren Erscheinung gesammelt hätten, um ihre Identität desto stärker zu betonen. Irgendwann ist die äußere Erscheinung so anders, dass die Verwandten einander nicht mehr als Artgenossen erkennen. Dann paaren sich nur noch die Exemplare, die dieselbe Abweichung aufweisen. Von nun an wird mit jeder Paarung das Genom präzisiert. Auf diese Weise entstehen zunächst neue Rassen und schließlich neue Arten.

Es ist merkwürdig, dass es immer wieder die Biologen sind, die sich scheuen, über Rassen zu sprechen. Rassen sind biologisch nicht definiert. Arten schon. In der Biologie gehören zwei Organismen derselben Art an, sind Artgenossen, wenn sie sich miteinander paaren können, und daraus fruchtbare Nachkommen entstehen. Lässt sich die weiße Rasse mit allen anderen Rassen problemlos kreuzen? Eine Antwort auf diese Frage versuchten die Entdeckungsreisenden bei der Ankunft an fremden Küsten immer zuerst zu finden. Und tatsächlich. Es ging. Doch gibt es so einen zuverlässigen Test wie für die Arten für die Rassen nicht. Aus diesem Grund arbeiten die Biologen nicht so gerne mit Rassen, sondern lieber mit Unterarten. Nicht dass diese festlägen, doch kann man sich auf dieses unsichere Terrain gefahrloser begeben, weil die Unterarten zumindest geografisch zu bestimmen sind. Wenn die Tiger auf Sumatra anders aussehen als die auf Java, dann kann man sie als Unterart bezeichnen und ihnen wohlklingende dreiteilige lateinische Namen geben: *Panthra tigris sumatrensis* und *Panthra tigris javanicus*. Würde man die Tiger auf ihren Inseln lange genug in Frieden lassen, würden sie sich am Ende vielleicht sogar zu einer eigenen Art entwickeln. Mit der Folge, dass sie sich gegenseitig nicht als Artgenossen wiedererkennen und aus einer eventuellen Paarung auch keine fruchtbaren Junge, hervorgehen würden. Begriffe wie Rasse oder Varietät überlassen Biologen lieber den Pflanzenveredlern und Hundezüchtern. Was nicht bedeutet, dass die Begriffe nicht von gewissem Nutzen sein können. Schließlich ist es nicht ganz unwichtig zu wissen, ob man von einem Pudel oder von einem Pitbull gebissen worden ist. Doch lösen sich diese Rassen und Varietäten schnell wieder auf, wenn man sie nicht künstlich voneinander trennt und Kreuzungen vermeidet. Deshalb all die Stammbücher und Zuchtaufsichtsbehörden.

Zwar ist es auch heute noch ungeheuer wichtig, immer wieder die Gemeinsamkeiten zwischen den Menschen zu betonen, aber es kann auch sehr praktisch sein, einmal die Unterschiede näher zu betrachten. Ärzte, die Viertel zu betreuen haben, in denen die Bevölkerung gemischt ist, können davon ein Lied singen. Zwar würden sie es nie laut sagen, aber sie berücksichtigen bei ihrer Diagnose auch die Rassenzugehörigkeit. Zu den unbedeutenden sieben Prozent der Eigenschaften, in denen sich die Rassen voneinander unterscheiden, gehört auch die Veranlagung zu tödlichen Krankheiten. Zwar erkranken Schwarze seltener an Malaria, bezahlen aber diesen Vorteil mit einer erhöhten Gefahr, an Sichelzellenanämie zu erkranken. Solche Erkenntnisse gehören schon zum allgemeinen Lernstoff höherer Schulen. Bei einem indischstämmigen Patienten zieht ein niederländischer Arzt schneller eine Zuckerkrankheit in Erwägung als bei einem Zyprioten, während er bei diesem öfter mit einer Thalassämie rechnen muss. Ein weißer Niederländer muss sich an seinen freien Sommertagen mehr vor dem Hautkrebs in Acht nehmen als ein schwarzer. Dessen schwarze Frau wird mit geringerer Wahrscheinlichkeit an Brustkrebs erkranken als eine weiße. Inzwischen gibt es sogar eine anerkannte ethnische Medizin. Bidil hilft gegen chronische Herzinsuffizienz, aber nur Schwarzen. Wenn Sie als weißer Nierenpatient gerade ein Auge auf eine Niere aus China geworfen haben, wo Organe billiger sind, sollten Sie sich das noch einmal überlegen. Wenn Organe zwischen Angehörigen verschiedener Rassen ausgetauscht werden, dann ist das fast immer mit mehr Komplikationen verbunden als bei einem Spenderorgan von einem Angehörigen der gleichen Rasse. Ein Teil der Asiaten weist im Blut das HLA-Eiweiß B 46 auf, das den Weißen fehlt und bei einer Transplantation die Gefahr der Abstoßung erhöht. Ein Arzt mag vielleicht keine Rücksicht auf die Hautfarbe seines Patienten nehmen, die Krankheiten aber tun das gewiss. Folglich kann man nicht gleichzeitig ein guter Arzt und politisch korrekt sein wollen. Wer den Begriff der »Rasse« beseitigen will, kommt medizinisch gesehen in Schwierigkeiten.

Wenn es aber einen Ort gibt, wo die wenn auch minimalen genetischen Unterschiede große Auswirkungen haben, dann in der Sportarena. Auch wenn jeder Einzelne bis zum Umfallen trainiert und sich das beste Outfit anschafft, entscheidet letztendlich die erbliche Veranlagung. Und sollte, wie ich vermute, diese Veranlagung nicht gleichmäßig über die Weltbevölkerung verteilt sein, so vermag die eine Rasse mehr als die andere. Ein guter Coach ist niemals farbenblind. Die Notwendigkeit dazu zeichnete sich bereits in den Zwanziger- und Dreißigerjahren in Amerika ab, wo schwarz und weiß im sportlichen Wettkampf immer öfter aufeinandertrafen. Nach anfänglichem Zögern waren es die Schwarzen, die die Mehrheit der Medaillen nach Hause tragen durften. 1935 brach der Schwarze James Cleveland an einem einzigen Tag drei Weltrekorde: Sprint, Hürdenlauf und Weitsprung. In Amerika scheute man sich noch, diesen Verdienst von der Rassenzugehörigkeit abhängig zu machen, doch auf der anderen Seite des Atlantiks, in Deutschland, war Hans Surén bereits felsenfest überzeugt davon, dass »Wettkampfleistungen von der Rasse bestimmt werden«. Er beklagte, dass »sich Völker mit Kolonialbesitz nicht scheuen, Angehörige ihrer Kolonialvölker, die durch ihre [...] Rassenveranlagung [...] besonders hohe körperliche Leistungen aufweisen, für ihre Nationalität starten zu lassen.«[31]

Und es war wieder ein Schwarzer, Jesse Owens, der 1936 bei den Olympischen Spielen die germanische Heldenrasse blamierte. Das war erst der Anfang des schwarzen Triumphzugs. Obwohl Schwarze nur zwölf Prozent der Weltbevölkerung ausmachen, gewinnen sie im Spitzensport mit Abstand die meisten Medaillen und Pokale. In den Vereinigten Staaten, wo 13 Prozent der Bevölkerung schwarz sind, findet man beim Basketball Weiße fast nur im Publikum. In allen sportlichen Disziplinen springen Schwarze höher und rennen schneller. Umgekehrt heißt das: Weiße können weder rennen noch springen, und wer in der internationalen Leichtathletik ganz vorn mithält und eine weiße Haut hat, leidet, wie man in Sportlerkreisen spaßeshalber behauptet, höchstwahrscheinlich an einer Hautkrankheit.

Die Asiaten dagegen sind auffällig selten vertreten. Obwohl sie mehr als die Hälfte der Weltbevölkerung ausmachen, verhandeln Fußballclubs selten über das Aufkaufen von Asiaten. Deren Körperbau eignet sich mehr für Tischtennis oder Eiskunstlauf. Angehörige der weißen Rasse finden sich immer häufiger in die Countryclub-Sportarten wie Golf und Tennis zurückgedrängt. Immerhin können sie noch etwas Wintersport betreiben oder mit einem Diskus oder Speer in der Hand ein wenig griechischer Held spielen. Noch immer ist der griechische Held in Kunst, Kultur und Sport das Idealbild der weißen Rasse. Inzwischen aber hielten auch schwarze Tennisstars wie die Schwestern Venus und Serena Williams oder der Golfer Tiger Woods in die teuren Countryclubs Einzug. Ein letztes weißes Bollwerk ist das Schwimmen. Schwarze sind Absäufer. Bei den Olympischen Spielen sieht man sie im Schwimmbad äußerst selten. Die erste goldene Schwimmmedaille holte ein Schwarzer im Jahr 1988. Woran das liegt? Schwarze sind zu schwer. Oder anders gesagt: Die spezifische Dichte von Schwarzen ist zu hoch. Sind ein schwarzer und ein weißer Schwimmer gleich groß, dann hat der Schwarze mit großer Wahrscheinlichkeit die schwereren Knochen, während beim Weißen der Fettanteil im Körper höher ist. Kurz: Ein Weißer hat mehr Auftrieb.

Darf man das sagen? Natürlich darf man das. Und wer's nicht glauben will, soll nachmessen. Doch lässt sich auch innerlich allerlei durch Messungen feststellen. Am Motor sozusagen. Ein europäisches Auto verbraucht in der Regel weniger Benzin als ein amerikanisches, bei den Sportlern der beiden Länder ist es umgekehrt. Ein Schwarzer ist sparsamer als ein Weißer. Das liegt an der oxidativen Enzymkapazität, die bei Schwarzen anderthalb Mal höher liegt als bei den Weißen. Das lässt sich messen. An der Universität Sydney hat das ein Team unter der Leitung von Adele Westen gewagt. Denn man begibt sich immer auf glitschigen Wege wenn man einer ganzen Bevölkerungsgruppe einen Stempel aufdrücken möchte. Walter Thörner rutschte 1959 auf einem solchen noch richtig aus. In seinem Lehrbuch für Sportler und Sporterzieher versuchte er, die vielseitigen Sporttalente der Finnen zu erklären. Diese seien auf eine günstige rassische Vermischung nordischer, ostbaltischer und den Lappen verwandter Finnisch-ugrischer Elemente zurückzuführen. Dagegen sei die »grazile, geistig so bewegliche mediterrane Rasse« talentierter für Reit- oder Fechtsport, und »die dieser Rasse eigene Neigung zur Brutalität macht ihre Liebe für den Stierkampf begreiflich«.[32]

Mit dem berechtigten Hinweis auf derartigen Unsinn halten viele Menschen wenig von einer Forschung nach den Zusammenhängen von Rasse und Sport. Die Sportphysiologin Kathy Myburg berichtet davon, dass die Leute angesichts ihres Forschungsgebiets immer wieder ihre Verwunderung darüber äußern, dass sie als Akademikerin so viel Zeit mit der Frage nach den Unterschieden zwischen Weißen und Schwarzen verschwendet. Sie erklärt ihnen dann, dass ein Wissenschaftler, der die Gründe für Fettleibigkeit erforschen wolle, ja auch dicke Menschen mit dünnen vergleiche. Wenn sie demnach als Physiologin wissen wolle, warum die Schwarzen in der Leichtathletik so gut sind, dann müsse sie zwangsläufig dunkelhäutige Läufer mit den weniger gut abschneidenden Läufern weißer Hautfarbe vergleichen.

Wer jetzt noch an der Überlegenheit der Schwarzen in der Leichtathletik zweifelt, der wird von den Kenianern einfach überrannt. Was die Darwinfinken für die Evolutionstheorie, sind die Kenianer für die Theorie des *Origin of Sportsmen*. Seit 1968, als Kenia zum ersten Mal olympisches Läufergold holte, kommen die großen Langstreckenläufer aus diesem Land. Inzwischen hat sich das Land zusammen mit Äthiopien auf fast allen Siegertreppchen der Läuferdisziplinen dauerhaft installiert. Weiße oder asiatische Läufer haben kaum Chancen. Ehemalige Ikonen der weißen Rasse wie der »Fliegende Finne« Paarvo Nurmi oder der Tscheche Emil Zatopek würden bei einem heutigen Marathon viele Kilometer hinter den Kenianern ins Ziel eintrudeln. Wohlerzogene Sportfunktionäre, die das Wort »Rasse« nicht in den Mund zu nehmen wagen, reisen nach Kenia, um Lauftalente zu sammeln wie andere Edelsteine oder alte Pfeilspitzen.

Wie ist es möglich, dass so ein kleines Land wie Kenia der Welt mit solch einem großem Vorsprung einfach davonläuft? Beruhte das Ganze auf purem Zufall, dann stände die Wahrscheinlichkeit so vieler Talente aus einem einzigen Land eins zu anderthalb Milliarden. Schlichtweg unmöglich also. Um so mehr, wenn man weiß, dass drei Viertel der Sieger aus einem kleinen Teil Kenias stammen. Das Gebiet liegt in der Nähe des Viktoriasees, wo die Nandi wohnen. Und es wird viel gemutmaßt. Die einen behaupten, die Heimat der Nandi liege eben sehr hoch, die dünne Luft verschaffe ihnen Vorteile. Doch gibt es genug andere Dünne-Luft-Bewohner auf der Welt, die diese nicht in Gold verwandeln. Außerdem schlagen die Kenianer auch in Amsterdam ihre Marathon-Konkurrenz unangefochten, und Amsterdam liegt bekanntlich mehrere Meter unter dem Meeresspiegel. Wieder andere vermuten, es liege an der Kultur der Nandis, die nicht unbedingt auf Siege aus ist, weshalb sie die Läufe äußerst entspannt absolvieren könnten. Ein Dritter wendet dagegen ein, das Gegenteil sei der Fall. Die Nandi seien ganz geil aufs Gewinnen, weil sie ihre ehemaligen englischen Kolonialherren unbedingt besiegen wollen. Ein Vierter dagegen ist hoch und heilig davon überzeugt, die Nandi seien automatisch zu Marathonläufern geworden, weil ihre Kinder immer so weit zur Schule laufen müssen. Doch selbst wenn alle vier Gründe zutreffen sollten, dann reichen sie immer noch nicht aus, um plausibel zu machen, warum ausgerechnet bei einer derart spezialisierten Disziplin wie dem Langstreckenlauf solche Leistungsunterschiede zwischen Kenianern und dem Rest der Welt bestehen. (Wer übrigens auf der Suche nach Talenten für die kürzeren Distanzen ist, sollte nach Westafrika reisen, Talente für die Mittelstrecken findet man meist in Nordafrika.) Gibt es vielleicht doch eine biologische Erklärung dafür? Ist es vielleicht kein Zufall, dass die Kenianer in eben jenem Rift Valley leben, in dem angeblich die Wiege der Menschheit gestanden hat?

Natürlich haben die Nandi seit der Entstehung des Menschen im Rift Valley nicht Däumchen gedreht und darauf gewartet, dass ein alter Grieche endlich den Marathon erfindet und ein alter Franzose ihn wiederentdeckt. Trotzdem muss sich hier oder anderswo auf der afrikanischen Hochebene der Prototyp des Langstreckenläufers gebildet haben. Im Vergleich zu den Affen und den meisten Tieren sind die Menschen Meister im Langstreckenlauf, nicht nur die Kenianer. Unsere Fähigkeit, über einen längeren Zeitraum rennen zu können, ist eine weitere Erklärung für die Tatsache, dass wir von allen Affen die einzig nackten sind. Und die beste dazu. Es liegt an der bereits erwähnten Schweißkühlung, die es uns ermöglichte, in der Hitze der Savanne eine längere Strecke laufend zurückzulegen, ohne dass sich unser Körper überhitzte. Und oft genug länger noch als das Beutetier mit seinem dicken Fell. Savannenbewohner erlegen ihre Beute aus Gnus und Zebras nicht trotz, sondern dank der Hitze; ist die größte Hitze des Tages erst einmal vorbei, sinken ihre Aussichten auf Erfolg. Gerade von den Bäumen gestiegen, mit noch krummen Beinen haben unsere Vorfahren sicher noch nicht mit einer Antilope mithalten können, aber möglicherweise waren wir schneller bei einem Kadaver als andere Aasfresser. Dass wir nur auf zwei Beinen gehen ist kein Hindernis. Zwar steht man stabiler mit vieren, aber man kann auf zwei Beinen genau so gut rennen wie auf vieren. Ein anderer Steppenläufer macht es vor: der Strauß. Je länger die Hinterbeine, desto schneller.

Von Afrika aus haben sich die Menschen über die Erde verteilt. Für die einen war es wichtiger, gut laufen zu können, als für die anderen. Angeblich könnten die Tamahumara-Indianer in Mexiko auch heute noch tagelang hinter ihrer Beute – beispielsweise einem Hirsch – herrennen, bis dieser mit entzündeten Hufen aufgibt. Nach der Erfindung von Pfeil und Bogen war das Rennenkönnen nicht mehr so existentiell, jetzt waren die Vorderpfoten wichtiger als die hinteren.

Doch ist es nicht die Leichtathletik gewesen, die den Schwarzen die ersten sportlichen Erfolge bescherte. Im Amerika des frühen 20. Jahrhunderts schlugen schwarze Boxer die weißen immer öfter. Es muss – vor allem in den Südstaaten – für die Schwarzen ein gewaltiges Vergnügen gewesen sein, die Weißen nach allen Regeln der Kunst so richtig zu vermöbeln.

Die sportlichen Erfolge der Schwarzen waren jedoch ambivalent. Sie stellen nach Meinung von Bob Herbert, Kolumnist der *New York Times*, kein Kompliment dar, sondern seien »eine höfliche Art, Nigger zu sagen«. Der schwarze Intellektuelle Harry Edwards dachte 1970 ganz ähnlich, als er zusammenfasste: »Der einzige Unterschied zwischen dem schwarzen Schuhputzer im Ghetto und dem schwarzen Champion im Sprint ist, dass der Schuhputzer nur ein Nigger ist, der Läufer dagegen ein schneller Nigger.«[33] Schwarzen war es erlaubt, in bestimmten Dingen gut zu sein, solange es primitiv und körperlich war: Kraft, weiße Zähne, kehliges Lachen und Sex natürlich. Je besser die Nigger im Boxen wurden, desto offensichtlicher wurden ihre angeblichen Unzulänglichkeiten auf geistigem Gebiet: Friedlichkeit, Intelligenz und Liebesfähigkeit sei ihre Sache nicht. Das sei dem Gesetz der Kompensation geschuldet. Noch immer gibt es Rassisten, die über die sportlichen Erfolge der Schwarzen im Sport wenig beunruhigt sind, solange diese nicht Schachweltmeister werden.

Dass die Neger, so frisch aus dem Dschungel, furchtbar schnell rennen und richtig fest zuschlagen können, passt sogar wunderbar zum alten Glauben an den edlen Wilden. Je komplizierter und vertrackter die Zivilisation wurde, desto größer auch das Bedürfnis, irgendwo einen Menschenschlag zu wissen, der noch unverdorben war, fern vom üblen Spiel um Geld und Macht. Wo es kein Geld gibt, gibt es keine Habsucht; wo keine Habsucht ist, entsteht keine Eifersucht; und ohne Eifersucht ist wahre Liebe möglich. Jean-Jacques Rousseau führte den Traum vom edlen Wilden in die Pariser Salons ein, die Kilima Hawaiians trugen ihn singend in mein Kinderzimmer. Auf den stillen Südseeinseln, da tanzten die Hula-Hoop-Mädchen unter dem Schein des Mondes mit ihren Naturmännern. Rein waren die Frauen, stark die Männer, selbstbewusst und noch unberührt von Alkohol oder Tabak lebten sie in vollkommener Harmonie mit der Natur. Solche Männer kannte ich auch. Sie hießen Tarzan oder Aram. Die Filmstars, die dafür Modell standen, waren nicht umsonst Bodybuilder wie Schwarzenegger: Jahrmarktsfiguren, Freaks. Sie bewiesen, dass wer primitiv ist, zwar dumm und roh, aber auch stark und gesund ist. Und was das Wichtigste war: Sie kannten keinen Schmerz. Es ist ein weitverbreiteter Aberglaube, dass ein Wesen je primitiver es sei, desto weniger Schmerzen empfinde. Man kann ohne Gewissensbisse ein Insekt totschlagen, es spürt doch nichts, genauso wenig wie das Schwein, dem man ohne Betäubung einen Zahn zieht, und die Indianer furzen ihre Kinder ja sowieso mirnichtsdirnichts einfach so auf die Welt, ohne eine Miene zu verziehen. Wie die Indianer halten natürlich auch die Schwarzen mehr aus als die Weißen, so was weiß man. Das ist beim Boxen von Vorteil.

Sport ist wie Schachspielen. Weiß beginnt, Schwarz gewinnt. Man sieht immer gern einen Underdog gewinnen. Mit Gerechtigkeit hat das nichts zu tun, die ist der Biologie ziemlich egal. Es gibt noch eine andere benachteiligte Gesellschaftsgruppe, die nicht durch ihre Hautfarbe gekennzeichnet ist, sondern durch ihr Geschlecht: Frauen. Die werden nie ganz vorn mitspielen. Ab und zu vielleicht, hier und da, die eine oder die andere, aber Frauen werden gegenüber den Männern im Sport immer das Nachsehen haben. Schwarze Frauen verlieren gegen schwarze Männer, und weiße Frauen haben sowieso nicht die geringste Chance. Das hat biologische Gründe. Frauen sind einfach zu schlecht konstruiert. Man kann das nachmessen. Im Durchschnitt ist eine Frau kleiner als der Mann, außerdem hat sie nicht nur in absoluter, sondern auch in relativer Hinsicht kürzere Arme und Beine, weniger Muskeln, schmalere Schultern und einen kürzeren Brustkasten mit weniger Platz für Herz und Lunge. Eine Frauenlunge fasst nur zwei Drittel der Luft, die in eine Männerlunge passt. Und auch das breite Becken ist höchst unpraktisch. Es ist aus Gründen der besseren Gebärfähigkeit leicht nach vorn geneigt, wodurch eine Frau beim Rennen die Beine kräfteraubend höher heben muss als der Mann. Aber gibt es denn gar nichts, was die Frauen den Männern voraushaben? Doch: Fett.

Frauen haben aber nicht nur eine ungünstig konstruierte Karosserie, sondern auch einen weniger leistungsfähigeren Motor als der Mann. Natürlich kann man einen Damenmotor frisieren, aber auch dann leistet er immer noch weniger als ein unfrisierter Männermotor. Er saugt einfach zu wenig Luft an, das Herz ist zu klein, er besitzt weniger Blut mit weniger roten Blutkörperchen. Wo sich bei einem Mann die Muskeln befinden, hat eine Frau Fett. Das war weiter nicht tragisch, dachte man jedenfalls bis vor einem Jahrhundert, denn Sport war doch nichts für eine Frau. Der *Koninklijke Nederlandsche Voetbalbond* (Königlicher niederländischer Fußballbund) verkündete Anfang der Dreißigerjahre, dass der Sport die instinktiv den Männern innewohnende Neigung zu Kampf und Kräftemessen wecke. Wolle man der Verweichlichung und Erschlaffung des menschlichen Geschlechts entgegentreten, dann müsse man diesen Instinkt durch sportliche Leibesertüchtigung wachhalten. Sport sei die Erziehung zur Männlichkeit. Da sie ja Nahrung für die Familie nach Hause bringen mussten, wurde von den Männern erwartet, zu rennen, zu kämpfen und einander aus dem Feld zu schlagen. Die Frauen dagegen blieben zu Hause, um Kinder auf die Welt zu bringen – und dafür war ihr Körper prima eingerichtet. Rennen ziemt sich nicht für eine Frau, hochspringende Röcke sind Gott ein Gräuel und dem Bürger ein Anschlag auf die Sittlichkeit. Frauen waren nicht mal als Zuschauer erwünscht. Schon Turnvater Jahn war 1816 der Ansicht, dass besorgte Mütter und andere weibliche Verwandte in der Turnhalle nur im Weg seien. Und bei der Wiedererweckung der Olympischen Spiele sprach Pierre de Coubertin persönlich noch einmal einen Bannfluch über Frauen aus, die Sport treiben: Frauen seien nur dazu da, die Sieger zu ehren. Doch jedes Verbot reizt dazu, es zu brechen. Zu de Coubertins Zeiten dräute die Emanzipation bereits am Horizont. War es noch so dummes Zeug, was die Männer taten und den Frauen verwehrt war, die Frauen wollten es auch tun dürfen. Also rauchten sie. Also trieben sie Sport. Schon bei der zweiten Ausgabe der Olympischen Spiele gab es weibliche Teilnehmer, und in den Folgejahren wurden es immer mehr, in immer mehr Sportdisziplinen. 1971, als in Amerika per Gesetz festgelegt wurde, dass die Mädchen im Sportunterricht gleichgestellt werden müssen, erfuhr der Frauensport einen enormen Aufschwung. Als das neue Gesetz in Kraft trat, spielten lediglich 300 000 Mädchen in Schulteams, im Jahr 2000 war ihre Zahl auf stolze drei Millionen angewachsen. Letztes Jahr belief sich die Zahl der weiblichen Teilnehmer am New Yorker Marathon auf 8300; dreißig Jahre vorher gab es nur eine einzige Teilnehmerin, und die erreichte nicht einmal die Ziellinie. In quantitativer Hinsicht ist die Aufholjagd mancherorts schon gewonnen, in den Niederlanden treiben genauso viele Frauen Sport wie Männer. Das Problem ist die Qualität.

Es gibt zwar Frauen, die boxen und ringen, doch liegen die Frauen in vielen Sportarten noch hinten. Zuerst durften sie nicht, jetzt wollen sie nicht mehr. Alte Sportlehrer erinnern sich noch daran, dass die Mädchen vor dem Männersport bewahrt werden mussten. Fußball war viel zu brutal für sie, zu aggressiv, zu viel auf Leistung gerichtet, kurzum, zu männlich. Mädchen sollten keine grobschlächtigen Kräfte demonstrieren, sondern Anmut und Grazie. Keulenwerfend, reifendrehend, kein sichtbares Muskelspiel als das des Lächelns, übten sie sich in Zierlichkeit, um später ein ungehobeltes Muskelpaket zu heiraten. Prof. J. G. Sleeswijk verkündete 1946, dass der Körper einer Frau nun einmal der Fortpflanzung diene und sie das zu akzeptieren habe. In die gleiche Kerbe hieb das Lehrbuch von A.N. und J.H.O. Reijs, die zu bedenken gaben, dass aus anatomischen Gründen der Sport für Frauen nicht eine gemäßigte Form des Männersports sein dürfe, sondern jede Heftigkeit vermeiden solle und besonders darauf gerichtet sei, die Muskeln der Bauchwand und des Beckenbodens zu kräftigen. Anfangs ließen sich die Damen noch gängeln. Hießen viele Gymnastikvereine für Männer zum Beispiel Herkules, so wählten zahlreiche Frauenclubs den Namen Hygiea.

Inzwischen sind wir ein Jahrhundert weiter. Frauen sollen tun, was sie wollen. Und das tun sie auch. Noch immer haben sie eine Vorliebe für anmutige Sportarten. Sie treiben Gymnastik, turnen, reiten und laufen Eiskunst. Ball spielen sie immer noch lieber mit der Hand als mit dem Fuß. Männliche Autoritäten wie der niederländische Physiologe Buytendijk hatten dafür schon vor einem halben Jahrhundert eine schlüssige Erklärung parat. Männer seien kampfeslustig und schleuderten gerne etwas von sich in die Welt hinein, die Bestimmung einer Frauenhand dagegen liege im Empfangen. Doch kann sich ein typischer Männersport durchaus in einen typischen Sport für Frauen verwandeln. Reiten war früher reine Männersache. Wie ein Fürst herrschte der Mann über das Tier. Seit das Pferd keine Funktion mehr zu erfüllen hat, treibt der Mann seinen Sport nicht mehr zu Pferd, sondern auf dem Fahrrad. Kaum scheint an einem Sonntag ein wenig die Sonne, hört man überall im Land die Rennradreifen surren. Frauen sieht man seltener im Pulk dieser Freizeitbeschäftigung. Obwohl auch Männer durchaus unter der charakteristischen Form der Fahrradsättel zu leiden haben, sind sie für Frauen nun überhaupt nicht geschaffen. Das weibliche Becken ist zu breit. Da sind sie auf einem Pferdesattel weit besser aufgehoben. Während man auf Radwegen vorwiegend Männer sausen sieht, gilt auf den Reitwegen dasselbe wie in Kirchen, Wartezimmern und Bussen: Frauen bilden hier die Mehrheit. Rad- und Reitwege, die ursprünglich nur die Verkehrsmittel voneinander trennen sollten, wurden zu Örtlichkeiten der Geschlechtertrennung. Obwohl eine Frau auf einem Pferd bequemer sitzt als auf einem Fahrrad, sitzt sie auf einem Pferd längst nicht so bequem wie der männliche Reiter. Sie kann sich aufgrund der Beckenkonstruktion nicht in dem Maße vor- und zurückwiegen, wie es die Bequemlichkeit erfordern würde, eine Folge davon sind chronische Rückenschmerzen.

Das breite Becken ist auch dafür verantwortlich, dass Frauenarme anders vom Körper herabhängen als Männerarme. Sie bilden ein X, die Unterarme zeigen nach außen, was ein besonders auffälliges Merkmal des Gangs von Männern ist, die lieber eine Frau wären, und von Männern, die jene Männer, die lieber eine Frau wären, lächerlich machen wollen. Deshalb werfen Frauen auch so komisch von unten, der typische Mädchenwurf. Männer dagegen haben O-Arme, was dann besonders lächerlich aussieht, wenn ihr Gang betont männlich sein soll, sie sind aber beim Werfen sehr praktisch. Frauenmuskeln sind um ein Viertel dünner als männliche und bringen nur zwei Drittel der Männerkraft auf. Aus diesem Grund packen Frauen nur mit halber Männerkraft zu. Laut sagen darf man das nicht. Als der britische Physiologe und Nobelpreisträger A. V. Hill nach sorgfältig durchgeführten Forschungen zu dem Schluss kam, dass Frauen aufgrund ihrer körperlichen Ausstattung weniger Kraft hätten, stürmten aufgebrachte starke Damen sein Labor und bestanden darauf, getestet zu werden. Doch das ist nicht alles. Weil die Männer längere

Gliedmaßen haben, kann ihre größere Kraft noch besser angewendet werden, denn die Hebelfunktion ist dadurch ausgeprägter. Ein Wettkampf zwischen Männern und Frauen wäre so, als würden Hund und Seehund gegeneinander antreten. Wie Seehunde haben auch Frauen etwas, das ein Nachteil, aber auch ein Vorteil sein kann: Fett. Mit seiner niedrigen spezifischen Dichte funktioniert Fett wie eine Schwimmweste. Es erhöht den Auftrieb. Auf kurzen Distanzen mögen die Frauen auch beim Schwimmen hinter den Männern zurückbleiben, doch je größer die Distanz, desto mehr verringert sich der Abstand. Eine Frau durchquert den Ärmelkanal in kürzerer Zeit als ein Mann. Da die Männer bei den Olympischen Spielen immer das Sagen hatten, ist Langstreckenschwimmen auch erst seit kurzem eine olympische Disziplin.

Ein bisschen Fett verlören die meisten Frauen gern. Bei einer Frau, die stark trainiert – ja, fast besessen –, kann der Fettgehalt von durchschnittlich 25 Prozent schon mal auf jene zwölf Prozent sinken, die bei Männern normal ist. Knochen und Muskeln bohren sich dann durch das Fett. Die Frau vermännlicht. Um die Leistungen eines Mannes zu erbringen, muss eine Frau zunächst mehr oder weniger ein Mann werden. Früher war das ein beliebtes Argument gegen den Frauensport. Sport mache hässlich. »Es ist eine unverkennbare Tatsache«, schrieb Sleeswijk, »dass fortwährende körperliche Arbeit die Frau früher altern lässt und … hässlich macht, und dass Frauen, die Sport treiben, wodurch ihre Bemühungen zu einseitig auf die Entwicklung des Körpers gerichtet sind und darauf, dem Mann gleich zu werden, nicht selten äußerst unweiblich erscheinen.«[34] Dabei gab es damals die fanatischen Bodybuilderinnen mit ihren aufgepumpten Körpern und den rudimentären Brustbeuteln, die einmal ihr Busen waren, noch nicht. Stimmt es aber, dass man, um männliche Leistungen erbringen zu können, dem Mann ähnlicher werden muss, dann sind männliche Frauen von vornherein im Vorteil. Die Grenze zwischen beiden Geschlechtern ist fließend. Jeder Mann hat weibliche Züge und umgekehrt. Bei Läuferinnen, die olympisches Niveau erreichen, fällt auf, dass sie oft ein männliches, das heißt weniger nach vorn geneigtes Becken haben. Wie männlich bzw. weiblich man ist, hängt ab vom Verhältnis der Geschlechtshormone und von der Dauer, der man ihnen in der Entwicklung ausgesetzt wird. Der Unterschied zwischen Mann und Frau war noch nie so klein wie zur Zeit des Kalten Kriegs, als die Ostblockfrauen mit männlichen Hormonen vollgepumpt wurden. Doch der fließende Übergang kann auch genetisch bedingt sein. Es gibt tatsächlich zahlreiche Ausnahmen von der Regel, dass wer ein X-Chromosom besitzt ein Mann und wer zwei davon hat eine Frau ist. So kann man genetisch durchaus ein Mann sein und trotzdem im richtigen Leben eine Frau, oder umgekehrt, oder etwas dazwischen. Weil dies entscheidend für die sportlichen Leistungen ist, hat man noch Jahre nach den verdächtigen Erfolgen der osteuropäischen Damen mit den tiefen Stimmen sämtliche olympischen Athleten auf ihr Geschlecht hin getestet, bis ins Jahr 2000 hinein.

Während Frauen früher den Sport mieden, weil er im Verruf stand, hässlich zu machen, treiben heute die meisten Frauen Sport, um schön zu werden. Die Schritte sollen anmutig, die Bewegungen graziös werden, und als Nebeneffekt will man so schlank werden wie die eigene Tochter. Um aus der Tochter eine ideale Tochter zu machen, wird sie schon im Kindergartenalter ins Ballett oder in die Gymnastik gesteckt. So klein wie sie ist, soll sie trainieren und auf ihre Linie achten wie ihre Mutter. Das Ganze ist, wie die kieferorthopädische Spange, eine Investition in die Zukunft, nur umfassender. Das Ziel heiligt sämtliche Mittel. Welche Frau will nicht schön und gesund aussehen? Die Frage ist nur, ob Sport dabei hilft. Vielleicht hatten die alten Sittenwächter ja Recht, und Sport macht männlich und hässlich und ist ungesund?

Immer mehr Mädchen und Frauen, die sich auf Geheiß ihrer Trainer auf dem Stufenbarren oder an den Ringen quälen, weisen eine gemeinsam auftretende Dreizahl krankhafter körperlicher Veränderungen auf. Als erstes die durch Essstörungen hervorgerufene Magersucht, die *anorexia athletica*. Turnerinnen müssen von zarter Gestalt sein. Einerseits kostet weniger Gewicht auch weniger Kraft bei jenen Übungen, bei denen der Körper hochgezogen werden muss, andererseits ist ein magerer Körper auch wendiger. Bei einem dreifachen Salto im Turnen oder einer Pirouette beim Eiskunstlauf ist entscheidend, wie das Gewicht über den Körper verteilt ist. Bei so einem durch Hunger ausgemergelten Körper kommt der Hormonhaushalt leicht durcheinander. Das führt uns zur zweiten krankhaften Veränderung eines Turnerinnenkörpers, die aus der statistisch belegten Tatsache besteht, dass die erste Regelblutung bei Turnerinnen im Durchschnitt oft zwei Jahre später erfolgt als bei ihren nichtturnenden Freundinnen. Das ist ein riesiger Eingriff in den Entwicklungsprozess des Körpers, fast so, als würde man eine Raupe zu gegebener Zeit mit Absicht daran hindern, zu einem Schmetterling zu werden, bis sie sich dann mitten im Winter bei Eiseskälte entpuppen muss. Doch auch bei der erwachsenen Frau beeinflusst der Sport den Zyklus. Drei Mal pro Woche Sport kann schon reichen, um die Blutungen zu den unerwartetesten Zeiten oder gar nicht, oder nur ein bisschen, oder etwas dazwischen, einsetzen zu lassen. Das ganze Theater mit den Hormonen führt schließlich zur dritten Beeinträchtigung der normalen Körperfunktionen: zur Knochenentkalkung. Gesunde Knochen bestehen aus lebendigem Gewebe, das sich in einem dynamischen Gleichgewicht befindet. Dieses Gewebe wird so schnell abgebaut, wie es sich bildet. Dieses Gleichgewicht regeln die Hormone. Wenn diese im Alterungsprozess der Wechseljahre ausbleiben, bekommen viele Frauen Knochen, die so bröselig sind wie Schulkreide. Sport kann die gleichen tragischen Auswirkungen haben wie die Wechseljahre. Wer viel trainiert und wenig isst, hat oft schon in jungen Jahren die Knochen eines alten Weibes.

Die Entpuppung der sporttreibenden Tochter kann zu enttäuschenden Ergebnissen führen. Mit gerissenen Sehnen und einem verkrümmten Rückgrat flattert es sich nicht so leicht. Essstörungen führen zu psychischen Problemen, die Fruchtbarkeit kann beeinträchtigt werden. Warum spricht da keiner von Kindesmisshandlung? Das *Lexikon der Fitneß-Irrtümer* tut es unverhohlen.

> Stellen Sie sich vor, es würde bekannt, daß in einer Abteilung eines Chemieunternehmens ohne Ausnahme alle Mitarbeiterinnen an Menstruationsstörungen leiden – Arbeitsschutz, Gesundheitsamt und Staatsanwalt stünden auf dem Plan und schlössen die Abteilung auf der Stelle. Ganz zu schweigen vom Aufschrei, der durch Gewerkschaft und Medien ginge. Im Sport gibt es solche Schutzmechanismen nicht, nicht einmal für Minderjährige. Die Sportfunktionäre scheinen sich jedenfalls nicht für deren Schicksale zu interessieren. Wehrlos sind die Kinder überehrgeizigen Trainern und manchmal auch Eltern ausgesetzt. Vielleicht sollte Amnesty International mal beim Olympischen Komitee anklopfen.[35]

Eltern sehen ihre Kinder gern als Elfen durch die Sporthalle flattern. Aber Elfen menstruieren nicht. Und manches Kind glaubt sogar selbst, eine Elfe zu sein. In Amerika wird so ein Kind Cheerleader. In Kleinkinderkleidchen, mit Kleinkindergeschrei, sich in Gruppengymnastik übend, macht das Kind genau das, was de Coubertin wünschte: Es ist als Frau nur dazu da, den Mann siegzuehren. Offensichtlich eine unschuldige Tätigkeit für Millionen amerikanischer Mädchen, doch ist es eine Tatsache, dass die bei dieser Herumhopserei zugezogenen Verletzungen an Knie, Handgelenk, Fuß, Knöchel und Hüfte zu durchschnittlich 29 Fehltagen pro Verletzung führen, was viel mehr ist als bei allen anderen Sportarten. Und die sind auch nicht von Pappe. Nach der Lektüre von *The Female Athlete*, geschlagene 800 Seiten voller Verletzungen und chronischen Anomalien, fragt man sich, ob die Bresche, die die Völker für die Frauen auf dem Sportplatz schlagen sollen, das alles wirklich wert ist. Doch Schriftstellerinnen wie Dr. Mary Lloyd Ireland und Dr. Aurelia Nattiv sehen den Weg schon vor sich aufleuchten:

> Frauen spielen mit! In den vergangenen zwanzig Jahren haben wir für die weiblichen Athleten einen neuen Tag anbrechen sehen. Wir müssen uns gegenseitig beistehen angesichts dieser Bewegung, die immer stärker wird und mit immer größerer Geschwindigkeit über das Land zieht, um jedem Zweifel, dem Hohn und der ideologischen Demagogie entgegenzuwirken, bis sich der Himmel hell, klar und singend öffnet. Frauen spielen mit![36]

Wenn sich etwas in einem Jahrhundert Sport nicht geändert hat, dann der ganze Klimbim drumherum und die Selbstgefälligkeit. In dieser Hinsicht stehen die Frauen keineswegs hinter den Männern zurück. Über eine sportliche Disziplin allerdings, in der die Frauen seit jeher besser sind als die Männer, wird nie ein Wort verloren: Sie sterben später. Trotz ihres kleineren Herzens, ihrer Kraftlosigkeit, ihren X-Armen und ihres Fetts sind sie in dieser Sportart Meister nach Punkten. Das heißt, wenn sie nicht zu viel Sport treiben. Der Punktestand Frau gegen Mann lautet 78–72.

Noch viel schlechter aber als eine Frau, schlechter als ein Mann, schlechter als ein Weißer, viel schlechter deshalb als ein Schwarzer, schneidet das Kind ab. Es kann nun wirklich nichts dafür. Gegen einen gesunden Erwachsenen zieht ein Kind immer den Kürzeren. Ausgerechnet in einer Lebensphase, in der seine Energie unerschöpflich zu sein scheint, die Begeisterungsfähigkeit durch so gut wie nichts zu bremsen ist, die Enttäuschung das Wollen noch nicht im Keim erstickt hat, verliert es ständig gegen die Erwachsenen, und das nur, weil es noch nicht groß genug ist. Dagegen setzen die großen Sportler alles dran, so auszusehen, als ob sie noch klein wären. Erwachsene Männer betreten den Sportplatz in kurzen Hosen, Pfadfinderstrümpfen und Kindermütze und schämen sich nicht. Sie schreien wie früher auf dem Bolzplatz, trillern mit der Trillerpfeife. Wer behauptet, dass Sport kindisch ist, hat Recht. Ein wahrer Gentleman spielt kein Fußball.

Menschen sind verschieden. Ein Glück für den Sport. Wenn die Menschen gleich wären, dann bräuchten sie nicht gegeneinander anzutreten. Doch zu sehr dürfen sie sich auch nicht voneinander unterscheiden, denn dann wäre ein Wettkampf nicht fair. Deshalb spielen, von Ausnahmen mal abgesehen, Frauen gegen Frauen, Männer gegen Männer, Kinder ausschließlich gegen Kinder, nach Alter sortiert. Das klingt logisch. Doch wenn Schwarze in der Leichtathletik wirklich besser sind als Weiße, dann dürften sie im Grunde gar nicht gegeneinander antreten. Dann müsste es nach Hautfarben getrennte Klassen geben. Ein Weißer ist aber auch nicht zwangsläufig so gut wie jeder andere Weiße, oder ein Schwarzer nicht immer so gut wie der andere. Als Pygmäe wäre man auf einem Basketballspielfeld verloren. Muss man auch dafür Sonderklassen schaffen? Wenn man nur mit seinen Rassengenossen spielen darf, wo ist dann die Grenze zu ziehen? Hans Surén war der Ansicht, dass Germanen nur gegen Germanen spielen sollten. Das war praktisch, war er doch selbst einer. So konnte er mitspielen, ganz in der Tradition der alten Griechen. Nicht dass Surén etwas gegen andere Völker gehabt hätte – solange es keine Juden oder Ähnliches waren –, aber seiner Ansicht nach mussten die Olympischen Spiele eine rein germanische Angelegenheit bleiben:

> Der internationale Olympische Geist ist ein ›Paradoxon‹; denn der Olympische Geist kann immer nur arisch sein. Dagegen kann der sportliche Geist sehr wohl international sein. Jede Rasse hat von der göttlichen Vorsehung ihre eigene Bestimmung und ihren arteigenen Geist. Der Wert anderer Rassen soll durchaus nicht geschmälert werden, aber Träger des wahrhaft Olympischen Geistes, wie ich ihn zu schildern versuche, kann nur die Nordische Rasse sein.[37]

Auf dergleichen Wahnsinn verfällt rasch, wer Menschen nach ihren Fähigkeiten klassifizieren möchte. Oder muss man Punkte abziehen, je nachdem wie männlich jemand ist, wie alt, oder ob er schwarze oder weiße Hautfarbe hat? Das würde eine verfluchte Rechnerei geben. Und was täte man dann mit der Kombination schwarze Frauen gegen weiße Männer? Darf man jemanden, der lange krank gewesen ist, antreten lassen gegen jemanden, der noch nie im Krankenbett gelegen hat? Gleiche Chancen gibt es nicht. Damit wurde der Schriftsteller Tim Krabbé schon als zehnjähriger Junge konfrontiert. Er erzählt, wie er mit einer Freundin um die Wette schwamm und gewann, worauf die Freundin sich entrüstete: »›Das ist nicht fair‹, sagte sie, ›du schwimmst schneller‹.«[38]

Wer die vollkommene Gerechtigkeit will, der muss die Menschheit in so viele Klassen einteilen, wie es Menschen auf der Welt gibt. Jeder Mensch ist nun einmal einzigartig. Und wenn man der einzige in seiner Klasse ist, braucht man nur noch gegen sich selbst anzutreten.

Gar keine schlechte Idee!

Kapitel 7
Gesundheit!

Früher gab's für alles einen Gott: einen Donnergott, einen für den Blitz, einen Gott der Liebe und einen Meeresgott. Den Göttinnen waren Morgenröte, Feuer und Regenbogen vorbehalten. So was ist heute nicht mehr nötig. Das Feuer hat man eingefangen und in eine Streichholzschachtel gesteckt, der Gott der Liebe ist im Internet schlüpfrig geworden, Donner und Blitz mümmeln zahnlos im Luxusaltersheim vor sich hin. Doch der Thron einer gewissen Göttin ist unerschütterlicher denn je, Millionen beten sie an, legen ihr zahllose Opfergaben zu Füßen: die Göttin der Gesundheit. Bei den Griechen galt sie nicht besonders viel. In der Antike gab es nicht mal Mythen über die Göttin Hygeía. Das hat sich inzwischen geändert. Über nichts und niemanden kursieren heute so viele Mythen wie über die Gesundheit.

Die Morgenröte wurde als bloße Drehbewegung der Erde entzaubert, das Meer ist heute eine Pfütze, über die man einfach drüberfliegt, doch die Gesundheit birgt mehr Geheimnisse denn je. Alle wollen gesund sein, doch keiner weiß genau, was Gesundheit ist. Wir halten sie für eine gute und tolle Sache, irgendwie mit dem Glück verwandt, aber wie sie funktioniert, ist uns ein Rätsel. Wir kennen die Krankheiten, sogar mit jedem Tag besser. Sie sind nicht mehr die Rache großer Götter, sondern die von kleinen Winzigwesen, nicht größer als ein Tausendstel Millimeter oder noch kleiner, die sich widerrechtlich in unser Gewebe einnisten oder sich an unseren Genen zu schaffen machen. Man versucht, ihnen mit Gift, Strahlung oder Feuer zu Leibe zu rücken. Beim Krebs sind wir selbst die Quelle des Übels. Man kann sich selbst zu Leibe rücken. Ärzte befreien uns von der Krankheit. Heiler heilen. Aber dazu muss man erst mal krank sein. So kommt man also auch nicht weiter. Weniger Krankheiten wären wünschenswert, aber was wir wirklich wollen, ist mehr Gesundheit. Und wie kriegt man die? Wie eignet man sie sich an? Durch beten?

»Mens sana in corpore sano«, murmeln die Gläubigen, wie früher so auch heute auf Lateinisch. Ein gesunder Geist in einem gesunden Körper. Diese Forderung hört man auf der ganzen Welt, in Sporthallen und Fitnessstudios, in Fußballstadien und Gesundheitsministerien. Damit das Volk in Bewegung kommt, berufen Ärzte und Beamte sich auf einen Trugschluss aus vorwissenschaftlichen Zeiten, der wie ein Mantra, eine Beschwörung, ein Verzweiflungsschrei, ein Gebet ständig wiederholt wird. Es ist der Ruf eines Narren. Noch nie hat man eine Kausalität zwischen Bizepsumfang und Verstand beweisen können. Mir ist keine Abbildung bekannt, auf der Charles Darwin als Turner an den Ringen baumelt, James Joyce im Fußballtor steht oder Marcel Reich-Ranicki hinter einem Ball herrennt. Der größte Geist unserer Zeiten, der Computer, hat den Körper gleich ganz abgeschafft.

Die Aussage, nur in einem gesunden Körper wohne ein gesunder Geist, wird dem römischen Dichter Juvenal zugeschrieben. Der hat das aber ganz anders gemeint, nicht als Ermahnung, sondern als Seufzer. Juvenal (ca. 60–140 n.Chr.) war Satiriker und wollte sich mit seiner Bemerkung über die Leute lustig machen, die sich oder anderen ein langes Leben wünschten. Altsein ist nämlich alles andere als schön:

> Die Arme und Beine zittern, wie die Stimme auch, der Kopf ist kahl und die Nase läuft wie bei kleinen Kindern. Wein und Bier bieten nicht mehr den gleichen Genuss, und der Beischlaf ist eine längst

vergessene Angelegenheit. Das bisschen Blut im kalten Körper wird höchstens noch durch ein Fieber erwärmt. [...] Und wer mehr will, der bitte um einen gesunden Verstand in einem gesunden Körper.

Juvenal war überhaupt nicht der Ansicht, dass ein gesunder Geist nur in einem gesunden Körper wohnen wolle, sonst bräuchte er ja die Götter nicht um beides zu bitten. Und er hatte Recht. Wenn am unteren Teil etwas kaputt ist, dann kann der obere noch tadellos funktionieren. Das beste Beispiel dafür ist Stephen Hawking, dessen Körper derart hinfällig ist, dass er nicht einmal eine Augenbraue hochziehen kann, und trotzdem ist er einer unserer größten Naturwissenschaftler. Der Computer ist wichtig, nicht der Tisch, auf dem er steht. Juvenals Aussage müsste verboten werden. Sie ist die reinste Diskriminierung. Man sollte sich schämen. Es gibt nicht den geringsten Grund, am Verstand eines körperlich Behinderten zu zweifeln. Es sei denn, er beabsichtigt, an den Paralympics teilzunehmen.

Warum treiben so viele Behinderte Sport? Meistens nicht ihres Körpers wegen; Sport, der heilen soll, ist kein Sport, sondern Therapie. Ist das Bein mal ab, kann man's nicht mehr dranmachen. Kein Arzt kann einen von dieser Krankheit befreien. Gesundheit würde der dagegen schon gerne verordnen. Doch wie? Wo holt man die Gesundheit her? Wie misst man sie, in Kilos, Litern, Tropfen oder laufenden Metern? Jahrhundertelang war Gesundheit ein Geschenk der Götter. In vielen Wallfahrtskirchen hängen Krücken, die demonstrieren, wofür am innigsten gebetet wird. Kleine Portionen Gesundheit kann man sogar kaufen, zum Beispiel in Form eines Dreiviertelliters Milch, Davitamon oder eines Meteoriten, den man sich als Amulett um den Hals hängt. Dinge, die einen zwar nicht gesünder machen, durch die man sich aber sofort besser fühlt. Das alles waren bescheidene Hilfsmittel, bis behauptet wurde, man könne Gesundheit angeblich durch Bewegung erlangen. Bewege dich und du wirst von selbst gesund. Je mehr Bewegung, desto gesünder. Man kann sogar dosieren, für die,

die nicht zu gesund werden wollen. Der Ruf ertönt von allen Seiten, mitunter gebrüllt, bisweilen befohlen: Beweg dich mehr und du wirst gesünder. So lautet das moderne Gebet an die Göttin Hygeía, gesprochen von den Ministern und Versicherungsgesellschaften, beherzigt vom modernen Menschen. »Egal, ob jung oder alt, dünn oder dick, groß oder klein; Bewegung ist für jeden gesund!«, verkündet eine niederländische Krankenversicherung in bunten Prospekten. Ihrer Meinung nach erhöht der Sport die Abwehrkräfte, lässt einen besser schlafen, seltener an Herz- und Kreislauferkrankungen leiden, verbessert die Verdauung, die Kondition ebenfalls, bringt den Stoffwechsel auf Touren, die Muskeln werden kräftiger, die Knochen stärker, die Laune besser und der Stress weniger. Halleluja! Schön blöd, wer sich diesem Zaubermittel freiwillig entziehen will. Die Regierung aber ist der Ansicht, dass noch zu viele Leute so schön blöd sind. »Der moderne Mensch bewegt sich zu wenig«, sagt eine Studie der niederländischen Organisation für Angewandte Naturwissenschaftliche Forschung (TNO). »Wir alle wissen, dass das ungesund ist.« Keiner traut sich an der Aussage, Bewegung sei gesund, zu zweifeln. Doch wenn man sich auf die Suche nach Beweisen für diese Behauptung macht, zeigt sich, dass sie auf ganz wackligen Beinen steht. Sie ist nämlich keine Schlussfolgerung, sondern ein Axiom. Das, was eigentlich bewiesen werden sollte, wurde zum Ausgangspunkt. Zu einem Glaubensartikel. Höchste Zeit für ein paar ketzerische Töne. So vage die Beweise für die Vorteile des Sports sind, so offensichtlich sind seine Nachteile. Man muss schon einen gehörigen Splitter im Auge haben, um eine Aktivität, die so viele Verletzte produziert, für gesund zu halten.

Einen Vorteil haben die Nachteile des Sports: Man kann sie leicht nachmessen. Falls man in Besitz einer Messlatte ist, die lang genug ist. Gemessen werden damit die Verletzten, allein für die Niederlande sind das 2,5 Millionen pro Jahr. Für Amerika macht die Zahl von 20 Millionen die Runde. Ein gesunder Geist in einem gesunden Körper?

Darüber lässt sich prima nachdenken, während man auf einem lädierten Fußballknie einherhinkt. Jedes Jahr geht die Hälfte aller Sportler mindestens ein Mal kaputt. Gut ein Drittel davon sieht sich genötigt, einen Arzt aufzusuchen. Durchschnittlich verletzt man sich nach rund tausend mit Sport verbrachten Stunden ein Mal. Je gesünder man werden will, desto mehr Sport treibt man und desto öfter tut man sich weh. Wie oft, hängt von der Sportart ab. Wer ein inniges Verhältnis mit seinem Arzt eingehen will, der sollte Ski fahren. Ein Skifahrer verletzt sich zehn Mal öfter als ein Nichtskifahrer: Ein Mal in hundert Stunden. Bei 40 Prozent dieser Verletzungsfälle ist der Einsatz medizinische Fachkräfte gefragt. Eindrucksvoller werden die Zahlen, wenn wir uns vorstellen, dass zehn Personen gemeinsam eine Woche Skiurlaub machen. Wenn diese jeweils fünf Stunden pro Tag auf den Brettern stehen, kann man davon ausgehen, dass zwei bis drei sich in dieser Woche verletzen und einer davon ins Krankenhaus muss. Das ist natürlich nur ein Durchschnittswert. Es könnten auch mehr sein.

Nach dem Skifahren sind Ballspiele am gefährlichsten. Und das liegt nicht nur am Gegner. Wie so oft ist man sich selbst der größte Feind und stolpert über die eigenen Beine. Zu Hause oder auf der Straße hält sich der Schaden dabei in Grenzen, aber auf dem Sportplatz kehrt sich die Energie, die man in ein besonders schönes Tor stecken wollte, gegen einen selbst. Man knockt sich selber aus. Kein Arbeitsschutzgesetz würde die Risiken eines Fußball- oder Hockeyspiels am Arbeitsplatz erlauben. Doch im Sport scheinen die Risiken gerade einen Teil des Vergnügens auszumachen. Es gibt sogar einen Sport, bei dem der tiefere Sinn allein darin liegt, Verletzungen hervorzurufen und beim Gegner größtmöglichen Schaden anzurichten: Boxen. So geht ein anständiger Mensch mit seinem Nächsten nicht um. In jeder anderen Sportart ist es verboten, seinen Gegner für mindestens zehn Sekunden bewusstlos zu hauen, beim Boxen ist es das höchste erreichbare Ziel. Um zu verhindern, dass die Wettkämpfe zu schnell vorbei sind und man nach kurzer Zeit über keine einsatzfähigen Boxer mehr verfügt, gibt es strenge Spielregeln: alle paar Minuten eine Pause und spezielle Schutzkleidung. Vor dem Kampf prüft der Schiedsrichter, ob die Boxer ihren Genitalschutz tragen. Das geschieht sehr dezent. Er klopft dagegen. Die Handschuhe sind nicht dazu da, um die Schläge härter, sondern im Gegenteil um sie weicher ausfallen zu lassen. Damit sind zwar die Hände geschützt, aber nicht die Gehirne. Die schlackern bei jedem Treffer in der Schädelhöhle herum. Ein effektvoller Boxhieb ist nicht besonders hart, sondern schnell. Ist die Geschwindigkeit, womit er auf den Gegner trifft, höher als 30 km/h, dann gerät das Gehirn im Schädel in Beschleunigung und schlackert auch dann noch hin und her, wenn sich der Schädel des Boxers bereits wieder in Ruhe befindet. Meistens addiert sich dieser letzte Hieb noch zum Schaden, den bereits früher erfolgte Treffer angerichtet haben. Haben alle gemeinsam ein bestimmtes Level erreicht, bewegt sich der Boxer wie ein Volltrunkener. Auf die Dauer wird so mancher davon vollkommen gaga. Der niederländische Forscher Erik Matser glaubt, dass von fünf Profiboxern einen dieses Schicksal noch vor seinem dreißigsten Geburtstag ereilt. Im Jahr 2003 unterbreitete der Niederländische Gesundheitsrat deshalb auch den Vorschlag, das Boxen, wie es bereits in Norwegen, Schweden, Island, Kuba und Nordkorea der Fall ist, ganz verbieten zu lassen. Doch wenn man nicht mehr boxen darf, kann man ja noch mit seinem Kopf fußballspielen. Der einzige Unterschied zwischen Boxen und Kopffußballspielen ist, dass das Gehirn nicht von einem Lederhandschuh, sondern von einem Lederfußball erschüttert wird. Dem Gehirn ist das egal. Das Resultat ist in beiden Fällen dasselbe: eine Reihe von Gehirnerschütterungen, die zu chronischen Gehirnschäden führen können, bis hin zur Demenz. Die Vorstadien davon sind jedes Wochenende bei den Fernsehinterviews mit den Spitzenfußballern zu sehen. Und trotzdem hat der Niederländische Fußballbund neulich die Empfehlung des Gesundheitsrats, Kindern das Köpfen zu verbieten, ad acta gelegt. Solange man leichtere Bälle verwendet und die

Spieler nicht über Kopfweh, Schwindel und Sehstörungen klagen, ist die Vorarbeit an der Demenz ab dem zwölften Lebensjahr erlaubt.

Beim Boxen gibt es sogar Todesopfer. Manchmal platzt ein Blutgefäß, und das Gehirn ersäuft im eigenen Blut. Dann hilft kein Arzt mehr und schon gar kein Richter. Boxen ist die letzte Möglichkeit unserer Gesellschaft, jemandem legal das Leben zu nehmen. Aber dafür muss man schon eine Wahnsinnspranke haben: Das gelingt nur einem von 100 000 Boxern. Will man einen Gegner aus dem Weg räumen, sollte man ihm zum Reiten oder Bergsteigen überreden. Dabei sind die Chancen, ums Leben zu kommen, fünfzig bis hundert Mal größer. Doch auch bei einer so populären Sportart wie dem Marathon gibt es regelmäßig Tote. Der Überlieferung zufolge passierte das gleich beim ersten Marathon. Pheidippides, der Nachrichtenbote des Jahres 490 v. Chr., der die Siegesnachricht nach Marathon bringen musste, fiel im Ziel tot um. Mausetot. In unserer Zeit gelang James Fixx diese zweifelhafte Spitzenleistung noch einmal, allerdings etwas weniger spektakulär. Fixx war der Verfasser der massenhaft verschlungenen Bibel *Das komplette Buch vom Laufen*, in der er seinen Lesern ewige Jugend versprach. Sein Motto war: »Leben ist Laufen«, was ihn nicht daran hinderte, in Ausübung seines Lieblingssports mit zweiundfünfzig Jahren einfach tot umzufallen. Einen seiner Anhänger traf das gleiche Schicksal 2006 beim Marathon von Rotterdam. Akuter Herzstillstand, sechs andere wurden mit »kardiologisch auffälligen Symptomen« ins Krankenhaus gebracht. Damit liegt der Rotterdamer Marathon gut im Trend: Bei den großen Marathons bleibt durchschnittlich einer von 100 000 Läufern auf der Strecke.

Je populärer die Ausdauersportarten werden, desto mehr Menschen werden in Zukunft dieses Los teilen. In den Niederlanden sterben jedes Jahr 150 Personen beim Sport an Herzversagen. Meistens sind es Männer mittleren Alters, die meinten, sich mit Fußballspielen oder Training etwas Gutes zu tun. Befürworter des Sports halten die Zahl von 150 keineswegs für besorgniserregend in Anbetracht der enormen

Armee von Läufern und Ballspielern im Land. Absolut betrachtet handelt es sich aber – wir wollen mal bei sportlichen Größenordnungen bleiben – um sage und schreibe 14 Fußballmannschaften. Das Niederländische Verkehrsministerium, das jährlich die Kleinigkeit von tausend Verkehrstoten zu beklagen hat, wendet Aberhunderte Euromillionen auf, um die Verkehrsopfer wenigstens um diese hundertfünfzig reduzieren zu können.

Haben wir nicht so etwas wie eine Sportwacht, die verhindern soll, dass der Sport Todesopfer fordert? Diese Institution haben wir in den Niederlanden tatsächlich. Sie existiert seit 1927. In den Siebzigerjahren versuchte man allerdings wieder, sie loszuwerden. Wer bei einem Test entsprechend auffällig wurde, durfte nicht mehr nach Herzenslust Sport treiben, sondern ging stattdessen in medizinisch betreute Sportzentren, deren Ratschläge jedoch mitunter fragwürdig waren. Dass nur ein vollkommen Gesunder Sport treiben dürfe, schien in einer Zeit, in der der Ruf immer lauter wurde, man solle doch gerade Sport treiben, um gesund zu werden, lächerlich. Heute kann ein Sportarzt nur noch dann die Ausübung des Sports verhindern, wenn es sich dabei um extrem gesundheitsbelastende Sportarten wie Fliegen und Tauchen handelt. Außerdem gibt es zu viele Sportler und zu wenige Ärzte. Wie testet man die Hälfte der niederländischen Bevölkerung auf ihre Sporttauglichkeit? Nur oberflächlich. Verschiedene Risikofaktoren lässt man gleich ganz außer Betracht, weil das Untersuchen sonst kein Ende nähme. Aus diesem Grund erstellte der oberste niederländische Sportarzt van Ernst eine Liste von 78 körperlichen Auffälligkeiten, die beim Sport eine negative Rolle spielen könnten, angefangen vom angeborenen Herzfehler und Asthma bis zur Zuckerkrankheit und Schwangerschaft. Das Ergebnis war eine Katastrophe. Es ließ sich bei fast jeder Person eines oder mehrere Merkmale der Liste feststellen; im Grunde hätte man fast allen die sportliche Betätigung verbieten müssen. Warum nicht?, denkt man sich da nur. Stattdessen bearbeitete van Ernst seine Kriterien so lange, bis am Ende eine übersichtliche Anzahl von Tests übrig blieb. Sporteignungstests aber sind Augenwischerei. Die größte Gefahr, die Herzschwäche, wird ganz ausgeklammert. Mit einem EKG holt man nur die Sportler vom Platz, die an einem vergrößerten Herzmuskel leiden. Damit werden zwei Drittel der Sportler, die ein erhöhtes Risiko von akutem Herzversagen in sich tragen, nicht erfasst. Nach Meinung des Marathon-Gurus Noakes ist eine Herzanomalie nur durch einen Test mit Sicherheit festzustellen: durch die koronare Angiografie. Dabei wird ein Plastikröhrchen durch eine Schlagader der Herzkranzgefäße geführt. Diese Untersuchung aber kann nur in der kardiologischen Abteilung größerer Krankenhäuser durchgeführt werden, außerdem ist die Gefahr, bei dieser Untersuchung zu sterben, relativ hoch, die Todesrate liegt bei eins zu tausend. Die Kontrolle ist gefährlicher als der Sport selbst.

Die, die am gefährdetsten sind, lassen sich übrigens am seltensten untersuchen. Die, die von Gesundheitsslogans aufgehetzt aus hellheiterem Himmel auf die Idee kommen, sich auch mal so richtig zu verausgaben, und dann umfallen. Ein untrainiertes Herz ist gegen solche Angebereien weniger gewappnet als das eines alten Sportlerhasen. Der hat sich nämlich im Lauf seiner Karriere nicht nur dickere Beinmuskeln, sondern auch einen kräftigeren Herzmuskel zugelegt. Der Anblick solch eines Sportlerherzens ist übrigens furchterregend. Es ist bis zu anderthalb Mal größer als ein normales Herz, vor allem die linke Herzkammer. Sport stählt die Muskeln. Und der Rest? Tennisellenbogen, Skidaumen, Ruderrücken, Boxernase oder Fußballknie: Klingt nicht gerade gesund! Alles Konsequenzen von Überlastungen, die man möglicherweise noch nach Jahren bereut. Der Motor hat sich im Großen und Ganzen gut gehalten, doch die Karosserie konnte der groben Gewalt leider nicht standhalten. Einem normalen Menschen ist anzuraten, sich beim Marathon besser unter die Zuschauer zu mischen als unter die Teilnehmer. Durchschnittlich erreicht ein Viertel der Läufer die Ziellinie nicht. Brennstoffversorgung, Verdauung und

Temperaturregelung werden lange vor dem Ziel auf Notversorgung geschaltet, Gedärme von der Versorgung abgeschnitten, bis ein Teil des Gewebes abstirbt; es droht ein Sonnenstich und die Karosserie knallt 32 000 Mal ungefedert auf den harten Asphalt. Für einen massigen holländischen Bauernburschen ist dieser Aufprall um einiges härter als für einen feingliedrigen Kenianer. Wer seine Mikrowelle oder seinen Fernseher überhitzt, braucht keine Garantieansprüche zu erheben. Diese greifen nur im Fall von »sachgemäßem Gebrauch«. Das gilt auch für den eigenen Körper. Den hat die Evolution in Jahrmillionen sorgfältigen Warentests unterzogen, unter den Umständen, für die er geschaffen wurde, mit gelegentlichen Grenzbelastungen. Denn einen Körper zu konstruieren, der unter ständiger Überbelastung funktionieren müsste, wäre pure Verschwendung. Die Natur baut anstelle eines solchen einzigartigen Supermanns zehn Normalos wie Sie und mich. Sie interessiert sich nicht für höchste Qualität, sondern nur für das optimale Verhältnis von Qualität und Quantität.

Die Natur wird sich schon was dabei gedacht haben. Man kann immer noch selbst entscheiden, welche Risikos man eingehen möchte, ob man sich zu boxen traut oder doch lieber nur die Seiten eines guten Buches umschlägt. Ob der Sport nützt oder schadet, ist ein Vabanque-Spiel, bei dem man erst am Ende des Lebens erfährt, ob man gesünder geworden ist oder ein körperliches Wrack. Doch eine Bevölkerungsgruppe darf darüber nicht frei entscheiden: die Kinder. Sie werden schon in sehr jungen Jahren einem System körperlicher Zucht unterworfen. Unter dem gesetzlichen Zwang der Schulpflicht müssen die Kinder einem körperlichen Drill gehorchen, der für das eine Kind ein befreiendes Vergnügen sein kann, für das andere aber eine Leibstrafe, die direkt nach dem Verbrennen auf dem Scheiterhaufen kommt. Tatsächlich laufen Kinder Gefahr, sich beim Schulsport so zu verletzen, dass sie noch Jahre später, wenn nicht ein ganzes Leben lang, unter den Auswirkungen zu leiden haben. 80 Prozent aller Sportverletzungen ereignen sich während des Schulsports. Wären Kinder irgendwo anders diesem Unfallrisiko ausgesetzt, wäre der allgemeine Aufschrei groß, doch der Turnunterricht ist unantastbar, weil er angeblich ja so gesund ist. Wäre es den Schulen wirklich ernst mit der Gesundheit ihrer Schüler, würden sie die Süßigkeitenautomaten entfernen und in der Schulkantine weniger fettes Zeug verkaufen. Schlechte Aussichten, findet Karel Knip im *NRC Handelsblad*, der befürchtet, dass sich »(immer dickere) Kinder die Köpfe am Bock einrennen« werden. Über die gesunden Auswirkungen dieser Sportübung macht er sich keine Illusionen, schon deshalb nicht, weil die Geräte aus der Zeit von Turnvater Jahn heute nur noch selten zum Einsatz kommen. Seiner Ansicht nach sei noch keiner klüger davon geworden, ein Mal pro Vierteljahr eine Glanzleistung am Pferd oder an den Ringen zu vollbringen. Allenfalls erhöhe sich die Zahl der Unfälle.

Warum nimmt die Obrigkeit diese Unfälle in Kauf? Warum quälen sich Tausende von Menschen ein halbes Leben lang mit einem vom Sport zerbröselten Knie, mit schmerzenden Gelenken, gagageköpften Gehirnen, ewigstechenden Tennisellenbogen, mit einer lebenslangen, sich im Sportunterricht angeeigneten Versagensangst? Weil dem etwas Höheres gegenübersteht. Vom einzelnen Sportler wird erwartet, dass er sich der Allgemeinheit opfert. Persönliche Gesundheit ist weniger wert als Volksgesundheit. Für die Obrigkeit ist das Volk stets wichtiger als das Individuum. Das sagt keiner so deutlich wie der Nazisportideologe Hans Surén, der gerne Übungen mit der Eisernen Kugel machte:

> Hoch fliegt die Kugel – und prachtvoll wölbt sich die Brust über dem plastisch geformten Leib. [...] Weich, nachgebend und gefühlvoll wird die fallende oder zugeworfene Kugel mit tiefer Kniebeuge gefangen. Ein kleines Versagen nur – und die Kugel würde Knochen zertrümmern. Doch was gelten hier Unfall und Schmerzen! Wahrlich, Schmerzen haben wir Kraftgymnasten häufig genug ertragen.

> Aber wir lachen ihrer, und kein Schmerzensausdruck darf sich zeigen. Was tut es, wenn einzelne beim Ringen nach germanischer Kraft und Abhärtung Schaden nehmen, wird doch die Mehrzahl, das Gesunde, die Rasse zur Sonne emporsteigen![39]

Darin waren sich Faschisten und Kommunisten einig. Auch in der DDR war die Gesundheit keine Privatangelegenheit des Individuums, sondern Teil der Gesundheit des ganzen Volkes. Das Ziel rechtfertigt die Mittel. Wenn es der Volksgesundheit nützt, dass ein Mädchen ab und zu vom Barren plumpst, dann muss das halt sein. Kein Straßenverkehr ohne Verkehrsopfer, keine Medizin ohne Nebenwirkungen. Doch wenn möglich immer mit Maß. Ist das Mittel schlimmer als das Übel, das es bekämpfen soll, dann darf es nicht mehr verschrieben werden. Das weiß jeder Arzt. Vielleicht sollte Sport nur noch auf ärztliches Rezept ausgeübt werden. Solche Rezepte gibt es schon in Dänemark. Dänische Hausärzte verschreiben Patienten, die zum Beispiel unter hohem Blutdruck, Diabetes, Übergewicht oder Depressionen leiden, »Bewegung auf Rezept«. Die Frage ist, ob sie ihren Patienten gleichzeitig einen Beipackzettel mit nach Hause geben. Wenn ja, muss der recht umfangreich sein. Denn sportmedizinische Standardwerke sind deshalb so dicke Wälzer, weil sie sämtliche, durch Sport verursachte Krankheiten behandeln müssen. Offensichtlich davon verunsichert, beeilen sich deren Verfasser, gleich auf den ersten Seiten das Mantra herunterzubeten, dass Sport trotz allem sehr gesund sei. Die Dosierung sei entscheidend. Ein kurzer Lauf kann nicht schaden, aber eine Überdosis Sport wie beim Marathon würde nach Meinung von Paul Wilson, Professor für Innere Medizin, niemals die Arzneimitteltests bestehen: zu viele Nebenwirkungen.

Welche Hauptwirkungen aber hat der Sport eigentlich? Anhänger behaupten: sehr viele. Sport soll gegen Herzkrankheiten, Schlaganfälle, Diabetes, Kurzatmigkeit, Darmkrebs, Depression, Gefäßver- und Knochenentkalkung helfen. Wer Sport treibt, lebt länger, fühlt sich besser und hegt die unwiderstehliche Neigung, sich mit anderen Völkern zu verbrüdern. Und er lässt am Ende einen gesunden Geist in einem gesunden Körper wohnen. Kurz: Sport ist ein Wundermittel! Ein Allheilmittel, eine Panazee. Das ist auch das Mindeste, um all die Toten und Verletzten zu rechtfertigen. Die Geschichte aber lehrt uns, vorsichtig zu sein. Es waren fast immer Quacksalber, die Allheilmittel anpriesen. Ist der Sport also eine Art Quacksalberei oder, wie man heute auch dazu sagt, eine Alternativmedizin? Darf man Sport in eine Reihe stellen mit Homöopathie, Gesundbeten, Pendeln und Akupunktur? Tatsächlich hat der Sport mit diesen einiges gemeinsam: der Glaube, das Charisma seiner Verkünder, das Geld, das damit verdient wird, und der Handel mit Hoffnung. Sobald ein Medikament unanfechtbar wirkt, verliert es sein Charisma. Aspirin und Antibiotika wirken einfach. Gerade dadurch haben diese Mittel rasch jene Aura verloren, die Handaufleger, Wasserverdünner, am offenen Herzen operierende Herzchirurgen und Krebsforscher im Übermaß besitzen. Einfach eine Pille gegen Cholera oder Typhus schlucken, das kann jeder, aber gegen ungreifbare Krankheiten wie Krebs, Alter oder Lustlosigkeit muss man sich ins Ohr stechen lassen, Pisse trinken, widerwärtige Tees kochen oder sich auf dem Sportplatz plagen. Sport und alternative Medizin treten immer öfter im Verbund auf. In den Mitgliedszeitschriften der Krankenkassen werden sowohl umstrittene Vitaminpillen zum Verkauf angeboten als auch Sportangebote gemacht. Ein niederländischer Verein gegen Quacksalberei – der existiert tatsächlich – prämierte 2003 die Krankenversicherung *Het Zilveren Kruis/Achmea* mit dem »Mr.-Kackadoris-Preis«, weil sie Kunden mit Behandlungsangeboten lockte, die, wie der Verein sagte, vollkommen »sinnlos« seien. Übrigens bietet inzwischen fast jede große Krankenversicherung eine Zusatzversicherung an, die auch die Behandlung mit der Alternativmedizin abdeckt. Fraglich, ob die Versicherungen selbst dran glauben, doch sechs Prozent ihrer Kunden tun es und schließen eine solche ab. In Deutschland sind inzwischen nahezu 60 Prozent der Bürger zum Glauben an die Alternativmedizin übergetreten. Und der Kunde ist König.

Um zu entscheiden, ob Sport Quacksalberei ist, genügt eine Frage: Wirkt er? Um diese Frage zu beantworten, wäre eine unabhängige Forschung nötig, doch daran hapert es gewaltig. Fast alle Forschungsberichte, die Sport und Gesundheit betreffen, wurden von Leuten verfasst, die mit Sport ihr Geld verdienen. Genauso gut könnte man einen Naturschützer über den objektiven Wert der Natur befragen oder einen Astrologen über die Unfehlbarkeit der Sterndeuterei. Sogar wenn man die Integrität der Autoren nicht in Zweifel zieht, spürt man bei der Lektüre dieser den Sport propagierenden Forschungsberichte, dass man sich auf schwankendem Boden bewegt. Von der Entschiedenheit, mit der in den populären Medien der Sport als gesund verteidigt wird, ist hier nur noch wenig zu spüren. Je mehr man sich statt in die populäre Literatur in die wissenschaftliche vertieft und von dieser sich wiederum die Literaturlisten näher betrachtet, desto mehr wird aus Wissen Vermutung und schrumpfen Vermutungen zu bloßen Hinweisen, Hinweise zu Deutungen, Möglich- zu Scheinbarkeiten. Immer öfter tauchen dann Wendungen auf wie »wäre es möglich«, »liegt nahe«, »weist in eine Richtung« oder »ist man sich einig darüber, dass«.

Der TNO-Bericht des Jahres 1998 kommt nach ausführlichem Studium der verfügbaren Literatur zu dem Schluss, dass »es noch keine zufriedenstellenden wissenschaftlichen Grundlagen gibt, um über die mittelfristigen gesundheitlichen Aspekte körperlicher Inaktivität eindeutige Aussagen machen zu können«. Diese Aussage betraf zwar die körperliche Inaktivität der Jüngeren, doch auch für Ältere gab es keine definitiven Aussagen: »Für den Zusammenhang von körperlicher Aktivität und psychischem Wohlbefinden ist bis heute kein überzeugender Beweis gefunden.«[40] Sogar Sportärzte zweifeln inzwischen daran. Der deutsche Sportkardiologe Wildor Hollmann plädiert in seinen Büchern noch brav für mehr Bewegung, aber inzwischen, gab er einmal zu, glaube er nicht mehr, dass der Mangel an Bewegung an sich ein schwerwiegender Risikofaktor für das Entstehen kardiovasculärer Krankheiten sei.

Das aber ist doch gerade die Heilige Kuh der Sportreligion: Sport ist gesund, denn Sport ist gut für das Herz, und ohne das Herz gibt es keine Gesundheit, nur noch Tod. Die Theorie, dass Bewegung einem Herzanfall vorbeuge, stammt aus dem Jahr 1953. Jeremy Morris verglich in einem Artikel über die Londoner Doppeldeckerbusse die Arbeitsverhältnisse der Fahrer mit denen der Schaffner. Letztere, die ständig die Gänge und Treppen auf und ab rannten, erlitten seltener Herzinfarkte als die an ihren Sitz gefesselten Fahrer. Morris selbst machte nicht nur die Bewegungslosigkeit dafür verantwortlich, sondern hielt auch den Verkehrsstress oder die fetten *fish'n'chips* für eine mögliche Ursache. Doch der Mythos des Herzens, das bewegt werden will, war geboren. Vom Gefühl her betrachtet, ist das Ganze gar nicht so abwegig. Das Herz ist ein edles Organ. Man liebt seine Geliebte mit ganzem Herzen, wofür man sich gerne einsetzt, kann schon mal eine Herzensangelegenheit sein, beim Schwören legt man die Hand drauf. Außerdem fließt eine edle Flüssigkeit durchs Herz, das Blut, das man für sein Vaterland vergießen kann. Andere Körperflüssigkeiten mag das Vaterland weniger. In der Krankenhaushierarchie sehen die Herz- und Kreislaufspezialisten auf die Abteilung Magen und Darm herab. Wäre der Sport gut für den Magen und den Darm, würde man niemals solche Massen in die Stadien locken können. Dabei ist die Verdauung für den Körper viel wichtiger als das Herz. Es gibt zwar Tiere ohne Herz, aber es gibt keine ohne Verdauung. Der Darm liefert die Energie für das Leben, das Herz ist nur eine Pumpe. Wer das Herz über den Darm stellt, Blut über den Kot, hält die Pumpe fälschlicherweise für die Zentralheizung.

Nein, ich will ehrlich sein: Fällt die Pumpe bzw. das Herz aus, hat man weder Heizung noch Leben. Warum ist das so? Streikt das Herz oder ist es insuffizient geworden, hat man dann zu viel oder zu wenig Sport getrieben? Tatsache ist, dass Menschen, die sich viel bewegen, seltener einen Herzinfarkt erleiden. Das zeigt schon die Geschichte mit den Männern in den Londoner Doppeldeckerbussen, und sie bestätigt sich immer wieder. Es gibt einen Zusammenhang, die Frage ist nur, ob er kausal ist. Hat man ein gesundes Herz, weil man Sport treibt, oder treibt man Sport, weil man gesund ist? So einfach, wie die Frage klingt, so schwierig ist eine Antwort darauf. Um sie zu klären, bräuchten die Forscher einige Versuchspersonen, die Sport treiben, und ein paar, die keinen Sport treiben. Wichtig wäre, dass diese beiden Gruppen sich in jeder anderen Hinsicht so ähnlich wie möglich wären. Doch solche Personen zu finden, ist äußerst schwierig. Sporthasser gehören oft einer anderen sozialen Klasse an, haben eine andere Ausbildung, ein anderes Essverhalten und ein anderes Geschlecht als die Sportfanatiker. Doch gerade diese anderen Faktoren könnten für die Gesundheit ausschlaggebend sein. Am besten, man würde diese Personen ihr ganzes Leben lang beobachten, und noch besser, wenn welche dabei wären, die einmal steife Klötze waren und dann zu Sporthelden wurden oder sich umgekehrt vom Sporthelden zum Couchpotato wandelten. Eine unverzichtbare Bedingung wäre auch, dass man die Gruppen nach dem Zufallsprinzip zusammenstellt. Randomisiert heißt das im Fachjargon. »Um den kausalen Zusammenhang des Verhältnisses zwischen Körperaktivität und Gesundheit aufzuzeigen«, so vermeldet der obengenannte TNO-Bericht, »ist eine randomisierte Forschung nötig.«[41] Aber: »Randomisierte Forschungen werden aus praktischen Erwägungen heraus nur selten durchgeführt.« Um den kausalen Zusammenhang zwischen A und B festzustellen, sind nur zwei Fragen von Belang, die der Schriftsteller und Gelehrte Karel van het Reve am treffendsten definiert hat:

1. Gibt es Fälle, wo B auftrat und A dennoch ausblieb? und
2. gibt es Fälle, wo A ohne B auftrat? Ein Mediziner, der entdeckt

zu haben glaubt, dass Malaria durch den Verzehr von Rosenkohl hervorgerufen wird, zögert nicht lange, uns zum Beweis seiner These einen Malariakranken zu demonstrieren, der sein ganzes Leben lang Rosenkohl gegessen hat. Er wird, bevor er mit der These vom Zusammenhang zwischen Malaria und Rosenkohl an die Öffentlichkeit tritt, zwei Dinge untersuchen, nämlich: Wie verhält es sich mit den Malariakranken, die noch nie in ihrem Leben Rosenkohl gegessen haben, und wie mit den Rosenkohlessern, die noch nie malariakrank waren?

In der Praxis untersuchte man keine Malariakranken, die Rosenkohl gegessen haben, sondern Lungenkrebskranke, die Zigaretten rauchen. Niemals zuvor hat es eine derartig weltumspannende Forschung gegeben. Hunderttausende von Menschen wurden zu Stichproben degradiert, jahrelang beobachtet, nach dem Tod aufgeschlitzt, auf Signifikanz geprüft und nochmals geprüft. Hunderte Millionen Dollar wurden ausgegeben, zig Jahre gingen ins Land, bevor man endlich mit wissenschaftlicher Präzision feststellte, dass Rauchen Lungenkrebs verursacht. Erst, nachdem das geschehen war, wurden Maßnahmen getroffen. Zigarettenpreise wurden erhöht, Warnaufdrucke wurden Pflicht, öffentliche Räume von Rauch befreit. In New York wurde das Rauchen so effektiv auf den Bürgersteig vor die Gebäude verbannt, dass man jetzt ins Gebäudeinnere gehen muss, will man frische Luft schnappen.

Aus bloßer Missgunst, dass man den Tod nicht verbieten kann, wird das Rauchen verboten. Und es hilft. Denn wer raucht, verkürzt sein Leben um eben jene Minuten, die er rauchend verbringt. Dass wir das heute wissen, verdanken wir der Tabakindustrie. Diese hat die Forschungsergebnisse so lange angezweifelt, bis sie unwiderlegbar wurden. Doch den Beweis zu erbringen, dass Rauchen krank macht, ist ein Kinderspiel verglichen mit dem Beleg dafür, dass Sporttreiben gesund ist. Ärzte sind nämlich dazu da, Krankheiten aufzuspüren.

Wie aber spürt man bei jemandem Gesundheit auf? Wie misst man Gesundheit? In gewonnenen Lebensjahren?

Der heutige Glaube an die Gesundheit der Bewegung steht in krassem Gegensatz zur Skepsis, die die Ärzte ihr früher entgegenbrachten. Die Medizinhistorikerin Stendik-Kuypers fand heraus, dass ihre Fachkollegen um 1900 gar nicht wussten, wie sie die Gymnastik und den Sport einschätzen sollten. Diese als Gesundheitsvorsorge zu betrachten, hielten viele für übertrieben. Der Arzt und Hygieniker Saltet stellte 1919 fest, dass noch keine Studie statistisch die positive Wirkung von deutschem Turnen oder englischem Sport auf die Gesundheit bewiesen habe. Der Nestor der niederländischen Sportphysiologie, Buytendijk, fragte sich 1934 noch, ob das Sporttreiben vielleicht gar »gefährlich für das Leben«[42] sei.

Wenn Bewegung schon für Gesunde fatal sein konnte, dann war sie für Kranke tabu. Rob van Dijk erinnert sich in der Zeitschrift *Het Parool* daran, dass noch Mitte der Sechzigerjahre jemand, der an Epilepsie oder Diabetes litt, von den Ärzten den dringenden Rat erhielt, Anstrengungen zu vermeiden und vor allem keinen Sport zu treiben. Jahrhundertelang war Ruhe das Allheilmittel, so wie heute die Bewegung. Wussten die Ärzte nicht, was einem fehlte, dann steckten sie einen erstmal ins Bett, und wenn sie es schließlich wussten, kam man da so schnell nicht wieder raus. Betriebsärzte hatten es leicht: Wer sich krank gemeldet hatte, lag zu Hause im Bett, wer nicht zu Hause im Bett lag, war nicht krank. Bekanntlich helfen Allheilmittel am besten gegen Krankheiten, die man nicht gut kennt, wie zum Beispiel Krebs oder TBC. Anstelle einer Pille oder einer Operation bekam man bei solchen Krankheiten oft rätselhafte Ratschläge, wie etwas übermäßig zu tun oder es ganz zu unterlassen. Der eine rät, sehr viel zu essen, der andere rät zum Fasten; man solle regelmäßig Bäder nehmen oder sie tunlichst meiden; Bewegung bis zum Äußersten oder sich sofort ins Bett legen und nicht mehr rühren. Die Deutschen schwören auf eine Kur. Ob sie krank sind oder nicht, sie steigen von einem Bad ins andere, erst kalt, dann warm, salzig oder süß, mit fließendem oder stehendem Wasser. Währenddessen trinken sie ausgiebig gesundheitsfördernde Wasser und lassen sich von stämmigen Frauen mit Birkenästen eins überziehen. Wie das Keuchen dem Jogger und der Muskelkater dem Fußballer geben ihnen die erlittenen Entbehrungen die Gewissheit, dass das alles saugesund sein muss.

Gnadenlose Ärzte sind nicht erfolgreicher als vorsichtige, aber der Patient fühlt sich durch sie gesünder. Altmodische Hausärzte wissen das. Ein alter Vertreter dieser Zunft erzählte der Wochenzeitschrift *Vrij Nederland*, nach welchen Kriterien er früher die Farbe seiner Heilsäfte bestimmte. »Auf der Insel Marken zum Beispiel musste man sich als Arzt entscheiden, ob man einen roten, einen dunkelroten oder einen rotschwarzen Saft verordnete. Dadurch wusste gleich die ganze Insel Bescheid: Oh, der hat einen schwarzen Saft bekommen, der sitzt dem Tod auf der Schippe.« Dem Arzt blieb nicht viel übrig, damals gab es noch keine Antibiotika, einer Krankheit wie der Lungenentzündung gegenüber war er machtlos. Entweder die Kranken starben oder sie starben nicht. »Aber einen Saft bekamen sie immer.« Der wirksamste Saft war jahrhundertelang das eigene Blut. Es wurde beim Aderlass geopfert. Mit Blutsaugern bekämpfte man Keuchhusten, Gicht, Delirium, Schwachsinnigkeit und Übergewicht. Bei Kindern entzog man dem Gehirn auf diese Weise vorbeugend Blut, damit mehr Wissen hineinpasste. Irgendwann verbrauchte allein Frankreich dreiunddreißig Millionen medizinische Blutsauger pro Jahr. Die Spezies war fast ausgestorben, und man musste die Tiere sogar aus Russland und Syrien importieren. Bis sich das ganze als Hokuspokus entpuppte. Blutsauger halfen nicht.

Wie aber können Millionen Menschen jahrelang an ein wirkungsloses Heilmittel glauben, und an vorderster Front die Ärzte selbst? Mit der Wirkung konnten sie ja nicht zufrieden sein, womit aber waren sie es dann? Was taten die Blutsauger, was eine normale Arznei nicht tat? Weh! Blutsauger tun weh. Damit sie an unser Blut gelangen können, bohren sie sich mit drei kreisförmigen Sägekiefern einen Weg durch die Haut. Das ist alles andere als angenehm. Wer schon mal eine Expedition durch den Urwald unternommen hat, kann ein Lied davon singen. Doch der Patient hält den Schmerz für die einsetzende Wirkung. Übel muss mit Üblem bekämpft werden. Man spürt, dass mit dem Körper etwas passiert. Man hat was unternommen. Je ekliger der Saft, desto bälder die Heilung, je heftiger das Keuchen beim Laufen, desto greifbarer die Gesundheit. Ganz leise glaubt man zwar im Hintergrund schon das Hohngelächter der nächsten Ärztegeneration zu hören, doch das facht den Eifer nur an. Nur noch drei Kilometer abgezuckelt, fünf Schwimmbadlängen geplanscht, sieben Seitenstiche ausgehalten: Wir kriegen den Körper schon noch klein.

Kann ein Mensch seiner Gesundheit denn gar nichts Gutes tun? Doch, er kann. Wenig Alkohol, nicht zu fettes Essen, keine Drogen und ab und zu einen kleinen Spaziergang an der frischen Luft. Den wichtigsten Faktor aber hat man nicht unter Kontrolle: die erbliche Veranlagung. Außerdem sollte man viel Glück und wenig Pech haben: nicht zu Hause sein, wenn dort ein Feuer ausbricht, das Flugzeug, das abstürzt, verpassen, rechtzeitig ahnen, wo und wann ein Krieg oder eine Epidemie ausbricht. Schon mancher landete kerngesund in einem Schützengraben oder unter einer Straßenbahn.

Ganz anders sieht die Sache für den Staat aus: Der muss sich nicht um so etwas Ungreifbares wie die Gesundheit kümmern, sondern um die Volksgesundheit. Das ist ein anderes Kaliber. Persönlich kann man schlecht volksgesund sein; das Volk, dem man angehört, kann es zwar durchaus, das bedeutet aber noch lange nicht, dass man es selber auch ist. Bei der Volksgesundheit wird der Durchschnitt aller Einzelgesundheiten ermittelt, und dieser Durchschnitt ist wie alle Durchschnitte auffallend gleichbleibend. So ist das nun mal mit der Statistik. Wirft man einen Würfel, weiß man nicht, wie viele Augen er zeigen wird. Es gibt sechs Möglichkeiten, und alle haben die gleiche

Wahrscheinlichkeit. Wenn man aber hundert Mal wirft oder tausend oder eine Million Mal, dann wird der Durchschnitt schon genauer, bis auf viele Zahlen hinter dem Komma. Man messe und zähle Lebenserwartung, Fehltage, die maximale Sauerstoffkapazität und die Häufigkeit von Fußpilz, dann erhält man ein ziemlich genaues Bild von der Volksgesundheit. Sie lässt sich sogar mit der Volksgesundheit anderer Länder oder anderer Zeiten vergleichen. Und ist man mit dem Ergebnis nicht einverstanden, lässt sich sogar was machen. Zum Beispiel die Sicherheit der Straßenbahnen erhöhen oder mehr Krankenhäuser bauen. Ein einzelner Bürger kann nicht volksgesünder werden, ein Staat schon.

Und genau das geschah in den westlichen Ländern, mit dem wachsenden Wohlstand und den Errungenschaften der modernen Medizin stieg die Volksgesundheit. Die Leute werden älter, die Älteren werden später krank. Aber es ist eine Grenze erreicht. Die Zunahme an Lebenserwartung wird immer geringer, stagniert sogar, bei bestimmten Bevölkerungsgruppen nimmt die Lebenserwartung inzwischen sogar wieder ab. Die Kosten für ein immer geringeres Gesundheitswachstum werden immer höher. Allein in den Niederlanden müssen für die Pflege bereits 50 Milliarden pro Jahr aufgewendet werden. Das sind zehn Prozent des Bruttoinlandprodukts, und es wird immer mehr. Kein Wunder, dass die Obrigkeit prüft, ob daran nicht etwas geändert werden kann. Forschungen werden in Auftrag gegeben, Berichte geschrieben, zahlreiche Beratungskommitees beraten. Vielleicht, mutmaßen sie, liegt es an der mangelnden Bewegung oder an der falschen Ernährung. Verhalte sich das Volk gesünder, könnten sicher fünf Prozent der Gesamtausgabe des Gesundheitswesens eingespart werden.

Also in die Hände gespuckt! Eine Gesundheitskampagne folgte in den Niederlanden auf die andere: 1968 »Trimm Dich fit«, 1976 das Programm Sportreal, 1988 ein weiteres unter dem Motto: Sport, ich bin dabei! Im Moment läuft die Kampagne: FLASH! Trotz dieser dämlichen Slogans hatten diese Kampagnen eine große Wirkung: Die Zahl der Sportverletzungen stieg. Sportverletzungen aber kosten wiederum viel Geld. Also wurde 1989 eine neue Kampagne ins Leben gerufen. Diesmal lautete das Motto: Nimm Dich vor Sportverletzungen in Acht! Das beeindruckte die Verletzungen überhaupt nicht. Allein im Jahr 2002 kostete deren Behandlung 140 Millionen Euro. Im selben Jahr aber wurden durch Bewegung angeblich Krankheitskosten von 744 Millionen Euro eingespart. Also doch! Bewegung bringt was! So lautete das Resümee der TNO-Studie. Doch sie unterschlug die durch die Sportverletzungen verursachten Arbeitsausfälle. Ein Fußballknie, ein Tennisarm, eine angerissene Achillessehne werden zwar operiert, aber man hat noch lange mit den Nachwirkungen zu kämpfen. Ein Viertel der Sportverletzungen sind auch ein Jahr später noch nicht ausgestanden. Alle kaputten Sportler zusammen verbringen 2,5 Millionen Tage zu Hause, was mehr als 400 Millionen Euro kostet. Niederländsche Schulkinder verpassen durch ihre Sportverletzungen noch einmal 2,5 Millionen Schulstunden pro Jahr. Zählt man dazu die Kosten für Sporthallen, Schwimmbäder und Sportlehrer, dann wird klar, dass die TNO sich einen neuen Buchhalter suchen sollte. Würden diese Beträge den Verteidigungshaushalt oder den Wohnungsbau betreffen, würde die Regierung einen solchen Bericht nicht auf sich beruhen lassen. Aber die Gesundheit ist eine heilige Kuh. Keine Aufgabe für Buchhalter, sondern eine Berufung für Priester.

Sporttreiben ist gut für das Herz, sagen die Kampagnen. Die Hälfte der Herzbeschwerden lässt sich wegsporteln. Das ist schön, denn am Herzen sterben die meisten Leute. Man kann dadurch also eine Menge Geld sparen. Und trotzdem stehen die koronaren Herzkrankheiten auf den Kostenliste des RIVM, des staatlichen Instituts für Gesundheitswesen und Umwelt, mit knapp einer Milliarde Euro Pflegekosten an sechster Stelle. Am teuersten, mit 4 Milliarden Euro, sind die pflegeintensiven Geisteskrankheiten wie mentale Behinderung oder Demenz. Füttern und wickeln ist um einiges teurer als vorbeugen oder heilen. Sport kann hier nur wenig ausrichten. Auch der Ausgabeposten Nummer drei, Zahn- und Gebissschäden, wird durch den Sport allerhöchstens noch erhöht.

Herzanfälle sind deshalb so billig, weil man daran so schnell – ja oft sogar gleich – stirbt. Die Gleichtoten subventionieren gewissermaßen die teuren Herzoperationen derjenigen, die eine Herzattacke überleben. Tote kosten ja nichts mehr. Ähnliches gilt für die Lunge. Lungenkrebs ist eine häufige Todesursache, doch teuer ist er nicht: Innerhalb von zwei Jahren ist Sense. Das Beste, was ein Bürger für seine Gesundheit tun kann, ist mit dem Rauchen aufzuhören. Trotzdem bringt das dem Staat nicht viel. Manche Zigarettenhersteller behaupten sogar, man mache den Staat dadurch ärmer. Nicht nur durch die entgangene Tabaksteuer, sondern vor allem, weil der Lungenkrebs den Staat vom größten Problem befreit, das ihn momentan bedroht: die Vergreisung.

Je gesünder die Herzen und je sauberer die Lungen, desto länger müssen die Leute am Lebensende gepflegt werden. Ein Volk, das fröhlich am Rand des Grabs herumturnt, wandert schließlich ins Pflegeheim. Das kostet Geld. Und Arbeitskraft. Es gibt nicht mehr genug blonde oder braunhaarige Pflegekräfte, die die grauhaarigen Greise in den Rollstühlen herumschieben. Stimmen werden laut, die fordern, mehr Kinder zu machen. Die Masse der Alten muss verdünnt werden. Dann verteilt sich die Belastung besser. Die Vergreisung ist ein Problem. Aber immerhin eines, das sich von selbst löst. Bei aller Mühe, die sie verursachen, Alte haben ein Vorteil: Sie sterben irgendwann. Nicht so früh wie früher, aber früher jedenfalls als die Blond- und Braunhaarigen, die man erst noch dazuzüchten will. Die Lösung des Vergreisungsproblems erfordert nur Geduld. In Bälde stürzt die Geburtenwelle sowieso in sich zusammen. Doch bis dahin bleibt das Altern ein finanzielles Problem. In den Niederlanden sterben jährlich noch nicht einmal 150 000 Menschen. Die Staatskosten für die

Pflege belaufen sich auf 50 Milliarden Euro, das macht pro Totem 350 000 Euro Kosten! Sterben wird unbezahlbar. Wer kann es sich in Zukunft überhaupt noch leisten zu sterben? Würde man sich in der halben Zeit von der Vergreisung befreien wollen, dann müssten für die zusätzlichen 150 000 Toten noch mal 50 Milliarden hingeblättert werden. Für das Geld kann man sie genauso gut am Leben lassen. Das macht das Gesundheitswesen dann auch. Es ist ja nicht für den Tod da; und ein Krankenhaus ist kein Schlachthaus. Aber was macht ein Krankenhaus eigentlich mit dem ganzen Geld? Ein Schuhmacher macht Schuhe für das Geld, das er kriegt, ein Käser Käse. In einem Krankenhaus stellt man mit einer Riesenmenge Geld etwas her, das gar nicht greifbar ist: Gesundheit. Was genau Gesundheit ist, weiß keiner. Außer, dass sie mehr ist als die bloße Abwesenheit von Krankheit und dass man davor strotzen kann – doch das ist ein Stadium, das im Gesundheitswesen nur selten erreicht wird. Warum auch? Im Krankenhaus weiß man am besten, dass es letztendlich egal ist. Ob lebendig oder nicht, am Ende stirbt doch jeder.

Wenn Gesundheit überhaupt besteht, dann müsste man sie vielleicht definieren als: die angenehmste Art, den Tod aufzuschieben. Das ist es dann auch, was die Krankenhäuser allgemein versuchen: den Tod hübscher machen. In vielen Krankenhäusern gibt es in der Eingangshalle so viele Läden, dass man glaubt, im Hauptbahnhof gelandet zu sein. In einem Spital werden die Kranken in erster Linie getröstet. Dazu ist ein Krankensaal letztendlich da, denn es liegt immer einer drin, dem es noch schlechter geht. Dadurch geht es einem gleich besser. Ein Grund, weshalb es in modernen Krankenhäusern immer mehr Einbettzimmer gibt. Sonst wird man die Alten ja nie los.

Krankheit kostet einen Zehnten. Als Herzog Alba noch die Niederlande besetzt hielt, waren zehn Prozent Steuern der Grund für einen achtzigjährigen Krieg, aber heute hat man dieses Geld für die Krankheit gern übrig. Es ist ein Zeichen für hohe Kultur, wenn ein Volk einen großen Teil seines Einkommens für die Kranken aufwendet.

Und es lässt sich auch prima Geld damit verdienen. Eine Million Niederländer machen ihr Geld im Gesundheitswesen. Das heißt nicht, dass der kranke, schwache und sieche Teil der Nation ein Sechstel der gesunden Bevölkerung ernährt. An den Kranken verdient man nicht viel. Dafür an den Gesunden um so mehr. Wer immer am Sport genest, die Geistes- und Demenzkranken sind es sicher nicht, die Lahmen und Bettlägrigen und all die Leute, die der Pflege am meisten bedürfen, auch nicht. Während die nach der Schwester klingeln, baut die Regierung noch mehr Sportstadien statt Krankenhäuser. In der dritten Welt nähen arme Teufel unsere Gesundheit aus Reebok oder Nike zusammen. Sport macht die Gesunden gesünder und die Kranken kränker. Am gesündesten werden die Gesundheitshändler. Wie das am besten geht, begriff der französische Theaterschriftsteller Jules Romains schon 1933 vollauf. In seinem Theaterstück *Knock ou le triomphe de la médicine* beschreibt er, wie sich der Quacksalber Knock als Hausarzt in einem verschlafenen, dafür aber um so gesünderen Bergdorf niederlässt. Um etwas verdienen zu können, musste er sich etwas einfallen lassen. Er verfiel auf das Prinzip, wie man aus Gesunden rasch Kranke macht, die nur nicht wissen, dass sie krank sind. So bot er jedem Dorfbewohner eine Gratiskonsultation an. In dieser schüchterte er sie mit Warnungen vor Mikroben und Krankheiten derart ein, dass in kürzester Zeit die Hälfte der Dorfbewohner krank und verzagt im Bett liegt. Heute braucht man dazu keine Quacksalber mehr, heute macht das jeder Arzt. Und zwar mithilfe der pharmazeutischen Industrie. Die hat allerdings auch keine Wahl, denn an den Krankheiten lässt sich immer weniger verdienen, seit die Ärzte keine teuren Markenmedikamente mehr verschreiben dürfen, wenn es billigere gibt. Das liegt daran, dass Krankenhäuser nicht mehr von Ärzten, sondern von Ökonomen geleitet werden. Außerdem ist längst nicht jeder krank. Vor Jahren gestand der Direktor des Pharmakonzerns Merck, dass er den Kaugummifabrikanten Wrigley beneide, weil dieser sein Produkt an alle verkaufen könne, während er, Merck, sich mit einer Handvoll Kranken begnügen müsse. Doch inzwischen sind auch die Pharmazeuten auf den Trichter gekommen: Sie verkaufen einfach ihre Medizin an Gesunde. Davon gibt es natürlich viel mehr als Kranke, und außerdem haben sie, mitten im Leben stehend, mehr Geld. Mit dem Verkauf von Vitaminen hat alles angefangen. Zwar liegen die Zeiten, in denen ein normaler Mensch an Vitaminmangel litt und an Skorbut oder Beriberi zu erkranken drohte, weit hinter uns, doch noch immer sind die Vitamine von einer Aura der Gesundheit umgeben. In jedem zweiten niederländischen Haushalt befindet sich eine Packung künstlicher Vitamine, wofür meine Landsleute jährlich 90 Millionen Euro in den Kassen der Apotheken und Drogerien zurücklassen. Angst vor einer Überdosis ist fehl am Platze. Die meisten Vitamine verschwinden ungenutzt *linea recta* im Klo. Der Urin der Niederländer ist neben dem der Amerikaner und der Deutschen der teuerste auf der Welt.

Die Lieblingsmedizin des gesunden Menschen sind jedoch cholesterinsenkende Mittel. Seit die Doktor Knocks der Präventivmedizin den Leuten eingeredet haben, dass mindestens die Hälfte von ihnen einen gefährlich erhöhten Cholesterinspiegel hat, schlucken Millionen Menschen *Lipitor* und andere Pillen. Dabei ist das bei 98,6 Prozent vollkommen nutzlos. Aber Vorbeugen ist besser als Heilen, und Verkaufen ist noch viel besser. Gesundheit darf niemandem am Verdienen hindern. *Lipitor* wurde 2004 in den Niederlanden für 112 Millionen Euro, weltweit für 12 Milliarden Dollar verkauft, das sind knapp zwei Prozent des totalen weltweiten Umsatzes an Medikamenten, der bei 550 Milliarden Dollar jährlich liegt.

Wer sich mal so einen richtigen Schrecken einjagen lassen will, der sollte beim Arzt einen Check-up machen lassen. Ich wette zehn gegen eins, dass der Arzt etwas findet, dem man genauer nachgehen müsse. So macht man aus einem gesunden Menschen einen Patienten, aus einem gesunden Haus ein Krankenhaus, aus jeder Versicherung eine

Krankenversicherung. Gegen eine moderne Krankenversicherung ist Doktor Knock ein Heidenbübchen. Seit die niederländische Krankenversicherungsgesellschaft *Zilvere Kruis* sich in *Achmea* unbenannte und die Gesundheit seitdem nicht mehr Gesundheit, sondern *health* nennt, stopft sie mit ihrer Mitgliederzeitschrift *Achmea Health* Hunderttausende von Briefkästen voll mit Lügen. *For free.* Trotzdem muss man die Herpescreme *Zovirax*, wofür das Blatt wirbt, ganz und gar aus eigener Tasche bezahlen, obwohl jeder gesunde Arzt weiß, dass man sich genau so gut Erdbeermarmelade auf die Lippen schmieren könnte. Werden die alten Knochen brüchig, dann rät die Zeitschrift des Sportbunds dazu, Kalk zu sich zu nehmen. Was für ein Zufall, dass genau neben diesem Ratschlag eine Anzeige für einen kalkhaltigen Joghurt steht! Doch wenn es mit Kalk getan wäre, gäbe es auf der ganzen Welt keine Osteoporose mehr. Man könnte einen ganzen Karton voller Kreide essen und mit Lebertran nachspülen, die Knochen blieben so brüchig, wie sie waren. Die wahre Ursache brüchiger Knochen ist nämlich nicht Kalkmangel, sonder das Alter. Das beste Mittel gegen Osteoporose ist, rechtzeitig zu sterben. Warum verzapfen Krankenversicherungen solch hanebüchenen Unsinn? Weil sie durch ein Ende der Osteoporose hundert Millionen Euro einsparen könnten? Natürlich nicht. Krankenversicherungen haben finanziell gesehen kein Interesse an heilen alten Knochen. Im Gegenteil. Alte Menschen kosten mehr, als sie einbringen. Je früher sie sterben, desto besser. Wenn man also den Menschen weismacht, dass sie gesünder werden, wenn sie selbstbezahlten Unsinnsjoghurt essen, dann löst sich das Problem der Vergreisung schnell von selbst. Mit einem letzten Krachen brechen die Alten zusammen.

Wie bringt man einen Gesunden dazu, so blöd zu sein, Medizin zu schlucken? Indem man ihn davon überzeugt, dass man nicht von allein gesund bleibt. Man muss etwas dafür tun. Medizin schlucken zum Beispiel. Und die Medizin, die am häufigsten geschluckt wird, sind Lebensmittel. Gesund essen. Frauenzeitschriften und Reformläden stehen voll davon. Dabei kann man Gesundheit gar nicht essen. Zwar gibt es Lebensmittel, die man nicht zu häufig essen sollte, aber durch Essen selbst ist noch keiner gesünder geworden. Gesunde Nahrung gibt es so wenig wie einen gesunden Laternenpfahl. Allerdings gibt es gutes Essen. Das hat mir meine Mutter eingebleut. Und sie wusste auch, wie's geht: Erst den Teller so richtig vollschöpfen und dann leer essen. Und man gehorchte brav. Alle Allesfresser, zu denen ja auch der Mensch gehört, lernen, was sie essen können und was nicht, indem sie es ihren Müttern nachmachen.

Doch heute gibt es die Wissenschaft. Statt Kassler oder Käsebrote essen wir Eiweiße, Vitamine, Fette und Mineralien. Und es gibt die Ernährungsberater, die es besser wissen wollen als meine Mutter. Und immer wieder behaupten sie, es jetzt noch besser zu wissen, als sie es vorher schon wussten. Früher riet man dazu, Äpfel zu essen, heute wird man gewarnt, dass ein Apfel so viel Zucker habe wie eine Handvoll Kekse. Früher musste man als Kind die berühmte Dreiviertelkanne Milch trinken, heute dürfen's ein paar Gläschen Wein sein. Was einen heute gesund macht, davon wird man morgen krank. Während meine Mutter mich mit Kartoffeln geradezu vollstopfte, verboten sie die Ernährungsbesserwisser zuerst, um sie danach wieder zu empfehlen. Woher beziehen solche Opportunisten nur ihre Autorität? Aus der Vergangenheit. Die Ernährungslehre blühte auf, als die Vitamine entdeckt wurden. Eine Prise Vitamine entschied zwischen einem Verwachsenen und einem Athleten, manchmal sogar zwischen Leben und Tod. Das Kunststück wurde dann mit jodhaltigem Salz und der Beimischung von Fluor zum Trinkwasser nochmals wiederholt. Doch beim Cholesterin und den ungesättigten Fettsäuren verhedderte sich die Ernährungslehre in ein Netz aus Widersprüchen, aus dem sie sich bis heute nicht befreit hat. Nachdem meine Mutter und die Wissenschaft aus dem Rennen sind, hat der Kommerz freie Hand. Der stopft die Gesundheit ins Essen, und wir dämlichen Säcke kaufen das auch noch.

Sie sind ein Sack, ich bin ein Sack, alle Menschen sind Säcke. Im Hautsack in der Form eines Menschen befinden sich durchschnittlich 70 Kilo Chemikalien, die den lieben langen Tag miteinander reagieren. Das hält ihn am Leben. Verbrauchte Stoffe werden abtransportiert, frische Nahrung wird herbeigeschafft. Letzteres aber ist ein unheimlicher Vorgang, denn man stopft beim Essen fortwährend Happen der bösen Außenwelt in die höchsteigene Innenwelt. Wenn das mal nicht schiefgeht! Das aber ist genau die Angst, mit der die Industrie ihren Reibach macht. Denn am normalen Essen lässt sich nichts mehr verdienen. Billiger kann man Reis oder Zwiebeln kaum noch produzieren, und die Konsumenten sind bereit, für vieles mehr Geld hinzublättern, nur fürs normale Essen nicht. Lebensmittel sind lachhaft billig heutzutage. Gesundheit aber ist kaum noch zu bezahlen. Eine Kombination aus beidem ist ein *booming business*, vorläufig noch in Amerika, aber bald mit Sicherheit auch bei uns: billige Lebensmittel voll teurer Vitamine, Mineralien, Ballaststoffe, ungesättigter Fettsäuren, Radikalenfänger oder an was man sonst noch glauben will. Man fragt sich, wie es kommt, dass die Leute aus der Ernährungsindustrie, die doch gewiss nicht auf den Kopf gefallen sind, an diesen Unsinn glauben. Und auch noch ohne wissenschaftliche Beweise. Woher wollen diese Leute wissen, ob ihre Produkte wirken? David Kessler, bis 1997 Direktor der *Food and Drug Administration*, bekam von einem Bekannten aus der Branche auf diese Frage folgende Antwort: Die Wirkung messe sich daran, wie oft ein Produkt aus dem Ladenregal genommen wird. *Big players* auf dem Markt sind jene Betriebe, die schon längst Spezialnahrung für Krankenhäuser, Entbindungsheime und Seniorenwohnheime liefern. Früher wurden die Diäten von den Institutionen selbst zubereitet, heute kommt fast alles fix und fertig aus der Fabrik. Je mehr die Industrie sich im Gesundheitswesen breit macht, desto mehr mischt das Gesundheitswesen in der Industrie mit. Es arbeiten mehr Diätisten in der Nahrungsmittelindustrie als in Krankenhäusern. Hier und da soll es noch einen Wissenschaftler geben, der angesichts dieser Interessenverflechtung die Stirn runzelt.

Hersteller von Sportschuhen oder Rennrädern packen ihren Gesundheitsartikeln selten einen Zettel mit den Nebenwirkungen bei. Auch die Sportpropaganda der Regierung steht den Werbesprüchen der Industrie in nichts nach. Aber tut sie gut daran? Müssen wir rennen und Bälle treten für unsere Gesundheit? Ja, sagt die berühmteste Studie in diesem Bereich. Dafür wurden über viele Jahre hinweg zehntausende von Männern beobachtet, die zwischen 1916 und 1950 an der Harvard University ihren Abschluss machten. 1978 wurden die Ergebnisse publiziert und bilden die Grundlage für den heutigen Gesundheitswahn: Je öfter die Befragten sich bewegten, desto seltener wurden sie Opfer von Herzkrankheiten. Wer sich selten bewegte, starb zuerst. Dieser Forschungsbericht wurde daraufhin zu jeder passenden oder unpassenden Gelegenheit zitiert. Hunderttausende von Menschen haben aufgrund dieses Artikels ihren Sweater durchgeschwitzt. Und tatsächlich sind die zugrundeliegenden Zahlen auch nicht anzuzweifeln, dafür umso mehr die statistische Methode. Man verglich nämlich Männer, die sich oft bewegten, direkt mit einer Kategorie von Männern, die keine 500 Kilokalorien wöchentlich durch Bewegung verbrannten. Kein Wunder, dass die Rumturner bei diesem Vergleich gut abschnitten. Weniger als 500 Kilokalorien pro Woche verbrauchen nur Personen, die so gut wie bettlägrig sind. Wer sich jeden Tag die Zähne putzt und einmal pro Woche seine Briefe zur Post bringt, verbraucht schon mehr. Im Grunde sagt die Studie deshalb nicht mehr aus, als dass die Kranken früher sterben als die Gesunden. Außerdem waren unter den Männern, die sich wenig bewegten, viele Raucher. Dass Rauchen die Lebenserwartung verringert, ist inzwischen sattsam bekannt. Bewertet man also die Harvard-Zahlen neu und berücksichtigt das Rauchen, Trinken oder die erbliche Veranlagung (ermittelt durch das Sterbealter der Eltern), dann zeigt sich, dass Sport gar nichts nützt.

Natürlich muss man sich bewegen. Ein Motorrad, das jahrelang in der Scheune steht, rostet ein, und wer monatelang im Bett liegt, dem werden beim Aufstehen die Knie weich. Aber das heißt doch nicht, dass man gleich einen Marathon laufen muss. Wer mehr als 2000 Kilokalorien pro Woche verbraucht, dessen Herz ist kein Deut gesünder, und er lebt auch keinen Tag länger. Um diese 2000 Kilokalorien zu verbrennen, braucht es nicht viel. Jeden Tag zur Arbeit radeln oder zu Fuß einkaufen gehen, das reicht schon, oder einfach die Wohnung aufräumen, vorausgesetzt, man verbringt nicht gerade den Rest des Tages schlafend auf dem Sofa. In den Neunzigerjahren des vorigen Jahrhunderts wechselten die Bewegungsgurus ihre Axiome wie andere ihre Unterwäsche. Zunächst hielt man Bewegung erst dann für richtig gesund, wenn man sich oft bewegte, und dann auch möglichst bis an die Grenze der Leistungsfähigkeit. Seit einiger Zeit aber reicht es angeblich, wenn man sich ab und zu bewegt. Wer früher nach dem Dogma der Häufigbeweger leben wollte, sollte beim Sport 70 Prozent der Herzkapazität ausreizen, das bedeutete aber, dass man seinen Körper überanstrengte. Wer sich aber zu sehr anstrengt, schadet seiner Gesundheit. Den Herzen jener Harvard-Absolventen, die mehr als 2500 Kilokalorien pro Woche verbrauchten, ging es schlechter. Gesundheit endet, das wusste bereits Bertolt Brecht, dort, wo der Spitzensport beginnt. Um gesund zu bleiben reicht es, »etwas« zu tun. Diese körperlichen Variante des »Etwasismus« genügt, um gesund zu bleiben, ohne sich ein Leben lang mit dem Meniskus rumzuplagen. Zu einem ähnlichen Ergebnis kommt der Sportprofessor Han Kemper. Er untersuchte von 1975 bis 2004 hunderte von Personen, die meisten kannte er noch aus seiner Zeit als Sportlehrer. Seine erste Studie führte zu einer Überraschung. Er ließ einige Elfjährige doppelt so oft Sport treiben wie die übrigen, mit dem Ergebnis, dass dies überhaupt keine Auswirkungen auf ihre Ausdauer hatte. Er erklärte das damit, dass Kinder sich sowieso sehr viel bewegten und die paar Extrastunden Sport deshalb gar nichts bewirkten. Doch auch Kempers letzte Studie brachte Unerwartetes zum Vorschein. Dreißig Jahre später zeigte sich, dass diejenigen, die in jungen Jahren sehr aktiv gewesen waren, nicht über eine bessere Kondition verfügten als jene, die nur in den Schulbänken herumgehangen hatten. Kempers Schlussfolgerung fällt umso deutlicher aus: Man solle alles dran setzen, dass die Menschen sich mehr bewegen. Denn sie leben in fettsüchtigen Zeiten. Die moderne Welt reizt die Menschen zu wenig dazu, sich zu bewegen. So schaffen sie nicht mal die armseligen 2000 Kilokalorien und werden fett. Kinder im Alter von dreizehn Jahren bewegen sich von sich aus noch genug, doch schon wenige Jahre später nimmt die Kondition, auf dem Laufband gemessen, ab. »Schau«, sagt Kemper in einem Interview mit Marc van den Broek, »hier kriegen sie das Mofa« und er deutet auf eine Grafik, deren Linie um das sechzehnte Lebensjahr deutlich einknickt.

Sport treiben ist vollkommen überflüssig. Was wir brauchen sind fünf Mal pro Woche eine halbe Stunde Bewegung, noch besser eine Stunde. Rad fahren oder spazieren gehen reichen vollkommen. Für die Gesundheit braucht man sich nicht in blödsinniger Kleidung zum rennenden Deppen zu machen. Wunderbar! Das Bedauerliche ist nur, dass der moderne Niederländer nicht mal das Wenige an Bewegung schafft. Die Hälfte der Bevölkerung bleibt weit unter diesem Soll zurück. Man saust mit dem Auto zur Arbeit, fährt mit dem Lift ins Büro, kann sich selten vom Computer losreißen und setzt sich dann wieder ins Auto, um nach Hause zu fahren, wo man am Esstisch Platz nimmt oder sich gleich aufs Sofa vor dem Fernseher fallen lässt. Dagegen hilft kein Sport. Nach dem Bericht *Bewegen en Gezondheid 2000–2001* fallen nur fünf Prozent unserer gesamten Körperbewegung auf den Sport. Deshalb wäre es auch viel sinnvoller, die Aufmerksamkeit weniger auf den Sport zu richten als auf die alltäglichen Körperbewegungen, wenn man am Bewegungsmuster des Durchschnittsniederländers substantiell etwas ändern möchte. Spazieren gehen (mit der Betonung auf gehen), Rad fahren und andere Formen der körperlichen Aktivität, verknüpft mit der täglichen Arbeit und den Alltagsverrichtungen in der Wohnung oder drumherum, seien effizienter.

Unsere Regierung weiß das sehr wohl, trotzdem handelt sie nicht danach. Meiner Ansicht nach soll man die Leute nicht durch Sport zu mehr Bewegung veranlassen, sondern dadurch, dass man ihre direkte Umgebung so gestaltet, dass sie sich bewegen müssen. Im Grunde ist der Staat schuld daran, denn er verwöhnt die Menschen mit Straßen, Liften und dem Internet derart, dass sie kaum noch einen Finger rühren. Das Arbeitsschutzgesetz verbietet jede wirkliche Anstrengung, Stühle werden so ergonomisch designt, dass man gar nicht mehr aufstehen will. Wir sind keine Arbeitspferde mehr, sondern Luxuspferde, nicht etwa, weil wir so faul geworden wären, sondern weil unser Stall so bequem ist. Es ist noch nicht so lange her, da bekam der Mensch schon durch seine Arbeit genug Bewegung. Zunächst fuhr man mit dem Fahrrad und nicht mit dem Auto zur Arbeit, dort hob, schleppte, trug oder brachte man etwas von einem Ort zum anderen, zum Kaffeetrinken ging man ins Café und die Post brachte man noch persönlich zum Briefkasten und schickte sie nicht elektronisch. Am Abend fuhr man wieder nach Hause, wo man die Kohlen aus dem Keller holen musste oder in den Garten ging, um Kaninchenfutter zu sammeln. Ein Bild voll falscher Romantik, richtig, aber es lässt sich nicht leugnen, dass heute sogar Männer mit dem beweglichsten Beruf der modernen Welt, Bauer, nur noch 65 Prozent der erforderlichen Mindestbewegung schaffen. Zwar erreicht ein Bauarbeiter noch 50 Prozent, doch ein Bankangestellter pendelt sich bei 30 Prozent ein.

Kampagnen, die diese Leute mit Sport auf das erforderliche Bewegungssoll bringen wollen, sind zum Scheitern verurteilt. Man kann an zwei mit Sport verbrachten Abenden nicht wieder gutmachen, was man während der ganzen Woche versäumt hat. Abgesehen davon kriegt man die Faulpelze unter uns sowieso nicht dazu. Tatsache ist, dass diejenigen, die Sport treiben, sich ohnehin genug bewegen. Ungefähr die Hälfte unseres Volkes treibt Sport. Aber ausgerechnet die Hälfte, die es gar nicht nötig hat. Menschen treiben keinen Sport, um gesund zu werden, sie treiben Sport, weil sie gesund sind. Wer schwach, krank oder schlecht dran ist, hat anderes im Kopf als Hockey oder Völkerball. Das sind mehr, als Sie denken. Susan Picaret stellte in ihrer Dissertation fest, dass ein Drittel der Niederländer sich nur unter Schmerzen bewegen kann. Das sind immerhin 4,5 Millionen Menschen. Davon wiederum haben 900 000 Schwierigkeiten mit den alltäglichsten Handlungen wie Gehen, Treppensteigen oder der Körperhygiene. Wie soll man diese Menschen auf den Trimm-Dich-Pfad schicken oder aufs Klettergerüst? Eine Studie des Utrechter *Laboratoriums voor Mobilität* (Labor für Mobilität) hält Seniorengymnastik nicht für sinnvoll. Besser sei es, alte Menschen so lange wie möglich ihre normalen Handlungen wie Treppensteigen, einkaufen oder putzen verrichten zu lassen.

Und noch eine Gruppe gibt es, die sich ausklinkt. Es leuchtet ein, dass man niemandem Klavierunterricht gibt, der vollkommen unmusikalisch ist, aus diesem Grund sollte man aber auch die, die nichts vom Sport haben, nicht damit belästigen. Dies legt die Studie des kanadischen Forschungsteams von C. Bouchard nahe. Bouchard ließ 24 berüchtigte Couchpotatos in den Zwanzigern auf dem Hometrainer trainieren, erst vier Mal pro Woche, dann fünf Mal. Und tatsächlich nahm die Sauerstoffkapazität der Versuchspersonen um mindestens 50 Prozent zu. Im Durchschnitt betrachtet. Das wirklich Erstaunliche dieses Versuchs war aber, wie groß diese Kapazität von Person zu Person variierte. Neben Testpersonen, die ihre Kapazitäten verdoppelten, gab es welche, die keinen einzigen zusätzlichen Atemzug taten. Eine Vergleichsstudie mit eineiigen Zwillingen zeigte, dass die Sauerstoffkapazität eine Frage der erblichen Veranlagung ist. Trat bei einem der Zwillinge eine Verbesserung ein, war das beim zweiten Zwilling genauso. Manche Menschen sind von Geburt an einfach nicht für den Sport geeignet. Man erinnert sich von der Schule her an so eine Sportkanaille, oder war gar selbst eine. Sportkanaillen sind diejenigen, die vor jeder Sportstunde Angst hatten, weil der Sportlehrer sie tyrannisierte, die Klasse sie auslachte, sie sich am Klettergerüst foltern lassen mussten; die gedemütigt wurden, wenn sie bei der Zusammenstellung der Mannschaften mal wieder als Letzte auf dem Platz standen. Sportkanaillen sind diejenigen, die die Minuten zählten, bis endlich die Lateinstunde anfing, wo man so herrlich die Ausnahmeverben konjugieren konnte. An ihnen hat Amnesty International versagt.

Manche Leute finden es einfach schöner, wie ein Erwachsener gekleidet ins Theater zu gehen, ein Buch zu lesen oder ein Kreuzworträtsel zu lösen, statt in kurzen Hosen wie ein Schwein schwitzend herumzutoben. Vergeblich suchen sie sonntags einen Fernsehkanal, der keinen Sport bringt, jeden Montag werfen sie genervt die halbe Zeitung ungelesen weg. Heimlich, wenn keiner es hören kann, beten sie dafür, dass ihr Land nicht Weltmeister wird. Während andere Leute auf dem Sportplatz an ihrer Gesundheit arbeiten, lesen sie in Büchern nach, warum die Plackerei überflüssig ist. Daher kennen sie das Geheimnis der Gesundheit: Sie stellen sich nicht so an.

Kapitel 8
Das Stammbuch

Jedes Mal erschrickt man sich wieder zu Tode. Man geht gerade im Wald spazieren, freut sich am Lichtspiel im Geäst, am Gesang der Amsel, dem Summen der frühen Hummel, alles hat man aufgesperrt: Augen, Ohren, ja sogar das Herz. Versöhnt mit dem Dasein, sind alle Filter und Sicherungen ausgeschaltet, um die Natur ungehinderter in sich aufsaugen zu können. Und da passiert es! Ein Husch aus grellen Farben und grässlicher Kleidung rennt einen um: die Hässlichkeit in Menschengestalt selbst, aus dem letzten Loch pfeifend, der Blick dumpf wie eine beschlagene Brille. *Homo adidas*. Das Unterholz kracht, ein röchliges Keuchen im Ohr, und da pladauzt er schon wieder weiter.

Neulich wieder. Entsetzt starre ich ihm nach. Auf dem Rücken des Trainingsanzugs steht: *Survival of the fittest*. Offensichtlich sein Glaubensartikel. So dumm kann Sport machen! Dieser Mensch hat im Sportunterricht deutlich besser aufgepasst als im Biologieunterricht. Noch nie wurde ein Prinzip falscher verstanden. Der moderne Strauchdieb ist offensichtlich der Ansicht, er müsse *fitter* werden, um *surviven* zu können. Aber mit *survival of the fittest* ist man nicht selbst gemeint, sondern der Nachkomme. Der *fittest* ist nicht identisch mit dem Allerfittesten. Während der Allerfitteste nur hinter sich selbst her rennt, pflanzt der *fittest of all* sich fort. In der Biologie gilt der als *fittest of all*, der seine Gene am effektivsten auf die Nachfolgegeneration verteilt. In der Natur zählt nicht der, der als Bester stirbt, sondern der, der sich in idealer Weise vervielfältigt. Der *fittest of all* ist nicht unbedingt der, der älter wird als alle anderen, dazu muss er zu häufig Windeln wechseln und zu viel Schulgeld bezahlen. Sport ist nur insofern hilfreich, als er die Attraktivität für den potentiellen Sexualpartner erhöht. Doch davon kann bei meinem Durch-den-Wald-Trampler keine Rede sein. Ein Mann, der so tumb durch den Tannenwald trottet, ist das männliche Pendant zur Frau mit Lockenwicklern und Morgenrock. Trotten, das Wort klingt schon so wie Trottel.

Sport hat etwas enorm Vergebliches an sich. Man kann noch so trainieren, Gewichte stemmen oder wie blöd Fußball spielen, die Sprösslinge sind bei der Geburt nicht weniger hilflos, als man es selbst seinerzeit war. Das ganze Theater fängt wieder von vorne an. Um so fit zu werden wie der Vater, muss sich jeder Sohn wieder genauso ins Zeug legen wie der Vater. Die Nachkommen eines Sportlers haben nicht den geringsten Nutzen von all dem Schweiß, den dieser literweise ausschwitzt. Alles umsonst. Das wurmt einen. Das kann man jeden Samstag auf dem Fußballplatz sehen. Der Vater brüllt dem Sohn hinterher, das Gesicht vor Wut und Scham knallrot. Egal, wie sehr der Vater einmal trainiert hat, dem kleinen Pimpf auf dem Platz nutzt das nichts.

Mein Vater hat nie Sport getrieben. Er hatte zum Glück keine Zeit dazu. Er war Einzelhändler, Mittelstand. Eltern, Tante, Onkel, Großeltern: Alle gehörten sie dieser Schicht an. Auch meine Freunde. Der Vater eines Nachbarsjungen hatte ein Zigarettengeschäft. Seit er zwölf war, rauchte er, um zu beweisen, wie gut der Tabak seines Vaters war. Neben dem Tabakladen war ein Hutgeschäft. Selbst wenn es so heiß war, dass die Spatzen tot von den Dächern fielen, trug der arme Junge eine Wollmütze. Ich hatte mehr Glück. Mein Vater besaß eine Kneipe.

Damals gehorchte man dem Vater noch, auch wenn einem das nicht immer leicht fiel. Es nützte dem Geschäft, und davon lebte die

Familie schließlich. Später würde man das Geschäft erben, es war also nicht umsonst. Doch erbt man von den Eltern mehr als Geld und Geschäft. Man erbt vor allem ihre Gene. Um die zu kriegen, braucht man nicht zu warten, bis die Eltern tot sind. Man kriegt sie gleich bei der Geburt. Das heißt, eigentlich schon lange vorher, wenn die Samenzelle des Vaters mit der Eizelle der Mutter verschmilzt und sie zusammen das neue Ich bilden. Vater und Mutter wiederum besitzen ihre Gene auch schon seit ihrer Geburt, folglich ist alles, was sich zwischen deren Geburt und deiner abspielte, für das biologische Erbe vollkommen unwichtig. Als Kind kriegt man nichts von dem ab, was sich im Leben der Eltern an deren Körper oder Geist verändert hat.

Für Idealisten ist das eine bittere Pille. Man kann die Menschheit also nicht verbessern, indem man die Kinder zur Schule schickt und sie Sport treiben lässt. Jede Generation ist so dumm und träge wie die vorige und muss mit der gleichen Kraft dagegen ankämpfen. Nicht eine einzige Errungenschaft wird von einer Generation auf die nächste vererbt. Jede Generation muss wieder neu erzogen werden, Kind für Kind. Mit einem einzigen hellen Lichtblick: Jede Generation weiß mehr als die vorige. Dieses zusätzliche Wissen kann durch Erziehung weitervermittelt werden. Man braucht es nicht einmal in den eigenen Kopf zu packen; zu diesem Zweck gibt es Bücher und Computer. Ob die Menschheit dadurch glücklicher wird, sei dahingestellt, doch klüger wird sie durch den Informationsaustausch über die Traditionen mit Sicherheit. Bei der Leibeserziehung allerdings verhält sich die Sache anders. Das Wissen über Trainingsmethoden, Stadionarchitektur, Windschnittigkeit und Sportbekleidung nimmt mit jeder Generation zu, wogegen die Zahl der Muskelfasern und Gelenke pro Mensch gleich bleibt. Natürlich ist der eine vorteilhafter ausgestattet als der andere und besitzt die Veranlagung, Meister zu werden. Doch es wird immer schwieriger, den Meister des vorigen Jahres zu schlagen. Jeder Gelehrte steht auf den Schultern von zahlreichen, stets über den Vorgänger hinauswachsenden Größen, ein Spitzensportler muss die immer größer werdenden Riesen überspringen können.

Umso größer ist dann auch der Triumph, wenn das wirklich gelingt. Stolz wie Oskar wirft sich der Stabhochspringer auf seinem Siegertreppchen in die Brust. Er ist von allen Menschen am höchsten gesprungen. So muss eine Meereswelle sich fühlen, die alle Wellen um sich herum überragt. Doch kurze Zeit später ist die einst allerhöchste Welle wieder eine Welle wie alle anderen. Der Ozean erstreckt sich ungerührt weiter, das Meer dümpelt wieder vor sich hin. Ein Weltrekord scheint ein großer Schritt für die Menschheit zu sein, trotzdem bewegt sie sich dadurch keinen Zentimeter vorwärts. Sie verharrt auf ihrem Durchschnittsniveau, denn jeder Hochsprungweltmeister hat irgendwo ein Pendant: einen Tiefsprungweltmeister. Die beiden gleichen sich aus. Der Menschheit nutzt das alles rein gar nichts.

Gib dich mit dem zufrieden, was du hast, lautet eine Erziehungsmaxime. Also auch mit den Muskeln, die einem die Eltern überlassen haben. Mit dieser Maxime kann man durchaus leben. Ärgerlich, dass manche Leute sich scheinbar überhaupt nicht zufrieden geben können. Meistens äußert sich das durch verbissenes Training. So jemand bekommt immer dickere Muskeln, wird immer schneller. Doch irgendwann gelangt auch er an seine Grenzen. Dann wirft ihn das Alter weiter zurück, als seine Trainingsfortschritte ihn je hätten bringen können. Wenn er seine körperliche Mitgift bis zur Neige ausgekostet hat, bleibt ihm nur noch eins übrig: mit Wasser kochen – und etwas nachwürzen. So was nennt man Doping. Im Grunde nichts als Medizin. Wenn es einem Kranken durch ein Medikament besser gehen kann, kann ein Gesunder dadurch zum Besten werden. Ein Beispiel dafür sind die anabolen Steroide. Sie helfen bisweilen bei Knochenentkalkung und Brustkrebs, doch im Sport kann man mit ihnen ein Vermögen verdienen. Eigentlich regen sie den Körper zur Bildung männlicher Geschlechtshormone an. So ein Hormon bewirkt nur das, was man von ihm erwartet: Es macht eine Person männlicher. Sie wird aggressiver, bekommt einen Schnurrbart, eine hohe Stirn und eine tiefere Stimme. Was den Frauen gar nicht gefällt. Aus diesem Grund bastelte man fleißig am synthetischen Hormon herum, doch der Schnurrbart war nicht wegzubasteln. Ein paar Frauen nehmen das in Kauf, weil die anabolen Steroide dafür sorgen, dass sie männlich viele Muskeln kriegen. Ungefähr ein Prozent der niederländischen Bevölkerung hat Erfahrung im Schlucken solcher Hormone, vor allem Fitnessstudiobesucher und Spitzensportler. Bodybuilder, Gewichtheber, Kugelstoßer, Ruderer und Sprinter. Und es hilft tatsächlich, je trainierter man ist, desto besser.

Doping macht mit dem Körper, was der Alkohol mit dem Geist anstellt. Es befreit von Hemmungen, erhöht die Schmerzgrenze, verleiht Mut und verwandelt ein bloßes Ereignis in ein Spektakel. Doch am Ende steht nur ein großes Durcheinander. Weshalb es zahlreiche moralische Einwände dagegen gibt, die sich alle mit den Worten »Pfui« und »Igittigitt« zusammenfassen lassen. Doping verträgt sich schlecht mit dem Sport, weil es ungesund ist. Sport ist gesund, Doping igittigitt. Aber stimmt das? Nicht das Doping in der Tour de France ist ungesund, sondern die Tour selbst. Die ist nämlich ohne Doping kaum zu schaffen. Pfui ist Doping nur deshalb, weil man damit gewinnen kann. Wer dopt, hat größere Siegeschancen als jemand, der es nicht tut. Doch das Gleiche bewirken auch ein Mehr an Geld, Zeit oder Training. Muss man also auch jedem, der reich ist, nicht zu arbeiten braucht und gut trainiert ist, den Zutritt zum Stadion verwehren? Früher war die Antwort darauf eindeutig. Als der Sport noch etwas für Reiche war, war armen Leuten die Teilnahme daran versagt. Einem sportlichen Gentleman galt das Training lange Zeit als unsportlich. Wie soll man gegen jemanden gewinnen können, der trainiert? Selber trainieren? Niemals! Das wäre der Anfang vom Ende. Und genauso kam es.

Trotzdem: Der Beweggrund eines Dopingverächters ist der Neid. Ein Dopingsünder schlägt auf dem Weg zur Spitze eine unerlaubte

Abkürzung ein, er schluckt eine Pille statt zu trainieren. Doch kann man es ihm verdenken? Wer ganz oben mitspielen will, muss trainieren und dopen. Unfair? Warum? Die anderen können ja auch dopen. Dann sind die Chancen wieder gerecht verteilt. Man kann das Oben aber auch Oben sein lassen und im Schatten eines Baumes liegend ein gutes Buch lesen. Übrigens steht es jedem frei, das Doping verbieten zu lassen. Spielregeln sind dazu da, das Ganze etwas schwieriger zu gestalten. Zu bestimmen, dass der Sport in Zukunft ohne Doping stattzufinden hat, ist nicht abwegiger, als Seglern den Einsatz von Motoren zu verbieten oder Fußballern den der Hände. Doch ähnlich wie Alkohol erhöht das Doping das Vergnügen an einer Sache. Doping gibt den Fahrern die Kraft, die Tour durchzuhalten, und den Fans einen Anlass, sich über sie zu empören.

Ein Doping kann noch so gut sein, es hat denselben Nachteil wie das Training: Hört man damit auf, verschwindet der positive Effekt schnell. Am Ende hat man dadurch nichts gewonnen. Beides sind mehr oder weniger nur Schönheitsreparaturen, denn offensichtlich lässt sich ein Körper nicht umbauen, keinen Erker dransetzen, keine Etage aufstocken. Jeder Basketballer wäre gerne noch größer, jeder Schwimmer hätte gerne breitere Fußsohlen. Ian Thorpe schwamm sich an die Weltspitze, weil er das Glück hatte, Schuhgröße 52 zu haben; könnte man Schuhgröße 60 herbeizaubern, wäre das schon sehr schön. Doch so weit ist es noch nicht. Allerdings ist es bereits üblich, ein Organ durch ein besseres zu ersetzen. Auch Blut ist ein Organ. Man kann es dem Körper entziehen, mit Sauerstoff oder roten Blutkörperchen anreichern und dem Körper wieder zuführen. Doch die Wirkung ist nur von begrenzter Dauer. Blutkörperchen halten nicht lange. Da war die früher gepflegte Fabrikation von Freaks schon wirkungsvoller. Ein Freak konnte sein Brot immer noch mit Betteln verdienen, ein normales Kind hatte dagegen oft nicht genug zu essen. Aus diesem Grund verkrüppelten die Dacianos ihre Kinder mit Absicht. Ihr Unwesen trieben sie in der Schlucht von Pancorbo unweit des spanischen Vitoria. Victor Hugo lässt sie 1869 in seinem ungeheuerlichen Roman *L'Homme qui rit* (der lachende Mann) als *comprachicos* (Kinderverkäufer) auftreten, die das Wachstum der Kinder unterdrückten und sie entstellten. Danach verkauften sie sie an Jahrmärkte und Sammlern von Freaks. Die Chinesen machten das Gleiche mithilfe einer Vase. Sie steckten ein Kind hinein, das darin heranwuchs wie eine Frucht und schließlich die Form des Gefäßes annahm. Nachts legte man die Vase auf die Seite, damit das Kind schlafen konnte. Schließlich wurde die Keramik zerschlagen und heraus kam ein verformter Zwerg. Die Zeitung *China Mail* berichtete am 15. März 1878, dass es üblich gewesen sei, so ein Geschöpf im Alter von ungefähr zwanzig Jahren angeblich irgendwo in den tiefen Wäldern zu entdecken und zum wilden Mann oder zur wilden Frau zu erklären. Das klingt schon sehr erfunden, doch war es auch im zivilisierten Europa durchaus gebräuchlich, Kinder zu verstümmeln, um ihren Wert zu erhöhen. Jungen wurden kastriert, um zu verhindern, dass sie in den Stimmbruch kamen. Waren sie musikalisch, konnten sie als Kastrat steinreich werden. Sie wurden gefeiert wie heute Popstars; die Päpste waren verrückt nach ihnen. Diese Eingriffe sind mit dem Doping vergleichbar. Nur dass man hierbei nicht die Gesangsmuskeln, sondern die Hormone, die das Wachstum regeln, manipuliert. Und auch das Ziel ist ähnlich, wenn auch das genaue Gegenteil, weniger Männlichkeit statt mehr. Bevor jede Apotheke weibliche Hormone in Pillenform verkaufte, ließen sich manche Sportlerinnen mit Absicht schwängern, in der Hoffnung, der gestörte Hormonhaushalt würde ihre Leistungen auf dem Sportplatz erhöhen.

Das Kastrieren von Menschen ist aus der Mode gekommen. Aber wir haben viel dadurch gelernt. Wir erfuhren etwas über die Wirkung von Hormonen, noch bevor wir überhaupt von ihrer Existenz wussten. Das ist die Logik der Wissenschaft. Will man wissen, wie etwas funktioniert, macht man es am besten erst mal kaputt. Das weiß jeder Junge, der Radios auseinander nimmt, an seinem Mofa herum bastelt, jede greifbare Kaffeemühle oder den nächsten Bleistiftspitzer zerlegt. Das kann man auch mit dem Menschen machen. Will man wissen, wozu eine Schilddrüse da ist, entfernt man sie einfach, wer die Wirkung von Vitaminen erkunden will, kann einfach aufhören, Obst zu essen. Man kann auch warten, bis jemand mit einer verkümmerten Schilddrüse oder mit akutem Vitaminmangel vorbeikommt. Der eine ist am Kropf erkennbar, der andere an dem für Skorbut typischen Trommelbauch. Kröpfe gab es früher oft im Hochgebirge, Skorbut auf Schiffen ohne Orangen.

Kaputte Menschen findet man in großer Zahl auf Schlachtfeldern. Bevor die Atombombe erfunden wurde, schossen sich die Leute in Stücke. Den Rest erledigten die Sanitäter. Nach so einem Krieg sah man überall Männer auf Holzbeinen. Meistens war das ursprüngliche Bein nicht abgeschossen, sondern abgesägt worden. Das verletzte Bein musste abgenommen werden, bevor es sich entzündete, sonst wäre die Überlebenschance gleich Null gewesen. Die Wundärzte der Schlacht von Waterloo griffen nicht weniger als fünfhundert Mal zur Säge. Eine ganze Industrie für Holzbeine entstand: Modell Tischbein für den einfachen Soldaten, eines mit raffinierten Gelenken für die Offiziere. Doch was anfangen mit all dem abgesägten Fleisch? Irgendwie hängt man doch an seinem Körperteil. Der Marquis William Henry Paget, Kriegsheld von Waterloo, ließ sich etwas einfallen. Er begrub sein Bein in einem kleinen Grab in Russland und ließ einen mächtigen Stein darauf errichten. Unter dem offiziellen Grabspruch stand ein weniger frommer:

Hier ruht dem Marquis sein Bein,
Der Rest holte sich Freund Hein.

Das Bein kann die Sache auf sich beruhen lassen, doch der Hinterbliebene muss sich mit einem philosophischen Problem herumschlagen. Kommt so ein begrabenes Bein in den Himmel oder muss es warten, bis der Rest nachkommt? Als ob man mit dem einen Bein schon mal das unbekannte Gelände erkundet. Und am kleinen Grab ein vorläufiger Abschied, ein kurzes ermunterndes »Bis später!«.

In militaristischen Ländern galt ein amputiertes Glied als Ehrenzeichen. Man gründete spezielle Sportvereine dafür, wie 1951 in Bad Godesberg die »Arbeitsgemeinschaft Deutscher Versehrtensport«. Sogar »beidbeinig amputierte Ohnbeiner« wollte man beim fröhlichen Sitzballspiel die Gelegenheit geben, die »Ganzgliedrigen« besiegen zu können. Der Rumpf wollte sich noch vergnügen bis zur endgültigen »Wiedervereinigung«. Als Junge musste ich in Frankreich in der Metro noch jedes Mal aufstehen, wenn ein *mutilé de guerre* hereinkam, dazu ermahnten Schilder allerorten die Passagiere. Heutzutage macht man einschlägige Erfahrungen bei den Paralympics. Sich diese im Fernsehen anzuschauen öffnet einem die Augen! Worauf ein Mensch nicht alles verzichten kann! Menschen ohne Augen rennen, Menschen ohne Beine springen hoch. Obwohl für ein Gros der Teilnehmer der Alltag schon reinster Spitzensport ist, wollen sie sich an anderen messen. Das geht nur durch eine präzise Kategorisierung: Gruppen werden gebildet von Sportlern mit einem Arm und zwei Beinen, mit einem Bein und zwei Armen, mit oder ohne Lähmung und mit allem, was man sich sonst noch vorstellen kann. Eigentlich müsste es so viele Kategorien geben wie Teilnehmer. Auch bei den Nichtbehinderten übrigens. Doch dann dürften alle mitmachen, schließlich gibt es kaum einen Menschen ohne Handicap. Dicke Menschen können nicht schnell rennen, magere schwimmen nicht so gut, Nervenbündel plagen sich mit ständigen Frühstarts, Denker können nicht Fußball spielen, Fußballspieler nicht denken. Bei den Paralympics wird ein Nachteil zum Vorteil. So bekam zum Beispiel Pieter Gruyters keine Goldmedaille, obwohl er beim Speerwerfen den Weltrekord holte. Die begehrte Trophäe erhielt ein Sportler, der stärker behindert war als er, obwohl sein Wurf zwei Meter unter dem Gruyters blieb. Ein niederländischer Kabarettier, selbst blind, spottete: »Schade für Gruyters, wäre er etwas behinderter gewesen, hätte er jetzt Gold.« Übrigens fand Vincent Bijlo die Paralympics »unterhaltsamer als die echten Olympischen Spiele, weil sie nicht so todernst sind«. Ein Schwimmer mit offenem Rücken erklärte Bijlo seine Niederlage mit den Worten, er habe kein Gold gewonnen, weil ein anderer eben schneller geschwommen sei als er. Das nennt man einen gesunden Geist in einem kranken Körper!

Jeder ist irgendwie behindert. Ein gesunder Mensch unterscheidet sich vom Behinderten nur dadurch, dass er es nicht weiß. Wir sind alle im Dunkeln blind, sehen in der Ferne schlecht. Wie jeder Behinderte haben wir also ein Recht auf Hilfsmittel. Darunter gibt es wunderschöne Exemplare. Um auch ohne Beine weit springen zu können, baute der Prothesenmacher Frank Jol ein Hightechinstrument, das er beschrieb als eine Röhre mit drei Klickverschlüssen, ähnlich wie beim Skischuh, die an einem Hebelknie befestigt werden und in einen Karbonfuß übergehen, der mit Spikes ausgerüstet ist. »Maßarbeit!«, lobt er sich. Dagegen scheint ein Konfektionsbein aus Schleim, Knochen, Sehnen, Fleisch und Blut lediglich ein Notbehelf. Wenn jemand ohne Bein mit einer Prothese weit springen kann, wie weit könnte dann jemand mit solchen bespikten Karbonfüßen springen, wenn er seine Beine noch hat?

Man könnte vieles an sich verbessern. Dazu bedient man sich verschiedener Alltagsprothesen. Stift und Papier verhelfen zu einem Elefantengedächtnis, ein Fahrrad verwandelt einen Menschen in eine Gazelle, eine Flöte macht ihn zur Nachtigall, und mit einem Auto wird der Mensch zum Schwein. Wer Gebrauch von sämtlichen Surrogatgliedmaßen macht, wird zum *uomo universale*, der wie ein Superstaubsauger gleichzeitig saugen, klopfen und fegen kann. Wieweit aber gestatten die Spielregeln des Sports deren Einsatz? Warum sollte ein Kunstarm, der so lang und dick ist wie ein echter, nicht erlaubt sein? Wenn man sich beim Tennisspielen falsche Wimpern ankleben kann, dann muss auch ein Kunstarm drin sein.

Und innere Organe? Aus losen Ersatzteilen könnte man leicht einen kompletten Menschen zusammenbauen: Herzklappen vom Schwein, Hüfte aus Titan, ein Kunstgebiss, Herzschrittmacher – zur Not auch gebraucht –, Kunstniere und Kontaktlinsen. Doch schaut man auf diese Dinge etwas herab, weil sie angeblich nicht so gut sind wie richtige Organe. Man hat lieber etwas Echtes als eine Kopie. Aber gerne! Man kann auch ein menschliches Herz mitsamt der Lunge transplantieren, mit Nieren und Leber geht das auch. Doch ganz traut man der Sache nicht. Wer in seinem Körper das Organ eines Fremden hat, darf als Sportler nur noch an den *World Transplant Games* teilnehmen. Vielleicht dann doch lieber eine Prothese? Es gibt keinen stichhaltigen Grund, warum ein Kunstorgan nicht so gut sein sollte wie ein natürliches Exemplar. So gut ist die Natur nun auch wieder nicht. Alle natürlichen Organe sind im Laufe der Evolution aus Organen entstanden, die bereits existierten: die Hand aus der Flosse, das Innenohr aus dem Kiemenbogen. Die Natur ist eine Bastlerin; sie kauft niemals etwas Neues, sondern greift sich, was noch im Schuppen herumliegt. Von den Rohstoffen sind nur ein paar im Einsatz. Aus diesem Grund sollte ein Ingenieur mithilfe eines wohlüberlegten Plans und einer vergleichsweise riesigen Auswahl an natürlichen und synthetischen Materialien mehr schaffen können als die Natur. Wenn Männer falsche Wimpern attraktiver finden als echte und Lippenstift verführerischer als das natürliche Rot der Lippen, dann muss man doch leicht ein superanziehendes Kunstgebiss herstellen können, mit Zähnen, die so weiß und regelmäßig sind, wie die Natur das niemals hinkriegt. Ein Kunstherz könnte mehr Blut pumpen als ein echtes Herz, ein Blasebalg ventiliert besser als eine Lunge. Läufer wären besser dran mit elastischeren Kunststoffsehnen, Radrennfahrer mit einem biegsameren Rückgrat. Man könnte sich sogar für verschiedene Disziplinen des Sports verschiedene Prothesen zulegen, wie eine Küchenmaschine, die gleichzeitig hackt, schneidet und Sahne schlägt.

Wenn das Ende der Fahnenstange erreicht ist, dann bleibt nur noch eins: Man muss die Stange verlängern. Genau das haben wir getan. Wir nennen das Werkzeug. Keiner muss sich mit dem zufrieden geben, was er hat. Bescheidenheit ist fehl am Platze. Man kann den Arm mit einem Schläger verlängern, den Schädel mit einem Helm verstärken, die Augen mit Linsen schärfen. Kein Sport, bei dem zur Erlangung besserer Ergebnisse nicht ein Accessoire zum Einsatz kommt. Doch das Lob heimst allein der Benutzer ein. Das lassen sich die meisten gerne etwas kosten. So viel, dass diese Accessoire-Industrie Milliarden umsetzt. Mit Sportschuhen und Trikots wird ein Vermögen verdient. War ein Schuh einst ein bloßes Hilfsmittel des Sports, ist der Sport heute das Hilfsmittel, um Schuhe zu verkaufen. Moderne Sportler sind Litfaßsäulen auf zwei Beinen. Wie Süchtige sind sie abhängig von ihren Prothesen, ihr höchstes Ziel ist es, mit ihnen gewissermaßen eins zu werden. Ein Autorennfahrer versucht, ein Teil seines Gefährts zu werden. Ein Radrennfahrer ist halb Fahrer, halb Fahrrad, mit dem Vorteil, dass man nicht allein am Fahrer herumbasteln muss, um die Leistungen zu verbessern. Leichter und schmerzloser baut man am Fahrrad herum. Eine neue Nabe ist schneller montiert als ein neues Knie. Manchmal erfindet jemand etwas Neues: einen Fahrradlenker in der Form eines Ochsenkopfes, einen Schlittschuh, der auf- und zuklappt, einen Helm, der so lächerlich aussieht wie er schnell ist. Solche Pioniere entscheiden die Wettkämpfe für sich, aber nicht lange, dann kauft jeder so ein Ding, und alle sind wieder gleich. Der Gewinner ist der Fabrikant. Nicht zu Unrecht. Denn er hat sein Gehirn statt seine Muskeln benutzt. Die Radrennfahrer rackern sich ab, er zählt sein Geld.

Sport führt zu nichts. Die griechischen Philosophen bereichern auch die heutigen Menschen, doch die griechischen Sportler haben uns trotz tausend Jahren Schweiß und Ehrgeiz keine einzige Muskelfaser mehr verschafft. Ist ja ganz nett, Champion zu werden, doch die Menschheit hat nichts davon. Sport ist nicht nachhaltig. Deshalb lässt die Natur auch die Finger davon. Ein Löwe, der Sport treiben würde, beginge, biologisch betrachtet, eine Todsünde. Er verschwendet die Energie, die er so mühevoll der Nahrung abgetrotzt hat. Dass er ohne Sport vielleicht etwas füllig wird, ist ihm egal. Alt wird er in der Wildnis sowieso nicht. Wichtig ist, dass er seine Energie rechtzeitig ins Kätzchenmachen investiert. Und die sind alles andere als füllig. Sollen die doch herumspringen und -tollen. Sie müssen ja auch noch wachsen. Löwenkinder spielen nicht, um schon mal für später zu üben; sie spielen, weil Muskeln durch Bewegung besser wachsen. Sind die Muskeln erstmal fertig, dann liegt ein Löwe fast nur noch faul auf seinem Wanst.

Ein Tier kümmert es nicht, ob seine Muskeln geschmeidig sind oder nicht. Daran ist in erster Linie der Bauer interessiert: an schönem Fleisch für seine Kunden. Die Kühe müssen zarte Beefsteaks liefern, die Schweine saftige Kassler Rippchen. Trotzdem sieht man selten einen Bauern, der mit seinen Kühen joggen geht oder sie Wasserpolo spielen lässt. Kühe machen auch keine Gymnastik, und Schafe sieht man nie in Ringen hängen, etwa nur um in Form zu bleiben. Wer zartes Schafsfleisch will, sollte einfach drauf warten, bis das Schaf ein Lamm wirft. Aus einem zähen Schaf kommt ein zartes Lamm, Fortpflanzung hält besser jung als jede Fortbewegung. Ein bisschen Bewegung kann dem Fleisch nicht schaden – die Schenkel eines Hühnchens, das frei herumlaufen durfte, schmecken besser als die eines Knasthühnchens –, aber es wäre vollkommen sinnlos, sein Vieh zu Aerobic zu verdonnern. In Japan massieren die Bauern zwar ihre Kühe, doch das Fleisch dieser Kühe ist unbezahlbar. Da greift ein Bauer doch lieber zum Doping. Dem Futter beigemischt bekommen Kühe und Schweine eine große Anzahl Präparate verabreicht, die das Wachstum fördern sollen, ohne zu sehr verboten zu sein. Der Tierarzt hilft mit Spritzen aus. Oder der Gärtner. Alles, was wächst und gedeiht, wird rücksichtslos gedopt, auch auf einem biologischen Hof. Dort düngt man mit Mist, damit das Grünzeug besser wächst, als Gott es beabsichtigt hat.

Ein Bauer ist nicht blöd. Er weiß, dass es sinnlos ist, ins Blaue hinein weiterzumassieren und zu -düngen, damit lässt sich kein Blumentopf gewinnen. Um ein besseres Ergebnis zu erhalten als der Vater, oder gar dessen Vater oder dessen Vater, benutzt der Bauer eine Methode, derer sich sämtliche Väter der letzten zehntausend Jahre bedienten. Er züchtet. Züchten ist Evolution zum Zuschauen. Jeden Liter Milch, den man trinkt, verdankt man zur einen Hälfte der Kuh, zur anderen dem Züchter. Er hat eine Eigenschaft der Kuh, sagen wir mal das Viel-Milch-Geben, dazu bestimmt, vererbt zu werden. Er weiß sicher, dass die Tochter der Gibt-viel-Milch-Kuh ebenfalls viel Milch gibt, und deren Töchter und deren Töchter auch. Einmal im Fluss plätschert die Extramilch durch alle Generationen. Man braucht keine weißbekittelten Akademiker, um aus einer Kuh eine Milchmaschine zu machen. Beim Kühezüchten ist's wie beim Kartoffelanbau: Züchten kann auch der dümmste. Als Eltern des ersehnten Nachwuchses wählt man die Kuh mit dem größten Euter, das dickste Schwein oder das Huhn, das die meisten Eier legt. Aus dem Nachwuchs wählt man dann wieder die Besten aus. Das taten die Bauern schon, als man von Genen und Chromosomen noch keine Ahnung hatte. Und es funktioniert. Die Ergebnisse kann man auf jeder Viehausstellung bewundern. Dort stehen die schönsten Kühe mit den vollsten Eutern, von anderen Bauern mit bewundernden Blicken beäugt. Das Ganze hat was von einer Misswahl oder einem Bodybuilderwettkampf. Doch die Unterschiede sind größer als die Gemeinsamkeiten. Miss Bodybuilding verdankt ihr zartes Fleisch einer schweißtreibenden Herumhampelei mit Hanteln und Zugfedern, ein Siegerrind brauchte zum Sieg keinen Huf zu krümmen, es verfügte über alles Notwendige schon bei der Geburt.

Manchmal allerdings züchtet man sich dusslig und erreicht nichts. Dann lässt sich die Eigenschaft nicht vererben oder nur so kompliziert, dass das ganze Unterfangen sinnlos ist. Die wichtigste Bedingung ist Variation. Variation ist das Kapital einer Art. Wären alle Schweine gleich dick, gäbe es kein dickstes, mit dem man weiterzüchten will. Kartoffelzüchter und Rinderzüchter reisen aus diesem Grund durch die ganze Welt auf der Suche nach fremdem Blut, das sie einkreuzen können. Das führt zunächst zu einem rechten Durcheinander, aber gerade dieses Durcheinander ist der beste Nährboden für eine gesunde Rasse. Eine Grundlage aus einer bunten Genmischung ist unerlässlich, denn was nicht drin ist, kann auch nicht herausgezüchtet werden. Obwohl es recht viele Katzenrassen gibt, kann man beim Katzenzüchten kaum etwas Spektakuläres zuwege bringen. Die Rassen ähneln sich zu sehr. Es gibt keine Bernhardiner- oder Pitbullkatzen, sondern nur Schoßkatzen. Beim Hund ist das anders. Ein Bernhardiner ist hundert Mal größer als die kleinste Hunderasse der Welt, der Chihuahua. Erinnern Sie sich aus Schulzeiten noch an die Definition eines Moleküls? Wenn man ein Stück Würfelzucker in zwei Hälften teilt, so haben wir gelernt, und dann diese Hälfte noch mal teilt und dessen Hälfte dann wieder, und wieder, und immer so weiter, dann erhält man am Ende den kleinsten Teil Zucker, der noch Zucker genannt werden darf: das Molekül. In diesem Sinne ist der Chihuahua ein Molekül-Hund. Kaum zu glauben, wie viel Hund in so einem kleinen Körper stecken kann. Aber es ist so. Hunde sind wie Kartoffeln, es gibt nicht nur mehlige, sondern auch festkochende, Riesenkartoffeln, kleine Drillinge. Wie jede Kartoffelrasse anders schmeckt, besitzt auch jede Hunderasse einen eigenen Charakter. Wer Wachsamkeit hineinzüchtet, bekommt einen Wachhund, wer das Sabbern betont, der hat immer hündische Gesellschaft. Ein Hundekatalog bietet eine große Auswahl, aber jede Rasse ist nur eine Variante vom Hund, ein revolutionär neues Modell ist nicht dabei. Man kann keinen Hund mit drei Schwänzen züchten. Also ist nur das Ohr etwas schlapper, die Speichelproduktion etwas üppiger, der Blick noch treuer. All diese Eigenschaften des Hundes sind, man mag es kaum glauben, bereits bei dessen Vorahn, dem Wolf, angelegt. Dass der eine Wolf sich weniger vom anderen unterscheidet als der eine Hund vom anderen, ist die

Folge natürlicher Selektion. Auch beim Wolf gibt es Variation, sonst wäre die Evolution nicht möglich gewesen, doch zu bunt darf es die Natur nicht treiben. Ein Chihuahua- oder ein Pudelwolf hätte in der Natur kaum Überlebenschancen. Der Mensch mit seiner künstlichen Selektion hat aber genau das im Sinn. Er will den misslungenen Wolf erhalten und den gelungenen aussortieren. Das muss er auch. Denn mit einem normalen Wolf kann er nichts anfangen. Ein Schäferwolf hütet keine Schafe, sondern frisst sie, ein Wachwolf kann zwischen Gauner und Herrchen nicht unterscheiden, ein Schoßwolf beißt in den Schoß, in dem er liegt. Der Mensch musste aus dem Wolf erst einen Hund machen, damit aus dem Hund einen Schäfer, Wächter und Schoßbewohner werden konnte. Seitdem hüten Schäferhunde, jagen Jagdhunde und retten Rettungshunde, wie es sich gehört.

Man kann Hunde sogar für den Sport züchten, für jeden Sport einen andern. Für Rennen züchtet man einen Windhund. Das ist nicht so schwer. Er muss über lange Beine verfügen, über viele Muskeln, eine große Lunge und ein voluminöses Herz. Doch einiges muss auch wegfallen. Um Gewicht zu sparen, wird beim Züchten viel Windhund weggeworfen. Ohne Bauch, ein Brustkasten wie Wastl und eine Taille wie Tante Sidonia, so sieht der ideale Windhund aus. Eine Missgeburt, gezüchtet von Besessenen. Ein Spitzensportler. Das einzige, was es noch nicht gibt, ist der Idealhund für den modernen Haushalt, er kläfft nur außer Haus, geht aufs Klo, verliert keine Haare und passt farblich zu den Gardinen. Aber vermutlich existierten diese Eigenschaften im Genpool des Wolfs nicht. Wer einen streitlustigen Hund will, züchtet in die andere Richtung. Statt in Richtung Schlankheit hin zum Breiten, statt langer Beine lange Zähne, statt mager soll der Hund kräftig werden, und voilà, der Pitbull ist fertig. Man hat aus einem Gebrauchswagen einen Sportwagen gemacht.

Mit Tauben und Pferden macht man das genauso. Will man gewinnen, reicht es nicht, die Tiere im Kreis flattern oder rennen zu lassen. Züchten tut Not. Zum Glück besitzen Tauben und Pferde eine große Variationsbreite. Auf Ausstellungen gibt es sie in allen möglichen Rassen und Farben zu sehen. Kenner unterteilen die Pferde nur aufgrund der Fellfarbe in Rappe, Glanzrappe, Blaurappe, Kohlrappe, normaler Brauner, Wildtyp-Brauner, Schwarzbrauner, Dunkelbrauner, Rotbrauner, Kastanienbrauner, Hellbrauner, Fuchs, Hellfuchs, Kupferfuchs, Rotfuchs, Dunkelfuchs, Lichtfuchs, Helllichtfuchs, Dunkellichtfuchs, Kohllichtfuchs, isabellfarbenes Pferd, Goldisabell, Falbe, Fuchsfalbe, Braunfalbe, Mausfalbe, erdfarbenes Pferd, Schecke, Apfelschimmel, rappwindfarbenes Pferd, Fliegenschimmel, Grauschimmel, Rotschimmel, Fuchsschimmel, Braunschimmel, Blauschimmel, Rappschimmel, Dauerschimmel, stichelhaariges Pferd, Quarter Horse, Criollo, Rabicano, Varnish Roan, Tigerschecke, Schabrackentiger, Tobiano, Sabino, Plattenschecke, Overo, Pintaloosa, Brindle, Lacing, Mosaic Pattern, Cremelo, Classic Champagne, Pearl etc. Doch sagt die Fellfarbe noch nichts über die Trabeigenschaften des Hottehüs. Um diese zu beurteilen, achten Züchter auf die Statur. Für den Ackerbau braucht man ein schweres Kaltblut, für den Rennsport ein schmales arabisches Vollblut.

Trainer und Läufer der menschlichen Gattung sitzen nicht ganz frei von Neid auf der Tribüne einer Trabrennbahn. Schon eine schöne Sache, so ein Vollblut! Wie um die Götter anzurufen, sprechen sie von ihren besten Läufern zärtlich als vom besten Pferd im Stall. Hin und wieder beschleicht sie ein Gedanke, den sie gar nicht denken dürfen. Könnte man nicht auch Sportler züchten? Wie wäre das, wenn man es einfach so macht wie bei Windhunden oder Rennpferden? Man kreuzt die Olympiasieger untereinander, und fünf Olympiaden später rennen diese Kinder schneller, springen sie höher und kämpfen verbissener als ihre Eltern, Großeltern und andere Ahnen. Daran darf man nicht einmal denken! Aber ginge es überhaupt? Zum Züchten von Sportmenschen muss wie bei jeder Züchtung ausreichend Variation vorhanden sein. Das ist beim Menschen der Fall. Nur wenige Tierarten sind so variantenreich wie der Mensch. Es gibt ihn in allen Farben, mit verschiedenster Behaarung, als Zwerg oder Riese, geeignet für kurze oder längere Distanzen, in die Luft ragend oder in Bodennähe kauernd, träge oder hitzig, dick oder dünn, wer die Wahl hat, hat die Qual. Sind diese Eigenschaften vererbbar? Zum größten Teil. Schwarze Eltern bekommen schwarze Kinder, ein schwedisches Ehepaar bekommt auch im Pygmäenland große, weiße Kinder. Material satt. Aber wie züchtet man aus all dem einen schnelleren, gesünderen oder schöneren Menschen?

Auf Gesundheit hin züchtet man schon lange. Schon so lange, wie es den Menschen gibt. Eigentlich schon vorher. Bereits zu Affenzeiten. Nur gab es damals keine Züchter, sie waren auch nicht nötig. Die Natur traf die Auswahl. In jeder neuen Generation überlebten vor allem die gesunden Menschen und bekamen Gelegenheit, Kinder großzuziehen. Unter diesen Kindern waren es wieder die gesunden Jungen und Mädchen, die die größten Überlebenschancen hatten; von Natur aus ist die Kindersterblichkeit unter den Menschen sehr groß. Auf diese Weise wurde die Veranlagung, krank zu werden, andauernd wegselektiert. Wer gesund war, überlebte, wer überlebte, war gesund. Sie und ich sind Resultate von Millionen Jahren Auswahl nach dem Kriterium der Gesundheit. Wir sind von Natur aus gesund. Auch wenn wir ständig über unsere Gesundheit klagen, so haben wir doch schon überraschend viele andere überlebt. Und wenn unsere natürliche Gesundheit einmal wirklich zu wünschen übrig lässt, dann oft als Folge von unnatürlichen Umständen: Rauchen, Autofahren, den ganzen Tag am Schreibtisch sitzen. Dazu hat uns die Natur bei aller Anpassungsfähigkeit nicht gemacht.

Sie und ich sind die Schönsten im ganzen Land. Die Natur hat nämlich auch auf Schönheit hin selektiert. Hässliche Menschen haben weniger Chancen auf dem Heiratsmarkt und bekommen weniger Kinder als schöne. So wie ein Pfau in der Evolution einen immer schöneren Schwanz bekommt, werden die Brüste der Menschenfrauen immer schöner, und das Männerkinn ist an Schönheit kaum noch zu überbieten. Dass man leicht zu einem anderen Urteil gelangt, sobald man nur einen einzigen Schritt auf die Straße setzt, liegt an unserem kritischen Geschmack. Damit der oder die Schönste bestimmt werden kann, muss es auch weniger Schöne geben. Ohne Variation keine Selektion. Dass wir die Schönheitsnormen mithilfe der Mode immer wieder willkürlich verändern, kann bedeuten, dass die Natur zu erfolgreich selektiert hat und deshalb nur noch vergleichsweise wenig Varianten übrig sind. Es gibt Schönheit genug, vom Hässlichen dagegen gibt es zu wenig. Es ist wie bei den Pfauen. Sogar ein Männchen, das von den Weibchen keines Blickes gewürdigt wird, hat in unseren Augen, also objektiv betrachtet, einen schönen Schwanz. Pech für den Pfau, dass es nach der langen Selektion auf schöne Schwänze hin keine hässlichen mehr gibt. Wo nur noch das Allerschönste zählt, kann das Normalschöne keinen Stich mehr machen. Allen Beautyfarmen zum Trotz: Die Schönheit des Menschen kann nicht mehr vergrößert werden. Ein Blick auf die Statuen der alten Griechen genügt. Ein moderner Mensch würde Gott weiß was dafür geben, um so schön sein zu dürfen wie Apollo oder Athene, modelliert nach Menschen von altem Fleisch und Blut. Menschen sind von Natur aus schön und gesund. Daran lässt sich nicht mehr viel herumbasteln. Der eine mag zwar durchaus etwas schöner sein als der andere, aber im Grunde haben wir in Sachen Schönheit in all den Jahrhunderten keine Fortschritte mehr gemacht. Würde man einen alten Griechen oder einen Menschen des frühen Mittelalters in unsere Zeit reisen lassen, würde er dank der modernen Pflegemedizin genau so schön und alt sterben wie Sie oder ich.

Es hat keinen Sinn, künstlich auf ein Kriterium hin zu selektieren, das die Natur schon seit Jahrmillionen in Arbeit hat. Ein schönes Beispiel dafür ist das Rennpferd. Für einen Züchter bleibt da kaum noch was zu tun. Während die Menschen von Olympischen Spielen zu Olympischen Spielen immer ein wenig schneller rennen, rennt ein heutiges Pferd kaum schneller als eine Vorkriegsmähre. *Mammuth* lief

1930 das klassische Derby von Epsom in 2 Minuten 33,8 Sekunden, *Reference Point* brauchte 1987 für die gleiche Strecke mit 2 Minuten 33,9 Sekunden sogar noch länger. Es gibt selbst noch zuverlässige Daten aus viel früherer Zeit, der Pferdepost sei Dank. Die letzte reguläre Pferdepost, der *Overland Express*, der zwischen Kalifornien und Missouri verkehrte, war auch nicht schneller als die persische Pferdepost, die 550 v. Chr. gegründet wurde und von Griechenland nach Babylon und noch darüber hinaus führte. Auch die Postpferde in China, der Mongolei, Kleinasien, Westeuropa und Nordamerika liefen mit einer Geschwindigkeit von 15 km/h. Allerdings musste ein Postpferd alle 25 Kilometer gegen ein frisches Pferd ausgetauscht werden; der reitende Kurier war 100 Kilometer im Einsatz. Auf diese Weise konnte die Post *nonstop* über tausende von Kilometern transportiert werden. Im Allgemeinen trabte ein Pferd mit 11 km/h am Tag, während es nachts mit einer Geschwindigkeit von 20 km/h galoppierte, mehr war beim besten Willen nicht möglich. Was im Pferd nicht drin ist, kann man aus einem Pferd auch nicht rausholen, weder durch Züchten noch durch Training. Würde man ein Pferd durch mehr Training zu höherer Leistung bringen, wie dies beim Menschen geschieht, dann würde man es nicht schneller machen, sondern durch die Überbelastung seiner Bänder, Muskeln und Sehnen zum Krüppel. Die Grenzen sind erreicht. Die Evolution hat alle Konstruktionsteile des Pferdes bereits auf maximale Geschwindigkeit hin entwickelt. Ein Pferd, das nicht schnell genug war, seinem Raubfeind zu entkommen, wurde in den vergangenen Jahrmillionen stets eliminiert; die Natur hat lange genug experimentiert, um Lunge, Herz und Muskeln präzise aufeinander abzustimmen. Eine größere Lunge ist überflüssig, mehr Muskeln geht nicht mehr, über längere Beine würde das Tier nur stolpern, Herz und Lunge sind optimal an die Geschwindigkeit angepasst. Kein Pferd rennt schneller als ein Pferd. Wer ein Tier auf höhere Geschwindigkeit hin züchten möchte, sollte sich an Schweinen oder Ameisenbären versuchen. Dort sind die Schnelligkeitstricks noch nicht ausgereizt.

Heute kann man lediglich an jenen Dingen herumbasteln, an denen die Natur kein Interesse hatte. Noch schwerere Zugpferde ließen sich züchten, oder noch winzigere Schoßpferde. Springpferde könnten Sprunggelenke brauchen, die belastbarer wären; dann gäbe es in diesem Sport weniger Tierquälerei. Ein Pferd springt von Natur aus nicht gern. Aus der berechtigten Furcht, die zarten Gelenke könnten unter dem enormen Körpergewicht nachgeben, geht es lieber um ein Hindernis herum. Die Springerei ist ein Relikt aus den Zeiten der Kavallerie. Für ein Springpferd herrscht immer Krieg. Im Laufen ist das Pferd sicherlich Spitze, aber es hat nicht die geringste Ahnung von Fußballspielen, Kugelstoßen oder den Übungen am Stufenbarren. Natürlich wäre es absurd, ein Pferd in diesen Disziplinen zu trainieren oder es auf dieses Ziel hin zu züchten, aber absurder, als die Pferde – wie es ja geschieht – tanzen zu lassen, wären fußballspielende, kugelstoßende oder turnende Pferde auch nicht. Trotzdem bekommt man das im Fernsehen immer wieder zu sehen. Kunstreiten – eine anmutigere Art der Tierquälerei gibt es wohl kaum. Ich kann mich noch gut an meine eigene Tanzstunde erinnern. Armes Pferd! Das Pferd muss hübsch die Beinchen heben, im Takt abscheulicher Musik hüpfen, hopsen, trippeln. Auf dem Rücken meistens eine Frau inaltmodischem Männeranzug. Recht tierunwürdig das Ganze, doch die Reiter behaupten, es mache den Tieren Spaß. Dass ein Pferd zu seinem Vergnügen tanzt, würde ich erst glauben, wenn ich sähe, wie sich der stolze Hengst *Blue Foxtrott* in einem unbeobachteten Augenblick die hübsche Stute von der Nachbarweide schnappt und mit ihr einen englischen Walzer aufs Wiesenparkett legt.

Züchten ist eine prima Sache, ohne das Züchten gäbe es keinen Ackerbau, ohne Ackerbau keine Zivilisation, ohne Zivilisation keine Kunst, keine Kultur und keinen Sport. Warum also dieses Wundermittel nur auf Pflanzen und Tiere beschränken? Mancher Mensch sieht aus, als könnte er etwas Herumzüchten durchaus gebrauchen. Doch in welche Richtung? Es wäre sinnlos, die natürliche Selektion als blassen Abklatsch zu wiederholen. In allem, worin wir uns von den Tieren unterscheiden, kann die Natur nicht mehr übertroffen werden. Noch größere Gehirne würden nicht in unsere Schädel passen, und wenn, dann wäre die Geburt solch eines Wasserkopfs ein großes Unglück für seine arme Mutter; eine Geburt grenzt ja jetzt schon an Wahnsinn. Man müsste sich an die Sachen halten, die noch verbesserungswürdig sind. Einige davon sind bekannt: alles, was sich trainieren lässt. Wir wissen aus Erfahrung, dass wir eine größere Lunge vertragen könnten, ein größeres Herz und mehr Muskeln, und Blut mit mehr roten Blutkörperchen wäre auch nicht schlecht. Was man trainieren kann, muss man auch züchten können. Man stelle sich vor, wir Menschen kämen voll durchtrainiert auf die Welt. Dann bräuchte man nie mehr ins Fitnessstudio, der Wald wäre joggerfrei, sämtliche Sporthallen könnten in Bibliotheken verwandelt werden.

Aber geht das? Kann man Menschen züchten, die immer fitter sind, so wie der Bauer Schweine züchtet, die immer dicker sind, oder ein Hundezüchter Hunde, die noch mehr kläffen? Natürlich ginge das. Wenn es eine natürliche Selektion gibt, dann gibt es auch eine künstliche. Im Grunde wurde die natürliche Selektion erst nach der künstlichen entdeckt; die Evolutionstheorie entstand nicht in der Natur, sondern in den Hundezuchtvereinen und Taubenausstellungen. Erst die Entdeckung zahlreicher Varianten bei Kanarienvögeln und Ziertauben brachte Charles Darwin auf die Idee, dass auch in der Natur gezüchtet wird, nur ohne Züchter. Das Züchten hat sich nicht aus der Evolutionstheorie ergeben, sondern umgekehrt die Evolutionstheorie aus dem Züchten. Künstliche Selektion funktioniert nach denselben Prinzipien wie die natürliche. Vorausgesetzt, es ist ausreichend Variation vorhanden.

Verfügt der Mensch über genug Variation, dass das Züchten sich lohnte? Schauen Sie sich doch um! Es gibt Menschen in jeder Größe und Art. Zwar unterscheiden sich die Extreme weniger als beim Hund, dafür aber mehr als bei der Katze. Dieser Variantenreichtum ist typischer für Haustiere als für Wildtiere. In der Wildnis wird Zierrat gnadenlos wegselektiert. Viele erbliche Eigenschaften bleiben im Verborgenen erhalten und treten eines Tages, unter veränderten Umständen, wieder hervor. Ein Mensch ist nicht nur so variabel wie ein Haustier, zahlreiche seiner Varianten treten genau dort auf, wo sie auch bei einem Haustier zu finden sind. Die eintönige Wildfarbe, die sämtlichen wilden Säugetieren gemeinsam ist, ist bei den Haustieren wie beim Menschen verschwunden. Sie hat einer Fellfarbenskala von weiß über braun bis zu rot oder pechschwarz Platz gemacht. Haustierhaar sieht aus, als wäre sein Besitzer beim Frisör gewesen: glatt, lockig oder kraus. Manche Eigenschaften werden ganz wegselektiert. Ein Hund verfügt nur noch über zwei Drittel des Gehirnvolumens eines Wolfes. Er könnte in der Natur nicht mehr überleben, weil er nicht mehr wüsste, was er tun muss. Sein Verhalten ist heute schlichtweg unwölfisch. Er ist nicht zahm geworden, sondern hat nur seine Wildheit verloren. Seine Sinne sind weniger scharf, und er reagiert in gefährlichen Situationen schlechter. Ein Schäferhund hat nicht das Schafhüten gelernt – das kann im Prinzip auch der Wolf –, er hat nur vergessen, dass er die zusammengetriebenen Tiere auch fressen kann.

Seit die Menschen in Häusern wohnen, hat die natürliche Selektion weniger Zugriff. Die Sinne des Menschen als Hausmensch sind schwächer geworden, und er ist kaum noch im Stande, ohne Hilfsmittel in der Natur zu überleben. Allerdings hat er dafür an Vielseitigkeit gewonnen. Jeder Einzelne kann weniger, aber gemeinsam können die zivilisierten Menschen mehr. In jeder beliebigen Gruppe gibt es einen Kraftprotz, einen Schnellläufer, einen Hochspringer und einen Teamspieler, einen Linksaußen und einen Mittelstürmer. Das ist ein Segen für den Sport. Den Sport gibt es dank der Variation. Wäre ein Individuum nicht besser als das andere, wäre der Sport von vornherein eine sinnlose Angelegenheit. So aber braucht man unter den Varianten nur die besten herauszupicken, was die Trainer, Scouts und

Clubs dann auch tun. Ob jemand Talent hat, lässt sich am schnellsten erkennen, wenn man ihn gegen einen anderen antreten lässt. Aber was heißt schon Talent? Für einen Biologen ist Talent nichts anderes als erbliche Veranlagung, Katholiken haben ein schöneres Wort dafür: Gnade. Beide Begriffe haben eines gemeinsam, die Betonung auf ungerechter Verteilung. Das aber ist gerade das Schöne dran. Die Kraft des Katholizismus verbirgt sich in der Frage, ob jeder Mensch gleich viel Gnade zugeteilt bekommt. Ja, würde man denken, politisch korrekt, wie man ist. Ist aber nicht so. Allen Menschen, sagt die Kirche, wird Gnade zuteil, aber nicht allen gleich viel. Das ist gemein. Wie heißt es doch so schön: »Wir haben unterschiedliche Gaben, je nach der uns verliehenen Gnade.« (Röm. 12,6-8.)

War Bischof Huibers, der meinem Katechismus seinen Segen gab, ein Genforscher? Fast jeder Mensch erhält bei der Geburt ausreichend erbliches Gepäck, das ihm mit etwas Glück im Existenzkampf das Überleben sichert. Genügend Gene, um zu essen, zu kacken, zu tratschen und zu feiern, Glück und Verzweiflung zu erleben und sich – und darum geht es letztendlich – fortzupflanzen. Was man aber fortpflanzt, ist nicht der Körper, der zu Staub und Asche wird, sondern das eigene Genom, welches im Kind weiterlebt. Wenn auch nur zur Hälfte. Den Rest bekommt es von der anderen Elternhälfte. Wie viel von jedem Elternteil im Kind drin steckt, ist immer wieder eine Überraschung. Bei jedem Kind werden die Gene der Eltern neu gemischt. Darum ist jedes Kind anders. Mit Interesse, unter Umständen sogar voller Angst, sieht man es aufwachsen. Es kann ein Trottel aus ihm werden. Oder ein Gewinner.

Viel Talent ist schon verschwendet worden, ist unentdeckt geblieben. Nicht wollen, was man kann, ist genauso schlimm wie nicht können, was man will. Möglich ist auch, Talent für etwas zu haben, was noch gar nicht erfunden ist. Was hatten die Leute früher davon, ein Handballtalent zu sein, zu einer Zeit, als der Handball noch gar nicht erfunden war? Nichts. Die ganzen Sporttalente des Mittelalters wurden umsonst geboren. Doch heute, wo fast die halbe Welt Sport treibt, bleibt ein Talent nicht lange verborgen. Afrika sucht man nach Läufern ab, Südamerika nach Fußballspielern. Früher hat man so die Tiere für die Zoos gejagt. Ein Spitzensportler von heute ist allerdings viel mehr wert als ein heiliger Tiger oder ein weißer Elefant von damals. Aus diesem Grund wird ein Talent auch geknetet, gedrillt, ermuntert und gedemütigt, dass es nicht mehr feierlich ist. Wären die ersten Bauern so primitiv mit ihrem Vieh umgegangen, säßen wir heute noch in Pfahlbauten. So dumm aber waren diese Bauern nicht. Das Selektieren reichte ihnen nicht, sie kreuzten. Wenn man das beste Stück Vieh mit dem besten Stück Vieh paart, ist die Wahrscheinlichkeit groß, dass am Ende ein Exemplar des allerbesten Viehs herauskommt, welches man dann wieder mit einem Exemplar des allerbesten Viehs kreuzt, in der Hoffnung auf ein allerallerbestes Stück Vieh, und so weiter. Funktioniert glänzend. Statt nur wenige Eier pro Jahr legen Hühner inzwischen jeden Tag ein Ei, Kühe geben so viel Milch, dass sie eine ganze Kälberherde ernähren könnten, Schweine haben mehr Rippen als früher, damit wir mehr Kassler essen können.

Menschen kann man auch züchten. In den meisten Fällen allerdings ist das nicht mit den romantischen Gefühlen der Betroffenen zu vereinbaren, die sich den Partner lieber selbst aussuchen. Dass Menschen gezüchtet wurden wie Schweine, ist in der Geschichte dennoch wiederholte Male vorgekommen. Für die Sammler von Freaks wurden zielgerichtet Zwerge oder Riesen gezüchtet. Doch damals passierten noch unmenschlichere Dinge. Der Sklavenhandel florierte.

Jedes Jahr wurden zehntausende von Sklaven von Afrika nach Amerika gebracht, um dort in den Minen oder auf den Plantagen zu arbeiten. In zwei Jahrhunderten mehr als 10 Millionen. Betroffen waren Dutzende, wenn nicht hunderte von Stämmen aus weiten Teilen Afrikas. An Selektion fehlte es nicht. Die Schwächsten nahm man nicht mal mit, auf dem Transport zur Westküste, von wo aus die Schiffe in See stachen, starb schätzungsweise ein Viertel der Sklaven, auf der jammervollen, mehrere Monate dauernden Überfahrt weitere 15 Prozent. Nach der Ankunft selektieren die Käufer bei den Versteigerungen noch einmal, und wer bisher am Leben geblieben war, durfte sich zu den Stärksten der Stärksten zählen. Überraschenderweise sehen trotz der erbärmlichen Lebensumstände viele der Sklaven auf den alten Fotografien, bemerkenswert realistische Abbildungen übrigens, körperlich äußerst fit aus. Manche Sklavenhalter trieben mit ihren besten Sklaven eine regelrechte Zucht. Ein Bauer ist immer ein Bauer. Besiegen deshalb so viele schwarze Amerikaner die weißen in den Stadien? Auch Lee Evans, Goldmedaillengewinner über 400 Meter von 1968, ist dieser Meinung. Er glaubt, dass der Schwarze wegen seiner physischen Vorzüge nach Amerika gebracht wurde. Von Anfang an seien die Sklaven von ihren weißen Arbeitgebern zum Sport angehalten worden. Ein Sklaventreiber habe dann zum anderen gesagt: »Mein Nigger rennt schneller als deiner«, oder: »Mein Nigger poliert deinem mit Leichtigkeit die Fresse.« Calvin Hill, Held des Footballteams der Dallas Cowboys, bestätigt, dass auf den Plantagen wertvolle Sklaven und Sklavinnen miteinander gekreuzt wurden. Es habe eine Zucht auf körperliche Eigenschaften hin gegeben. Doch als der weiße Sportkommentator Jimmy Snyder 1988 genau das öffentlich behauptete, brach in den Medien ein Sturm der Entrüstung los, und Snyder verlor seinen Job bei *CBS Sports*. Historiker und Anthropologen geben sich in dieser Hinsicht wohlweislich bedeckt. Jon Entines gibt in seinen Buch *Taboo. Why Black Athletes Dominate Sports and Why We Are Afraid to Talk About It* immerhin zu, dass das Züchten gelegentlich vorkam, ein anderer sagt, es kam oft vor, was ein Dritter wiederum bestätigt, dann aber mit der Einschränkung, dass nur auf Quantität hin gezüchtet wurde und keineswegs auf Qualität.

Angeblich sei das was ganz anderes gewesen als bei den Nazis. In seinem Wunsch, den Übermenschen zu schaffen, hatte Adolf Hitler in *Mein Kampf* keine Bedenken, Menschen zu züchten. Schwarze dürfte er dabei nicht im Sinn gehabt haben:

> Der völkischen Weltanschauung muß es im völkischen Staat endlich gelingen, jenes edlere Zeitalter herbeizuführen, in dem die Menschen ihre Sorgen nicht mehr in der Höherzüchtung von Hunden, Pferden und Katzen erblicken, sondern im Emporheben des Menschen selbst, ein Zeitalter, in dem der eine erkennend schweigend verzichtet, der andere freudig opfert und gibt.[43]

Um das bessere Zeitalter so schnell wie möglich herbeizuführen, reichte es Hitler nicht, unerwünschte Elemente von der »Emporhebung« des Volkes fernzuhalten, es wurde richtiggehend gezüchtet. Im Projekt Lebensborn brachte man arische Offiziere mit blauäugigen, dickzöpfigen Edelmädels zusammen. Dass die Kinder, die aus diesen Verbindungen geboren wurden, nach dem Krieg im gesamten befreiten Europa als »Otternbrut« diskriminiert, ausgegrenzt und gehasst wurden, ist mindestens so empörend wie der gesamte Sachverhalt.

Die letzten Menschenzüchtereien befinden sich wohl in Japan und auf anderen Inseln des Stillen Ozeans. Hier züchtet man die Sumoringer. Seit Jahrhunderten hält sich diese Kaste durch zielgerichtete Zuchtauswahl kräftig und gewichtig von Statur. Für die Züchter ist es eine Herausforderung, solche widersprüchlichen Eigenschaften wie Trägheit und Reaktionsgeschwindigkeit miteinander zu verbinden. Doch die Züchter konnten auf die Erfahrungen in der Getreidezucht zurückgreifen, wo es darum ging, so lange dicke Ähren auf dünnen Stielen mit dünnen Ähren auf festen Stielen zu kreuzen, bis am Ende nur noch dicke Ähren auf festen Stielen wuchsen. In anderen sportlichen Disziplinen dürfte die Züchtung von Siegern überhaupt keine Schwierigkeit darstellen, vor allem bei den Hundezüchtern. Die Windhund- und die Boxerrassen erinnern frappant an die Weidenreichsche Einteilung des Menschen in Leptosome und Eurysome. Die Tiere sehen aus, als stehe ein Hundebesitzer mit seinem Hund abwechselnd vor zwei verschiedenen Zerrspiegeln: Der eine zieht ihn in die Länge, der andere zwängt ihn zusammen. Etwas weniger deutlich sind die Typen bei den Pferden ausgeprägt, das Kaltblut auf der einen Seite, das Vollblut auf der anderen. Bei Hunden und Pferden sind die beiden Typen bereits aufs Extremste ausgereizt, bei Menschen besteht der Spielraum noch, den idealen Läufer einerseits und den idealen Gewichtheber andererseits zu züchten. Vielleicht könnte man den Menschen sogar nach Charakter selektieren wie bei den Hunden: brav und ruhig wie ein Bernhardiner oder falsch und nervös wie ein Dackel.

Theoretisch möglich. Darf aber sein, was sein kann? Will man überhaupt, was man darf? Das Züchten von Menschen ist eine sehr bedenkliche Angelegenheit. Ein anständiger Mensch denkt darüber nicht laut nach. Die Geschichte hat gelehrt, zu welchen Scheußlichkeiten das führen kann. Angefangen hat es immer mit der Idee der Selektion. Nazi-Deutschland beschloss, alle unerwünschten Elemente aus der Bevölkerung zu entfernen. Zu diesen unerwünschten Elementen gehörten Geisteskranke, Landstreicher und eben Rassen wie die Juden. Anfangs wurde noch sterilisiert, am Ende nur noch liquidiert. Man glaubte, wenn man das angeblich Böse ausmerze, bleibe am Ende doch nur das Gute übrig. Dieser Gedanke erwuchs in der ersten Hälfte des 20. Jahrhunderts auf der Grundlage des allmählich Fuß fassenden Hygienegedankens. Schmutziges musste man wegwaschen, vernichten, ausmerzen. Man übertrug das Ganze vom einzelnen Menschen auf das ganze Volk. Alfred Grothjahn nimmt 1912 in seiner *Sozialen Pathologie* kein Blatt vor den Mund:

> Die Nation, der es zuerst gelingen wird, das ganze Krankenhauswesen und die Krankenpflege darauf auszurichten, die körperlich und geistig Minderwertigen zu beseitigen, würde einen dutzende von Jahren umfassenden Vorsprung auf alle anderen Völker erreichen.[44]

Das Volk sei seiner Meinung nach ein Organismus, der sich als »gesunder Volkskörper« von fremden Makeln befreien müsse. Die Säuberung der germanischen Rasse von Schwachsinnigen, Juden und Zigeunern wurde unter dem Nenner Rassenhygiene zusammengefasst. Das Wort hört man gottseidank nicht mehr oft. Außerhalb von Deutschland war das Züchten von Menschen ohnehin mehr unter dem Begriff der Eugenetik bekannt. Merkwürdigerweise genoss diese ein hohes Ansehen. Was nicht wenig mit dem Namen zu tun hat. Ein guter Name kann ein Segenswunsch sein. Wer seine Tochter Victoria nennt, wünscht ihr ein siegreiches Leben, Bernard soll so stark wie ein Bär werden und Leopold so tapfer wie ein Löwe. Aber wer seinem Kind den Namen Eugen gibt, bläst sich selbst Zucker in den Hintern. Eugen bedeutet wohlgeboren, von guter Herkunft. Eugenetik ist das Bemühen, einen Menschen mit Mitteln der Zucht zu verbessern. Wenn die guten Menschen sich schneller fortpflanzen als die schlechten, dann, so glauben die Eugenetiker, kann sich die Menschheit zum Guten wenden. Davon war auch Francis Galton überzeugt, ein Cousin von Charles Darwin. Er wollte eine Menschenklasse züchten, die aufgrund ihrer erblichen Vermögen so überragend wäre, als sei sie durch die Auswahl aus der ganzen Nation hervorgegangen.

Der Ausgangspunkt der Eugenetik klang nicht mal so unrühmenswert. Wenn wir aus nutzlosen Urochsen Stammbuchkühe machen können und aus Reißwölfen brave Hunde, dann könnte man doch auch aus dem Menschen etwas Vernünftiges machen. Schließlich war mehr als offensichtlich, dass nichts Gescheites aus dem Menschen wurde, wenn man der natürlichen Selektion ihren Lauf ließ. Darauf hatte schon Vetter Charles hingewiesen. Ohne Kommentar zitiert er einen gewissen »Mr. Greg«, der feststellte: »Der sorglose, schmutzige, nicht höher hinaus wollende Irländer vermehrt sich wie die Kaninchen; der frugale, vorsichtige, sich selbst achtende ehrgeizige Schotte, welcher streng in seiner Moralität, durchgeistigt in seinem Glauben und disciplinirt in seinem Wesen ist, verbringt die besten Jahre seines

Lebens im Kampfe und im Stande des Cölibats zu, heirathet spät und hinterlässt nur wenig Nachkommen.«[45]

Durch bessere medizinische Versorgung und Nahrung, durch komfortablere Wohnungen hat sich die natürliche Selektion in unserer Gesellschaft tüchtig abgeschwächt. Kranke, Schwache und Idioten werden mit allerlei Tricks am Leben erhalten und pflanzen sich auch fort, soweit ihr Leiden das zulässt. Die Stärksten der Starken – Kaiser, König und Päpste – dagegen sterben seit jeher an Dekadenz, Syphilis und Inzucht. Jahrhundertelang vergeudeten die weisesten Männer in Klöstern ihren Samen statt Kinder zu zeugen. Große Armeen forderten ihren Blutzoll: In der Blüte ihres Lebens schlachteten sich die kräftigsten Jungs einer Generation gegenseitig ab und überließen die Fortpflanzung den Trotteln zu Hause an Mutters Herd. Mit dem Übergang zur Industriellen Gesellschaft begann man über den so genannten Kindersegen anders zu denken. Wer richtig nachdachte, verringerte seine Kinderzahl, nur die, die nicht nachdachten, pflanzten sich hemmungslos weiterhin fort. Das müsse sich ändern, fand Galton. Lange bevor Gene und Chromosomen entdeckt wurden, erstellte er Namenlisten großer Gelehrter und anderer berühmter Männer aus den vergangenen Jahrhunderten, denen er entnahm, dass Intelligenz oder Entschlossenheit in einer Familie meist gehäuft auftraten, ähnlich wie die Bluterkrankheit oder die Farbenblindheit. Also fasste er den Plan, wenn schon nicht die ganze Welt, dann doch die Menschheit zu verbessern. Wenn Leute mit Schlaubergern in der Familie mehr Kinder bekommen als Dörfer voller Deppen, werde sich die Menschheit automatisch in raschem Tempo weiterentwickeln.

Galton lebte in einem Jahrhundert voller Hoffnung und Fortschritt. Leider wurden seine Ideen im darauffolgenden Jahrhundert in die Praxis umgesetzt. Zunächst im Land der Zukunft, in Amerika. In der ersten Hälfte des 20. Jahrhunderts wurden tausende von Geistesschwachen und Immigranten aus Osteuropa durch Sterilisation an der Fortpflanzung gehindert, damit sie den aus Engländern und

Deutschen geformten Keim der jungen Nation nicht erstickten. Es gab nur wenige, die dagegen protestierten. Eine neue Zeit brach an. Eine neue Zeit für einen neuen Menschen.

Als Adolf Hitler blutig an seinem neuen Menschen zu arbeiten begann, war die Eugenetik noch salonfähig. In Deutschland waren es die Idealisten, die sich über die sogenannte Volksentartung Gedanken machten. Der pazifistische Physiologe Georg Friedrich Nicolai sah 1919 mit Bedauern, wie sehr der Erste Weltkrieg die Kräfte der Berliner Bevölkerung schwächte:

> Der Krieg schützt die Blinden, die Taubstummen, die Idioten, die Buckligen, die Skrofulösen, die Blödsinnigen, die Impotenten, die Paralytiker, die Epileptiker, die Zwerge, die Missgeburten. All dieser Rückstand und Abhub der menschlichen Rasse kann ruhig sein, denn gegen ihn pfeifen keine Kugeln. [...] Der Krieg bildet also für sie geradezu eine Lebensversicherung, denn diese körperliche und geistige ›Krüppelgarde‹, die sich im freien Konkurrenzkampf des Friedens gegen ihre tüchtigen Mitbewerber kaum behaupten könnte, bekommt nun die fettesten Stellen und wird hoch bezahlt.[46]

»Körperbildung« ist nach Meinung von F.H. Winther im Jahre 1920 dann auch eine »Kunst und Pflicht«. Doch nicht mal fanatische Turnerei reiche, um als Volk jemals wieder aus dem Schatten der alten Griechen treten zu können:

> Schon unser junger Sport beweist, dass bei uns Menschen wieder so weit zu bringen sind, obwohl uns die großartigen und rücksichtslosen Mittel der griechischen Rassenhygiene nicht zur Verfügung stehen. Wenn wir aber eine Mißgeburt auch nicht mehr als Entsetzen betrachten, welche Versöhnung der Götter verlangt, für Volk, ja Land, wenn bei uns der Krüppel ohne Rücksicht auf Wohl der Rasse oder eigenes Glück großgezogen wird, ein Gebot müssen

> wir beherzigen unbedingt für gewisse Krankheiten: Fortpflanzung soll unmöglich sein für Menschen, deren Nachkommenschaft körperlich-geistige Verkommenheit erben kann.[47]

Trainieren sei zwar eine gute Sache, doch um ein nachhaltiges Ergebnis zu erreichen, sei es erforderlich, beim Volk zusätzlich für reine Gene zu sorgen. Mit dem Ziel des neuen Menschen vor Augen, jagte man die alten Völker in den Tod. Das machte aus den Übriggebliebenen noch keinen neuen Menschen. Dazu fehlten schließlich die als unerwünscht beseitigten Volkselemente doch wieder, und man musste erwünschte Volkselemente zuzüchten. Nicht nur Gesetze erschweren das Züchten, sondern auch praktische Hindernisse. Das größte Problem ist der Züchter. Wer bestimmt, wer es mit wem tun darf? Im Moment hat die Menschheit von Menschenzüchtern und Menschenführern noch die Nase voll. Gegenwärtig steht nicht mehr das Volk im Mittelpunkt, sondern der Bürger; geliebt wird nicht mehr das Vater- oder Mutterland, sondern das Mädchen mit den schönen Augen, der Junge mit dem netten Lächeln. Die jungen Leute von heute halten es mehr mit romantischen Gefühlen als mit Volksveredelung und Rassenwahn. Was nicht heißen soll, dass es vernünftig ist, seinen Partner fürs Leben in jenem Zustand der geistigen Unzurechnungsfähigkeit zu wählen, den man gemeinhin als Verliebtheit kennt. Schauen Sie sich heute beim Zubettgehen die Person neben sich genau an, und Sie werden sich fragen, wie das passieren konnte, und ob es hätte verhindert werden können. Hätte es? Natürlich. In vielen Kulturen überlassen junge Menschen die Wahl ihres Partners Personen, die älter und weiser sind als sie selbst, zumindest aber vor Verliebtheit nicht wie von Sinnen: ihren Eltern. Das erspart ihnen eine Menge Umstände, und außerdem kommt es dem Familienkapital zugute. Und wenn es dann doch schief geht, hat man jemanden, dem man die Schuld geben kann.

Die Eugenetik ist eigentlich keine schlechte Idee, nur die Folgen sind übel. Das sieht man auf jeder Hundeausstellung. Dort stehen die Ergebnisse von zielgerichtetem, über Jahrhunderte währendem Züchten von Tausenden von Miniführern auf der Suche nach dem neuen Hund. Eigentlich müsste bei so viel Mühe ein schönes, gesundes Tier herauskommen. Eine Art Überwolf. Doch eine Hundeausstellung ist nichts anderes als eine Ansammlung von Monstern. Eine Hunderasse ist ein Konglomerat erblicher Abnormitäten, das kläffen kann. Die meisten dieser Abnormitäten beruhen auf dem Verlust von erblichen Informationen. Deshalb sind Rassehunde bei weitem nicht so gesund wie Straßenmischungen. Je mehr Hunderassen man miteinander kreuzt, desto vollständiger wird die erbliche Information und desto gesünder die Tiere. Aber auch unbrauchbarer. Was will man mit einem halben Wolf? Also muss man die unerwünschten Eigenschaften des Wolfs wegpolieren, bis ein Glanzbeispiel von Hund übrig bleibt. Aber leicht kann zuviel wegpoliert werden. Oft verschwindet mit dem unerwünschten Gen ein nützliches Nachbargen im Züchterabfalleimer. An Hunden mit weißem Fell lässt sich das gut demonstrieren. Die sind nämlich oft taub. Rassen, die dafür empfindlich sind, heißen Collie, Dalmatiner, Bullterrier und die Dänische Dogge. Aber Taubheit kommt auch oft bei weißen Mäusen, weißen Nerzen und weißen Katzen vor. Wie eng die Taubheit an die Fellfarbe gekoppelt ist, wird besonders offensichtlich bei weißen Katzen, die ein blaues und ein orangefarbenes Auge haben. Das blaue Auge ist blau, weil, wie beim weißen Fell, die Farbpigmente fehlen. Sind solche Katzen taub, dann stets auf der Körperseite, auf der sich auch das blaue Auge befindet. Äußere Kennzeichen sind außerdem häufig an bestimmte Charaktereigenschaften gekoppelt. Liebhaber von wurstförmigen Hunden wie Dackel und Pitbull müssen eine gewisse Hinterhältigkeit in Kauf nehmen oder damit rechnen, dass auch Freunde in die Waden gezwickt werden.

Trotzdem ist die Hundezüchterei mehr als eine Metapher für die Menschenzüchterei. Als man das Erbgut des Hundes entzifferte, erkannte man, dass die 20 angeborenen Krankheiten des Hundes auf Genfehlern beruhen, die beim Menschen ebenfalls vorkommen. Das Züchten des Menschen hätte also viele Missgeburten zur Folge. Der Schriftsteller George Bernard Shaw wusste das bereits lange vor der Entdeckung der DNS. Als eine schöne Blondine ihm vorschlug, zusammen ein Kind zu machen, das ihre Schönheit und seine Intelligenz besitze, erkannte der scharfe Verstand Shaws sofort unliebsame Möglichkeiten: »Aber, meine Dame, was wäre, wenn es mein Äußeres und ihre Intelligenz hätte?«

Es bleibt ein verführerischer Gedanke. Beim Anblick eines Ackers voller Pflanzen, die durch Züchtung gegen bestimmte Krankheiten immun sind, jucken einem Arzt die Finger. Spitzensportler werfen einen neidischen Blick auf die Rinderrasse der Weißblauen Belgier, die ein übernormales Muskelwachstum aufweist und deshalb auch »Doppellender« genannt wird. Diese Rinderrasse verfügt über mindestens 20 Prozent mehr Muskeln als eine normale Kuh; sie quellen an allen Seiten geradezu über. Massenhaft Muskeln, ohne einen Finger dafür rühren zu müssen: der Traum jedes Kraftsportlers. Doch das Züchten von Menschen ist nicht erlaubt. Aus diesem Grund erbringen unsere Kraftsportler auch nicht mehr Leistung als eine mittelalterliche Kuh, und es sieht ganz so aus, als bliebe uns nichts anderes übrig, als unter den allen aufs Geratewohl geborenen Menschen den zukünftigen Sieger herauszupicken, um ihn mit viel Beefsteak, Doping und aufmunternden Worten auf die Medaille hin zu trainieren. Und tatsächlich findet sich ab und zu ein Juwel.

Im Jahr 2004 entdeckte man in Deutschland ein vierjähriges Doppellender-Menschlein. Mit sieben Monaten konnte das doppelbemuskelte Kerlchen schon stehen, und mit vier Jahren stemmte der kleine Protz schon Dreikilo-Hanteln. Wie entsteht so ein Doppellender-Mensch? Man fand heraus, dass dem Knirps ein bestimmtes Eiweiß fehlte, das Myostatin. Derselbe Mangel macht aus einer Kuh eine Doppellender-Kuh und aus der Kindsmutter eine

Kraftsportlerin, einen Doppellender-Menschen. Das Gen, das für die Bildung des Myostatins verantwortlich ist, war defekt, der Sohn hatte diese Fehlfunktion geerbt, doch – und das war das Besondere – nicht nur von der Mutter, sondern auch vom Vater. Mit zweien dieser fehlerhaften Gene ausgestattet, muss sich Sohnemann schon blöd anstellen, um 2020 nicht die Goldmedaille im Gewichtheben zu gewinnen. Natürlich haben die Eltern ihr Kind nicht zu diesem Zweck gezeugt, trotzdem ist das Zusammentreffen zweier Menschen mit einer derart seltenen Abnormität kein purer Zufall, eine so kräftige Maid bewegt sich schließlich wohl kaum in Kreisen kränklicher Intellektueller. Marion Jones traf ihren Tim Montgomery ja auch auf der Aschenbahn, auf der beide Weltrekordhalter im 100-Meter-Sprint sind – beziehungsweise, den neuesten Entwicklungen entsprechend, waren. Im Jahr 2003 bekamen beide ein Kind. Das verspricht einiges. Mit Spannung erwartet die Sportwelt auch, was aus den Kindern von Steffi Graf und Andre Agassi wird, die beiden waren einst die Nummer eins der Tennis-Weltrangliste.

Es gibt tatsächlich eine Alternative für das Züchten. Der Spitzensport braucht sich nicht länger zu gedulden, denn die Wissenschaft ist nicht untätig geblieben. Wer bestimmte Gene haben will, muss sich nicht mehr an seine Eltern halten, heutzutage lässt man sie sich einfach spritzen, direkt oder in einen Virus verpackt. Ein Virus weiß genau, wie er ein Gen in einen Zellkern einzuschleusen hat, das ist seine Spezialität. Auf diese Weise wurde bereits ein kleiner Vetter des Doppellenden-Stiers kreiert: die Schwarzenegger-Maus. Im Jahr 2000 kletterte sie schon seit zwei Jahren mit einem Gepäck ihres dreifachen Gewichts eine kleine Leiter in ihrem Käfig in der Harvard University hinauf und hinunter. Der Maus mangelte es allerdings nicht an Myostatin, sie besaß vielmehr einen Überschuss an IGF-1 (dem Insulin-ähnlichen Wachstumsfaktor 1), ein Stoff, der das Muskelwachstum stimuliert. Ob man nun über zu viel Wachstumsstoff verfügt oder über zu wenig Wachstumshemmer, läuft auf das Gleiche hinaus. So existieren diverse Stoffe, die einem Sportler von Nutzen sein können: EPO (Erythropoetin), die Radfahrerdroge, produziert verstärkt rote Blutkörperchen, VEGF sorgt für mehr Blutgefäße, Endorphine betäuben den Schmerz bei der sportlichen Plackerei. Würde man diese Stoffe direkt spritzen, wäre das eindeutig Doping. Könnte man den menschlichen Körper so beeinflussen, dass er sich mithilfe seiner Gene das Zeug gleich selber spritzt, wäre das wohl immer noch Doping. Das ist eigentlich seit 2003 verboten, doch zur Auskurierung einer Verletzung ist es erlaubt. Also braucht ein Sportler nur dafür zu sorgen, ständig verletzt zu sein. Das ist nicht besonders schwierig, sein Beruf bringt das zwangsläufig mit sich.

Durch Gendoping macht man den Menschen wie neu. Will man damit aber einen neuen Menschen schaffen, müssen die erwünschten Eigenschaften auch auf die Nachkommen übertragbar sein. Das geht nur mit zwei neuen Menschen, die zusammen ein neues Menschlein machen wollen, was ethisch nicht vertretbar ist. Klonen wäre eine Lösung. Der Klon eines Spitzensportlers würde diesem ähneln wie ein Ei dem anderen. Das weiß jeder, steht ja dauernd in den Zeitungen. Doch die Forscher sind sich der Sache nicht so sicher wie die Journalisten. Mit dem Klonen klappt es längst nicht so gut, wie geldgierige Biotechfirmen die Welt glauben machen wollen. Man hat inzwischen zwar Tiere geklont, aber das Ergebnis lässt zu wünschen übrig. Zum Klonen braucht man eine Körperzelle. In einer Körperzelle befinden sich sämtliche Gene, ein komplettes Werkzeugset. Doch sind nicht alle Gene einsatzbereit. Sobald eine Zelle sich dazu entschlossen hat, eine Hautzelle zu werden, schaltet sie die anderen Gene aus, zum Beispiel die, die zur Herstellung von Leber- oder Gehirnzellen notwendig sind. Bislang versuchten die Klonforscher vergeblich, ein Verfahren zu entwickeln, alle Gene einschalten zu können, aber es sieht nicht so aus, als könnte ihnen das in absehbarer Zeit gelingen. Die Genetiker werden noch für Jahre alle Hände voll zu tun haben, die Ethiker dagegen für Jahrhunderte.

Gut so, finden viele Menschen in der Tiefe ihres Herzens. In ihren Augen ist Klonen eine gruslige Angelegenheit. Ein geklontes Schaf wird zwar von neugierigen Besuchern von allen Seiten betätschelt und beklopft, doch rennt jeder hinterher schnell in den Waschraum, um sich die Hände zu waschen. Dabei klont jeder Gartenliebhaber, wenn er sich seine eigenen Geranien zieht. Das ist nämlich nichts anderes. Es hat immer etwas Grusliges, wenn man als Geschöpf Schöpfer spielt. Hochmut kommt vor dem Fall. Mit dieser Angst spielen Science-Fiction-Schriftsteller und Macher von Horrorfilmen. Egal ob Frankensteins Monster oder das neueste Cyberwesen, jedes Mal, wenn der Mensch etwas Besseres als sich selbst schaffen will, kommt das Gegenteil heraus, etwas Böses. Jeder sollte wissen, wo seine Grenzen liegen. Je höher man springt, desto tiefer fällt man. Schuster, bleib bei deinen Leisten, denkt sich Mutter Natur jedes Mal. Sie ist durch eine Million Jahre Erfahrung klug geworden. Mitleidig betrachtet sie unsere Sportchampions, die aus allen Fugen trainierten Monster auf dem Siegertreppchen. Kein Jahrmarkt würde die Turnzwerginnen und Sportidioten, die kein vernünftiges Wort mehr hervorbringen können, zeigen wollen. Sind das tatsächlich die *Fittesten*, die *surviven* werden? Die Evolutionslehre behauptet, dass immer die Besten gewinnen, doch das Leben ist kein sportlicher Wettkampf. Außerdem braucht der Beste nicht unbedingt der Größte oder der Stärkste zu sein. Ein Pfau mit dem längsten Schwanz mag zwar die meisten Sexualpartner ergattern, verhakt sich mit diesem Ding aber auch häufiger im Gebüsch als ein Pfau mit kürzerem Schwanz. Es ist ein gutes Gefühl, den längsten Pimmel zu haben, solange man nicht darüber stolpert. Die Natur ist nicht auf Rekorde aus, die Evolution besitzt keinen Ehrgeiz. Die scharfsinnigsten Äußerungen dazu machte bereits 1898 der englische Ornithologe Herman Bumpus, nachdem er untersucht hatte, wie und welche Spatzen einen heftigen Schneesturm überlebten. Man würde erwarten, dass es die größten und die stärksten waren, die dem Sturm widerstanden, doch gerade unter diesen befanden sich auffällig viele Opfer. Natürlich erwischte es auch die kleinsten und schwächsten, und so waren es die Spatzen mit einer durchschnittlichen Flügellänge und einer durchschnittlichen Größe, die in größter Zahl die Wetterunbill überstanden. Wer von der Norm am meisten abweicht, sei es nach oben oder nach unten, für den besteht die größte Gefahr, Opfer einer Extremsituation zu werden. Wer überleben will, sollte kein Napoleon Bonaparte, sondern Max Mustermann sein. Eigentlich ist das ganz logisch, wie sonst könnte man es sich erklären, dass es so viel Durchschnittsmenschen gibt? Die Durchschnittlichen nämlich überlebten die Katastrophen. Max Mustermann ist der fleischgewordene Kompromiss, sorgfältig selektiert von der Natur: nicht zu groß und nicht zu klein, nicht zu leicht und nicht zu schwer, nicht zu altmodisch, aber auch nicht zu avantgardistisch. In der Natur kämpft jedes Individuum darum, so mustermännisch wie möglich zu sein.

Bei Naturliebhabern stehen diese geborenen *Survivors* jedoch in geringem Ansehen. Das gemeine Volk redet nicht gerne über Spatzen und Amseln, sondern widmet seine Aufmerksamkeit lieber den Zugvögeln. Immer wieder staunen sie mit offenen Mündern über die nahezu übernatürlichen Leistungen dieser Tiere. Wie durch ein geheimnisvolles Zeichen aufgefordert, erheben sich die Tiere zu hunderttausenden, um in einer dichten Wolke aus Vogelleibern hinter dem Horizont zu verschwinden. Ein sechster, ein siebter Sinn gar, lotst die Tiere, leicht wie ein Luftpostbrief, über Meere und Wüsten zum anderen Ende der Welt. Es ist ein Wunder. Und sofort wollen wir wissen, welcher Vogel am weitesten fliegt (Wirklich wahr? Zwanzigtausend Kilometer? So ein kleines Tier?) und in welcher Rekordzeit.

Was wir angesichts solcher Spitzenleistungen rasch vergessen, ist, dass Zugvögel kein Erfolgsmodell sind. Erfolg wird in der Natur nicht in Kilometern gemessen, sondern an der Anzahl ihrer Nachkommen. Vögel, die es geschafft haben, sind sesshaft. Ein normaler Hausspatz käme nie auf die Idee umzuziehen. Auch wenn sie zu Millionen sind, sie wissen immer, wo sie etwas zu Fressen finden. Die Amsel, noch häufiger auftretend als der Spatz, ist ebenfalls kein Globetrotter. Dass beide auf der Liste der in den Niederlanden am häufigsten vorkommenden Brutvögel ganz oben stehen, ist kein Zufall, auch die ihnen folgenden Vogelarten Star und Wildente bleiben entweder, wo sie sind, oder ziehen höchstens teilweise – und auch dann nicht allzu weit – weg. Erst an fünfter Stelle, mit 150 000 Brutpaaren, erscheint auf dieser Liste der erste Zugvogel, die Rauchschwalbe. Und das nur, weil sie so schleckrig ist. Die ganze lebensgefährliche und erschöpfende Reise nach Afrika muss sie nur auf sich nehmen, weil sie sich ausschließlich von Insekten ernährt. Wäre sie weniger anspruchsvoll, könnte sie sich winters wie die Amsel und der Spatz einfach mit den Fettkugeln und dem Futter in den Vogelhäuschen begnügen. So was nennt man einen Loser unter den Tierarten.

Natürlich kann sich die Amsel im direkten Vergleich nicht mit einem Adler messen, und eine Ratte ist dem Champion Elefant mit Sicherheit kein gleichwertiger Gegner. Kurzfristig kann ein Spezialist einem Generalisten überlegen sein, doch auf die Dauer sitzen die Alleskönner am längeren Hebel. Misst man den Erfolg einer Art an der Zeit, die sie bereits auf der Erde vorkommen, dann zeigt sich, dass nicht die Riesen oder die allerbesten Ameisenfresser die Topmodelle der Natur sind, sondern die Arten ohne besondere Auffälligkeiten: das Kartoffelschälmesser statt das silberne Schwert. Als würde die Natur selbst nicht an die Evolution glauben. Hört man zu, wenn Biologen über die Evolution sprechen, dann bekommt die Mutter Natur nach und nach die Züge von Daniel Düsentrieb. Demnach erfindet sie unermüdlich neue Arten und verbessert die alten durch neue kleine Details. Ausgediente Modelle werden auf den Müllhaufen der Fossilien geworfen, stets muss etwas den Anforderungen der neuen Zeit angepasst werden. Ein Stück vom Rüssel ab, das Euter etwas voller, ein neues Modell Darmausgang. Neuer ist, so glauben die Kenner, automatisch besser, sie nennen es noch lieber »höherentwickelt«.

Und am höchstentwickeltsten sind sie selbst. Doch die Wirklichkeit sieht anders aus. Mutter Natur ist erzkonservativ. Was kann man von so einer alten Dame auch erwarten? Nippes und Schnörkel der neuen Arten sind für sie nur Fingerübungen, Spielchen. Selten ist etwas davon wirklich von Dauer. Die Kontinuität der Firma Natur basiert auf den altbewährten Modellen: auf T-Ford, Volkswagen und Ente. Das Topmodell der Natur ist nicht der Elefant, auch nicht der Albatros, ja nicht einmal der Schimpanse, und der Mensch schon gar nicht. Es ist die Kakerlake.

Dieses von vielen unterschätzte Tier ist ein Glanzstück der Effektivität. An der Kakerlake ist kein Schräubchen zu viel dran. Der flache Leib passt durch jede Ritze, und die empfindlichen Sinnesorgane nehmen jede noch so feine Erschütterung wahr. Für Notfälle sind ausklappbare Flügel eingebaut. Unter normalen Umständen reichen der Kakerlake ihre langen und dünnen, aber dennoch starken Beine. Auf kurzer Distanz erreicht sie damit sogar eine Geschwindigkeit von 100 km/h, und das mit jedem erdenklichen Brennstoff im Kanister. Einem Kakerlakenkenner zufolge ernährt sich die bei uns am häufigsten vorkommende Kakerlakenart am liebsten von gekochten Kartoffeln, Schokolade, Honig, Butter, Vaseline, Brot, Mehl, Zucker, Leder, Wollartikel, Obst etc. etc.

Auch auf allerlei Gefahren hat sich die Kakerlake eingestellt. Beim geringsten Anzeichen eines Unheils macht sie sich davon. Weil es die Kakerlake auf unserer Erde schon seit 300 Millionen Jahren gibt, liegt die Vermutung nahe, dass Flucht tatsächlich die beste Verteidigung ist. Seit dem Erdaltertum, dem Paläozoikum, ist die Art unverändert auf der Erde anwesend. Neubürger auf Erden wie die Dinosaurier hat sie kommen und gehen sehen, die Kontinente haben sich in der Zwischenzeit verschoben, Meere sich gebildet und verdünnisiert, Eiszeiten herrschten, der Mensch tauchte auf; der Kakerlake war das alles egal. Sie kennt nämlich das wahre Geheimnis des Überlebens: jeder Mode widerstehen, sich vor der Evolution vorsehen, und sich vor allem nicht anpassen. Wer sich einmal einer Situation anpasst, ist bei der nächsten, die genau das Gegenteil der vorigen sein kann und die mit ziemlicher Sicherheit irgendwann einmal eintritt, plötzlich vollkommen unangepasst. Sich selbst treu bleiben, und das 300 Millionen Jahre lang, lautet die Kunst. Kein Wunder also, dass die Menschen die Kakerlaken hassen. Wir wollen immer etwas Neues. Tophits. Ja, ja, Rembrandts *Nachtwache* ist ein herrliches Bild, aber wer ein zweites Exemplar davon herstellte – und wäre das sogar noch schöner als das Original –, würde als Sonntagsmaler ausgelacht werden. Originalität ist für uns Menschen das höchste Gut, der Kakerlake ist sie schnurz. Achtlos huscht die alte Chefin durch die Säle von Museen, die mit alter, aber für sie zeitgenössischer Kunst gefüllt sind. Vom Licht aufgeschreckt zischt sie, die für uns Undurchschaubare und Erzweise, leise vor sich hinsummend davon. In Richtung Ewigkeit.

Spezialisten sind Eintagsfliegen. Sie florieren, solange ihr Spezialistentum gefragt ist, doch haben sie jegliche Flexibilität, die eine Umschulung möglich gemacht hätte, verloren. Dieses Gesetz gilt im Spital so sehr wie in der Computerwelt, und in der Natur herrscht es schon lange. Eine Giraffe hat sich auf die Nahrungsaufnahme in den höchsten Bäumen spezialisiert, keiner hat einen längeren Hals. Doch darf der nicht mehr länger werden, sonst fällt die Giraffe einfach um. Will sie noch höher in die Bäume gelangen, muss sie sich zum Affen umbauen lassen. Affen klettern bis ganz nach oben, egal, wie hoch der Baum ist. Doch kommt ein Umbau für die Giraffe zu spät. Ein Spezialist ist in seiner eigenen Sackgasse gefangen. Wer alles auf eine Karte setzt, ist nur für eine kurze Zeit erfolgreich. Auf Dauer überleben nur die Generalisten: die Hausärzte, die Mädchen für alles, die Kakerlaken. Es ist besser, in vielen Dingen gut zu sein, als der Beste in wenigen. Das Spiel der Natur, das schon ziemlich lange läuft, hat tatsächlich einen Sieger hervorgebracht, obwohl dieser nie einen Rekord bricht und er stets er selbst geblieben ist. Nein, es ist nicht die Kakerlake, trotz ihres Erfolges. Der eigentliche Sieger übertrifft sogar noch die Kakerlake, ist älter, unauffälliger. Der Sieger, darüber sind sich alle Biologen einig, ist der Käfer. Ein Drittel aller Tierarten sind Insekten, und davon wiederum ein Drittel Käfer. Mindestens jedes vierte Tier auf der Welt ist ein Käfer. Ein Marsmensch, der die Erde besuchte, kehrte mit dem Bericht zurück, der Planet sei von Käfern beherrscht. Als der marxistische Biologe J. B. S. Haldane in den Dreißigerjahren von einem Theologen gefragt wurde, welche Rückschlüsse er anhand der Schöpfung auf den Schöpfer ziehe, antwortete jener, dass der Schöpfer verrückt nach Käfern gewesen sein müsse.

Doch liegen die Verdienste allein beim Käfer selbst. Damit der Existenzkampf so glorreich gewonnen werden kann, ist jeder Käfer mit einem stabilen Panzer ausgestattet. Zwar haben den auch Kakerlaken und andere Insekten, aber der Käferpanzer hat als einziger Türchen. Dahinter bewahrt ein Käfer seine zarten Flügel auf, damit sie zwischen zwei Luftreisen nicht, wie bei einer Fliege, Wind und Wetter ausgesetzt sind. Die Mechanik ist perfekt. Während die Katze, wie ich mir immer vorstelle, in Frankreich erfunden wurde – oh là là – und der Hund in Deutschland – Hasso, fass! –, sind Käfer zweifellos »made in Switzerland«. Und wie die Swatch-Uhr in einer unendlichen Anzahl von Modellen lieferbar. Das käferliche Basismodell ist so handfest konstruiert, dass viele verschiedenartige Hilfsteile daran angebracht werden können. Mit Saugrüsseln, Schnorchel oder Lämpchen ausgestattet ist er somit als Einkaufskäfer, Frachtkäfer oder Feuerwehrkäfer erhältlich, wodurch er zahlreiche Konkurrenten für immer vom Markt drängte. Es gibt ihn außerdem in allen Farben und von der Größe eines Gerstenkorns bis zu der einer Maus.

In der Natur gewinnt nicht der Beste. Der Allerbeste kann man nur in einzelnen Eigenschaften sein. Darunter leiden dann wieder andere Eigenschaften. Der Schnellste hat meist wenig Kraft, der Kräftigste ist fast nie schnell. Die potentiellen Sieger werden am häufigsten wegselektiert. Doch muss das Angebot an Variation immer so groß bleiben, dass bei unerwarteten Ereignissen Reserven vorhanden sind. Selbst eine Kakerlake hat noch verschiedene Modelle auf Lager. In jeder Generation werden neue Varianten geschaffen und getestet. Für Darwin war das noch ein vollkommen rätselhafter Vorgang. Inzwischen ist das Mysterium entzaubert. Es heißt Mutation. Außer den Eigenschaften von Vater und Mutter besitzt jeder Mensch einige, die nur ihm selbst eigen sind. Sie entstehen durch eine fehlerhafte Verarbeitung des Vererbungsmaterials in den Eierstöcken der Mutter oder in den väterlichen Hoden. Entweder geht ein Stück DNS verloren, bleibt irgendwo hängen, oder es geht beim Transport der chemischen Nachrichten etwas schief. Jeder Mensch ist ein Mutant, auch ohne bestrahlt zu werden oder rote Augen zu haben. Von drei Milliarden Basenpaaren mutieren ungefähr 100, damit verändern sich durchschnittlich vier Gene pro Person. Drei der vier funktionieren dadurch schlechter. Meistens bemerkt man kaum etwas davon. Der menschliche Körper ist so kompliziert, dass er auch über einen Mechanismus verfügt, der die genetischen Schäden fast immer reparieren kann. Wenn nicht, dann entsteht eine Erbkrankheit. Oder aber eine Eigenschaft, die bisher keiner besaß. Je nach den Sitten der Zeit landet der Träger dieser Eigenschaft dann auf dem Jahrmarkt, dem Scheiterhaufen oder im Stadion. Es ist nicht allein die erbliche Mitgift, die das Schicksal des Einzelnen bestimmt, die historischen und sozialen Umstände haben auch ein Wörtchen mitzureden.

Biologen unterscheiden zwischen Phänotyp und Genotyp. Der Genotyp ist das erbliche Gepäck. Die Veranlagung. Das Talent. Die Gnade. Trotzdem können zwei Menschen mit demselben Genotypen vollkommen unterschiedlich ausfallen. So kann der eine beispielsweise in Reichtum aufwachsen, frei von Krankheiten, während der andere ein tuberkulöser Habenichts ist. Was die Umgebung aus den ererbten Talenten macht, nennt man den Phänotyp. Will man einen neuen Menschen schaffen, einen Übermenschen oder einfach einen Champion im Bogenschießen, dann gibt es zwei Möglichkeiten: genotypisch und phänotypisch. Versucht man es mithilfe von Training und Doping auf rein phänotypische Art, kommt man früher oder später nicht weiter. Dann muss man zum Züchten übergehen oder anfangen, an den Genen herumzubasteln. Aber auch da stößt man an Grenzen. Das bemerkten die Kanarienvogelzüchter, als sie versuchten, den großen Traum eines jeden Kanarienvogelzüchters zu züchten: den roten Kanarienvogel.

Wie färbt man einen Kanarienvogel? Mit Farbstoff natürlich. Von innen am besten. Man mischt einfach rote Pfefferschoten ins Futter. Aber so was zählt in einem Züchterverein nicht. Denn sobald man keinen Pfeffer mehr füttert, verblasst der Vogel schon bei der nächsten Mauser und sieht aus wie ein verwaschener Pullover. Um ihn farbecht zu machen, muss das Rot in die Gene hineingezüchtet werden. Zu diesem Zweck wurden die gelben Kanarienvögel mit einem feuerroten Verwandten gekreuzt, dem südamerikanischen Kapuzenzeisig. Das gelang prima. Aus dem Ei krochen kleine rote Bastarde. Doch als man diese wieder miteinander kreuzen wollte, konnten sich die Züchter auf den Kopf stellen, die Jungen wurden und wurden nicht rot. Dass man inzwischen dennoch auf jeder Kleintierausstellung rote Kanarienvögel sieht, liegt zwar auch am Futter, aber nicht nur. Diesmal kreuzte man den gelben Kanarienvogel mit dem Kleinen Kardinal. Der besitzt von seinen Kapuzenzeisigvorfahren das Gen, mit dem er die rote Farbe aus dem Futter in die Federn einbauen kann. Die Gene liefern das Rezept, wonach man mit roten Pfefferschoten einen schönen Kanarienvogel zaubert. Ohne Rezept kann man nicht kochen. *Nurture* ist nichts ohne *nature*.

Das klingt logisch. Doch kaum einer handelt danach. Millionen Menschen rackern sich für ihre Schönheit ab, wie ein Kanarienvogel, der sich sinnlos mit Pfefferschoten vollstopft. Dabei nützt die ganze Joggerei und das endlose Hometrainieren gar nichts, wenn man nicht die passende erbliche Veranlagung dazu besitzt. Das gilt vor allem für die Anwärter auf die Meisterschaften. Manche Sportler trainieren bis zum Gehtnichtmehr und gewinnen nicht mal den kleinsten Pokal. Es gibt aber auch richtige Siegertypen, die kaum zu trainieren brauchen. Ein Läufer wie Walter George lief in den Achtzigerjahren des 19. Jahrhunderts die 16 Kilometer in weniger als 50 Minuten und trainierte nur drei Kilometer pro Tag. Der etwas ältere Louis »Deerfoot« Bennett, Weltrekordhalter im Stundenlauf, trainierte nie und war noch schneller. Die eigentliche Arbeit machten die Gene für die beiden. Hätten sie zusätzlich noch trainiert, wären sie noch schneller gelaufen. Aber auch bei einem Siegertypen ist die Grenze bald erreicht. Siegertyp oder Loser, mehr als ein um 15 Prozent erhöhtes Sauerstoffaufnahmevermögen kann man sich nicht antrainieren. Sport ist vor allem ein Wettkampf zwischen den Genen. Ein Sportler ist ein Trottel, der sich vor den Karren der Gene spannen lässt.

Ohne Veranlagung kann man den Spitzensport vergessen. Talent ist im Sport so wichtig wie in der Musik. Der eine komponiert mit fünf schon eine Symphonie, ein anderer lockt mit seinem Spiel keinen Hund hinter dem Ofen hervor. Vernünftige Eltern lassen ihre Kinder testen, bevor die sich die Finger und die Laune vom Klavier verderben lassen. Gesundheitsminister sind nicht so klug. Sie verdonnern die gesamte Bevölkerung im Namen der Gesundheit zur Bewegung, ohne Rücksicht auf die einzelne Person. Gesund ist man nur, wenn man dünn ist, um dünn zu werden, muss man abnehmen, um abzunehmen, muss man sich mehr bewegen. Für manche Menschen trifft das tatsächlich zu, doch haben viele Menschen überhaupt keine Veranlagung dazu, dünn zu sein. Der Körper ist kein Portemonnaie, er wird nicht automatisch dünner, je mehr man ausgibt. Natürlich verbrennt auch ein dicker Mensch Energie, wenn er sich bewegt, aber er wird dadurch nicht unbedingt dünner. Ein gesunder Körper reagiert auf einen höheren Energieverbrauch auf eine ganz gesunde Art und Weise: Er isst mehr. Wer dick ist, macht eine Diät, wer eine Diät macht, bekommt Hunger, und Hunger macht wiederum dick. Die Gene unserer Körper stammen noch aus einer Zeit, als es nicht genug zu essen für alle gab. Der Körper ist so programmiert, dass er viel isst, wenn das Nahrungsangebot ausreichend ist. Was im Moment nicht benötigt wird, lagert sich einfach als Fett ab. Fängt man an zu joggen, vermeidet der Körper es zunächst, auf die Fettreserven zuzugreifen, er verfügt noch über andere Energielager. Werden die Fettreserven schließlich doch angebrochen, dann bricht im Körper Alarm aus: Hungersnot! Weder Kalorientabelle noch Brigitte-Diät oder Arzt bestimmen letztendlich, wann wie viel gegessen und wo es gelagert wird, sondern die Hirnanhangdrüse. Jeder hat einen Korinthenkacker im Gehirn, der dafür sorgt, dass sich Einkommen und Ausgaben in der Balance halten. Das macht der besser, als man es selbst könnte. Der Körper setzt jährlich durchschnittlich ungefähr 1000 Kilo Nahrung um. Damit man nicht zu- oder abnimmt, muss die Nahrung im Körper zu gleichen Teilen angelegt wie abgebaut werden. Ein Überhang von nur 25 Gramm pro Tag, und man nimmt innerhalb eines Jahres neun Kilogramm zu. Wer versucht, sich diese abzuturnen, verwirrt seine Hirnanhangdrüse noch mehr. Der Körper geht jetzt noch sparsamer mit seinem Fettvorrat um, der Thermostat wird ein paar Grade niedriger eingestellt, der Widerwille gegen Bewegung nimmt zu. Was an sich eine leichte Aufgabe ist, wird zum Titanenkampf gegen die eigenen Gene. Diesen Kampf verliert man immer. Denn die Gene spielen dieses Spiel schon seit Jahrmillionen. Wer ein Leben lang Diät hält, ohne ein Talent fürs Dünnsein zu haben, ähnelt dem, der ein Leben lang Klavierunterricht nimmt, ohne ein Fünkchen Musikalität zu besitzen. Das Ergebnis ist dasselbe: eine Quälerei. Für sich und für die Umgebung. Ein Kampf ohne Gnade.

Kapitel 9
Tun und Lassen

Frauen protzen mit ihren Brüsten. Das lockt die Männer an. Aber wie? Die meisten Brüste haben keine Ahnung, wie raffiniert sie sind, glauben, es locke ihre runde Fülle, die Weichheit, das Üppige vor allem. Zur Klärung obiger Frage, wie Brüste locken, sollte man bei einem feierlichen Empfang die Männer mal genauer beobachten. Wohin starren die Männer? Stimmt, auf die zahlreichen Dekolletees. Und was zeigen die Dekolletees? Rundungen? Ja auch, und zwar meist prächtig zur Schau gestellt, aber was noch? Sie raten's nicht: einen Schlitz. Ähnlich wie eine Biene durch das Saftmal auf den Kronblättern der Blüte tief hinunter zum Nektar gelockt wird, führt dieser Schlitz den Blick eines Mannes dorthin, wo er wie ein Fluss auf mysteriöse Weise zwischen zwei Felsen verschwindet. Der Entdeckungsreisende im Mann wird geweckt, irgendwann muss und wird er die Quellen finden. Nicht das Fleisch weckt sein Verlangen, sondern das, was sich dazwischen befindet: das Nichts. Mit nichts verwirren die Frauen die Männer mehr als mit diesem Nichts.

Doch es gibt auch Männer, die so ein Nichts besitzen. Während die Frauen die Männer mit dem Busenschlitz verführen, verführen die Männer mit einem Grübchen, und zwar im Kinn. Das Grübchen ist die einzige Stelle am Kinn ohne Kinn. Und trotzdem vergucken sich die meisten Frauen darin. So straft die wichtigste Anziehungskraft der Welt, die zwischen Mann und Frau, eine gleichermaßen alte wie menschliche Angst Lügen: den *horror vacui*. Künstler wissen, dass diese Angst sie dazu bringt, Leinwände, Mauern oder gar ganze Kirchen vollzumalen, bis kein Flecken Weiß mehr übrig ist. Die Gelehrten der Antike und des Mittelalters glaubten, die Welt werde beherrscht von der Furcht vor Leere. Überall, wo eine Leere drohe, werde diese sofort gefüllt. So erklärte der griechische Arzt Erasistratos, Hunger, Durst und Atemnot seien körperliche Mechanismen, um einen leeren Magen oder eine leere Lunge zu verhindern. Gefriert eine verschlossene Flasche voller Flüssigkeit, zerspringt das Glas, weil zwischen Eis und Glaswand kein Vakuum entstehen dürfe (früher glaubte man, dass Wasser beim Gefrieren schrumpfe). Noch im 17. Jahrhundert leugneten Gelehrte wie Descartes die Existenz eines Vakuums aus rein philosophischen Gründen. Deshalb wurde eine Menge Glas zerschlagen, bevor Experimente bewiesen, dass nicht die Furcht vor der Leere, sondern der Luftdruck die Welt im Innersten zusammenhält.

Inzwischen erstellt die Technik mithilfe von Pumpen ein Vakuum, das so gut ist wie ein Nichts. Das hat dem Nichts allerdings keineswegs zu mehr Ansehen verholfen. Alles ist besser als das Nichts. Und das ärgste Nichts ist das Nichtstun. Ein Faulpelz ist des Teufels Ruhekissen. Geht es dem Land gut, dann wird das stets auf die hohe Arbeitsmoral der Bevölkerung zurückgeführt – auf Burschen wie den legendären Staatsmann Jan de Witt. Nimmt der Wohlstand dann aber wieder ab, zeigt alle Welt mit spitzen Fingern auf sprichwörtliche Nichtsnutze wie Till Eulenspiegel. Nihilismus gilt als destruktiv, Faulheit zählt wie Unkeuschheit, Habsucht und Zorn zu den sieben Todsünden. Voller Abscheu liest der aufmerksame Bürger beim russischen Schriftsteller I. A. Gontscharow vom Schicksal des Erzfaulpelzes Iljitsch Oblomow, der so faul ist, dass er den ganzen Tag im Bett verbringt. Statt aufzustehen, dreht er sich nur auf die andere Seite, nicht zu schnell, und kratzt sich am Hintern. Das einzige, worauf er seine Aufmerksamkeit richtet, sind seine Gedanken. Doch Oblomows Himmelbett erscheint dem Leser als Hölle.

Den Gemälden von Hieronymus Bosch zufolge ist die Hölle ein Ort voll schlechtgelaunter Teufel und zickiger Dämonen, die einen von früh bis spät auf dem Spieß grillen und einem Blockflöten in den Hintern stecken. Mir gefiel das Bild sofort, als ich es zum ersten Mal sah. Bis dahin hatte ich mir die Hölle ohne Teufel und Dämonen vorgestellt, nicht mal eine Flöte kam darin vor, in meiner Hölle gab es nur die Langeweile, nichts als Langeweile. Nur die Langeweile vermochte, eine ganze Hölle zu füllen.

Eine Kostprobe der Hölle sind Ferien. Aus Mangel an sinnvollen Tätigkeiten und schnell ermüdet von den sinnlosen, langweilt ein Urlauber sich ziemlich schnell und ziemlich endlos. Sich zu langweilen ist eines Menschen unwürdig. *Partir en vacances, c'est mourir un peu*. Langeweile ist eine Sünde wider das Leben. Leben unterscheidet sich vom Unbelebten durch Eigenschaften wie Bewegung, Fortpflanzung und Reizbarkeit, wobei die Reizbarkeit nicht unterschätzt werden sollte. Alles, was lebt, reagiert auf einen Reiz. Angenehme Reize locken, unangenehme stoßen ab, zu wenig Reize lassen das Leben abstumpfen. Einen Höhepunkt der Reizarmut bildet die Pubertät. Nichts und niemand langweilt sich so intensiv wie ein Teenager. Wie ein nasser Sack hängt er in der Schulbank, missmutig fährt er mit den Eltern zum letzten Mal in Urlaub. An Reizbarkeit an sich fehlt es den Teenagern nicht, sondern an den richtigen Reizen. Für Sex sind ihre unreifen Körper noch nicht empfänglich, für Kinderspiele kommen sie sich zu erwachsen vor. In seiner Lustlosigkeit hat ein Teenager auf Ferien am wenigsten Lust.

Für immer Ferien, dieser aussichtslose Zustand herrscht im Zoo. Da Zootiere sich nicht mehr selbst um den Lebensunterhalt zu kümmern brauchen, unterhalten sie nur noch ein armseliges Leben. Ein Vogel, der nicht fliegen darf, ein Gepard, die nicht jagen kann, ein Stinktier, dass nie mehr stinkt – sie alle verfallen in einen Zustand der Lethargie oder öden sich in einer Folge von sinnlosen Handlungen. Eisbären laufen hin und her, ein Tiger übt bereits für sein

Dasein als Kaminvorleger. Im Wolfskäfig konnte man früher tiefe Furchen im Beton sehen, die die Tiere durch ständiges Hin- und Herlaufen schufen. Um solch stereotypes Verhalten zu vermeiden, haben moderne Tiergärten das unmittelbare Lebensumfeld der Tiere reichhaltiger gestaltet. Es gibt Bäume, an denen man sich kratzen kann, die Nahrung wird versteckt, damit die Tiere sie erst suchen müssen, Artgenossen ermöglichen zwischenanimalische Kontakte. Direktoren von Menschengärten machen es genau so. Im Gefängnis dürfen die Bewohner Papiertüten kleben, Nacktfotos aufhängen und Fußball spielen. Außerhalb des Gefängnisses stellen die Regierenden die Bevölkerung ruhig mit Sitzbänken, Sportarenen, Picknickplätzen und, zur Erhöhung der zwischenmenschlichen Kontakte, ein paar Enten im Park.

Gegen Langeweile gibt es Heilmittel. Eines davon ist, sich vorzustellen, man wäre eine Katze. Eine Katze weiß, wie sie den höchsten Stand der Gnade erreicht, ohne die geringste Spur von Langeweile liegt sie auf der Fensterbank und schnurrt. Hunde liegen manchmal auch so da, doch sie verraten sich unweigerlich, sobald Herrchen zur Leine greift. Ein Hund will nicht faul sein, ein Hund will nach draußen: vor dem Herrchen herumrennen und kläffen, Stöckchen apportieren und an ihm hochspringen. Dem Herrchen wird zwar rasch langweilig dabei, der Hund aber kann nie genug davon kriegen. In Belgien bekam ich neulich den idealen Hund zu sehen. Das Tier apportierte ununterbrochen einen Stock aus einem Kanal und warf ihn danach selbst wieder hinein. Da hat der Mensch doch tatsächlich den sich-selbst-nach-draußen-lassenden Hund geschaffen, den *canis perpetuum mobile*! Einen Verkaufsschlager verspreche ich mir davon aber nicht, schließlich hat der Mensch den Hund gemacht, weil er mit ihm Gassi gehen muss. Was soll man denn allein im Wald?

Menschen sind ihre eigenen Hunde. Sie gehen vor allem mit sich selbst Gassi. Sie beschäftigen sich, um der Langeweile zu entgehen, reagieren auf die geringsten Reize, und wenn einmal keine vorhanden sind, machen sie sich aktiv auf die Suche danach. Diese Flucht vor dem Nichts wird im Allgemeinen als Arbeitseifer bezeichnet – und gelobt. Wenn Faulheit eine Todsünde ist, dann ist der Arbeitseifer eine Supertugend. Wer rastet, der rostet, Arbeit adelt – das sind die Motti unserer Gesellschaft. Fleißig wie eine Ameise, emsig wie eine Biene sollen wir sein. Zum Wohl des Staates. Je mehr der Bürger arbeitet, desto besser für die Gemeinschaft. Diese aber achtet und ehrt nur diejenigen, die die Ärmel hochkrempeln, die Last schultern und die Sache angehen. Diese Achtung wird in Geld gemessen. Je härter man arbeitet, desto mehr Geld bekommt man. Zu diesem Zweck vermieten die meisten Menschen ihren Körper an einen Chef. Muskeln und Gehirn dürfen sie behalten, die Arbeit allerdings wechselt den Besitzer. Offensichtlich kein schlechtes System. Der Ausbeutung wird in der Regel durch die Sozialgesetzgebung einen Riegel vorgeschoben, und in vielen Ländern herrscht Wohlstand. Doch es muss immer härter gearbeitet werden, in Europa zum Beispiel, um mit China konkurrieren zu können, während sich die Leute in China halb tot arbeiten, um endlich Amerika vom wirtschaftlichen Thron stoßen zu können, wo man vor lauter Angst vor China schon jetzt nach Luft schnappt. Der niederländische Wirtschaftsminister Laurens Jan Brinkhorst war im Jahr 2005 der Meinung, die Niederlande seien immer noch nicht reich genug. Er forderte die Bevölkerung auf, mehr und vor allem härter zu arbeiten, damit die Wirtschaft stärker wachse. Wann dürfen wir uns endlich auf unseren Lorbeeren ausruhen? Mehr als 24 Stunden pro Tag kann eine Volkswirtschaft nicht arbeiten. Wofür haben wir denn eigentlich die ganzen Maschinen erfunden, die uns doch die Arbeit abnehmen sollen? Offensichtlich nicht, um weniger zu arbeiten, sondern nur, um mehr zu konsumieren. Am Besitz eines Menschen kann man ablesen, wie hart er in seinem Leben gearbeitet hat. Menschen, die nichts haben, genießen nur wenig Achtung, weil sie in ihrem Leben scheinbar nichts geleistet haben.

Der Arbeit sei dank braucht man sich nie mehr zu langweilen.

Wenigstens nicht bis zum Feierabend. Den muss jeder selber gestalten, was den meisten auch ganz gut gelingt. Ja, die Menschen sind in ihrer freien Zeit möglicherweise noch fleißiger als in der Fabrik oder im Büro. Am liebsten sind sie unterwegs, auf dem Fahrrad, dem Tretroller, im Auto, per Flugzeug, zur Not auch zu Fuß, solange man sich fortbewegt, ist man gefeit vor der drohenden Langeweile. Je weiter man reist, desto mehr Bewunderung erntet man von seinen Mitmenschen. Reisen ist eine Leistung, die mehr zählt als das pure Vergnügen. Reisende vergleichen sich gern mit ihren Lieblingstieren, dem Zugvogel zum Beispiel, der um die halbe Welt fliegt. Sie wollen so frei sein wie ein Vogel. Wer dieser Ansicht ist, wurde ein Opfer unseres schlechten Biologieunterrichts. Zugvögel sind alles andere als frei. Sie folgen auf ihrem tausende Kilometer langen Flug stets demselben Weg, wie die Autos bei einem Stau auf der Autobahn.

Tiere reisen nur, wenn sie nicht anders können; jede Reise, die die Natur unternimmt, ist eine Geschäftsreise. Meistens pendeln Zugtiere hin und her zwischen dem Ort, an dem sie fressen, und dem Ort, wo sie sich fortpflanzen. Aber sie sind und bleiben *Loser*. Bei unvorhergesehenen Ereignissen auf ihren Reisen ist schnell die ganze Art in Gefahr. Französische und italienische Vogelfänger brachten schon manche Zugvogelart an den Rand des Aussterbens. Das betrifft nicht nur die Tiere. Der erfolgreichste Organismus der Niederlande, der mit bloßem Auge zu erkennen ist, ist eine Pflanze: Gras. Mehr als die Hälfte der Landfläche ist damit überzogen, es wächst auf Wiesen, an Straßenrändern, auf Sportplätzen, ja, sogar in Dachrinnen. Doch warum ist das Gras so erfolgreich? Weil es sich selten bewegt. Es kann reisen, als Samenkorn, aber es vermehrt sich am liebsten da, wo es sich ohnehin schon befindet, und zwar mittels Ableger.

Reisen ist deshalb so geachtet, weil der, der reist, auch gleichzeitig handelt. Ein Pottwal, der an einem niederländischen Strand angespült wird, ist in unseren Augen ein Held, ein Entdeckungsreisender. Pottwale leben weit von Holland entfernt, in Gruppen. Verirrt sich so ein

Tier, dann handelt es sich dabei meistens um ein junges Männchen, getrieben von einem Übermaß an Energie, wie sie Männchen aller Art kennzeichnet. Doch fast immer nimmt so eine Irrfahrt ein schlechtes Ende. Das Tier landet in einem Gewässer mit falscher Temperatur, voller Untiefen, mit denen sein Sonar nichts anfangen kann, und es kann sein Lieblingsessen, den Tiefseetintenfisch, nirgends entdecken. Seinen Übermut bezahlt der Pottwalteenager in der Regel mit dem Leben. Und trotzdem sind solche einsamen Abenteurer für die Pottwalgemeinschaft unerlässlich. Denn sollte sich in ihrem Hauptquartier einmal etwas tief greifend verändern, das Klima zum Beispiel, die Meeresströmung oder das Nahrungsangebot, dann sind es solche Pioniere, die neue Gebiete erkunden und eine Vorhut für die Art bilden. Eine Tierart ist angewiesen auf das Abenteuer, auf den unvernünftigen Übermut, auch wenn die rastlosen Individuen selbst daran meist zugrunde gehen. Vielleicht hegt auch unsere Gesellschaft deshalb so große Bewunderung für die Abenteurer, verehrt sie als Helden, obwohl jede Mutter, jeder Vater hofft, dass nicht gerade die eigene Tochter oder der eigene Sohn auf große Abenteuer aus ist.

In den Ferien brechen die Menschen auf und suchen das Abenteuer. Die Welt ist zur Herausforderung geworden. Ein Berg? Besteigen! Ferne Länder? Nichts wie hin! Ein Problem? Löse es! Nachdem dies alles erledigt ist, scheint das letzte Refugium, der Körper, zu einer solchen Herausforderung geworden zu sein. Man scheut keine Bewegung dafür, reckt sich, streckt sich, rennt einem Ball hinterher, tapeziert oder malert die Wohnung neu, rennt zum Sonnenstudio und schmiert erst Tagescreme, dann Nachtcreme aufs Gesicht.

Viele der Tätigkeiten sind jedoch nur Scheintätigkeiten. Man unternimmt sie, um überhaupt etwas zu tun. Rein um der Bewegung willen. Solange das Spaß macht, ist ja auch nichts dagegen einzuwenden. Aber viele Scheintätigkeiten kosten entsetzlich viel Mühe und verursachen sogar Schmerzen, wie der Marathon, der es erfordert, immer weiter zu laufen, auch nachdem man dem Mann mit dem

Vorschlaghammer schon begegnet ist, oder das Bodybuilding, wo man zum zehntausendsten Mal an einer viel zu fest angezogenen Feder ziehen muss, das Boxen, wo man sich zum Spaß k. o. hauen lässt, oder sonstige Sportarten, wo man sich die Sehen reißt, den Meniskus zerschreddert, nach Luft schnappt und sein soziales Leben opfert. Man versteht das Ganze erst, wenn man begreift, dass es die Mühe und die Schmerzen sind, die dem Scheinbaren einen Sinn geben.

In Japan sind Lebensmittel angesagt, die angeblich schön machen: *Beauty Food.* Es gibt Riegel gegen Haarspliss, Säfte, die die Augen von innen zum Leuchten bringen, Snacks für eine superglatte Haut. Es gibt sogar Bonbons, sogenannte *B-up Drops*, die angeblich die Brüste um ein paar Zentimeter praller werden lassen. Sollten diese tatsächlich wirken – Gott bewahre uns wenigstens davor, dass sie zuviel Schaden anrichten –, wären sie in Europa kaum ein Erfolgsschlager. Denn hier gilt: Wer schön sein will, muss leiden. Wofür man sich nicht anstrengen muss, ist nichts wert. Ob man vom Leiden schön wird, ist nebensächlich, Hauptsache, das Gefühl dabei stimmt. *Beauty Food* wäre in Europa nur erfolgreich, wenn es richtig fies schmecken würde. Damit wäre man herausgefordert, hätte eine Aufgabe, an der zu scheitern man sich nicht erlauben darf. Schönheit ist zwar relativ, trotzdem sollte an ihr alle Mühe und alles Leid, die man investiert hat, zu sehen sein. Ein gutes Beispiel dafür sind die Afrikanerinnen mit den vielen Kupferringen um den Hals, je mehr Ringe, desto schöner die Frau. Als könnte man an der Zahl der Ringe abzählen, wie viel Schmerzen das Mädchen zu ertragen bereit ist, stellvertretend für die Bereitschaft, sich für ihren zukünftigen Mann aufzuopfern. Einige Stämme im Tschad schmücken sich mit riesigen Groschenteller-Lippen. Auch sie haben sich für ein Leben voller Schmerzen entschieden, um einem zukünftigen Partner für sich zu gewinnen.

Ein Marathonläufer verformt seinen Körper nicht weniger, und seine Motivation ist kaum einleuchtender. Er ist durch das Training jeden Tag so obsessiv mit seinem Körper beschäftigt, dass seine

Gesundheit darunter leidet. Marathon ist ein eindeutiger Fall von Masochismus, allerdings ist Masochismus nie eindeutig. Es ist immer auch Sadismus mit im Spiel, bei dem der Körper der Masochist ist und der Geist der Sadist. Beide profitieren davon. Sie genießen es. Immer wieder jagt der Geist den Körper den imaginären Berg hinauf, wie Sisyphus seinen Stein den Hügel hinaufrollt, nur damit er wieder herunterkullert, bevor er oben damit ankommt. Was bezweckt der Geist nur damit?

Statt eines Ziels vor Augen, schwebt dem Jogger nur ein Damoklesschwert über dem Kopf. Der stärkste Antrieb für den Menschen ist das schlimmste Gefühl, das ich kenne, es ist schmerzhafter als eine Knöchelverletzung, bohrender als Migräne, gefürchteter als Hässlichkeit, und es kann einem das ganze Leben vergällen: das Schuldgefühl, die Vorstellung, man sei sich selbst untreu, bleibe hinter den Erwartungen an sich selbst zurück, sei ein untreuer Partner seines Ichs und habe es verraten. Das Schuldgefühl kann Bäume von Kerlen fällen und den schönsten Frauen den Glanz nehmen. Gegen einen anderen zu verlieren ist nichts gegen die Momente, in denen man mal wieder zugeben muss, dass man zu wenig trainiert, zu viel getrunken, die Vitamine vergessen und die Familie dem Sport vorgezogen habe. Der Körper hat ganz Recht, beleidigt zu sein. Man hat den heiligen Bund mit sich selbst gebrochen. Man hat eine schwere Sünde begangen.

Zur Schuld gehört die Buße. Sie erfordert das Aufsagen von Gebeten, in schweren Fällen muss sogar eine Pilgerfahrt angetreten werden. Angesichts von Gläubigen, die den Rosenkranz runterrattern, Perle für Perle, ein Gegrüßetseistdumaria nach dem anderen, muss ich immer an Sportler denken, die ihre Liegestütze absolvieren, siebenunddreißig, achtunddreißig, neununddreißig. Ein Feld von Marathonläufern ähnelt verdächtig einem Pilgerzug. Und die ganzen Leute an den Fitnessmaschinen, büßen die für etwas, das sie ihren Körpern angetan haben? Bestrafen sie sich selbst?

Sollte es für das Laufband im Fitnessstudio tatsächlich einen

Vorläufer gegeben haben, war das mit Sicherheit jene 1818 im englischen Brixton gebaute Tretmühle, die Gefängnisinsassen des *House of Correction* je nach Strafmaß kürzere oder längere Zeit eigenfüßig in Gang halten mussten, Stunde um Stunde. Eine Mühle, die kein Mehl mahlte, sondern nur der Strafe wegen bestand. Der New Yorker Gefängnisleiter James Hardie erklärte 1823, dass seine Tretmühle nicht ob der körperlichen Anstrengung die Verbrecher abschreckte und oft genug deren Willen brach, sondern ob der Eintönigkeit und des Zwangs zum Immer-weiter-treten-müssen. Eine gewisse Monotonie kann in einem modernen Fitnessstudio weder den Bewegungen noch der Musik abgesprochen werden. Ein Gefängnisdirektor aber ist hier überflüssig, in einem Fitnessstudio bricht man seinen Geist selbst. Körperliche Arbeit ist Bußetun und Katharsis zugleich.

Kann der Geist sich nicht mehr frei bewegen, so entlässt man die Spannung am besten über den Körper. Nach einer Partie Tennis sieht die Welt schon wieder anders aus. Der Körper ist ein Ventil. Auf diesem Gedanken gründet der pädagogische Wert, den die Lehrer dem Sport beimessen. Die geistigen Neandertaler der Klasse sind viel besser auszuhalten, nachdem sie eine Stunde lang beim Völkerball ihre Klassenkameraden mit Bällen malträtiert haben, notorische Rädelsführer zähmt man mit Fußball oder Turnen. Sport- und Bolzplätze in allen armen Vorstadtvierteln der Welt zeugen von einem erdumspannenden felsenfesten Glauben an die Katharsis. Das Böse soll ausgeschwitzt werden. Überall, wo junge Männer zusammengepfercht sind – in der Armee, im Gefängnis, im Jugendclub –, greifen Menschendompteure zu Hanteln und Reckstange. An nichts reagiert ein richtiger Mann sich lieber ab als am runden Ball. Hat er das geschafft, fehlt ihm einfach die Energie, Ärger zu machen. Irgendwer hat tatsächlich einmal ernsthaft vorgeschlagen, Generäle doch mit Sport abzulenken, um ihren Tatendrang in weniger vernichtende Bahnen zu lenken. Alle vier Jahre eine Olympiade treibt allen die Lust auf zwei Weltkriege pro Jahrhundert aus. Angeblich spielten die chinesischen Kaiser eine Partie Go statt in den Krieg zu ziehen. Bei diesem Brettspiel geht es wie im richtigen Krieg darum, Gebiete zu erobern, feindliche Elemente zu umzingeln und vielleicht sogar zu eliminieren. Die Kaiser unternahmen jeden Abend, in einem Boot auf dem Meer sitzend, einen Spielzug, bis feststand, welcher der beiden Gegner das Spiel verloren hatte; dieser musste dann seine Machtansprüche aufgeben.

Das klingt fast zu schön, um wahr zu sein. Wenn man mit Sport und Spiel Kriege verhindern könnte, dann müsste angesichts des Übermaßes an Sport und Spiel in unseren Armeen eigentlich ein ohrenbetäubender Weltfriede herrschen. Hätte es ohne Sport mehr Kriege gegeben? Schwer zu sagen. Sicher ist, dass Sport Aggressionen hervorruft. Vor, während und nach Fußballspielen sind die Fans besonders gewalttätig. Die Polizei hat alle Hände voll zu tun, es gibt Verwundete, Tote sogar. Die Aggressionen entladen sich weniger auf dem Feld als auf den Tribünen.

Sport ist ein zweischneidiges Schwert. Wenn man Leuten beibringen kann, statt auf den Feind auf einen Punchingball einzuschlagen, dann kann man ihnen genauso leicht einreden, dass es besser sei, statt einem Punchingball dem Feind eins auf die Mütze zu geben. Aggression wird durch den Sport nicht nur kanalisiert, sondern geradezu hervorgerufen. Man spielt dabei, wenn nicht mit Feuer, so doch mit Hormonen. Sobald ein Spieler mit dem Fuß einen Ball berührt, jagen aggressionssteigernde Hormone durch seinen Körper. Aggressivität veranlasst den Körper, mehr dieser Hormone zu bilden, so dass der Aggressionsspiegel noch steigt, und so weiter. Dieser Mechanismus brennt irgendwann einmal durch wie ein außer Kontrolle geratener Thermostat, der die Heizung höher fährt, je wärmer es wird. Das Lästige an Hormonen ist, dass ihnen mit bloßem Willen nicht beizukommen ist. Das Missverständnis, das zu einem Handgemenge geführt hatte, kann längst aus der Welt geschafft sein, trotzdem kocht man innerlich noch eine ganze Weile weiter, ob man will oder nicht.

Der Körper hat die Führung übernommen. Das ganze Problem ähnelt verdächtig der grundsätzlichen Erziehungsfrage, ob man Kinder mit Spielzeugpistolen spielen lassen darf oder nicht. Befürworter des Pistolenspiels halten dafür, dass sich in jedem Kind nur eine begrenzte Menge von Aggression befindet, nach drei verfeuerten Zündplättchenrollen kann sich ein Kind in aller Ruhe zum Üben ans Klavier setzen. Vermindert Spielen tatsächlich den Druck im Kessel?

Die Antwort liefert der allgemeine Sprachgebrauch. Redewendungen wie »Dampf ablassen« oder »den Druck vom Kessel nehmen« entstammen dem Dampfmaschinenzeitalter, ein einfaches Ventil machte die ungeheuren Kräfte des Wasserdampfs kontrollierbar. Ohne das Ventil zerriss es den Dampfkessel mit einer verheerenden Zerstörungskraft. Der amerikanische Sozialpsychologe Brad J. Bushman aber hält es für kompletten Quatsch zu glauben, man müsse der Wut freien Lauf lassen, damit sie verebbe, das sei das gleiche, als wolle man mit Benzin ein Feuer löschen. Bushman machte die Probe auf Exempel und versetze gleich 1600 Testpersonen in Wut. Die Hälfte bekam danach sofort die Möglichkeit, ihre Wut an einem Punchingball auszuleben. Das beruhigte sie allerdings nicht, sie wurden alle durch die Bank nur noch wütender. Zorniges Verhalten macht nur zorniger; immer mehr Hormone werden ausgeschüttet. Wer sich beruhigen will, sollte besser eine Katze streicheln oder bis zehn zählen. Bis hundert wäre noch besser. Danach verlangt es keinen mehr nach einem Ball.

Das Bild von der menschlichen Psyche als ein kochender Wasserkessel passte sehr gut zu der alten Theorie vom Körper als ein mit vier verschiedenen Lebenssäften gefülltes Fass. Wenn die Säfte Blut, Schweiß, gelbe Galle und schwarze Galle aus dem Gleichgewicht geraten waren, musste man einen davon abzapfen. Der Aderlass war dafür die beliebteste Methode, Schweiß konnte man ausschwitzen, sogar die Galle konnte man abfließen lassen. Übrigens basierte die gesamte Medizin auf dem Prinzip des Abzapfens, des Abführens von Flüssigkeiten, sei es dadurch, dass der Enddarm mit dem Klistier ausgespritzt oder der Magen mithilfe von Brechwurz leergekotzt wurde. Erst im 19. Jahrhundert fand der Übergang zur modernen Medizin statt, die dem Körper nichts mehr entzieht, sondern im Gegenteil, etwas hineinsteckt: Pillen, Pülverchen, Spritzen und Prothesen. Die Katharsis wird heutzutage nur noch auf jene Bereiche angewendet, die sich der direkten Kontrolle der wissenschaftlichen Möglichkeiten entziehen, wie zum Beispiel die Psychiatrie. Doch auch dort haben Pillentherapien inzwischen die Oberhand. Wie sollte angesichts all dessen von einer Katharsis durch den Sport die Rede sein können? Indem man gegen eine Lederkugel tritt oder mit Kufen an den Füßen versucht, sich so schnell wie möglich auf einer vereisten Oberfläche fortzubewegen, befreit man den Körper doch nicht von möglicherweise schädlichen Substanzen, sondern im Gegenteil, man veranlasst diesen nur, solche ins Blut auszuschütten.

Katharsis bedeutet Reinigung. Allerdings muss sich erst noch herausstellen, ob der Sport tatsächlich ein geeignetes Reinigungsmittel für die Seele ist. Dass er gegen das Schuldgefühl hilft, ist erwiesen. Mit Sport tut man Buße. Wer seinem Sport immer treu geblieben ist und trotzdem an Darmkrebs erkrankt, kann sich damit trösten, alles für seine Gesundheit getan zu haben. Neben der Buße gibt es aber noch eine einfachere Art, sich von der Schuld zu befreien. Man gibt ganz einfach einem anderen die Schuld. Eine weit verbreitete Methode: Ein Dicker sucht nicht die Schuld bei sich selbst, etwa darin, dass er zu viel isst, sondern beschuldigt seine Frau, zu gut zu kochen. Einer, der gerne mal einen Marathon laufen würde, aber an seiner Trägheit scheitert, schiebt die Familie vor. Sie lasse ihm einfach keine Zeit fürs Training. Und mit dem Rauchen aufzuhören, gelingt einem anderen nur deshalb nicht, weil alle um ihn herum fröhlich weiterpaffen. Man lügt sich zwar in die eigene Tasche, aber beruhigt gleichzeitig sein Gewissen damit, und das ist gut fürs Herz. Unschön für die Ehrlichen unter uns ist nur der ständige Anblick derer, die die Schuld so leicht auf die anderen schieben. Fanatische Sportler können solche Leute, die sorglos dick, faul oder hässlich sind, kaum ertragen. Missgelaunt von ihren ständigen Diäten werfen sie den Cola-Automaten aus der Kantine und stellen einen Kasten sauren Sprudel hin. Weil sie selbst mit dem Rauchen aufgehört haben, darf in ihrer Nähe keiner mehr am Glimmstengel ziehen. Und weil der Sport ihnen Befriedigung verschafft, werden kleine Jungen, die eigentlich lieber etwas über die Relativitätstheorie gelesen hätten, über den Bock gejagt. Erica Terpstra, seit 2003 Vorsitzende des niederländischen Sportbundes und selbst nicht in der Lage, von der Schlagsahne die Finger zu lassen oder einen sauberen Dreisprung hinzulegen, würde am liebsten jeden Niederländer zu täglichem Sport verdonnern.

Aktivität ist ansteckend. Wo viele Menschen leben, wird auch viel getan. In den Metropolen der Welt erscheinen sie wie die Ameisen im Ameisenhaufen, sie gehen, rennen, laufen unentwegt, über-, hinter-, unter-, vor- und durcheinander. Was tun sie nur? Wohin wollen sie nur? Der eine geht dorthin, wo der andere gerade herkommt. Was um Himmels willen führen sie im Schilde? Sie lösen Probleme. Füllen Formulare aus, beantworten Anrufe, fassen Entschlüsse. Das ist schön. Aber jedes ausgefüllte Formular muss auch gelesen werden, jeder Anruf zieht einen weiteren nach sich, und ein Entschluss ist etwas, was man später nur bereut. Jeder Krieg wurde irgendwann einmal erklärt, der Euro eingeführt, rechtsgerichtete Parteien in die Regierung gewählt, Bausünden getätigt, Vetternwirtschaft gepflegt, jedem Entschluss, sich scheiden zu lassen, ging einst der Entschluss zu heiraten voraus. Jede Lösung wird irgendwann wieder zum Problem, und die meisten Probleme waren vorher einmal eine Lösung. Und so dreht sich die Welt immer weiter.

Ein gutes Vorbild ist die alte Kunst. Die wird, wie ihr Name schon sagt, nicht mehr gemacht. Allerdings gibt es immer mehr Restauratoren, die dazu da sind, alte Kunst zu restaurieren. Eigentlich müssten doch längst alle Gemälde aus dem 17. Jahrhundert solch einer Wiederherstellung unterzogen worden sein. Dem ist aber nicht so, denn jede Restaurierung verursacht wieder neue Arbeit. Später Angeflicktes verfärbt sich immer anders als die Originalteile, die Theorien über das Restaurieren verändern sich, viele Restaurierungen waren schlichtweg unfachmännisch. Es wurde zum Beispiel mit zu scharfen Mitteln gesäubert, wie die Amsterdamer Restauratorin Lara van Wassenaer erklärt, oder der Hintergrund schimmert durch. Ein Großteil der Arbeit eines Restaurators besteht darin, das auszumerzen, was andere verbrochen haben. Diesen Seufzer hört man auch oft von plastischen Chirurgen. Die krumme Nase, der herabhängende Hintern, oft keine Fehler der Natur, sondern Pfusch der lieben Kollegen. Frauen, die ihr ganzes Leben lang Kosmetika benutzt haben, brauchen am Ende immer mehr davon, um zu kaschieren, dass sie ihr ganzes Leben lang Kosmetika benutzt haben. Sie sind abhängig davon. Vielleicht hätten sie gleich von Anfang an die Finger davon lassen sollen. Die Forschungen der Psychologin Liesbeth Woertman ergaben, dass sich nicht nur Frauen schön finden, die viel Zeit in ihr Aussehen investieren, sondern auch die, die dafür kaum Interesse aufbringen können. Je öfter Frauen ihre Gesichter eincremen, desto mehr wird draufgepackt, bis irgendwann offener Krieg ausbricht zwischen Geist und Körper. Dann gleicht das Gesicht einem Schlachtfeld, die Brauen sind herausgerissen, die Schützengräben zugeschmiert, alles von der Creme gerötet – besetztes Gelände.

Aber auch richtige Kriege werden irgendwann bereut. Aus der Distanz betrachtet bleiben von jedem Krieg nur Tote, Witwen, verschwendetes Erbgut und eine vorübergehende Kapitalkonzentration übrig. Die Ziele, weswegen der Krieg einst vom Zaun gebrochen wurden, sei es die Ausrottung einer Gefahr, die Gründung eines Tausendjährigen Reiches oder der Weltfriede, werden nie erreicht. Daran sind Generäle nicht interessiert. Die von ihnen verursachten Opfer und Zerstörungen, verbuchen sie lakonisch unter Kollateralschäden. Man könne schließlich kein Omelett backen, ohne Eier zu zerschlagen. Fortschritt fordert immer Opfer. Straßen zerpflügen die Natur,

Fabriken fressen saubere Luft, Windmühlen zerhacken Zugvögel, kleine Kinder werden von Vätern vernachlässigt, die Karriere machen. Die Summe all dieser Probleme lässt sich unter dem Begriff »die Umwelt« zusammenfassen. Aber die Umwelt gibt es erst seit einem halben Jahrhundert.

Hätte man sie doch nur nie erfunden! Dann würden wir jetzt gedankenlos Auto fahren, achtlos Dosen aus dem Fester werfen und Blattläuse auf der Zimmerlinde mit etwas bekämpfen, was auch wirklich hilft. Was wäre, wenn wir sie einfach klammheimlich wieder verschwinden lassen würden?, fragte sich Saartje Burgerhart vor einiger Zeit in der *Volkskrant*. Und auch weg mit dem verfluchten ökologischen System, weg mit den Fischen, forderte sie gleich noch, wo sie doch schon mal beim Abschaffen war. Fische seien entsetzliche Weicheier, die nichts aushielten und nur tot und hysterisch mit dem Bauch nach oben irgendwo in einer schmutzigen Pfütze rumschwämmen. Die rauben ihr den letzten Nerv, bekennt sie, und fordert ihre Mitmenschen auf, sie einfach abzuschaffen und gleich kurzen Prozess mit dem ganzen Ökosystem zu machen. Wir warten immer noch darauf, stattdessen erleben wir, dass die Umwelt überall geschützt wird. Und zwar von der Regierung. Die hat nämlich die Patentlösung parat: die Wirtschaft. Mit der Wirtschaft lassen sich alle Schäden, die die Wirtschaft in der Umwelt verursacht hat, prächtig wieder beheben. Das Wirtschaftswachstum erwirtschaftet Geld, mit dem man die Verschmutzungen der wachsenden Wirtschaft leicht wieder beseitigen kann. Mehr Schornsteine müssen rauchen, um den Rauch der Schornsteine bekämpfen zu können, mehr Müllwagen müssen, betrieben mit mehr Kraftstoff, noch viel mehr Müllcontainer wegschaffen, mehr Straßen müssen her, die allerdings nur noch mehr Staus verursachen, mehr noch mehr Erdgas verzehrende Fabriken müssen das ganze zusätzliche Glas recyclen, das erst noch von mehr Menschen zerschlagen werden muss, und schließlich müssen wir uns noch von mehr gutgemeinten Laientheatervorstellungen anöden lassen, die vom Verkauf vermehrt produzierten Altpapiers finanziert werden. So wird unsere Umwelt sauber. Bis die Umwelt ganz verbraucht ist. Dann sind wir wieder da, wo wir waren, bevor uns die Sache mit der Umwelt eingefallen ist.

Jeder Mensch ist seine eigene Umwelt. Je mehr er sich bemüht, im allgemeinen Rattenrennen mitzuhalten, desto mehr Zeit muss er hinter dem Schreibtisch oder im Auto verbringen, wodurch er wiederum öfter Tennis oder Golf spielen muss, um sein Bäuchlein loszuwerden, was ihn dann wieder dazu zwingt, mehr zu arbeiten, damit er die Mitgliedsbeiträge für den Tennis- oder Golfverein bezahlen kann. Wenn Fitness tatsächlich die Lösung für die Probleme der heutigen Gesellschaft sein soll, dann müsste man erst verhindern, dass die ganzen Sportler mit ihrem Auto zur Wirkstätte ihrer sportlichen Betätigung fahren. Hätte man das Problem erst gar nicht, bräuchte man auch nicht nach einer Lösung zu suchen. Wer schon dünn ist, braucht nicht abzunehmen, dünn ist man durch weniger essen. Das ist nun gerade das Problem der Dicken. Weniger essen kommt bei ihnen aber nicht in die Tüte, lieber wollen sie sich die überschüssigen Pfunde abrennen. Das funktioniert zwar in den seltensten Fällen, aber es schmeckt besser. Wer rennt, tut wenigstens was.

Tun war schon immer ehrenvoller als Lassen. Diese Weisheit haben wir mit unsrer Muttermilch aufgesogen. Vor allem in einem christlichen Land wie unserem. Unser heiliges Buch fordert uns auf, uns ein Beispiel an der Ameise zu nehmen. »Geh hin zur Ameise, du Fauler, sieh an ihr Tun und lerne von ihr!« (Sprüche 6 : 6) Discovery Channel und National Geographic sei dank wird diesem Rat heutzutage öfter Folge geleistet denn je. Wir sehen durch die Augen der Naturfilmer mit. Es ist, um im Jargon zu bleiben, geradezu faszinierend zu beobachten, wie fleißig die Ameisen sind. Sie zerren und schleppen, rackern und ackern, sind immer unterwegs. Oder die Bienen. Auch solche Streber. Noch ein wenig Nektar hier, noch ein Tröpfchen dort, und nebenbei noch rasch ein kleines Kohlfeld bestäubt, dann wieder schleunigst zurück zum Korb, um für das Wohlergehen des Staates zu sorgen. Filme über Biber erinnern an Reportagen über die japanische Autoindustrie. Rege, arbeitsam, fleißig. Das liegt daran, dass sich die Tiere in so einem Film immer genau so verhalten, wie man es von ihnen erwartet. Die Brüllaffen brüllen, der Klammeraffe klammert und die Menschenfresser fressen Menschen. Vögel bauen ein Nest nach dem anderen, um ein hungriges Schnäbelchen nach dem anderen zu füttern, es sei denn, sie sind gerade im Zusammenhang mit dem Vogelzug zu beschäftigt dafür. In der Natur herrscht Vollbeschäftigung, da gibt es keine Leerläufer und Tagediebe. Jedenfalls solange eine Filmkamera auf sie gerichtet ist.

Tierfilme halten die Menschen dazu an, so rege, arbeitsam und fleißig zu werden wie die Natur. Wecker klingeln vor dem Morgengrauen, damit möglichst viel Arbeit verrichtet werden kann, und nach getaner Arbeit verbringt man die Freizeit denkbar sinnvoll. Fleißig wie die Ameisen wollen die Menschen sein, doch gelernt haben sie daraus nichts. Außer die Tierfilmer. Die wissen nämlich, dass man Stunden, Tage, ja Monate warten muss, bevor die Natur endlich etwas tut, was zu filmen sich lohnt. Tiere machen sich nun mal nicht so einen Kopf wie wir. Sie haben keine Ahnung, dass das Leben so kurz ist. Vögel rackern sich zwar ab, um ihre Kinder großzuziehen, aber nicht im August, September, Oktober, November, Dezember, Januar, Februar, März und April. In diesen Monaten lassen sie es sich gut gehen. Auch wenn es so aussieht, als täten all die Ameisen in ihrem Haufen ständig etwas Nützliches, in Wirklichkeit haben sie nur während eines Viertels des Tages Dienst. In einem Ameisenhaufen geht es zu wie in einem Shopping Center: Es herrscht ein ordentliches Gewusel, doch keiner geht wirklich irgendwohin. Und die Biber. Warum, glauben Sie, bauen die so eifrig an ihrem Damm? Nur um dort, müde vom Bauen, der Länge lang liegend faulenzen zu können. Das aber zeigen die Filme nie, denn beim Nichtstun rührt sich nichts, und was sich nicht rührt, kommt nicht ins Fernsehen.

Ein Mensch lebt zu schnell. Wenn die Sterbensstunde dann da ist, hat man so gut wie nichts erlebt, ähnlich wie ein amerikanischer Tourist, der sich für ganz »Juropp« nur eine Woche Zeit nimmt. Die Welt hat sich verändert – aus dem Heimatdorf wurde eine Stadt, aus der Aussicht eine Autobahn, die eigene Zeit ist um. Doch man selbst hat kaum was bemerkt von all den Veränderungen. Beim Sport wird man üblicherweise für eine schnelle Reaktion belohnt, doch was kriegen wir für das Gegenteil, dafür, dass wir einen langsamen Vorgang wahrnehmen? Man müsste im Grunde viel träger leben, am besten so träge, dass man sieht, wie die Zeiger einer Uhr sich drehen, hört, wie die Finger- und Zehnägel wachsen, spürt, wie das Ende sich nähert. Diese Trägheit muss unsere Ministerin Margreeth de Boer 1997 wohl gemeint haben, als sie die Niederländer aufforderte, sich zu »entschleunigen«. Doch formulierte sie dabei nur ein altbekanntes Bedürfnis neu. Schriftsteller wie Samuel Johnson gaben sich im 18. Jahrhundert bereits dem langsamen Nachsinnen hin, auch der französische Philosoph Pierre Sansot, der 1998 das wunderbare Buch über die Entschleunigung geschrieben hat, *Du bon usage de la lenteur*,[48] ein wunderbares Loblied auf das Schlendern für Fortgeschrittene. Aber diese beiden sind ebenfalls nur ein Echo jenes Rufes aus alttestamentlichen Zeiten, sich zu den Ameisen zu begeben, dem sich alsbald ein weiterer hinzugesellte. Jesaja sagte, »Wer glaubt, der flieht nicht.« (Jesaja 28:16).

Ist es nun höchste Zeit, sich rasch zu entschleunigen, das Tempo der Natur anzunehmen? Manche glauben, dass früher alles viel gemächlicher vor sich ging. Es sei noch nicht so lange her, dass das Leben eines niederländischen Bauersmanns im Tempo einer Treckschute dahinglitt. Für einen Italiener ist der Moment, in dem das Früher-war-alles-besser zum Albtraum der Zukunft wurde, genau zu datieren: Das Jahr 1986, als die Spanische Treppe in Rom durch die Eröffnung des ersten McDonald's in unmittelbarer Nachbarschaft entehrt wurde. Alb träumt seitdem auch der kulinarische Schriftsteller Carlo Petrini, der schließlich eine Lanze für das Gegenteil, für *Slow Food*, brach. Essen sollte nicht schneller, sondern, im Gegenteil, langsamer werden. Käfighennen mussten auf einem Tisch voller Regionalprodukte durch Freilandhühner ersetzt, auf klassische Weise zubereitet und gemächlich in Gesellschaft angenehmer Menschen verzehrt werden. Die *Slow-Food*-Bewegung hat zwar viele Menschen auf der ganzen Welt zur Einkehr gebracht, dafür aber eine Rage begründet. Dieses ständige Genöle allerorten über die Vorzüge exquisiter Würstchen, die in einsamen Klostern geräuchert werden, sind etwas arg laut und übertönen die vernünftigen Rufe nach einfacher, gesunder, ökologischer Kost. Ein Menetekel ist der in Turin ansässige *Salone del Gusto* in der alten Fiat-Fabrik. Nicht weniger als 150 000 Menschen besuchten 2004 diese Feinschmeckermesse, um an fünf Tagen von elf bis elf an mehr oder weniger *slowem Food* aus allen Teilen Italiens und dem Rest der Welt zu schnuppern. Mit all ihren Ratgebern für bewussteres Essen droht aus der Bewegung eine Clique von Kulinaristen zu werden, deren berühmteste Heldentat die Rettung einer seltenen toskanischen Schweineart sein wird, damit sie weiterhin zu träger Wurst verarbeitet werden kann. Richtige Kenner können so ein Stück zaudernde Wurst aus hunderten anderer Würste herausschmecken, eine Fähigkeit, von der der Laie nur träumen kann. *Slow Food* macht das Leben offensichtlich nur noch komplizierter. Man kann keiner Wurst mehr trauen.

Der Trend beschränkt sich nicht nur aufs Essen. Mit einer Geschwindigkeit, die man einer Langsamkeitsbewegung nicht zugetraut hätte, erscheinen unentwegt Bestseller, die *Slow Life*, *Slow Sex*, *Slow Traffic* und *Slow Shopping* propagieren. Auch Bücher sollen wieder dicker werden. Einer der prominenten Vertreter der Entdeckung der Langsamkeit, Jean-Carl Honoré, hatte sein Erweckungserlebnis, als er seinem zweijährigen Sohn aus Shari Lewis' Kinderbuch mit dem Titel *The One-Minute-Bedtime-Stories* vorlas. Die Autorin hatte klassische Märchen auf die Vorlesezeit von jener einen Minute reduziert, die moderne Eltern heute noch für ihre Sprösslinge glauben erübrigen zu können. Prompt kündigte er seinen Job, um ein langsameres Leben zu leben und andere von dieser Notwendigkeit zu überzeugen. So hält er es für sinnvoller, seinen Winter strickend zu verbringen als zum Wintersport zu fahren. Nicht, um hinterher einen warmen Pulli zu haben, sondern wegen des monotonen Rhythmus' der Stricknadeln beim Stricken, der angeblich, wie Forscher herausgefunden haben, den Herzschlag und den Blutdruck senke und den Strickenden in eine friedliche, ja fast meditative Stimmung versetze. Tom Hodgkinson erhebt in seinem Buch *Anleitung zum Müßiggang* die Faulheit zur Tugend, und auch Corinne Maier sieht sie im Vormarsch in ihrem Werk *Die Entdeckung der Faulheit*. Weniger arbeiten und öfter dösen lautet die allgemeine Parole.

Das *slowste Slow* endet im Stillstand. Warum das Tun nicht ganz lassen? Einmal aus der Tretmühle heraus ist es egal, wie schnell sie sich dreht. Man könnte sogar aufhören zu essen. Das klingt zwar etwas drastisch, ist aber dennoch die normalste Sache der Welt. Kaum eine Religion auf der Welt, in der nicht zeitweise gefastet wird. Katholiken fasten seit Jahrtausenden in den Wochen vor Ostern, die Moslems während des Ramadans. Als Belohnung wird danach entweder Ostern oder das Zuckerfest gefeiert. Ungläubige machen es umgekehrt. Sie feiern erst, vor allem an Weihnachten, und fasten danach, um die angefutterten Kilos wieder loszuwerden. Fasten kann man auf die erdenklichsten Arten und Weisen. Bei den Katholiken genügt es, sich zwischen Aschermittwoch und Ostern auf eine Mahlzeit pro Tag zu beschränken, gläubige Juden trauen sich während der 25 Stunden des Jom Kippur nicht mal, sich die Zähne zu putzen, aus Angst, sie könnten ein paar Tropfen Wasser verschlucken. Gläubigen verschiedener Religionen ist es versagt, freitags Fleisch zu essen oder ihr ganzes Leben lang Schwein. Am besten und am einfachsten wäre es, gar nichts zu essen. Nichts zu essen hält man besser durch als ab und zu etwas. Es ist ja auch ein Kinderspiel, ganz mit dem Rauchen und Trinken aufzuhören, verglichen mit der Entscheidung, eine Zigarette pro Tag zu rauchen oder sich nur ab und zu ein Gläschen zu genehmigen. Vom Essen ist man nun mal wie vom Rauchen und Trinken abhängig. Mit dem Essen kommt der Appetit. Und mit dem Fasten der Verzicht. Zwei Tage Fasten ist eine Herausforderung, nach drei Tagen hat man sich daran gewöhnt. Wer weniger isst, hat weniger Hunger, wer nichts isst, hat gar keinen. Das lässt sich immer wieder bei Hungerkatastrophen beobachten. Erreichen die Hilfsorganisationen endlich mit ihren Lastern voller Milchpulver das Ziel, bleiben viele der ausgehungerten Menschen apathisch sitzen und rühren sich nicht. Der Hunger ist die geringste ihrer Sorgen.

So weit braucht es in unserem Land von Milch und Honig nicht zu kommen. Zu langes Fasten ist gefährlich, aber zu kurzes ist auch nicht gut. Wer weniger als drei Tage fastet, bei dem verschwindet der Hunger nicht, wer zu lange fastet, geht das Risiko einer Mangelernährung ein. Wasser sollte man während des Fastens immer zu sich nehmen. Dann kann das Fasten für Körper und Geist eine Läuterung sein, denn es findet eine gründliche Reinigung der Eingeweide statt. Gleichzeitig verringert das Fasten das Schuldgefühl, das einen überhaupt erst so dick hat werden lassen. Trotzdem halten es die meisten Menschen für unmöglich, acht Stunden hintereinander zu fasten. Dabei tun sie es schon ihr ganzes Leben lang. Wer isst schon was im Schlaf?

Ich weiß zwar nicht, wie man im Schlaf reich werden kann, aber wie man schlafend abnimmt, das weiß ich genau. Beim morgendlichen Blick auf die Waage ist es mir wieder gelungen. Dann wiege ich wieder weniger als am Abend vorher. Die Differenz kann schon mal ein Pfund betragen. Ein großer Teil wird in der Nacht ausgeschwitzt, doch verbrennt man beim Schlafen auch einige Kalorien: 65 Kilokalorien pro Stunde, das macht 1540 pro Nacht. Tagsüber sich die Lunge aus dem Leib zu rennen bringt weniger, als sich einfach ins Bett zu legen, dort nimmt man wie im Traum von selbst ab. Schlafen ist ein wunderbares Beispiel dafür, zu faulenzen und trotzdem etwas zu erreichen. Der Schlaf ist nicht nur eine Schlankheitskur, sondern er erhält uns auch am Leben. Länger als elf Tage Schlafentzug überlebt kein Mensch. Den Weltrekord hält der siebzehnjährige Schüler Randy Gardner, er kam 264 Stunden ohne Schlaf aus. Nach vier Tagen fing er an zu halluzinieren, hielt sich für einen berühmten Fußballer, lallte nur noch und war nicht mehr in der Lage, zu fernsehen. Seine Körpertemperatur sank um ein Grad. In der ganzen Welt setzen Geheimdienste den Schlafentzug als Folter ein. Es ist schon mancher an Schlafmangel gestorben.

Acht Stunden Nichtstun pro Tag sind notwendig, um gesund zu sein. Die Organe brauchen diese Zeit, um sich erholen zu können. Außerdem hilft es, Unfälle zu vermeiden. Die Zahl der Verkehrstoten als Folge von Übermüdung ist ungefähr so hoch wie die Zahl der Verkehrstoten aufgrund von alkoholisiertem Fahren. Dr. Ingrid Verbeek vom Zentrum für Schlaf- und Wachstörungen in Heeze beklagte es, dass die meisten Menschen bereit sind, sehr viel für ihre Gesundheit zu tun, sie essen besser oder bewegen sich mehr, doch selten wird die Änderung der Schlafgewohnheiten in Betracht gezogen. Nicht zu verachten ist, dass Schlafen auch schön macht. Durchs Abnehmen einerseits, andererseits aber auch dadurch, dass ein Schönheitsschläfchen das Hautbild deutlich verbessert. Trotzdem schlafen wir nach Auskunft des Schlafexperten William Dement anderthalb Stunden weniger als noch unsere Großeltern. Das ist genau die Zeit, die wir heute gewöhnlich mit Freizeitsport verbringen. Ein schlechter Tausch. Warum soll man sich gesundrennen, wenn man sich gesundschlafen kann?

Alle Tiere schlafen. Vögel während des Flugs, Delfine beim Schwimmen. Katzen sind wahre Meister im Schlafen. Sie verschlafen zwei Drittel ihres Lebens, was nicht heißen soll, dass sie den Rest der Zeit hellwach wären. Für ihr Auskommen sorgt doch Herrchen. Andere Tiere, wie der Koala, verschlafen den größten Teil ihres Lebens, weil es ihnen für ein wacheres Dasein an Nahrung mangelt. Durch Schlafen sparen sie Energie, so dass sie mit dem ärmlichen Bisschen Nährstoffen in ihrem eintönigen Eukalyptusmenü gut über die Runden kommen. Die meiste Energie aber spart ein Tier beim Winterschlaf. Einen ganzen Winter lang zehrt es von seinem Fettvorrat. Ach, könnte der Mensch das doch auch! Im Herbst ins Bett, und erst im Frühjahr wieder raus aus den Federn. Ausgeruht und schlank wie eine Tanne. Nie mehr von Herbststürmen durchnässt werden, nie mehr im Fernsehen Quizsendungen anschauen, während der Ofen bollert, nie mehr Eis von Autoscheiben kratzen. Leider ist unser Körper darauf nicht eingestellt. Er ist ein altmodisches Modell, mit einer Einheitstemperatur von 37 °Celsius. Ein Igel kann seinen Organismus auf Sommer- oder Winterbetrieb einstellen. Ein Knopfdruck genügt, und der Körper arbeitet auf Sparflamme. Während Schwalben und Fitis sich mit Stürmen, Erschöpfung und Feinden herumschlagen müssen, liegt ein Igel sicher im Schlaf. Und in was für einem! Anders als ein normaler Schläfer reagiert ein Winterschläfer noch auf äußerliche Reize. Er weiß genau, was um ihn herum vor sich geht. Schlafen und wissen, dass man schläft, gibt es ein größeres Glück? Nur Geduld braucht man dazu. Daran mangelt es einem Igel nicht, denn er weiß aus Erfahrung, dass der Winter ein Problem ist, das sich von selbst löst. Wir aber hetzen uns auch im Winter ab. Der Igel hört's mit Wohlwollen und dreht sich auf die andere Seite. Nur noch ein paar Dutzend Nächte weiterschlafen.

Menschen halten keinen Winterschlaf, verbringen aber trotzdem ganze Wochen, Winter oder Jahre im Bett; manchmal sogar das ganze Leben. Die Krankenhäuser liegen voll mit solchen Leuten. Lange Bettlägrigkeit ist ein großes medizinisches Problem. Muskeln erschlaffen, Knochen werden brüchig. Der Beweis für das Sprichwort: Wer rastet, der rostet. Nicht so der Bär. Im Grunde ist seine lange Ruhezeit gar kein Winterschlaf, denn seine Körpertemperatur sinkt dabei kaum. Trotzdem schläft ein Bär fast den ganzen Winter hindurch. Er frisst und trinkt nicht, die Verdauung ist auf null heruntergefahren. Ein Mensch müsste nach einem Winterschlaf sofort in die Reha-Klinik, doch der Bär wacht erquickt aus seinem Schlaf auf. Die Muskeln haben nichts von ihrer Kraft eingebüßt, und die Knochen sind sogar noch etwas stabiler als vor dem Schlaf. Man vermutet, dass die Muskelfasern des Bären während des Schlafs dauernd leicht zittern. Um fit zu bleiben brauchen Bären weder Ringe, Böcke noch Klettergerüste, schlafen genügt.

Winterschläfer sieht man selten in Tierfilmen. Und trotzdem ist das Nichtstun eine typisch tierische Verhaltensweise, eine Stunde Faulenzen kann einem Tier mehr nützen als eine Viertelstunde harte Arbeit. Nichtstun ist zwar nicht besonders eindrucksvoll, dafür kostet es aber auch nicht viel. Man spart eine Menge Nahrung, die man sich sonst mühsam hätte verschaffen müssen. Eine Hummel wägt sorgfältig ab, ob eine geplante Flugrunde nicht mehr Honig verbrennt als einbringt. Eine Aktivität zu viel kann für ein Insekt fatal sein. Solange sie nichts tut, funktioniert die Tarnung der Stabheuschrecke ausgezeichnet. Der Feind hält sie für einen trockenen Stab im Heu. Sobald sie sich aber bewegt, schreckt sie noch den dümmsten Feind auf. Manche Tiere rühren sich aus diesem Grund gleich gar nicht mehr von der Stelle. Korallen oder Seeanemonen bleiben da, wo sie sind, ihr ganzes Leben lang. Warum sollten sie sich auch von der Stelle fortbewegen, wo sich doch das Wasser um sie herum bewegt? Essen und Trinken fließen gewissermaßen direkt vor ihrer Nase vorbei.

Wer bleibt, wo er ist, wird das Erdreich besitzen. Weil Pflanzen sich nie irgendwohin aufmachen, sparen sie enorm viel Energie. Sie haben ihre Mobilität gegen die Bequemlichkeit eingetauscht, von der Luft zu leben, die an ihren Blättern vorbeifächelt, und vom Wasser, welches ihre Wurzeln benetzt. Aber auch sie haben eine Ruhezeit verdient. Nachts, wenn die Sonne nicht scheint, nimmt sich ihr wichtigster Lebensprozess, die Photosynthese, eine Auszeit. Viele Pflanzen, wie die Feuerbohne, lassen dabei ihre Blätter hängen, als ob sie tatsächlich schlafen. Manche Enzianarten reagieren so empfindlich auf den Einfall der Dämmerung, dass sich ihre Blüten schließen, sobald eine dunkle Wolke an der Sonne vorbeizieht. Moderne Gartenliebhaber sollten sich daran ein Vorbild nehmen. Ein Garten ist nicht einfach nur da, um mit dem Spaten darin herumzufuhrwerken oder Geräteschuppen darin zu errichten. Ein richtiger Gärtner weiß das, er ist erst dann vollauf glücklich, wenn er an den Spaten gelehnt stundenlang seine Pflanzen betrachtet oder mit dem Nachbarn ein Schwätzchen hält. Ein ordentlicher Garten hält so was aus. Nicht mal der Herbst, der ihn unabänderlich in einen Friedhof verwandelt, kann ihm was anhaben. Ein Garten stirbt nicht, er legt sich schlafen. Im Frühling ist er dann plötzlich wieder da, wie neugeboren, die braunen Blätter sind durch grüne ersetzt, müde gewordene Äste haben sich wieder aufgerichtet. Ein Wunder! So was könnten wir nie hinkriegen, weil wir uns mit dem Herbst niemals abfinden würden. Ein Garten ist klüger, er macht einfach eine Zeitlang nichts.

Mit regelmäßig eingelegten Ruhepausen hält die Natur jetzt schon drei Milliarden Jahre durch. Sorglose Zeiten für den Schöpfer. Nach sechs Tagen Schöpferei begnügte er sich mit der Ruhe am siebten Tag; im Grunde hat er seither keinen Finger mehr krumm gemacht. Er kann sich das leisten. Wer sonst? Unter den Menschen nur die Reichen. Weil sie alles haben, brauchen sie nichts mehr zu tun. Aber auch andersrum wird ein Schuh draus. Gerade weil sie nichts getan haben, sind sie so reich geworden. Das Nichtstun gibt einem die Gelegenheit zum Grübeln, den Blick schweifen zu lassen, den Gedanken freien Lauf zu lassen. Ein Faulpelz lässt die Welt einfach mal eine Weile die Arbeit für ihn erledigen. Man muss sich nur trauen. Von den 99 Prozent Transpiration und dem einen Prozent Inspiration, die Thomas Alva Edison für sich in Anspruch nahm, ist das eine Prozent das wichtigere. Inspiration kann man nicht erzwingen, man muss nur offen dafür sein. Und während man das ist, kann man die Gelegenheit nutzen, alles, was man bisher getan hat, einer Prüfung zu unterziehen.

So sind in meiner eigenen Disziplin, der Biologie, tausende von Forschern darum bemüht, dem wissenschaftlichen Gebäude, von dem bisher erst ein kleines Mäuerchen steht und dessen Fundament immer noch ganz fehlt, ein Steinchen nach dem anderen hinzuzufügen. Städte werden nicht durch die Bösartigkeit der Architekten verschandelt, sondern dadurch, dass diese krampfhaft einfach zu viel wollen. Pierre Sansot findet, die Menschen in den Städten sollten viel öfter einfach nichts tun:

> Menschen, die es eilig haben – und das sind meist diejenigen, die Verantwortung tragen –, flanieren nicht. Sie haben dazu, wie sie sagen, keine Zeit. Ein Stadtplaner kennt, will er Mauern und Gehirne verändern, weder Rast noch Ruhe. An einer Stadt gibt es noch so viel zu verbessern: Entweder in den einzelnen Vierteln, aber auch an der Stadt als Ganzes. Die Bedürfnisse der Kinder und der Alten müssen berücksichtigt werden, die der Einwohner, aber auch die der Touristen. Ein Stadtplaner entwirft Pläne und verwirft sie wieder. Vielleicht würde er sich eine Menge Enttäuschungen ersparen, wenn er sich die Zeit nähme, die Anforderungen der einzelnen Orte auf sich wirken zu lassen, wenn er einfach mal in aller Ruhe und mit offenen Sinnen und Geist durch die Stadt flanierte.[49]

Flanieren ist wohl zu altmodisch. Schon das Wort ist verschwunden. Wer sagt heute noch, dass er flanieren geht? Heutzutage geht man »in die Stadt«, »zum Shoppen« oder »einen Kaffee trinken«. Ist ja auch in Ordnung, solange man sich nur auf den Weg macht. Und am besten ohne Ziel. Das Ziel des Flanierens ist die Ziellosigkeit. Die Menschen von heute haben zu viele Ziele. Und die steuern sie an, zu Fuß, mit dem Fahrrad, der Straßenbahn oder am liebsten mit dem Auto. Das Ganze nennt man dann Verkehr. Aber wenn jeder irgendwo hin will, bleiben am Ende alle stecken. Das nennt man dann ein Verkehrsproblem. Die Lösung dafür ist allerdings ganz einfach: weniger Verkehr. Warum soll man überhaupt von A nach B gehen, wenn man auf der Gegenfahrbahn nur Leute sieht, die unbedingt von B nach A wollen? Das Ergebnis eines ganzen Tages voller Stoßverkehr ist doch nur, dass am Abend fast jeder wieder dort ist, von wo er am Morgen aufgebrochen ist. Mit dem Unterschied, dass eine Menge Benzin verbrannt wurde und es ein paar tote Kinder mehr gibt. Könnten wir nur das Unterwegsseinwollen einmal lassen. Die meisten Verkehrsteilnehmer fahren sowieso dorthin, wo sie im Grunde gar nicht sein wollen: zum Zahnarzt, zu gewissen Familienmitgliedern, zu einem Vergnügungspark gar. Zum Teufel damit! Hört einfach auf, unterwegs sein zu wollen, und es wird sich eine neue Welt für euch öffnen. Hurra, nie mehr zu Tante Gertrud, die Konferenz findet ohne mich statt, und die Kinder schwänzen den Tenniskurs, der sowieso viel zu teuer ist. Und als Krönung fahren wir dieses Jahr nicht in Urlaub! Damit ersparen wir uns nicht nur das lästige Packen, den unausweichlichen Streit während der Reise, den Durchfall, das Schuldgefühl der armen Bevölkerung und der zertrampelten Natur gegenüber, vor allem ersparen wir uns, wie Lisette Thooft in der *Volkskrant* meinte, den Stumpfsinn:

> Ein unaufhörlicher Strom ständig wechselnder Reize stumpft ab; mit der Folge, dass immer stärkere Reize nötig sind, will man noch angeregt oder von etwas begeistert werden. Dagegen hilft Ruhe und Stille. Die Sensibilität erhöht sich, wodurch man auch für subtile Dinge wieder empfänglich wird. Es stellt sich ein Gefühl der Frische, des Neuen, der Offenheit ein. Ein Geist, der vollgestopft ist, kann nur noch wiederkäuen, was in ihm ist, in einem leeren Geist dagegen haben neue Ideen wieder eine Chance. Einfach faul sein und nichts wollen – das war ja auch einmal der Sinn und Zweck des Urlaubs.

Nicht der Ort, wohin man geht, sondern wovon man sich fernhält, wird schließlich zur Quelle des Vergnügens. Und außerdem gewinnt man eine Menge Zeit, so dass man davon genügend hat, will man mal was Richtiges erleben, etwas anderes als das ständige Bungeegejumpe an einem Ort, wo noch kein Reisedossier einer Zeitung war, etwas, das glanzvoller ist als ein Morgengrauen, das einem das Blut stärker gefrieren lässt als ein Sturzflug in einer schrottreifen Dakota. Wer das erleben will, der sollte einfach zu Hause bleiben, die Augen schließen und schlafen. Nach kurzer Zeit schwimmt man zwischen Haien, ist man Vater der eigenen Mutter oder befindet sich in einem Kloster mit lauter nymphomanen Nonnen. In Träumen erlebt man mehr als in den unanständigsten Wachstunden.

Wenn man am wenigsten tut, geschieht am meisten. Trotzdem genießt die Faulheit wenig Achtung. Aus diesem Grund sagt jeder, er habe beschlossen, zeitig zu Bett gehen, um am nächsten Morgen ausgeruht zu sein. Keiner wagt es die Wahrheit zu sagen: Es sei schon spät und man ist todmüde. Ersteres klingt nämlich aktiver, Schlafen wird dadurch zu einer sinnvollen Tätigkeit geadelt: Man schläft, um am nächsten Morgen gesund und tatendurstig wieder aufzustehen. Auch der Schlaf ist zu einer Scheintätigkeit geworden. Biologen sagen zum Beispiel über eine Eidechse nie, sie sitze auf der Mauer und döse vor sich hin, sondern es heißt dann, die Eidechse wärme durch die Sonnenstrahlen ihren Motor auf. Eine Eidechse liegt nur in der Sonne, um besser arbeiten zu können. Sie unterbricht für einen Moment jede Tätigkeit, tut für eine kleine Weile mal nichts und kann danach umso aktiver sein. Menschen liegen ja auch nicht am Strand und schlafen, sondern »nehmen ein Sonnenbad«. Doch das beste Alibi fürs Ausschlafen liefert der Arzt, wenn er Ruhe »verordnet«. Diese Ruhe dient einem Zweck, der Doktor hat es ja gesagt. Und ein Doktor hat immer Recht. Jeder Arzt weiß, dass auch während der Mensch offensichtlich nur faul daliegt, im Körper eine Menge passiert, was im Zustand der Aktivität nicht zu erreichen ist. Er weiß, dass die meisten

Zipperlein von selbst ausheilen. Ein Hausarzt gestand mir einmal, dass er manchmal seine liebe Not habe, die Behandlung rechtzeitig abzuschließen, bevor der Körper des Patienten sich selbst geheilt habe. Das klingt ganz nach einem Medizinmann, der angesichts dunkler Regenwolken noch flugs einen Regentanz aufführt.

Patienten erwarten vom Arzt, dass er etwas unternimmt. Sie bestehen auf einem Rezept, wollen gleich zum Facharzt überwiesen werden, Krankenhäuser sind so beliebt, dass es lange Wartelisten gibt. Mit einem Stoßseufzer verschreibt ein Facharzt massenhaft Placebos. Die wirken oft am besten, oder richten wenigstens keinen Schaden an. Denn darin liegt die große Gefahr puren Aktivismus': Die Zahl der falschen Möglichkeiten übersteigt die der richtigen bei weitem. In einer Apotheke stapeln sich die dem Menschen schädlichen Medikamente bis unter die Decke. Diesem eine Pille davon vorzuenthalten ist effektiver als unter all den Pillen die eine, passende zu finden. Dann ist keine noch besser. Wenn man jemanden anrufen will, liegt der Clou darin, keine der hunderttausend falschen Nummern im Telefonbuch zu erwischen. Dasselbe gilt für einen Fußballer, den Turner und den Flaneur: Nicht die Muskelfasern, die betätigt werden, sind wichtig, sondern jene einzelnen, die das Nervensystem ausbremst.

Kranke, die auf einer Behandlung bestehen, können höchstens sich selbst schaden. Die eigentlich gefährlichen sind die Gesunden. Die wollen immer was tun: Städte ausbreiten, die Penner aus dem Stadtpark verbannen, Straßen bauen, Deiche anlegen, Brücken schlagen. Und nie sind sie zufrieden. Die angeblich sicheren Lösungen spielen Haschmich. Und es erhebt sich die bange Frage, ob wir uns darüber Sorgen machen müssen, trotz oder vielleicht sogar aufgrund unserer unermüdlichen Bemühungen. Sind unsere Anstrengungen Ergebnis oder Ursache eines änderungsbedürftigen Sachverhalts? Oft schürt die Lösung größere Ängste, als es das Problem je vermochte. Dass wir so viel unserer Natur verloren haben, ist eine Folge unserer unermüdlichen Beschlussfreudigkeit. Dass da und dort etwas Schönes stehen geblieben ist, verdankt man nur gelegentlicher Entschlussschwäche. In dieser Hinsicht bleibt die Natur immer verletzbar. Auch nachdem vielleicht zehn Mal nichts beschlossen wurde, kann sich die Natur nicht in Sicherheit wiegen; ein Entschluss genügt, und sie ist für immer verloren. Naturschutz bedeutet, zehn Mal nichts zu tun und es tausendmal zu lassen.

Was für die Natur gilt, gilt auch für die Kultur. Manchen Stämmen und Völkern der Welt reichten wenige Zusammentreffen mit der westlichen Kultur, und um ihre Sitten und Gewohnheiten war es geschehen. Im Namen des Fortschritts steckten wir fremde Kulturen mit unseren Gewohnheiten, Bakterien und Religionen an. Zwei großen Ländern gelang es über Jahrhunderte, sich diesem vernichtenden Einfluss zu entziehen: China und Japan. Bis ins 19. Jahrhundert hinein waren sie sich selbst genug. Als sich unser Mittelalter dem Ende zuneigte, verfügten die Chinesen bereits über eine mächtige Flotte, deren Frachtschiffe mit 1500 Tonnen größer waren als das größte Schiff von ganz Europa. Admiral Tscheng Ho unternahm mit 317 Schiffen eine Expedition in den Indischen Ozean, chinesische Dschunken tauchten vor der Ostküste Afrikas auf und brachten dem Kaiser eine Giraffe mit. Die Welt lag offen vor den Chinesen, doch sie hatten an der Welt kein Interesse. Kurz bevor die Europäer sich zum großen Weltraubzug rüsteten, 1551, wurde in China ein Gesetz erlassen, demzufolge kein Schiff mit mehr als einem Mast in See stechen durfte. Man blieb lieber zu Hause. Die Chinesen hatten keine Missionare, die ihre Religion in die Welt trugen, und schickten keine Händler aus, um europäische Waren einzukaufen. Der Gott der Chinesen hatte Gläubige genug, und ihr Land mehr Schätze, als der am weitesten gereiste Europäer sich vorstellen konnte. Der Westen hatte ihnen nichts zu bieten. In Japan wurde zwischen 1640 und 1854 Handel mit dem Westen nur an einer kleinen Hintertür betrieben, auf der künstlichen Insel Dejima vor Nagasaki, in höchst bescheidenem Umfang. Die Europäer klopften eine Tür weiter an und segelten fortan nach Ost- und Westindien, wo ihnen die Landung nicht verwehrt wurde, eine Höflichkeit, die die einheimische Bevölkerung teuer zu stehen kam.

Wir halten solch einen Isolationismus fast für unanständig. Er widerspricht unserer Pflicht zum Fortschritt. Doch China und Japan haben sich dadurch eine Schonfrist eingehandelt. Sie konnten auf ihre ureigenste Art und Weise leben, bevor die westliche Technologie unter der Drohung westlicher Kanonen auch sie verführte. Inzwischen arbeiten die Chinesen und Japaner noch härter als die Europäer oder Amerikaner. Eifrig und wie Sklaven opfern sie ihr ganzes Leben einer *company*, die den Druck von mal zu mal erhöht. Stille und Einkehr findet man auch dort jetzt nur noch in den Klöstern und Museen.

Beim Anblick der Fabrikhallen, wo chinesische Mädchen unsere Hosen zusammennähen oder die Japaner elektrische Geräte montieren, drängt sich unweigerlich der Vergleich mit einem Ameisenhaufen auf. Doch so weit wie die Ameisen haben's die Menschen noch nicht gebracht, weshalb die Manager aus Japan und China eifersüchtig auf den Ameisenhaufen blicken. Was für ein Personal! Tag für Tag treten die Arbeiterinnen ohne zu murren in langen Schlangen zur Arbeit an. Hunderttausend Arbeiterinnen, um ein einziges Nest am Laufen zu halten! Nichts Besonderes unter Ameisen. Egoismus gibt's hier nicht. Außenarbeiterinnen stehen ihre Nahrung anstandslos an Innenarbeiterinnen ab, die sie wiederum an die Larven verfüttern. Einige hängen wie lebende Honigtöpfe von der Decke herunter, wieder andere bilden mit ihren Körpern eine Brücke für wieder andere, und jede Arbeiterin ist bereit, für das Wohlergehen des Rests wenn nötig das Leben zu opfern. Die Kinderbetreuung ist in den Betrieb integriert, niemals bricht ein Streik aus, und eine Revolution schon gar nicht. Felsenfest sitzt die Königin auf dem Thron. Wie managt sie das nur? Wie wird man so ein großer Volksführer oder Volksführerin? Ach, könnten unsere Führungspersönlichkeiten doch mal für eine Weile Topmanager dieser Firma spielen! Die Typen im graugestreiften, dreiteiligen Anzug würden sich wundern! Denn eines macht die Königin gewiss nicht: führen, managen, dirigieren, regieren. Macht interessiert sie nicht. Sie gibt weder Anweisungen noch Befehle, sie hat keine Termine. Die Ameisenkönigin ist nicht das Gehirn der Firma, sondern deren Gebärmutter. Ohne einen einzigen klaren Gedanken zu fassen pflanzt sie sich nur fort.

Wo aber befindet sich das Gehirn des Ameisenstaats? Nirgends eine Regierung zu erblicken. Kein Schreibtisch mit Telefonen und fluoreszierenden Haftnotizen, kein Chef, keine höheren Angestellten, kein zentrales Planungsbüro, und trotzdem läuft die Chose wie geschmiert. Ein Ameisenhaufen ist kein Manager-Traum, sondern ein Manager-Albtraum, ein Staat ohne Zentralmacht, ein Schiff ohne Kapitän, ein Betrieb ohne Leitung, so was mögen Manager nicht. Dafür haben sie keine Eliteuniversitäten besucht! Es wird am Ende bei den Ameisen doch keine Demokratie herrschen? Das aber ist genau der Fall. Auch wenn die Ameisen auf Spitzenkandidaten, Wahlprognosen, Fernsehdebatten und falsche Versprechungen verzichten können, auch ihre Beschlüsse werden durch Mehrheitsabstimmung gefällt. Um zu erfahren, wer was tun soll, tauschen die Ameisen ständig Informationen aus, sie stimmen sich unentwegt ab. Zu diesem Zweck befummeln sie sich ständig mit den Fühlern. Ein Ameisenhaufen ist ein Gehirn auf Millionen von Beinen. Jede Ameise entspricht einer Gehirnzelle, die deshalb auch so dumm ist wie eine einzelne Ameise. Erst die Summe aller Gehirnzellen bewirkt etwas, von Zelle zu Zelle, von Ameise zu Ameise flutschen die Gedanken.

Ein Merkmal des Ameisenstaates ist, dass kein einziger Entschluss gefällt wird. Für eine Ameise sieht es so aus, als ob sich ein Problem von ganz allein löst, obwohl sie selbst unmerklich dazu beiträgt. Auch in der Menschenwelt gibt es Systeme, die so arbeiten, mehr als den Managern lieb ist. Was funktioniert, funktioniert oft von selbst und seltener geplant. Eine Stadt wächst von sich aus, auch ohne Manager. Ein Haus wird gebaut, ein anderes brennt ab, jede Religion baut erstmal eine Kirche. Auf die Frage, wie die Regierung sich den Problemen im niederländischen Wohnungsbau am besten stellen kann, antwortet die niederländische Architekturkoryphäe Hugo Priemus weise: »Indem man eine Menge Dinge unterlässt.« Erstmal abwarten und Tee trinken ist oft die beste Lösung. Abwarten und die Sache aus einiger Distanz im Auge behalten. Ein übereilter Entschluss könnte eine organische Lösung verhindern. Die allerwichtigsten Entwicklungen lassen sich durch Beschlüsse sowieso nur begrenzt steuern. Trotz aller Spitzenkonferenzen wurde das Ende der Sowjetunion nicht durch einen Beschluss besiegelt, es war einfach die Zeit dafür gekommen. Die Natur, schöne Innenstädte, herrliche Aussichten wachsen von selbst, wie die Liebe. Unter der Bedingung, dass man ihnen freien Lauf lässt. Knoten sind nicht zum Durchhacken da.

Wenn man die Ameisen eines Haufens als einen einzigen Organismus begreifen kann, dann ist es auch möglich, den menschlichen Organismus als ein System von Zellen zu betrachten. Längst nicht alle Zellen tun, was ihnen das Gehirn diktiert. Das sind die Zellen, die einem das Gefühl geben, keine Kontrolle über seinen eigenen Körper zu haben. Mit einigen Entscheidungen des Körpers hat man sich einfach abzufinden. Zum Beispiel bei der Erektion. Sie lässt sich nicht willentlich steuern. Entweder sie stellt sich ein oder eben nicht. Wie ein Geschenk. Der Körper entscheidet, ob man vergnügt ist oder ob einem schlecht ist, egal, ob man damit einverstanden ist oder nicht. Doch nicht nur der Körper, auch das Gehirn ist höchst eigensinnig. Oft genug ignoriert es Signale vom Rest des Körpers. Obwohl man Kopfweh hat, liest man weiter Protokolle, isst nur aus Höflichkeit und nicht aus Hunger den Teller leer und radelt mit heraushängender Zunge einen Berg hinauf. Als Kind war man klüger. Kinder tun, was ihnen ihr Körper sagt. Will ein Kind pinkeln, pinkelt es, ist es müde, fängt es an zu brüllen. Aus Rache dafür werden Kinder erzogen, sie sollen lernen, ihren Körper mithilfe des Geists unter Kontrolle zu halten. Eine bewährte Erziehungsmethode ist das Turnen. Wenn nicht der Lehrer mit seiner Autorität die unwilligen kleinen Leiber aufs Klettergerüst jagt, dann der hitzige Wetteifer der Klassenkameraden oder das sadomasochistische Vergnügen, das sich der Geist von der Körperdressur verspricht. Der Geist sieht sich als Reiter eines bockigen Pferds, welches der Körper ist. Gute Reiter wissen, dass man auch auf das Pferd hören muss. Es kann durchaus sinnvoll sein, ab und zu die Zügel schleifen zu lassen und dem Tier seinen Willen zu lassen. Wer den Körper öfter sich selbst überlässt, dessen Geist hat häufiger die Hände frei für was anderes.

Wenn der Körper mal nicht will, sollte man ihn nicht gleich der Insubordination bezichtigen. Vielleicht will er einem ja nur etwas sagen. Weigert sich ein Knie nach einem Sturz beharrlich, weiterzugehen, dann hat es möglicherweise gute Gründe dafür. Ein Blutgefäß ist beschädigt, eine Sehne gezerrt, oder kleine Knöchelchen sind aus dem Lot. In solchen Fällen arbeiten die Zellen wie verrückt, um den Schaden wieder zu reparieren. Spezielle Stoffe werden gebildet, um Gefäße zu erweitern, Blutkörperchen räumen die größte Unordnung auf, das Knie sieht rot vor lauter Aufregung. Damit diese Reparaturen unter den bestmöglichen Umständen durchgeführt werden können, schient das Knie sich selbst. Mit Schmerz. Der hat die Funktion, das Knie ruhig zu stellen, und nicht, einen richtigen Kerl dazu herauszufordern, ihn zu ignorieren und einfach weiterzugehen. Indem der Schmerz den Körper zur Ruhe zwingt, hilft er diesem, sich zu heilen. Der Körper hat mit einem selbst nur die besten Absichten. Lange, bevor man wirklich mal im Krankenhaus landet, hat der Körper sich schon unzählige Male selbst kuriert und dem Tod viele Schnippchen geschlagen. Täglich stirbt man an zahlreichen Stellen des Körpers einen kleinen Tod und wird wieder zum Leben erweckt. Knochengewebe baut sich in gleicher Geschwindigkeit auf wie ab, Bakterien werden unschädlich gemacht, Mangelzustände beseitigt und Überdosen ausgeschwemmt. Der Körper ist nicht etwas so Statisches wie eine Marmorskulptur. Er erfindet sich unaufhörlich neu.

In ihm herrscht ein dynamisches Gleichgewicht. Vorausgesetzt, alles ist in Ordnung.

Das Prinzip des Aderlasses war gar nicht so dumm. Die Ärzte zapften das Blut an, um das Gleichgewicht zwischen den Körpersäften wiederherzustellen. Heute glaubt keiner mehr an den Aderlass, doch das Bild vom Körper als einem Kessel voller Säfte stimmt immer noch. Wir nennen Leben, was nur ein Kochen und Sieden der verschiedensten Chemikalien ist. Verstehe das, wer will, bisher ist das nicht mal dem gescheitesten unter den Biochemikern gelungen. Stimmt alles, halten sich sämtliche Körperreaktionen in einer Balance. Doch nur unter idealen Umständen. Dann darf es weder zu warm noch zu kalt, zu trocken, zu nass, zu salzig oder zu süß sein. Ist dies nicht der Fall, rufen die Zellen den Gesamtorganismus zuhilfe. Bei zu großer Trockenheit veranlasst er uns zum Trinken, bei zu großer Wärme weiten sich die Blutgefäße der Haut, und wir schwitzen. Da kann schon mal was schiefgehen. Schwitzen ist sinnlos, wenn man einen zu dicken Mantel anhat, aber woher soll der Körper das wissen? Oder der Körper signalisiert Lust auf Alkohol, während er im Grunde nur Durst auf Wasser hat. Meistens aber kann man dem Körper einfach seinen Willen lassen. Dass er nicht über einen Verstand verfügt, heißt noch längst nicht, dass er verrückt ist.

Der Körper hält am liebsten den Status quo aufrecht. Droht etwas aus der Balance zu geraten, leitet er bestimmte Schritte ein, denen der Physiologe Claude Bernard den Namen Homöostase gab. Sämtliche Tätigkeiten eines Tiers – Beute fangen, Feinden entkommen, sich kratzen, wenn es ihn juckt, fast verrecken vor Schmerz –, dienen dazu, den Zellen in seinem Innern eine möglichst ruhige Existenz zu ermöglichen. Diese vor Schaden zu bewahren, das ist das Ziel unseres Verhaltens. Jonathan Miller war gar der Meinung, dass alles, was wir tun, nur dazu dient, den einen Zustand zu erreichen, in dem weitere Aktivitäten überflüssig sind. Die Ruhelosigkeit, die sämtliche Lebewesen auszeichnet, sei nur darauf aus, einen Zustand der Ruhe zu erreichen.[50] Der Körper eines Athleten will genau das Gegenteil von dem, was der Athlet will. Jetzt muss sich zeigen, wer der Chef ist. Ich natürlich, findet der Athlet und treibt seinen Körper gegen dessen Willen zu Spitzenleistungen, als wäre der ein Rennpferd. Der Körper aber weiß es besser. Er rächt sich mit Muskelkater, Atemnot, Seitenstechen und der Halluzination von einem Mann mit Vorschlaghammer. Das macht den Athleten ungehalten. Na los!, raunt er dem Körper zu, mach schon, alter Klepper! Mit schmerzverzerrtem Gesicht, vor Luftmangel zusammengekrümmt, erreicht er halbtot das Ziel. Das Publikum jubelt. Ein fremder Geist triumphiert über einen fremden Körper. In den kann das Publikum nicht hineinschauen, sieht nicht die Sehnen, die aussehen wie zerdehnte Gummis, sieht nicht, dass das Enzymsystem bis an die Toleranzgrenze strapaziert, das Immunsystem überlastet ist. Das alles aber hat der Athlet so gewollt, er wollte ja unbedingt seine Entscheidung durchsetzen. Doch der Triumph seines Willens hat einen Preis. Wie hoch dieser ist, lässt sich beim Menschen schwer feststellen, bei Tieren fällt es leichter.

Tiere treiben zwar keinen Sport, dennoch gibt es welche, die wollen Höchstleistungen erbringen. Solche können auch in der Evolution ab und zu einen Vorsprung erwirken. Doch hat dieser immer auch eine Kehrseite. Der niederländische Verhaltensbiologe Serge Daan hat herausgefunden, dass Tiere, die überdurchschnittliche Leistungen vollbringen, diese mit einem frühen Tod bezahlen. Und er mutmaßt, dass das auch bei menschlichen Spitzensportlern der Fall sein könnte. Im Tierreich ist der Turmfalke so ein Beispiel dafür. Während der Brutzeit schafft das Männchen ständig Nahrung für sein Weibchen und seine Sprösslinge heran. Doch nach vier Stunden ist unerklärlicherweise Schluss. Zweifellos würde er mehr Junge großziehen können, wenn er länger arbeitete, und damit im evolutionären Rennen ganz vorn liegen. Warum also diese Faulheit? Biologen gingen dieser Frage im niederländischen Nationalpark Lauwersmeer nach und fanden den Grund. Ein Männchen, das sich länger als vier Stunden pro Tag so anstrengte, würde mit Sicherheit einen frühzeitigen Tod sterben. Legte man einem Turmfalken zusätzliche Eier ins Nest, dann wäre die Wahrscheinlichkeit groß, dass der Vater auch diese Jungen erfolgreich großzieht, aber möglicherweise ist er dann im darauf folgenden Jahr nicht mehr mit von der Partie.

Trifft dies auch auf den Menschen zu? Dazu muss man zunächst wissen, was beim Menschen unter harter Arbeit zu verstehen ist und wie man dies mit den Ergebnissen aus dem Tierreich vergleichen könnte. Biologen wissen so was. Ein Tier arbeitet hart, wenn es bei seiner Tätigkeit drei bis vier Mal mehr Energie verbraucht als im Zustand der absoluten Ruhe. Das gilt nicht nur für Turmfalken, sondern auch für andere Vögel. Bei den Säugetieren liegt die maximale Verausgabung ungefähr beim drei- bis vierfachen Basalmetabolismus (BMR). Wird diese Grenze überschritten, verfügt der Organismus nicht mehr über genügend Energie, um die normalen Lebensfunktionen – Blutkreislauf, Stoffwechsel, Atmung, normale Körpertemperatur – aufrecht zu erhalten. Das Immunsystem gerät in Verzug, gefährliche Abfallprodukte des Stoffwechsels (freie Radikale) schädigen die DNS der Zellen, die Homöostase versagt und der Körper stirbt. Muss ein Athlet bei den Olympischen Spielen um seinen Körper fürchten? In jedem Fall muss er, wie die Turmfalken auch, Schäden in Kauf nehmen. Soll das heißen, dass man sich als Mensch besser von jeder Tätigkeit fernhält und nur noch auf der faulen Haut liegen soll? Natürlich nicht, absolute Faulheit wäre sogar lebensgefährlich. Nur um am Leben zu bleiben, muss der Körper schon ziemlich hart arbeiten. Ohne dass er einen Finger rührt, verbraucht der Körper allein für die minimalen chemischen Grundprozesse – Atmen, Herzschlag, Nierentätigkeit – ein Viertel jener Energie, mit der ein Marathonschlittschuhläufer verzweifelt um die olympische Medaille kämpft. Kaum etwas kostet so viel Energie wie Nichtstun. Untersucht man den Energieverbrauch einiger unaufgeregter Tätigkeiten, ist das Ergebnis noch überraschender. Eine Stunde Stricken erfordert so viel Energie wie eine Viertelstunde Aerobic. Sogar beim Schlafen verbrennt man zusätzliche Kalorien, etwa, um den Körper auf Temperatur zu halten, sich umzudrehen, zu schnarchen oder unbemerkt eine Erektion zu haben. Am Tag verbraucht man schon durchs bloße Dasitzen überraschend viel Energie. Muskeln sind unentwegt damit beschäftigt, die Körperhaltung zu kontrollieren und da und dort zu korrigieren. Angesichts der vielen Stunden, die ein moderner Mensch sitzend verbringt, könnte man also annehmen, dass man auch mit einem sitzenden Leben eine Gewichtsabnahme erreichen könnte. Immerhin verbrennt man mit vier Stunden Sitzen eine einzelne Pommes frites mit Majo. Allerdings hängt viel davon ab, wie man sitzt. Dicke Menschen, die behaupten, sie nehmen schon zu, wenn sie einen Keks nur anschauen, verbrauchen bei ihrer Art, still zu sitzen, weniger Energie als dünne; sie sitzen nämlich nicht in einem Stuhl, sondern hängen gewissermaßen darin. Außerdem stehen sie seltener auf, und wenn, dann meist, um sich etwas zu essen zu holen. Darüber hinaus tun sie beim Sitzen weniger. Es sind diese kleinen Unterschiede im alltäglichen Verhalten, die zu einem großen Teil mitbestimmen, ob ein Mensch dick oder dünn ist. Eine halbe Stunde Sport pro Tag hilft wenig, wenn man sonst wie ein Kartoffelsack im Sessel hängt.

Der menschliche Körper ist nicht gemacht für eine Partie Rugby, den Marathon oder eine erbarmungslose Trainingsrunde. Er besitzt seine Reserven nur, um bei gegebenem Anlass – bei Gefahr oder einfach nur, um einem potentiellen Partner zu imponieren –, darauf zurückgreifen zu können, nicht für den Alltagsgebrauch. Schön, wenn ein Auto 200 km/h fahren kann, doch keiner käme auf die Idee, das dauernd zu tun. Fürs Faulsein ist der Körper aber auch nicht konstruiert, er muss sich bewegen. Doch dazu braucht er sich nicht in farbenfrohe Kleidung zu werfen, Luftkissenschuhe anzuziehen und sich einen Chronometer umzuhängen. Am besten, man setzt die Muskeln dafür ein, wofür sie gemacht sind: zum Amten, Gehen (»Langsam!«, rief meine Mutter früher, sobald wir die Treppe runterstürzten), um

Nahrung durch die Eingeweide zu pumpen, zum Reden, Basteln, Nahrungsuchen, Kindergebären, um ein Puppenhaus zu bauen, den letzten Atemzug zu tun. Moderne Menschen setzen ihren Körper gleich doppelt verkehrt ein: erst einen ganzen Tag Kartoffelsackhängerei auf einem natürlich ergonomisch geformten Bürostuhl, um zu verhindern, dass auch nur ein einziger Muskel überflüssigerweise gefordert wird, und dann nach einer nicht weniger temperamentlosen Autofahrt wie ein Irrer im Verausgabungsmodus Sport treiben. Dieses Herumgehopse und -gerenne ist vollkommen unnötig. Es genügt, sich ganz normal zu verhalten, oft ist es gar nicht nötig, etwas zu tun, es reicht, etwas zu unterlassen: autofahren zum Beispiel, fernsehen, vor dem Computer sitzen. Tut man all diese Dinge nicht, bewegt man sich automatisch mehr, baut endlich zusammen, was man schon längst im Schrank liegen hat, geht zu Fuß zum Postamt. England hat 2005 den Freitag zum mailfreien Tag ausgerufen. Würden die Leute weniger E-Mails verschicken, würden sie von allein dünner und deshalb gesünder werden. *The Observer* gibt zu bedenken, dass durch den explosiv angewachsenen E-Mailverkehr zahllose Stunden Körperbewegung verloren gegangen sind. Früher sind die Angestellten schon mal zum Kollegen am Flurende gegangen, um ihn zum Mittagessen in die Kantine einzuladen, wo man den letzten Tratsch über den Chef loswerden will. Heute schickt man sich zu diesem Zweck eine Mail. Ein Arzt, der den mailfreien Freitag für eine prima Idee hält, berichtet, dass viele Leute sogar ihren Kollegen, die am Nachbarschreibtisch sitzen, eine E-Mail schicken. Er plädiert dafür, die Bequemlichkeit der Menschen nicht noch zu unterstützen.

Und der geistigen Gesundheit tut es gewiss keinen Abbruch, wenn man gelegentlich den Fernseher oder den Computer überhaupt erst gar nicht einschaltet. Manche schmeißen ihren Fernseher gleich ganz aus der Wohnung. Sie sparen eine Menge Zeit dadurch, Zeit, die sie für sinnvollere Dinge nützen könne, Zeit, in der sie auch einfach mal nichts tun dürfen. Das übrigens tun die Menschen zu selten, nichts.

Was wäre, wenn die Menschheit öfter einfach mal gefaulenzt hätte? Dann gäbe es vielleicht keinen Eiffelturm und auch keinen Whirlpool, aber auch keine Staus, keine Vergnügungsparks, keine Thronrede der Königin und keine trockengelegten Meere. Wohin man überall nicht zu gehen bräuchte! Noch mehr Zeit, um faul zu sein.

Faulenzen: Am besten fängt man gleich damit an. Es reicht, das Tun sein zu lassen. Wenn's nicht zu viel Mühe macht. Man sollte sich klar darüber sein, dass es die Schildkröten sind, die unter den Tieren am ältesten werden und nicht die Hasen. Leben sollte man nicht zu sehr. Denn was, so schrieb L. H. Wiener in seinem wundervollen Roman *Nestor*, »ist das Leben anderes als ein klein wenig Widerstand?«

L. H. Wiener hat Recht. Das Leben ist ein wenig Widerstand. Nur nicht überanstrengen, dann dauert es noch länger – und ist deutlich angenehmer.

Kapitel 10
Denksport

Sah man früher jemanden über die Straßen rennen, wusste man, dass er unbedingt die Straßenbahn kriegen wollte. Ein Mann auf dem Fahrrad, gegen den starken Wind tief über den Lenker gebückt, fuhr stets zur Arbeit. Ein Ruderboot diente dazu, ein gegenüberliegendes Ufer zu erreichen. Heutzutage rennt man, um zu joggen, man fährt Rad, um Sport zu treiben, und mit einem Ruderboot will man dem Bäuchlein zu Leibe rücken. Fährt tatsächlich heute noch jemand mit dem Fahrrad zur Arbeit, dann sorgt sein Chef dafür, dass ihm eine Dusche zur Verfügung steht. Auf der Arbeit soll keiner nach Schweiß riechen.

Neulich war ich in einem Kleiderladen. Da hing ein Blazer, der mir ganz gut gefiel. Ein Verkäufer trat näher und erkundigte sich, ob er mir zu Diensten sein könne. Er half mir umständlich in die Jacke. Ich war gerade kurz davor, sie zu kaufen, da sagte der Verkäufer, der Blazer sehe doch wunderbar sportlich aus. Entsetzt starrte ich in den Spiegel und stand eine halbe Minute später vor der Tür. Ohne Blazer. Was kann jemand nur damit meinen, wenn er so was sagt? Dass die Jacke eine gute Verliererin ist? Das verlange ich von keinem Blazer. Ich brauche keine sportliche Jacke, genauso wenig wie eine sportliche Küchenanrichte, sportliche Stühle oder einen sportlichen Heftapparat. So was erinnert mich stark an die Fünfzigerjahre, in denen alles stromlinienförmig sein musste. Damals gab es nicht nur stromlinienförmige Autos mit Flügeln dran, sondern auch stromlinienförmige Toaster und Radios, alles derart windschnittig, dass man fürchtete, die Dinger würden gleich durchstarten und abheben.

Die Anforderung an einen Blazer, er müsse sportlich sein, stammt aus dem viktorianischen England. Unternahm ein Herr einen Ausritt zu Pferde oder ging zur Jagd, dann unterstrich er sein Vorhaben mit spezieller Kleidung. Noch immer verkleiden sich die Menschen, bevor sie Sport treiben. Alberne Hosen und sauteure Turnschuhe liefern das Alibi, um rennen zu dürfen. Jede Sportart erfordert ein bestimmtes Outfit, auch wenn man ein Herr ist. Herren mittleren Alters sieht man bisweilen in kurzen Hosen und mit Mützen auf dem Kopf, als wollten sie sich gleich mit ihren Freunden zum Fußballspielen treffen. Was oft genug sogar stimmt. Mit Unterstützung von infantiler Kleidung, bunte Hosen oder T-Shirts mit Werbeaufdruck, bolzt man sich auf diese Weise in die Kindheit zurück. Die Werbung auf den T-Shirts braucht man nicht zu lesen, denn sie macht im Grunde nur für einen Reklame, für ihren Träger. Schaut! Mich! An! Während ein anständiger Mensch früher seine Morgengymnastik vor dem Radio und – wie es sich für sämtliche Bedürfnisse geziemt – in höflicher Abgeschiedenheit erledigte, stellt man heute seine Leibhaftigkeit im öffentlichen Park exhibitionistisch zur Schau.

Und trotzdem. Trotzdem sind sie noch nicht verschwunden, die Jungen und Mädchen, die inmitten des Gewusels von Joggern und Radlern still auf einer Bank sitzen und ein Buch lesen, und für ein gutes Konzert stehen die Leute vor den Kassen Schlange. Das Fernsehen zeigt solche Dinge selten. Im Fernsehen müssen die Sendungen mit dem Sport konkurrieren können, was äußerst schwierig ist. Sport schlägt alles. 2005 hatten von den 20 beliebtesten Fernsehsendungen nur vier nichts mit Sport zu tun. Und das in einem so kultivierten Land wie den Niederlanden. Während der Weltmeisterschaft oder den Olympischen Spielen braucht man als Sportabstinenzler den Apparat überhaupt erst gar nicht einzuschalten. Damit Kunst und

Wissenschaft aber dennoch nicht ganz aus dem Feld gedrängt werden, haben sich die Sender etwas einfallen lassen. Sie machten die beiden zur Grundlage eines Wettkampfs, mit verschiedenen Teams, einem Schiedsrichter und der Vergabe von Punkten. Wer die meisten Punkte erzielt, hat gewonnen. Das verstehen wir ja noch. Aber was hat das Ganze mit Kunst oder Wissenschaft zu tun? Die stehen auf dem Spiel.

Das Wort »Quiz« ist älter, als man glaubt. Es tauchte erstmals 1780 auf und leitet sich wahrscheinlich vom lateinischen »*quis*?« (wer?) ab. In den Fünfzigerjahren hatte man ein anderes wunderschönes Wort dafür: Denksport. Noch immer regt dieses Wort meine Phantasie an. Was für eine Halle braucht man denn für den Denksport? Nur vage kann ich mir ein Bild davon machen, vom Denkbarren, dem Denkbock und dem Denkgerüst, doch habe ich nicht genug Phantasie. Wie, bitteschön, soll denn ein Denkball aussehen? Keine Panik, es handelt sich ja nur um Bildsprache. Woraus also besteht dieses Bild? Wer das Wort Denksport erfunden hat, betrachtete offensichtlich das Denken und damit das Gehirn als ein Organ, das man genau so trainieren kann wie Muskeln oder Ausdauer. Sollte das der Fall sein, dann hat sich der Wortschöpfer gründlich geirrt. Würde das Gehirn nämlich wie ein Muskel anschwellen, bekäme das Schädeldach einen Riss und platzte schließlich auf. Menschen ohne klaffende Schädelwunde gäbe es natürlich zuhauf, zum Glück bleibt uns dieser öffentliche IQ-Test erspart. Das Gehirn ist schon in Kinderzeiten vollkommen ausgewachsen, vom sechzehnten Lebensjahr an schrumpft es nur noch. Denksport fürs Gehirn gibt es so wenig wie Nasengymnastik oder Eierstockaerobic; man kann mit dem Gehirn keinen Flickflack machen. Könnte das Gehirn wachsen, dann nähme das Wissen dadurch nicht zu. Ein Gehirn aber wächst nicht, die Anzahl der Gehirnzellen bleibt immer gleich. Stattdessen erhöht sich die Zahl der Verknüpfungen zwischen den Zellen. Es gibt viel mehr Verknüpfungen als es Zellen gibt, und jeder Gedanke hinterlässt dadurch Spuren im Gehirn. Man sollte sein Gehirn also tunlichst gebrauchen. Doch ganz anders als im Sport. Muskeln trainiert man mithilfe endloser Wiederholung des immergleichen Handlungsablaufs. So was aber würde im Gehirn die Nervenbahnen auswaschen wie der Bergbach den Felsen, man würde die Bahnen mit der Zeit kaum noch bewusst wahrnehmen. Ein Reiz, der öfter erfolgt, unterliegt der Gewöhnung, man beachtet ihn nicht mehr. Sonst würde man verrückt werden.

Ein Baby hat kaum etwas erlebt, musste sich demnach auch noch an nichts gewöhnen. Darum sind auch alle Babys verrückt, lachen und weinen wild drauf los, bringen kein vernünftiges Wort hervor. Doch schon mit dem ersten Strampler müssen sie mit dem Gewöhnen anfangen. Kurz nachdem man sich angezogen hat, spürt man die Kleider noch überall, aber das gibt sich schnell. Die größte Gewöhnung durchläuft man in der Schule. Das Gehirn reagiert nach kurzer Zeit nicht mehr auf die monotonen Erklärungen des Lehrers. Man schläft ein und wacht erst wieder auf, wenn die Stimme verstummt. Diese Lernerfahrung darf man später nach der Schule auf verschiedenen Kongressen und Symposien vertiefen. Während des Gewöhnungsprozesses werden die Handlungen in die niedrigen Gehirnregionen verbannt, verwandeln sich in Reflexe, die schließlich sogar ganz ohne das Gehirn funktionieren. Auf solchen Automatismen beruht der Sport, aber auch das Klavierspiel. Je öfter man dieselbe Etüde spielt, desto motorisch präziser wird die Saite des Klaviers angeschlagen. Denken aber funktioniert anders. Zum Denken braucht man fortwährend neue Reize. Es kann also gar keinen Denksport geben. Denken und Sport schließen sich, wie jedes Interview mit einem Sportler aufs Neue zeigt, gegenseitig aus. Wer Sport treibt, ist kein Meister im Denken, wer gut denken kann, treibt keinen Sport.

Wie ist das mit Dame-, Schach- und Bridgespiel? Zählen diese Spiele zum Sport oder nicht? Nur oberflächlich. Wer zehntausend Mal hintereinander den gleichen Schachzug e2-e3 durchführt, bekommt dadurch vielleicht kräftige Handgelenke, aber er versteht dadurch keinen Deut mehr vom Spiel. Man lernt nichts, wenn man dauernd dasselbe macht, nur ständige Veränderung führt zu Lernerfolgen. Ich muss es wissen, denn ich spiele Bridge. Dank der 52 Karten hat man bei jedem Spiel ein anderes Blatt in Händen. Außer Karten braucht man nur noch Köpfchen zum Spielen. Die besten Köpfchen gewinnen, und die sind, wie die Muskeln, in der Bevölkerung nicht gerecht verteilt. Männer haben die besten, jedenfalls fürs Karten- oder Schachspiel. Von dieser Ansicht ließ sich Großmeister Jan-Hein Donner nicht abbringen. Frauen hätten keine Ahnung. Menschen zeigten sich empört. »Aber Herr Donner«, tadelten sie, »am Ende sagen Sie noch, Schwarze könnten kein Schach spielen.« »Aber nein«, beruhigte Donner diese. »So was würde ich nie behaupten. Schwarze können genau so viel wie Weiße. Aber auch schwarze Frauen können kein Schach spielen.«

Wer, wie beim Sport, auch sonst nicht mithalten kann, sind die Alten. Es gibt Schriftsteller, die bis ins hohe Alter Meisterwerke verfassen können, aber die meisten dämmern am Ende nur noch vor sich hin. Altersheime wollen dem einen Riegel vorschieben. Aber wie? Sollen sie neben der normalen Greisengymnastik auch Gehirnjogging anbieten, damit die Denkmuskeln nicht verkümmern? Ronald Kramer, Direktor der Abteilung Breitensport des Niederländischen Olympischen Komitees, hält das für den richtigen Weg und das Gedächtnistraining für ein probates Mittel gegen Altersdemenz und Alzheimer. Er plädiert dafür, dass mehr alte Menschen Mitglied in Bridgeclubs werden sollen. Über diese Aufforderung sind die Bridgeclubs wenig erfreut, ihre Mitgliederschaft ist schon jetzt heillos überaltert. Außerdem liegen die Fachleute falsch, wenn sie behaupten, man könnte mit Bridge dem Gedächtnis auf die Sprünge helfen. Zwar haben greisenhafte Bridgespieler ein besseres Gedächtnis als ihre nichtkartenspielenden Altersgenossen, aber das liegt nur daran, dass jene Alten, die unter einem schlechten Gedächtnis leiden, wohl kaum freiwillig Bridge spielen würden. Edmar Weitenberg von der Stiftung Alzheimer Nederland ist der Überzeugung, dass man Demenz nicht mit Kartenspielen aufhalten könne. Auch der Maastrichter Neuropsychologe Rudolf Ponds hält die Möglichkeiten, das Gehirn gegen Vergesslichkeit zu trainieren, für äußerst beschränkt. Allerdings sollen die Alten, die gerne Karten spielen, nicht damit aufhören, und sei es nur, weil sie auf diese Weise der Einsamkeit entkommen und in Gesellschaft sind. Aber ihr Gedächtnis verbessern sie dadurch nicht.

Und umgekehrt? Hält ein gesunder Körper seinen Geist länger frisch? Kann man intelligent Sport treiben? Zahlreiche Forschungsprojekte gingen diesen Fragen nach. Sport verbessert tatsächlich die Durchblutung des Gehirns. Es konnte nachgewiesen werden, jedenfalls bei Mäusen, dass nach intensiver Bewegung mehr Stoffe, die die Verknüpfung der Synapsen begünstigten, im Blut vorhanden waren. Was allerdings, wie die Maastrichter *Aging Study* nachwies, noch gar nichts über den Zustand des Gedächtnisses oder die Konzentrationsfähigkeit aussage. Bewegungsfaule Opas und alkoholsüchtige Omas standen den Senioren aus den Fitnessclubs in Sachen Aufmerksamkeit in nichts nach. Der Bewegungsforscher Theo Mulder schließt daraus, dass physische Aktivitäten keinen positiven Einfluss auf kognitive Fähigkeiten ausüben. Aktive Menschen fühlen sich zwar rundum wohler als Stubenhocker, das könnte allerdings aber genauso gut auf den Umstand zurückzuführen sein, dass der, der sich nicht so wohl fühlt, meist auch kaum Lust hat, etwas zu unternehmen. Ein schweizerisches Forschungsprojekt (Perrig-Chiello u.a.) kam zu dem Ergebnis, dass sich Greise, die zum Sport angehalten wurden, nach acht Wochen besser fühlten als die faulenzende Kontrollgruppe. Doch Mulder hält es für möglich, dass dieser positive Effekt ausschließlich auf dem verbesserten sozialen Umfeld beruht. Er glaubt, dass der Effekt derselbe gewesen sei, wenn die Kontrollgruppe acht Wochen lang einen Bridgeclub oder einen Gesangsverein besucht hätte. Es sei zu vermuten, dass sich jede Aktivität, die die Leute vom mühsamen Alltag und den damit verbundenen Sorgen ablenkt, positiv auf die Stimmung auswirke.

Denken ist kein Sport. Man kann das Gehirn nicht trainieren wie einen Muskel. Es gibt auch keinen Verein, dem man beitritt, um zwei Mal pro Woche einen Abend mit Denken zu verbringen. Fortschritte würde man dadurch nicht machen. Könnte Doping helfen? Kann man das Gehirn vielleicht chemisch frisieren? »Ach«, seufzt der Schriftsteller Maarten 't Hart, der den Konsum von »EPO und Ähnlichem« im Spitzensport »für eine selbstverständliche Sache« hält, »ach, ginge das doch!« Er hätte keine Skrupel, zu indizierten Pülverchen und Säften zu greifen, wenn sie ihm versprächen, dass er dadurch besser schreiben könne. Die Reihe der Autoren, die genau das versucht haben, ist endlos lang. Ihr verbotener Saft war Alkohol. Ganze Bibliotheken wurden mithilfe von Schnapsbrennereien zusammengeschrieben. Faulkner, der erst anfing zu schreiben, nachdem er ein gewisses Pensum Alkohol intus hatte und die Flasche stets in Griffweite behielt, bringt es auf den Punkt: »Die Zivilisation begann mit der Destillation.« Hemingway, Sinclair Lewis, Eugene O'Neill und John Steinbeck erschrieben sich ihre Nobelpreise Glas für Glas, Flasche für Flasche. Nebenbei verrauchten sie ganze Tabakplantagen. Wer vor einem halben Jahrhundert wenigstens aussehen wollte wie ein Intellektueller, zündete sich erstmal eine Pfeife oder eine Zigarette an. Wenig später hatten Alkohol und Tabak ausgedient, LSD und Hasch waren im Schwange. Man experimentierte pausenlos. Wie ein heutiger Spitzensportler mit allerlei verbotenen Substanzen bessere Ergebnisse erzielen will, versuchten die Hippies dadurch ihren geistigen Horizont zu erweitern. Einige wunderbare Songtexte erinnern an diese Zeit. Doch stellte sich dann heraus, dass man auch ohne derartige Hilfsmittel wunderschön schreiben konnte. Maarten 't Hart dopt sich mit Erdbeer- und Möhrensaft.

Was die heutige Jugend ihren Körpern abringt, zwangen die Jugendlichen der Sechzigerjahre ihren Köpfen ab. Anstatt wie die jungen Leute des 21. Jahrhunderts regelmäßig frisch frisiert ins Fitnessstudio zu gehen, lungerten die Jugendlichen damals langhaarig herum und philosophierten über den Sinn des Lebens und lasen gewiss keine Sportbeilagen, sondern eher Bücher über den Zen-Buddhismus oder den Existentialismus. Ihre sportliche Betätigung beschränkte sich auf ein Fingerschnippen zu Coltranes Jazz, und lieber als den Körper auf Hochtouren zu jagen ließen sie den Geist Höhenflüge antreten. Damit der Geist auch genügend Flugraum zur Verfügung hatte, muteten sie ihrem Körper allerlei mehr oder weniger verbotene Substanzen zu. Den Körper brauchte man für den Sex, für sonst nichts. *Make love, no sports.* Selten verkehrte sich eine Mentalität mit der Zeit so ins Gegenteil. Mit dem Existentialismus haben die Studenten von heute nichts mehr am Hut. Sie wollen ins Fitnessstudio, in die Sauna, zum Tennisspielen, oder sie müssen Geld für neue Klamotten verdienen, in denen die neuen Muskeln besser zur Geltung kommen. Innerhalb eines halben Jahrhunderts wurde der Primat des Geistes durch das Diktat des Körpers ersetzt. Das Wort ist Fleisch geworden. Wir leben im Muskelzeitalter.

Es ist ein dämliches Zeitalter. Ein Mensch, der stolz auf seine Muckis ist, ist wie ein Elefant, der sich seines Rüssels, oder eine Giraffe, die sich ihres langen Halses rühmt. Im Grunde braucht sich der Mensch nichts auf seine Muskeln einzubilden, ein Elefant ist stärker, ein Leopard schneller, ein richtiger Affe behänder. Nach einem Tag im Zoo wirft ein Sportler, der ehrlich zu sich ist, seine Pokale und Medaillen in den Müll. Der menschliche Körper ist aus Sonderangeboten zusammengesetzt. Wir zeichnen uns durch unseren Geist aus. Der macht uns zum Menschen. Das beweist ein einfaches Eliminationsverfahren. Ein Mensch ohne Arme und Beine ist und bleibt ein Mensch. Auch an der Identität des Menschen, der die Nieren eines Affen hat, würde keiner zweifeln. Sollte es je gelingen, den Geist eines Gelehrten in einen Elefanten mit Papageienschwanz und Kuhaugen zu implantieren, zweifelte keiner daran, es mit einem

Menschen, wenn auch mit einem leicht befremdlich aussehenden, zu tun zu haben. Wer sich an Mitmenschen messen möchte, tut das am besten mithilfe des Geistes. Aber nicht aus sportlichen Erwägungen heraus. Denken ist eine ernste Sache. Wer die besten Diplome hat, die beste Schulausbildung, die besten Ideen, der wird auch am besten bezahlt. Darum sollte man sich auf der Schule in den Fächern Französisch und Englisch, Naturkunde und Mathematik anstrengen, mit Turnen ist kein Blumentopf zu gewinnen. Sport ist was für die Blöden im Land.

Wer in Griechisch und Latein gut aufgepasst hat, weiß, dass schon die Gelehrten und Künstler des Altertums den Sport verachteten. Bereits im sechsten Jahrhundert vor Christus verspotteten die griechischen Philosophen die Athleten als Sklaven von »Mund und Bauch«. Trotz ihrer Lorbeerkränze seien ihnen die Reichtümer des Geistes versagt. Euripides stellte in seinem Satyrspiel *Autolykos* gar die Frage, welchen Nutzen diese Leute überhaupt fürs Vaterland hätten, ob sie sich überhaupt einmal überlegt hätten, wie sie Feinde verjagen wollten: mit bloßen Fäusten? Oder wollten sie ihnen mit dem Diskus eins überziehen? Schon damals wurden Boxer wegen ihrer plattgeschlagenen Nasen und Blumenkohlohren ausgelacht.

In Rom war Galen, der Vater der modernen Medizin, bekannt für seine Abneigung gegen den Sport. Er musste es wissen, denn bevor er Marc Aurels Leibarzt wurde, war er jahrelang Sportarzt an der Gladiatorenschule von Pergamon gewesen. Gelehrte, die eine bessere klassische Erziehung genossen als Baron de Coubertin, beobachteten die Wiedergeburt des Sports voller Skepsis. Sie sahen es lieber, dass ihre Kinder Jura oder Theologie studierten anstatt Reck, Barren und Ringe. Wenn man das Rennen und Boxen schon nicht verbieten konnte, dann sollte wenigstens klar sein, dass diese Dinge gegen die guten Sitten verstießen. Manche Läufer benutzten damals aus lauter Scham ein Pseudonym. Und auch als die schulpflichtige Turnstunde nicht mehr aufzuhalten war, blieb die Ansicht, dass Leibesübungen niemals so befriedigend sein können wie kreative Arbeit, weit verbreitet. Unter Sport verstand man früher das aus England stammende frivole Getue, das doch in den Augen von Nichtengländern nur elitäre Spielerei war. Dennoch stammt ausgerechnet der Held eines jeden Sporthassers aus diesem Land: Winston Churchill. Churchill genoss bis ins hohe Alter ein Leben voller Alkohol und Essen. Als man ihn fragte, wie er denn so alt geworden sei, nahm er die Zigarre aus dem Mund und sprach: *»No sports!«*

Heutzutage brächte man es mit so einem Spruch nicht weiter als bis zum Dorfbürgermeister. Um dem Volk zu gefallen, lassen sich Politiker oft mit einem Tennisschläger oder einem Rennrad ablichten. Als sich zeigte, dass niederländische Jungs im Werfen von kleinen Pfeilen die Besten der ganzen Welt waren, sputete sich der niederländische Ministerpräsident Balkenende, ihnen als erster zu gratulieren. Seine Vorgänger Lubbers und van Agt mussten sich nicht zu einem Konzert- oder Museumsbesuch zwingen, um an der Macht zu bleiben, es reichte, dass sie Hockey spielten oder Rennrad fuhren.

Am Horizont zieht drohend das Bild einer murmelnden Masse von Kulturbanausen auf. Die fünf Millionen aktiven Sportler interessieren sich so wenig für ihre Leidenschaft, dass es bisher so gut wie kein Sportmuseum und keine Sportbibliothek gibt. In den Niederlanden wurde 1995 ein Sportmuseum eröffnet, das allerdings kaum mehr als 10 000 Besucher pro Jahr begrüßen kann, während das Schiffsmuseum daneben das 15-fache an Publikum anzieht. Eine Sportbibliothek muss man buchstäblich mit der Lupe suchen. Als ich mich auf dem riesigen staatlichen Sportzentrum Papendal bei einigen Kraftmenschen nach der Bibliothek erkundigte, starrten sie mich nur verständnislos an; schließlich fand ich in einem Winkel einen Verschlag mit ein paar Kladden.

Führt der Sport zur Verdummung und zur kulturellen Barbarei? Manche Künstler und Gelehrte fürchten das Schlimmste. Maarten

’t Haart wundert sich, dass wir uns wiederum darüber wundern, dass sich die Spitzensportler fast ausnahmslos aus den Reihen der größten Schafsköpfe rekrutieren. Sein Schriftstellerkollege Gerrit Komrij nannte sie »Metzgersöhne mit Ferkelverstand« und Gerard Reve forderte: »Nieder mit Ajax! Nieder mit Feyenoord!«. Dieser bedauerte es außerdem, dass bei einem Fußballspiel nicht beide Parteien verlieren und es so wenige Todesopfer dabei gebe. Daran ließe sich nach Meinung der (Ex-)Feministin Emma Brunt durchaus etwas ändern. Sie hätte nichts dagegen, wenn eine äußerst selektiv vorgehende Megabombe sämtliche Stadien der Welt vernichtete. Dass Brunt in Amsterdam wohnt, auch in kultureller Hinsicht die Hauptstadt des Landes, ist kein Zufall. Die traditionelle Feindschaft zwischen Amsterdam (Kunst, Katze, weiblich) zur Konkurrenzstadt Rotterdam (Arbeit, Hund, männlich) setzt sich also auch zwischen den Antipoden Kultur und Sport fort. Der Amsterdamer John Jansen van Galen zählt die Vorzüge von Amsterdam als Hafen-, Kultur-, Universitäts-, Sex-, Vergnügungs- und Drogenstadt auf und bekennt, dass sie eines nicht ist: eine Sportstadt. Hier interessiert sich zum Beispiel keiner für den Stadtmarathon, der regelmäßig stattfindet. Die meisten ärgern sich nur darüber, dass er sie in ihrer sonntäglichen Beschäftigung, ein Besuch bei Ikea oder in der Stammkneipe, behindere. Wie ein Landstreicher, sagt van Galen, irrt der Marathon dann durch Amsterdam. Da sei Rotterdam doch besser, denn diese Stadt empfange die Marathonläufer mit offenen Armen. Die Stadt überlasse das Zentrum für diesen einen Tag gern den Athleten, die in grellbunt gekleideten Massen durch die Hauptstraße gehen, rennen oder laufen. Zuschauer ermuntern die Läufer, applaudieren leidenschaftlich und halten Transparente hoch. Die Amsterdamer Tageszeitung *Het Parool* erhärtet diese Beobachtungen zur unterschiedlichen Marathoneinstellung mit Zahlen. Drei Viertel der Amsterdamer gehen nicht ins Stadion, sondern zum Kulturfestival, Sport halten sie für eine spießbürgerliche Angelegenheit, die sie gerne den Rotterdamern überlassen. Doch Amsterdam ist mit seiner Haltung nicht allein auf weiter Flur. England liefert ähnliche Zahlen. Auf die Frage, wie wichtig Fußball für ihr Leben sei, antworteten 77 Prozent der Leser von *The Sun* »überhaupt nicht«; 66 Prozent interessierte sich »kaum« für Fußball. William Langley stellte in *The Sunday Telegraph* fest, dass an den Wochenenden mehr Menschen in die Museen gehen als ins Fußballstadion, ja es gehen sogar mehr in die Kirche. Nur einer von zehn Briten setzt ab und zu den Fuß in ein Stadion. Woran liegt das? Sind wir tatsächlich so wenig sportverrückt? Manche sind's, manche nicht. Die Zeitung *Het Parool* kennt den Grund: Die Frauen. 44 Prozent aller Leser ihrer Zeitung legt die Sportbeilage kaum- oder ungelesen zur Seite. Dieser Prozentsatz ist rasch erreicht, wenn ca. 58 Prozent der weiblichen Leserschaft nie einen Blick hinein wirft. Ein Drittel der Niederländer treibt aktiv Sport, doch die Hälfte der niederländischen Bevölkerung besteht aus Frauen. Frauen interessieren sich weniger für Sport und mehr für Kultur. Man sehe sich mal auf den Tribünen der Stadien um: nur Männer. Bei einem Literaturfestival sind die Säle dagegen vorwiegend mit Frauen gefüllt. Die schweigenden Opfer, die unter dem Sport zu leiden haben, setzen sich mehrheitlich aus Frauen zusammen, denen sich eine Minderheit von Männern beigesellt. Eine der Frauen, die Kabarettistin Katinka Polderman, fühlt sich schuldig. Sie halt sich für anormal, weil der Gehirnbereich, der für die leidenschaftliche Anteilnahme an internationalen Großereignissen des Sports verantwortlich ist, bei ihr offensichtlich nicht funktioniere. Ihr sei es piepegal, wer gewinnt. So was könne nicht normal sein. Normalerweise müsse sie doch am Bildschirm kleben, um die Verdienste »unserer Jungs und Mädchen« zu verfolgen. Doch ihre Gehirnwindungen weigerten sich. Während es für Sportliebhaber ein Leichtes ist, den Museen oder Konzerten aus dem Weg zu gehen, ist es für Sportabstinenzler äußerst schwierig, sich dem Sport zu entziehen. Man kann keine Zeitung aufschlagen, keinen Fernsehkanal einschalten, ohne dass der Informationsfluss wichtiger Nachrichten nicht unterbrochen würde von einer Sturzflut völlig unbekannter Namen, einer Folge von Ziffern peinlicher Größenordnung (»Ergebnisse«) oder hitzigem Reportergebrüll. Wäre Fußball tatsächlich nur ein Spiel, so stellt Minette Marin von *The Sunday Times* fest, dann würde sie ihn ja einfach ignorieren, aber sie kriege ja nicht einmal die Chance dazu. Auch der niederländische Komiker und Schriftsteller Koos van Zomeren sieht den nächsten Olympischen Spielen mit Sorge entgegen, tröstet sich aber mit dem Gedanken, dass wenn diesmal wieder alle Teilnehmer etwas schneller laufen oder Rad fahren, die Spiele insgesamt etwas kürzer dauern werden als die vorigen. Doch könnte auch das Gegenteil wahr sein, denn jeder höhere Sprung, jede weiter gestoßene Kugel nimmt ja mehr Zeit in Anspruch. Ich selbst kann mich noch gut an jenen Tag erinnern, als Ajax irgendein entscheidendes Spiel für irgendeine Meisterschaft absolvieren musste. Nichts ahnend war ich nach Amsterdam gefahren, um einen schönen Tag dort zu verbringen. Es wurde mir gründlich vergällt. Die Straßen waren leer, nur die Kneipen waren voll, wo sich die Menschen vor den Bildschirmen drängten. Sie trugen Plüschmützen in Form von Biergläsern und andere, meine Augen beleidigende Kleidung. Da entdeckte ich die Ankündigung eines kleinen Konzerts mittelalterlicher Musik. Alte Musik, das bedeutet viele Blockflöten, Drehleiern und andere Instrumente, die mich sonst nicht so vom Hocker reißen. Aber ich hatte keine Wahl. Ich sah mich in Gedanken schon als einsamer Brummbär in einem kaltklammen kleinen Saal sitzen, während sich der Rest der Stadt johlend vergnügte. Ich betrat den Veranstaltungssaal und traute meinen Augen nicht. Er war bis auf den letzten Platz gefüllt. Lauter Brummbären, Intellektuelle, Brillenträger, grauhaarige Damen und blasse Großstadtbewohner waren gekommen, um sich hier zu verstecken wie meine Katzen an Silvester unter der Treppe. Ich war nicht allein!

Das ist jetzt schon wieder einige Jahre her. Doch fürchte ich schon wieder die nächsten Meisterschaften. Vielleicht bin ich dann ja doch allein. Denn inzwischen verstecken sich die Intellektuellen nicht mehr, sondern sitzen mit auf den Tribünen. Von einem Tag auf den anderen ist Sport bei der Intelligenzia salonfähig geworden. Diesen Trend beobachtete als eine der ersten die amerikanische Schriftstellerin Fran Lebowitz. Die Beobachtung, dass sich so viele intelligente Menschen für das Phänomen des Sports interessieren, verleitete sie Anfang dieses Jahrhunderts dazu, anzunehmen, dass jetzt alle Hoffnungen für die Menschheit verloren seien. Sogar einer meiner Helden, der im Jahr 2002 verstorbene Paläontologe Stephen Jay Gould, zählt zu diesen hoffnungslosen intelligenten Menschen. Ich kenne niemanden, der so klar über die Evolution geschrieben hat, und keinen Amerikaner, der so sehr betonte, auch andere Sprachen als nur das Englische zu beherrschen und andere Gedanken zu haben als nur genuin amerikanische. Doch gerade dann, wenn seine Argumentation nicht nur kompliziert, sondern auch überaus luzide war, sprudelte er plötzlich belanglose Namen, rätselhaftes Zeug, obskure Ortsnamen und absurde Zahlenfolgen hervor. Dann war er bei seiner großen Liebe, dem Baseball, gelandet. Jetzt erwies sich auch Gould als egozentrischer Amerikaner, der vom europäischen Leser automatisch erwartete, die Helden des Nationalsports zu kennen. Doch auch in Europa wurden Schriftsteller von der Sportmanie ergriffen. Sportliebhaber in den Niederlanden, die ihre Ausführungen mit literarischen Zitaten unterstreichen wollen, brauchen sich nicht länger mit den eiskalten, weil längst toten, Autoren Frederik van Eeden oder Herman Gorter zu begnügen. Heute kann man sich mit Bonmots zahlreicher Schriftsteller wie Tim Krabbé (übers Fahrradfahren) oder Ronald Gibhart (über Feyenoord) schmücken. Sogar eine Anzahl von literarischen Sportzeitschriften hat sich etabliert, darunter eine über Fußball (*Hard Gras*), über Eislaufen (*Zwart Ijs* – Schwarzes Eis), über das Radrennen (*De Muur* – die Mauer); ja es gibt sogar eine »literarische Joggingzeitschrift« mit dem Titel *42*. Intellektuelle huldigen heute dem Sport wie einst in den Siebzigern die Homosexuellen dem

Schlager. Doch im Gegensatz zu diesem steht bereits fest, dass der Sport aus der Schmuddelecke hervorkommen und sich dauerhaft in die akademische Welt integrieren wird. Inzwischen gibt es auch in den Niederlanden, was im Ausland längst gang und gäbe ist: Lehrstühle für Sportwissenschaft. Nach einem außerordentlichen Lehrstuhl für Sportökonomie in Groningen wurde im Jahr 2004 in Utrecht ein Lehrstuhl für Sportentwicklung aus dem Boden gestampft. Die Freie Universität von Amsterdam folgte 2005 mit einem Studium der Sportgeschichte. Der dort lehrende Professor Stevens hatte mit Anfangsschwierigkeiten zu kämpfen. Die Kollegen hielten ihn für einen komischen Kauz, der ein Fach lehre, das keinerlei wissenschaftliche Bedeutung habe und bisher nur für eine Angelegenheit des dummen Volkes gehalten wurde. Kein Wunder, glaubte man in Amsterdam bis weit ins 20. Jahrhundert hinein, dass Sport mit den guten Sitten nicht vereinbar sei oder zumindest eine Form der Abnormität darstellte. Warum sich das im 21. Jahrhundert jetzt ändern sollte, ließ er offen.

Zweifellos hängt es damit zusammen, dass sich die Grenzen zwischen hoher und niederer Kultur auflösen. Das geschieht mehr und mehr, seit Raymond Williams in seinem Werk *Culture and Society 1780–1950* (1958) Kultur als etwas ganz Normales bezeichnete, das populär werden und sich von den intellektuellen Beschränkungen des Kanons befreien solle. Warum sollte Bach mehr wert sein als Madonna? Was gibt einem Literaturkritiker das Recht, verächtlich auf einen Arztroman herabzusehen? Was hat Spinoza, was Cruijff nicht hat? Trotzdem zeigt sich der Soziologe Dick Pels vom andauernden Flirt zwischen Kultur und Sport irritiert. Zwar hat er nichts dagegen einzuwenden, dass Volksvergnügen und Elitekultur sich hinsichtlich ihres Status immer mehr annähern, doch beobachtet er dabei eine nicht hinzunehmende Demokratisierung des Geschmacks. Das Niedere wird auf populistische Weise so sehr verehrt, dass die sogenannte höhere Kultur ins Hintertreffen gerät. Pels ärgert sich über die Wortwahl und die Heldenverehrung der »Sportintellektuellen«, wie sie auf den Sportseiten der Qualitätszeitungen immer häufiger zu lesen sind. Nicht nur Geistes-, sondern auch Körperbewegungen werden heutzutage als »genial«, »virtuos«, »erhaben« oder »brillant« bezeichnet. Interessenlose Wissenschaft, Moral und Kunst werden für einen Ausdruck des Nietzscheanischen Willens zur Macht gehalten, wohingegen Fußball und andere Sportarten (nicht zu vergessen: die endlosen Kommentare dazu) zu höherer Kunst, Moral und Wissenschaft erhoben werden. Ein richtiger Intellektueller ist nicht erfreut, wenn in seinem Arbeitszimmer Fußball gespielt wird. »Was sehen meine Augen? Verschwitzt?«, rief der hochgebildete Vater meines Freundes, wenn dieser nach einer Runde Fußball auf der Straße nach Hause kam, und schickte den Sohn sofort aufs Zimmer. Dieser hochgebildete Vater hielt Sport für reine Zeitverschwendung, ganz im Sinne von Bertolt Brecht, der behauptete, dass »der größte Teil der kulturellen Produktion der letzten Jahrzehnte durch einfaches Turnen und zweckmäßige Bewegung im Freien mit großer Leichtigkeit zu verhindern gewesen« wäre. Intellektuelle sind auf den Fußballfeldern nicht immer willkommen. Mehr als einmal erwies sich die These als wahr, wonach es dem Sport nicht nur an Intellekt mangelt, sondern ersterer sogar der natürliche Feind von letzterem ist. Der Vorsitzende des Königlich Niederländischen Fußballbundes, J.W. Kips, erachtete 1929 den Sport als ein Bollwerk gegen den Intellektualismus. Die Schule war zu einseitig nur Bastion des Geistes, weswegen man glaubte, das Schulturnen einführen zu müssen. Bis dahin produzierten die Schulen nur verwöhnte Kinder mit Wasserköpfen, die wie der Rodinsche *Penseur* ständig mit den Händen abgestützt werden mussten. Scharroo bedauerte es 1919, dass es der Volkserziehung an Vielseitigkeit mangele und sie sich zu sehr auf die Entwicklung des Geistes konzentriere. Doch seiner Meinung nach sei ein gelehrter Kopf ohne einen wohlgebildeten Körper nutzlos. J.G. Sleeswijk hatte sich während seiner Kampagne zur Durchsetzung medizinischer Sporteignungsuntersuchungen auch 1946 noch nicht vom Abscheu gegen die bis dahin »so sehr verehrte, vernunftmäßige Erziehung« erholt. Er rühmte, dass den Studenten der Universität Philadelphia die Aushändigung des Ingenieurdiploms verweigert wurde, wenn sie nicht schwimmen konnten. Gerade in einem Wasserland wie Holland solle so eine Maßnahme dringend getroffen werden. Denn was sei alles theoretische Wissen der Welt wert, wenn derjenige, der sich dieses Wissen unter denkbar großen Anstrengungen angeeignet habe, nicht verhindern könne, dass es unter Umständen einfach absäuft? Sleeswijk wollte mit dem Sport einen Ausgleich zu unserer »gehirnlastigen« Gesellschaft schaffen. Regelrechte Furcht vor dem Gehirn ist nach Meinung der Geisteswissenschaftlerin Tity de Vries in einem Sportland wie Amerika noch immer epidemisch. Sportlichkeit sei wie der damit verbundene Antiintellektualismus eine amerikanische Tradition. Aus diesem Grund habe sich das amerikanische Volk 1952 gegen den demokratischen Präsidentschaftskandidaten Adlai E. Stevenson entschieden. Dieser galt als »egg head« , was in den Zeiten der antikommunistischen Hetzjagd zudem mit gefährlicher linker Gesinnung assoziiert wurde. Sport ist eine Waffe gegen eine Gesellschaft, die Wissen höher achtet als pure Kraft. Bisweilen herrscht eine regelrechte Sportpropaganda, deren Ton trieft von jenem Hass, der bei Revolutionen gleich welcher Art stets dazu führte, dass die Intellektuellen als erste abgemurkst wurden; Muskelprotze gegen Dichterjünglinge. Weder der Sport noch Revolutionen zeichnen sich durch Gedankenfeinheiten aus, wie sie sich üblicherweise schon nach kurzem Nachdenken einstellen.

Sport treibende Intellektuellenkollegen allerdings sind harmlos. Sie treiben keineswegs Sport, um dadurch besser nachdenken zu können. Ganz im Gegenteil. Stereotyp behaupten Professoren, die sich gelegentlich in den Rennradsattel schwingen, oder marathonlaufende Dichter, dass sie sich nur körperlich betätigten, um endlich ihren Kopf von Gedanken zu befreien. Es muss ein Genuss sein, das Oberstübchen, welches überquillt von neuen Einfällen und alten Gedanken, einmal tüchtig durchlüften zu lassen. Exminister Pieter Winsemius erklärt, dass seine grauen Zellen beim Laufen eine Pause einlegen. Zwei Drittel seiner Laufkameraden pflichten ihm bei und gestehen, beim Laufen an überhaupt nichts zu denken. Suzanne Weusten, einst Chefredakteurin des *Psychologie Magazine* bestätigt, dass jeder, der öfter als zwei Mal pro Woche eine knappe Stunde läuft, das Gefühl kennt, nach einigen Kilometern unter Volldampf an nichts Bestimmtes mehr zu denken, wodurch das Gehirn vollkommen leer zu sein scheint. Menschen rennen heute also, um dumm zu werden. Früher rannten sie, um infolge der Evolution klug zu werden. Unsere Vorfahren waren genötigt, immer schneller zu rennen, um ihre Nahrung erlegen zu können. Dadurch erhoben sie sich wie die Straußenvögel und die Kängurus auf zwei Beine, wodurch sich ihr Aussehen rasant veränderte. Die ehemaligen Kletteraffen wurden dem Marathonmenschen immer ähnlicher. Vor einer Million Jahren verwandelten sich unsere Hinterläufe in Läuferfüße, ein dickes Fell machte einer schwitzenden Haut Platz. Laufen richtet auf, und solchermaßen aufgerichtet kann man seine Hände einsetzen. Das macht klug. Deshalb verliert die Wissenschaft kein schlechtes Wort über die moderne Läuferitis. Doch wie klug kann es sein, zu laufen, um an nichts denken zu müssen? Für mich klingt das eher nach einer Rückentwicklung.

Für gutes Nachdenken muss man sich entweder auf den Hosenboden setzen oder im Zimmer auf- und abgehen. Ball spielen oder Herumrennen ist mit Denken nicht zu vereinen. Wie aber steht es dann um jene Leute, die den ganzen Tag nichts anderes tun? Wie steht es um die Profifußballer? Rennen die sich blöd? Desmond Morris meint ja, denn ihm war aufgefallen, dass die Freizeit bei allen Profifußballern gleich aussieht. Sie scheinen sich auf dem Fußballplatz so zu verausgaben, dass sie kaum noch Kraft für etwas anderes haben. Wenn sie reden, dann über Fußball, im Fernsehen schauen sie sich ausschließlich Sportsendungen an. Andere Fernsehenswürdigkeiten kennen sie kaum. Als die englische Fußballnationalmannschaft die damals Ausländern selten gewährte Möglichkeit bekam, die Chinesische Mauer zu besichtigen, ergriffen nur ein paar Mannschaftsmitglieder die Gelegenheit. Einer der Spieler meinte lakonisch, dass alle Mauern gleich aussehen, wenn man eine gesehen habe, habe man alle gesehen. Zu den Lieblingsbeschäftigungen aller Fußballspieler zählen Glücksspiel, Sex und Saufen. Einer gestand, dass er es wohl kaum bemerken würde, wenn die Welt kurz vor dem Untergang stehe, es sei denn, er lese davon in der Sportbeilage. Ein solcher Lebenswandel ist fatal, vor allem den bekanntesten unter den Fußballern ist oft genug ein schlechtes Los beschieden. Diego Maradona, einst der beste Fußballer der Welt, geht seit Jahren an Drogen, Fettsucht, Ehebruch, Selbstmordversuchen und an seinen Mafia-Freunden zugrunde. George Best, auch einmal der beste Fußballer der Welt, starb jung, nachdem er sich einem Leben des Alkohols und der jungen Mädchen hingegeben hatte. Der dritte beste Fußballer der Welt, Johann Cruijff, redet nur noch Unsinn. Die einen bringt ihr Erfolg in die Gosse, andere können sich nicht damit abfinden, Verlierer zu sein. Und dann ist da noch der blinde Ehrgeiz, die einzige Eigenschaft, mit der man wirklich bis ganz nach oben kommt. Blinder Ehrgeiz aber macht ein normales soziales Leben unmöglich, vereitelt die Chancen auf einen richtigen Beruf, versaut den Charakter. Psychiater haben ihre helle Freude dran. Ständig wird uns vorgehalten, Sport sei gut für die Volksgesundheit, er stähle Muskeln und Lunge. Aber niemand verliert ein Wort darüber, dass diese Monomanie, diese ständige Versagensangst, die gedankenleeren Schädel, die vergeudete Zeit, die fortwährende Enttäuschung der geistigen Gesundheit wohl kaum förderlich sein können.

Menschen vergleichen sich mit ihren Helden – meist sehr zu ihrem Nachteil. Deshalb sind viele auch unzufrieden mit sich selbst und wollen etwas daran ändern. Ständig befindet sich die Hälfte aller amerikanischen Frauen auf Diät, sie wollen so schlank sein wie die Fotomodelle in den Frauenzeitschriften. Das wollen sie schon seit

1899. Damals übernahm Bernarr Mac Fadden die Zeitschrift *Physical Culture*. Er gründete einen *Contest*, bei dem *The Perfect Woman* erkoren wurde. Diese perfekten Frauen bildeten von nun an, neben den Filmstars, die Ideale der Leserinnen. Seitdem haben die Frauen nicht mehr aufgehört, dem unerreichbaren Ideal der perfekten Frau nachzueifern. An kein Ideal wurde so viel vergebliche Energie verschwendet. Vergeblich deshalb, weil eine Diät weder körperlich noch geistig dabei eine Hilfe ist. Einerseits macht der durch die Diät verursachte Hunger sämtliche positiven Ergebnisse wieder zunichte, andererseits fühlt man sich durch eine Diät nur noch dicker. Nie ist man sich seiner Pfunde bewusster als während einer Diät. Für junge Mädchen kann so etwas leicht in der Magersucht enden. Je dünner ein Mädchen ist, desto dicker kommt es sich vor. Unter Teenagern ist anthropologischen Untersuchungen in Schweden zufolge das Gewicht und dessen Verringerung das beliebteste Gesprächsthema überhaupt. Das Pendant zur *anorexia nervosa* der Mädchen ist der Adoniskomplex bei den Jungen. In den Niederlanden leiden angeblich bereits 50 000 Schüler darunter. Sie glauben, ihre Körper seien unterentwickelt, obwohl sie auffallend muskulös sind. Das Ideal hat sich vom Normalen ins Extreme verschoben. Sie werden nicht ruhen, bis sie aus sich einen Freak gemacht haben.

Wem sein Spiegelbild nicht gefällt, sollte sich einfach einen neuen Spiegel anschaffen. Statt den Körper an den Geist, kann man besser den Geist an den Körper anpassen. Außerdem sollte man sich alles andere zum Vorbild nehmen als gerade ein Mannequin oder einen griechischen Helden. Es sahen auch nicht alle Griechen aus wie Götter, warum also sollte man von sich erwarten, wie ein moderner Abgott auszusehen? In vielen Kulturen werden Dicke sehr geschätzt. Bewegung ist hier verpönt; sie macht nur hässlich. Doch dass auch unsere Zivilisation auf weiblichem Fett aufgebaut ist, zeigt sich spätestens, wenn man sich die bewundernden Worte des *Hohelieds* in Erinnerung ruft: »Dein Schoß ist wie ein runder Becher, dem nimmer

Getränk mangelt. Dein Leib ist wie ein Weizenhaufen, umsteckt mit Lilien.« Rubens malte noch Jahrhunderte später seine Frauen üppig, massig, mollig und mit wunderbaren Fettwülsten. Und es ist müßig, immer und immer wieder auf Rubens zu verweisen, auf Ingres, Boucher oder Courbet. Nur wenige Künstler, egal welcher Epoche, zeigten sich nicht entzückt von den Rundungen der Frauen. Ohne Bäuchlein macht Malen nur halb so viel Spaß. Es muss etwas zum Wölben geben. Vor noch nicht allzu langer Zeit war ein Bauch Zeichen der Wohlsituiertheit, zu einer dicken Zigarre gehörte ein ebensolcher Bauch. Es gibt auch heute noch Frauen, die einen Männerbauch für eine gemütliche Sache halten. Augen starren, Arme schlagen, Zähne beißen, doch Bäuche, Bäuche sind zum Streicheln da. Vernünftige Männer belassen es dabei. Sie grämen sich auch nicht übers Älterwerden. Zu oft werden graue Schläfen mit Weisheit verwechselt.

Ein flexibler Geist schlägt sich nicht mit einem unwilligen Körper herum. Doch ganz so leicht werden wir diesen nicht los. Denn da gibt es leider noch den Staat und seine soziale Kontrolle. Wir dürfen nicht auf unserem dicken, faulen Hintern sitzen und faulenzen, denn dann, so will uns die Gesundheitsmafia weismachen, sind wir unnütz für die Gesellschaft. Fast die Hälfte der Niederländer ist zu schwer, von ihrer Hässlichkeit mal ganz zu schweigen. In Amerika sind mindestens 65 Prozent der Bevölkerung zu dick – 135 Millionen Menschen. Würde man dort auf der Straße jemandem »Fettsack!« hinterherrufen, könnte man gleich sein Testament machen. Wenn aber der Staat 135 Millionen Menschen beleidigt, dann nennt sich das – angelehnt an den *War on Terrorism – War on Fat*. Ein veritabler Bürgerkrieg! Aber jeder Bürgerkrieg etabliert nur das, was man durch ihn abschaffen will. Je lauter die Kampagnen schreien, je mehr Prospekte die Sportverbände drucken lassen, desto dicker und fauler werden die Leute. Das Niederländische Institut für öffentliche Gesundheit und Umwelt stellte im Jahr 2002 fest, dass die Symptome eines ungesunden Lebenswandels wie Übergewicht oder hoher Blutdruck immer häufiger diagnostiziert werden. Außerdem nehme der Alkohol- und Zigarettenkonsum bei den jungen Menschen zu, wodurch es auch in dieser Altersklasse häufiger zu Übergewicht kommt. Das erinnert fatal an die niederländische Moschusrattenpolitik. Die Regierung bekämpft die Moschusratten systematisch, weil sie angeblich die Deiche beschädigen. Doch je mehr Moschusrattenfänger am Werke sind, desto höher die Moschusrattenpopulation, was wiederum die Regierung veranlasst, mehr Fänger einzustellen, und so weiter. Als ob die Fänger die Tiere züchten und nicht fangen. Biologen kennen den Grund. Die Rattenfänger zerstören die Nester, was die Nager dazu veranlasst, die Zahl ihrer Nachkommen zu erhöhen. Diese wiederum müssen neue Gebiete erobern. Würde man die Viecher in Ruhe lassen, pendelte sich die Population von selbst auf ein erträgliches Maß ein. Ähnliches passiert bei dicken Menschen. Je öfter man ihnen ihre Völlerei und Faulheit vorhält, desto öfter lehnen sie sich nur im Sessel zurück und stopfen noch mehr Essen in sich hinein. Sie verhalten sich wie ein Kind, an dem ständig herumgenörgelt wird. Und das von offensichtlich total behämmerten Eltern. Mal soll man das eine essen, weil's gesund ist, mal das andere, dann wieder soll man sich ganz doll viel bewegen, dann heißt es wieder, regelmäßig spazieren gehen reiche völlig. Was früher die normalste Sache der Welt war – Essen und Bewegen –, wird zu einem Problem gemacht. Wer aber den guten Rat befolgen möchte und sich von jetzt an bewusster ernähren will, der denkt den ganzen Tag nur noch ans Essen und hat als Folge davon ständig Hunger. Wer aus Gesundheitsgründen Sport treibt, muss in seinem Tages- und Wochenplan extra Stunden dafür freihalten. Wer dagegen einfach sein Auto abschafft, treibt seinen Sport nebenher. Erwachsene lassen sich nun mal nicht erziehen. Sie sind zu alt dafür, erzieherische Maßnahmen irritieren sie nur. Wie sehr, sieht man an Amerika. Im Land der meisten Dickwänste wird am häufigsten Sport getrieben, trotzdem wohnen in diesem Land, wo so viel Sport getrieben wird, die meisten Dickwänste. In seinem Werk *Fat Land* versuchte der amerikanische Wissenschaftsjournalist Greg Critser, dieses in sich widersprüchliche Verhalten seiner Landsleute zu erklären. In einem Café sitzend, fiel ihm auf, dass die meisten fettarme Milch in ihren Kaffee taten und das kalorienreduzierte Getränk dann mit einem Löffel Schlagsahne krönten. Nichts fördert so sehr die Lust auf Tröstendes wie das Schuldgefühl. Trotzdem ist so ein Café ein Musterbeispiel der Konsequenz verglichen mit dem Amsterdamer Fitnessstudio *Fitness First*. Das betritt man nämlich über eine Rolltreppe.

Von allen Seiten wird der Bürger auf sein ungesundes Verhalten angesprochen. Und doch ist er noch nie so gesund gewesen. Meine Generation ist gesünder als die Generation meiner Großmutter, ganz zu schweigen von jenen armen Teufeln, die bei uns als die alten Griechen bekannt sind. Sie wurden nicht annähernd so alt wie wir. In diesem Licht betrachtet, sind die ständigen Zurechtweisungen einfach unfair. Nichts kann man den Leuten Recht machen. Wir sind schöner und gesünder denn je, trotzdem ist unser Selbstbild nie schlechter gewesen. Unsere Körper waren nie intakter, trotzdem quält sich der Geist mit zahllosen Vorwürfen. Gerade die, die sich bewusst ernähren und sich ausreichend bewegen, fühlen sich oft krank. Der niederländische Sozialpsychologe Johan Furer nennt diese Hypochonder »gesunde Grübler«. Je mehr sie sich um die Gesundheit bemühen, desto ferner rückt das Ziel ihrer Bemühungen. Das nervt. Sie fühlen sich in fast unerträglicher Weise schuldig. Sie werden zum Feind ihrer selbst. Schuld kann man weder runterschlucken noch ausspucken. Es gibt nur einen Ausweg. Man schiebt sie auf einen anderen.

Während man sich eine Schuld nur mit Mühe einhandelt, ist es einfach, sie auf einen anderen abzuwälzen. Auf diesem Prinzip beruht jede Ehe. Ein Familienleben ist eine einzige Huldigung an die Schuld, die wie heiße Kohlen von Familienmitglied zu Familienmitglied weitergereicht wird. Je früher man sich von ihr befreit, desto besser.

Das wissen sogar die Tiere. Versetzt man zwei Ratten in einem Käfig Stromstöße, gehen sie aufeinander los. Jemand muss ja Schuld daran haben, sie können schwerlich den Käfig dafür verantwortlich machen. Dafür müsste man ein Mensch sein. Menschen halten bedenkenlos Dinge für schuldig. Man ist zu spät, weil die Brücke offen war, das Wetter zu schlecht, die Uhr kaputt. Vor allem Männer sind darin sehr versiert. Schlagen sie sich mit dem Hammer auf den Daumen, ist der Hammer schuld. Scheißhammer! Ein neuer muss her. Davon leben ganze Baumärkte. Bohrer und Säge sind nicht dazu da, um mit ihnen ein Loch zu bohren oder ein Brett zu sägen, sondern nur, um ihnen die Schuld für den schiefen Schrank, die wackelige Treppe geben zu können. Ist man selber schief oder wackelt, dann liegt's am Essen: die falschen Fettsäuren, zu groß die Verführung, zu viele Festtage hintereinander. Hätte man mehr Zeit, ja, dann würde man Sport treiben, stattdessen muss man den Hund Gassi führen, die Kinder zur Ballettstunde fahren. Scheißhund! Scheißkinder! Trotzdem fühlt man sich schuldig.

Ist man schwach, krank oder siech, stimmt etwas mit der eigenen Gesundheit nicht. Ist die Hälfte der Bevölkerung schwach, krank oder siech, stimmt etwas mit der Volksgesundheit nicht. Die aber liegt nicht in den Händen der Bürger, sondern des Staates. Behauptet die Regierung, der Hälfte der Bürger fehle was, dann hat sie ein Problem. Daraufhin nimmt sie sich des Problems an. Keiner ist besser in Sachen Volksgesundheit als unsere Behörden. Dass wir fast doppelt so alt werden wie unsere Ururgroßeltern liegt nicht an den ungesättigten Fettsäuren oder der Hangelei am Klettergerüst, sondern ist ein Verdienst der Impfkampagnen und der Kanalisation. Dank dieser Maßregeln sind die klassischen Infektionskrankheiten so gut wie ausgestorben. Nicht der Sport oder die Herzspezialisten haben uns gesund gemacht, sondern die Kanalarbeiter. Wo diese versagten, gab man einfach dem einzelnen Bürger schuld an der Misere. Früher behauptete die Kirche, man leide unter der Auszehrung, weil man gesündigt habe. Heute beschwört man eine Krankheit selbst herauf, weil man es an der Hygiene hat mangeln lassen: Sicher hat man sich nach dem Pinkeln nicht die Hände gewaschen, hat die Essensreste zu lange herumstehen lassen, die Zähne zu selten geputzt. An vorderster Front des Hygienekriegs kämpfte das Hygienemuseum, das seine aufklärenden Ausstellungen von Dresden aus in die Welt schickte. Sie machten das Individuum für sein eigenes Handeln verantwortlich. Die meisten Ausstellungen beruhten auf der These, dass die Leute sich richtig verhalten würden, wenn sie über die Funktionsweisen ihres Körpers besser Bescheid wüssten oder den Verlauf der Krankheiten kennen würden. Jetzt waren auch Ehepartner, Mütter und Schwestern von Tuberkulosepatienten für deren Krankheit mitverantwortlich.

Dass die Schuld auf die Hausfrauen abgeschoben wurde, war deshalb besonders unfair, weil die meisten von ihnen in der Zeit zwischen den beiden Weltkriegen nicht das Geld hatten, um für bessere hygienische Verhältnisse zu sorgen, und außerdem die von den Behörden betreuten Sozialwohnungen selten den Anforderungen genügten. Heutzutage dagegen kann man den Kopf schütteln über Regierungen, die Kampagnen gegen die Fettsucht führen und es gleichzeitig zulassen, dass in den Schulen Süßigkeitenautomaten stehen oder Mars und Coca-Cola Sportveranstaltungen sponsern. Auch rufen sie die Bevölkerung ständig dazu auf, sich mehr zu bewegen, lassen es aber andererseits zu, dass das gesamte Land hauptsächlich auf den Autoverkehr ausgerichtet ist. Die Bürger essen zu fett und bewegen sich zu wenig, doch wer erlaubt denn, dass neben den Autobahnen massenhaft Anzeigentafeln stehen, die einem den kürzesten Weg zum nächsten McDonald's zeigen? Wer hat in den Regierungsgebäuden die Treppen durch Rolltreppen ersetzt? Die Bürger schlafen nicht genug, doch wer denkt sich immer neue Ausreden aus, um die Flughäfen erweitern zu dürfen? Wer baut die Nation zu einem Schlaraffenland um und ermahnt die Bevölkerung gleichzeitig zur

Mäßigung? Wer stellt Buslinien ein und unternimmt nichts gegen die Werbung für *Junkfood*? In Amerika werden die Teletubbies von Burger King und McDonald's gesponsert. David Wallerstein, der Erfinder der Riesenportionen, verstand die Psyche seiner Kunden, die eigentlich zwei Portionen Pommes bestellen wollten, es aber aus Angst, für gierig gehalten zu werden, lieber nicht taten. Die Lösung lag in den *Supersize*-Fritten, dem *Big Mac*-Hamburger, der *Big Gulp*-Limonade.

In der katholischen Schule, die ich besucht habe, hing ein großes Wandbild. Es zeigte die Wege zu Himmel und Hölle: Ein breiter Weg führte in die Hölle, in den Himmel konnte man nur über einen widerlich kleinen Schlängelweg gelangen. Der Höllenweg war geradezu verführerisch breit. Eine solch breite Autobahn in die Gesundheitshölle hat die gleiche Regierung angelegt, die in ihren Prospekten und Broschüren den mühsamen Schlängelpfad in den Gesundheitshimmel propagiert. Wer wirklich hart arbeitet, dem setzt das Arbeitsschutzgesetz zu, viele Geschäfte sind nur noch mit dem Auto zu erreichen, wer die Autobahn als Wanderweg benutzt, riskiert einen Strafzettel. Und abends lullt die Regierung die Bevölkerung im öffentlich-rechtlichen Fernsehen ein. Immerhin entzieht sie sich ihrer Verantwortung nicht vollends. Sie bietet auch ein Gegenprogramm. Nach einem Tag des verpflichteten Stillsitzens darf man sich abends in speziellen Sporthallen und Stadien austoben, an den Drive-in-Schaltern kann man zum Hamburger jetzt auch Salat bestellen. In der zweiten Hälfte der Woche macht die Regierung wieder gut, was sie in der ersten Hälfte verbockt hat. Aber das Krankmachen ist eine kollektive Angelegenheit, während das Gegenprogramm in der Verantwortung jedes Einzelnen liegt. Würde die Welt bewusst weniger verbocken, müsste man auch weniger wieder gutmachen. Was nicht kaputt ist, braucht nicht repariert zu werden. Mit dem Fahrrad zur Arbeit fahren, wieder ohne Auto einkaufen können, keine Rolltreppen mehr nehmen müssen und ab und zu ruhig etwas Schweres tragen, und man bräuchte abends keinen Sport mehr zu machen, könnte am Wochenende auf dem Sofa liegend mal wieder ein schönes Buch lesen oder sich im Kino einen guten Film ansehen. Man kann sich auch auf andere Arten bewegen, als in Kinderkleidern steckend Ball zu spielen oder sich schwitzend an Maschinen zu plagen. Dadurch, dass man die Mars- und Coca-Cola-Automaten aus den Schulen verbannte, würde man mehr erreichen als sämtliche Broschüren über gesättigte und ungesättigte Fettsäuren zusammen. Wäre in den Städten genug Grün vorhanden, würden die Menschen von selbst viel öfter an die frische Luft gehen.

Früher gab es dafür einen bestimmten Begriff: Umwelt. Eine Regierung, die nur das Beste für ihre Untertanen wollte, war bemüht, eine gute Umwelt für sie zu schaffen. Wurden die Menschen schwach, krank und siech, wusste die Regierung bis vor kurzem genau, was zu tun war: Sie verbot Unkrautvernichtungsmittel, untersagte fortan Abwässereinleitungen, riss Fabrikschlote ab, sanierte Böden. Geld stellte kein Problem dar, der Verschmutzer musste dafür aufkommen. Ließen die Behörden in ihren Bemühungen nach, wurden sie von den Umweltaktivisten laut zur Ordnung gerufen. Inzwischen hat sich einiges verändert. Die Behörden machen viele Umweltverordnungen wieder rückgängig. Das Flaschen- und Dosenpfand wird wieder abgeschafft, Atomkraftwerke reanimiert, Überbevölkerung wird zur Tugend ausgerufen, Wachstum lautet die Parole. Dabei sind die Probleme alles andere als gelöst. Noch immer drohen die Klimaveränderung und das Versiegen der Bodenschätze weltweit, und auch die Sache mit dem Atommüll ist noch längst nicht ausgestanden. Das Grüne Herz der Städte schwindet so schnell wie der Regenwald, ein Heringsbrötchen wird zu einer ähnlich raren Delikatesse wie Trüffel. Während sich die Weltbevölkerung innerhalb von vierzig Jahren verdoppelte, starben ein Drittel der Pflanzen- und Tierarten aus. Probleme, die man schon längst gelöst zu haben glaubte, werden plötzlich wieder manifest. Im Jahr 2005 stellte sich heraus, dass die Autoabgase viel schädlicher waren, als man glaubte. Der Feinstaub aus den modernen Motoren dringt tiefer ins Lungengewebe ein als der altmodische Smog. Wer in der Nähe einer dicht befahrenen Straße wohnt, atmet Tag für Tag den Dreck einer ganzen Packung Zigaretten mit ein. Die Weltgesundheitsorganisation schätzt, dass in den europäischen Städten jährlich 100 000 Einwohner am Feinstaub sterben; auf diese Weise gehen einfach 750 000 Menschenjahre verloren. In den Niederlanden büßen durch den Feinstaub 18 000 Menschen zehn Jahre ihres Lebens ein, auch in Frankreich sterben jährlich tausende von Menschen vor ihrer Zeit am Dieseldampf. Die französische staatliche Behörde für Gesundheit und Umwelt (AFSSE) errechnete 2005, dass die Gemeinschaft für jeden an diesen Staubteilchen gestorbenen Mitbürger fast eine Million Euro an Gesundheitskosten aufbringen muss, wodurch die staatlichen Verluste aufgrund des Autoverkehrs die Einkünfte durch Maut oder Mineralölsteuer weit übersteigen.

Feinstaub vergrößert die Gefahr, an Herz-, Gefäß- oder Lungenkrankheiten zu sterben enorm, doch kann man auch einfach tot- oder krankenhausreif gefahren werden. Geschützt durch Airbags und verstärkte Karosserien fährt Papa das Töchterchen platt, bevor es in die Pubertät kommen kann. Jedes Jahr sterben weltweit mehr als eine Million Menschen im Straßenverkehr, 40 Millionen werden verletzt. Damit steht der Verkehr an neunter Stelle auf der Liste der allgemeinen Todesursachen, die sonst nur Krankheiten führt. Aber im Gegensatz zum Herzinfarkt oder dem Schlaganfall, an dem die meisten Menschen erst in einem gewissen Alter sterben, reißt der Verkehr seine Opfer mitten aus dem Leben. In Ländern mit gutem Gesundheitswesen stellt der Verkehr die Haupttodesursache zwischen dem fünften und dem dreißigsten Lebensjahr dar. Dadurch vernichtet er viele noch zu lebende Menschenjahre. Gute Gründe sprechen dafür, den Verkehr als eine Krankheit zu betrachten, findet die Weltgesundheitsorganisation. Ob man nun von einem Auto oder von einem Virus erfasst wird, das Resultat ist dasselbe. In beiden

Fällen lässt sich durchaus etwas daran ändern. Einen Virus bekämpft man mit Medikamenten, Autos durch Verkehrsregeln. Doch während man etwas gegen die Viruserreger unternimmt, hält kaum einer das Auto für bekämpfenswert. Das Kabinett der Niederlande weigert sich in der sogenannten Mobilitätsnota von 2004, den Verkehr zu verringern. Schließlich, so behauptet es, beruht auf der Mobilität das ökonomische Wachstum, außerdem stelle sie ein anerkanntes gesellschaftliches Bedürfnis dar. Eine Einschränkung der Mobilität ziehe eine schmerzhafte Beschneidung dieses Bedürfnisses nach sich. Das sei weder wünschenswert noch besonders effektiv. Damit lässt der Staat einen der gefährlichsten Krankheitskeime des Landes einfach weiter sein Unwesen treiben. Reine Augenwischerei ist es dann, wenn die Regierung 300 Millionen Euro zur Verfügung stellt, um den Einbau von Rußfiltern zu unterstützen. Subventionen für einen Rußfilter, das ist so, als würde man sich bei einem Mörder mit einer Blume dafür bedanken, dass er sich vor der Tat erst die Schuhe abgestreift hat. Die Volkgesundheit wird durch Subventionen und Bußgelder geregelt, der Markt muss den Rest erledigen. Krankenkassen verwandeln sich in *Health-Care-Center* und verdienen sich goldene Nasen mit Quacksalberei, Hometrainern und Sonnenbänken. Wer davon keinen Gebrauch machen will, ist selbst schuld. Jeder einzelne Bürger ist inzwischen für die Volksgesundheit mitverantwortlich. Wer krank wird und stirbt, hat das selbst verursacht. Wahrscheinlich nicht genug Sport getrieben.

Früher war das anders. Sport war weniger dazu da, um getrieben, als um angehört zu werden. Im Radio. Fernsehen war in den Fünfzigerjahren rar. Statt in den Flimmerkasten starrten die Menschen damals ins Aquarium. Heute kann man während seines Abendspaziergangs das blassblaue Licht der Tages- oder Sportschau glimmen sehen, früher schien dort der grüne Schein allgegenwärtiger Fischbehausungen. Ich selbst hatte ein Süßwasseraquarium. Jeden Tag zog ich mir die Sendungen rein, die die Bitterlinge und die Wasserkäfer für mich zusammenstellten. Ich sah den Tanz der Stichlinge, beobachtete, wie die Wasserspinne ihre Tauchglocke füllte, entdeckte die silberne Luftblase am Bauch der Käfer, erfreute mich am tapferen Vorwärtsschnurren der kleinen roten Wassermilbe.

Trotzdem habe ich das Aquarium irgendwann abgeschafft. Zu oft ging etwas schief. Entweder fiel die Luftpumpe aus, oder das Aquarium hatte zu lange in der sengenden Sonne gestanden. Das schöne Gefühl, Herrscher über das eigene natürliche Gleichgewicht zu sein, wurde nach einem fröhlichen Wochenendausflug schon an der Haustür erstickt vom Modergeruch, der einem aus dem Becken des Todes entgegenströmte.

Was ich von diesem Hobby außer dem lecken Glasbassin auf dem Dachboden behalten habe, ist, dass ich mir selbst ab und zu wie ein Fisch im Aquarium eines anderen vorkomme. Wie meine Landsleute lebe ich wie ein Gefangener unter niederländischem Himmel und bin auf das niederländische Wasser angewiesen, wobei ich die vage Hoffnung hege, dass sich der große Aquariumhalter in Den Haag seiner Verantwortung auch bewusst ist. Sonst wird man, falls etwas mit dem Wasser oder der Luft schief geht, die Temperatur vielleicht zu sehr steigt, als Untertanenfisch unweigerlich nach kurzer Zeit bäuchlings an der Wasseroberfläche treiben.

Die Regierung kann zufrieden sein. Umweltbewusste Menschen gehen ihnen nicht länger auf die Nerven, sie verbringen ihre Zeit lieber in den Fitnessstudios. Wer kann sich noch daran erinnern, dass man mal wegen der Umwelt alle Spalten und Löcher im Haus dichten sollte? Die sind längst wieder drin, weil die Bewohner stattdessen ihre morgendlichen Liegestütze absolvieren oder auf ihren Fitnessmaschinen auf der Stelle treten müssen. Diese Beschäftigungen aber sind alles andere als effizient. Es können sich Millionen Niederländer auf ihren Homertrainern dumm und dämlich treten, dabei drei Mal das Land umrunden, der Gewinn für die Volksgesundheit wäre bescheiden, verglichen mit jedem Umweltschutzgesetz. Umweltverschmutzung verursacht bei weitem mehr gesundheitliche Schäden als ungesunde »Lebensweisen« wie falsches Essen, zu viel Alkohol oder zu wenig Bewegung. Nur Rauchen ist ungesünder als die niederländische Umwelt, wie das niederländische Forschungsinstitut Milieu- en Natuurplanbureau (MNP, Amt für Umweltplanung) verkündet, das im Auftrag der niederländischen Regierung die Errungenschaften der Naturgesetzgebung zu prüfen hatte. Nicht nur, dass man mit Sport weniger erreicht als mit Umweltpolitik, nein, der Sport schädigt die Umwelt sogar erheblich. Die Natur mag zwar für den Sport gut sein, doch deshalb ist es der Sport noch längst nicht für die Natur.

Wie der Krieg scheint auch der Sport eine besondere Vorliebe für die letzten unberührten Naturgebiete zu hegen. Bei den »Wandervögeln« war die Natur sogar eine Voraussetzung für den Sport gewesen. Doch sie hatten noch Achtung vor ihr, strebten ein harmonisches Zusammenleben zwischen Mensch und Natur an. Davon ist längst keine Rede mehr, heute ist die Natur zum Gebrauchs- und Verbrauchsartikel geworden. Kein Ort in der freien Natur ist sicher vor den Sportlern, ständig erschrecken sie mit ihrem Röcheln Spaziergänger und Eichhörnchen zu Tode; sogar im Hochgebirge kommen sie mit ihren Hängegleitern den Raubvögeln in die Quere, Bergbäche wurden zu Kanustrecken umfunktioniert, Schneeabhänge zu *ski-slopes*. Während wir uns früher auf die Bedingungen der Natur einstellen mussten, wird die Natur heute mit grober Hand für unsere Bedürfnisse zurechtgestutzt. Mitten auf dem Ozean, über den Wolken, in der Brandung des Meeres und auf den Vulkanen, überall taucht es auf, das Sportvolk in seinem superbequemen, superfunktionalen Outdoor-Outfit. Zu allem Überfluss wollen die Menschen hier tun, was eigentlich nur dort möglich ist: Schweizer wollen hochseesegeln, Niederländer Ski fahren. Was seine Zeit hat, soll auf der Stelle möglich sein: Wintersport im Sommer, Beachball im Winter. Mithilfe enormer Energieverschwendung werden in den Tropen Eisbahnen angelegt, Schweden erknattern sich mit ihren Motorrädern

Wüsten. Während sich die Förster früher nur in unauffälligem Grün in die Natur wagten, schämen sich die Skifahrer nicht, die Natur mit grellbunter Kleidung zu beleidigen, als müssten Satelliten sie von oben ausmachen können. Doch haben die Förster gar nichts gegen die Anwesenheit der Sportler einzuwenden, seit jeher betrachten Naturschützer die Aktiven als Gleichgesinnte. Aus diesem Grund entstanden mitten in der Natur Trimm-Dich-Pfade, schilderte man mithilfe von an Bäume genagelten Informationen Wanderwege aus, legte mitten im Wald asphaltierte Parkplätze für die Geländewagen an. Je mehr Leute den Wald besuchen, desto höher die Subventionen fürs nächste Jahr. Ganz zu schweigen von den Unsummen, die kursieren, wenn die Olympischen Spiele ins Land kommen und mit der Erlaubnis von ganz oben die Natur verwüsten. Der niederländische Publizist Martin von Amerongen konnte angesichts des bei den Winterspielen von Albertville unkontrolliert produzierten Kunstschnees, der den Besuchern die Lästigkeiten eines echten Winters ersparen sollte, kaum mehr an sich halten. Er regte sich zurecht darüber auf, dass – nur damit ein paar Jungen und Mädchen ohne Beschwernisse herumspringen und -rennen konnten – 5500 Bäume verbrannt, 600 000 Tonnen Beton in die Landschaft gegossen, 100 Hektar Wald gefällt und eine Million Quadratmeter Erde umgeschaufelt wurden. Der Verlierer bei Olympischen Spielen stehe von vorneherein fest: Mutter Natur. Weshalb verfügt eigentlich die Europäische Gemeinschaft über die bekanntlich strengen Richtlinien hinsichtlich des Naturschutzes?, fragte er sich. Gemessen an diesen Richtlinien würde jedes vergleichbare Spektakel mit Sicherheit verboten, nur die Olympischen Spiele nicht. Geld, Macht, Prestige und Hurrapatriotismus spielen dabei eine zu große Rolle.

Sport ist zu einem Synonym der Gesundheit geworden. Dabei ist kein Mensch ganz gesund. Nicht mal die Umwelt ist gesund. Gesund ist höchstens die Beziehung zwischen dem Menschen und seiner Umwelt. Bereits 1975 definierte der Philosoph und Theologe Ivan Illich die Gesundheit als das Vermögen, sich nicht nur der veränderten Umwelt anzupassen, sondern auch den Prozessen des Heranwachsens und Älterwerdens, den Begleitumständen eines Heilprozesses nach einer Erkrankung oder einer Verletzung. Aber auch die Fähigkeit, dem Tod in aller Ruhe entgegenzusehen, verstand Illich unter Gesundheit. Jeder Biologe weiß, dass es in der Natur letztendlich nur um Anpassung geht. Ein Mensch wächst und gedeiht nur richtig, wenn er optimal an seine Umwelt angepasst ist. Darin liegt das Ziel der Evolution. Eigentlich müsste also jeder Mensch, jede Pflanze, jedes Tier nach den Millionen von Jahren, die die Evolution nun schon dauert, optimal an seine Umwelt angepasst sein. Im Grunde hätte sich das Paradies schon längst einstellen müssen. Doch leider hat die Umwelt die unsympathische Angewohnheit, sich immer wieder zu verändern, und zwar am liebsten auf ganz unberechenbare Art und Weise. Mal wurde es überraschenderweise wärmer, dann kühlte alles ab, mal hob sich der Meeresspiegel, dann wieder senkte er sich. Auch die Tiere und Pflanzen um uns herum unterliegen diesem ständigen Wandel. Da hat man sich gerade auf einen Feind eingestellt, da taucht plötzlich ein neuer auf. Aber Meister im ständigen Verändern ist der Mensch. Perfekt auf das Leben in der Savanne eingerichtet, wundert er sich angesichts der Städte, der Straßen, des Lärms und des Gestanks, wer diese ganzen Widerlichkeiten nur geschaffen hat. Und dann fällt es ihm wieder ein: Er war es selbst! Ungehalten darüber, dass an ihm als Mensch kaum noch was geändert werden kann, bastelt er ständig an seiner Umgebung herum. Dabei hatte schon G.B. Shaw gesagt: »Die vernünftigen Menschen passen sich der Welt an; die unvernünftigen versuchen, sie zu verändern.« Aber er fügte gleich hinzu: »Deshalb hängt aller Fortschritt von den Unvernünftigen ab.« Zunächst bastelt der Mensch nur an seinem Haus herum, unermüdlich erneuert, baut und handwerkt er. Am arbeitsintensivsten ist ein Neubau. Neu zu bauen bedeutet, widersinnig zu bauen. Ein moderner Architekt ruht nicht, bevor die Hintertür sich nicht vorn am Haus befindet und die

Vordertür hinten, der Dachboden unten und der Keller oben unterm Dach. Auf den Bauakademien träumt man von Rom und Florenz, doch kommt am Ende doch immer schlechte Architektur heraus. Wenn man schon sieht, was für Häuser uns die Architekten zumuten, ahnt man das Schlimmste, wenn man den Begriff »Landschaftsarchitekt« nur hört. Landschaftsarchitekten verwandeln Hügel in Täler und Täler in Hügel, Land wird zu Wasser, Wasser zu Land. Häuser müssen Häfen weichen, Häfen Häusern. Was früher mal ein kreativer Beruf war, ist heute nur noch eine Landverschiebung im Kleinen.

Ein Blick auf die Welt um einen herum genügt, und man weiß, wie der ideale Mensch auszusehen hat. Zwar lesen wir gerne Abenteuerbücher, schauen uns Kriegsfilme an, feiern Sieger und gehen Präsidenten um den Bart, das alles aber täuscht nicht darüber hinweg, dass unsere Welt für Max Mustermann gemacht ist. Wäre für Sie tatsächlich ein Honda das schönste Auto der Welt, ein Billy-Regal das Nonplusultra eines Bücherschranks, das *girl next door* die allerschönste Frau, eine Kaffeepadmaschine die beste Espressomaschine, die Kleider im Laden um die Ecke die schönsten Fummel der Welt, dann wären Sie der Mensch, der optimal an seine Umgebung angepasst ist. Aber diesen idealen Menschen gibt es nicht. Auch im neuesten Neubauviertel mit der durchdachtesten Raumplanung muss der Mensch wohnen können, der bis vor kurzem ausschließlich für die Savanne gemacht zu sein schien. Wäre es nicht die Aufgabe des Architekten, uns die Landschaft zurückzugeben, die uns hervorgebracht hat? Und tatsächlich, das ist es, was in der Landschaftsarchitektur im Moment gerade geschieht. Tatsächlich sehen alle Parks und Gärten, und auch die Golfplätze aus wie die Savannen unserer Vorfahren: eine große Grasfläche, ab und zu etwas Gebüsch, ein paar vereinzelte Bäume und ein Wasserspiel. Mit Vorliebe noch ein kleiner Hügel für die Aussicht. In so einer halboffenen Landschaft kann man den Feind schon von weitem kommen sehen; hier fühlt sich der Mensch sicher, er wird ruhig. Leider aber ist die Savanne weder in Europa noch in

Amerika heimisch, weshalb eine Menge Herbizide eingesetzt werden müssen, um diese Illusion aufrecht zu erhalten. Außerdem frisst so ein Golfplatz ungeheuer viel Platz, und Platz ist etwas, woran es uns – vor allem in den Niederlanden – mangelt.

Man kann nicht jedem seine kleine Savanne geben. Da ist auch nicht nötig. Auch wenn der menschliche Körper stets darauf aus ist, den Status quo zu halten, der Geist ist flexibel. Nicht umsonst sind wir Menschen. Wir können unsere alten Sinne mit mehr reizen als nur mit einer Savanne. Wir haben unsere Kultur. Die Ohren sind ganz gierig nach Musik, die Augen nach der *Mona Lisa*, das Gleichgewichtsorgan nach dem Hiphop oder einem Englischen Walzer. Im Geist schafft der Mensch sich seine eigene Welt. In der Natur muss man stets beweisen, der oder die Stärkste zu sein, in der Kultur gilt mehr. Durch das Malen des allerschönsten Bildes, das Schreiben des allerdicksten Buches, dem Erzählen des allerschmutzigsten Witzes ist man wer. Ja, sogar durch den Sport kann man sich beweisen. Glückliche Menschen finden schon auf der Schule heraus, was sie gut können, und sind klug genug, sich darauf zu konzentrieren. Die Savanne hat nur Raum für ein paar Wenige, die Stadt bietet jedem eine Rolle. Eine Stadt ist wie ein Zoo für Menschen. Der Tiger vermisst im Zoo zwar seinen Urwald, der Hai im Haifischbecken den Ozean, trotzdem werden beide in Gefangenschaft oft älter als in freier Wildbahn. Ein Zoodirektor gibt sich alle Mühe, seine Institution den Tieren anzupassen. Das will auch ein guter Bürgermeister für seine Stadt. Er bietet seinen Bürgern genug Reize für den Geist und genug Möglichkeiten für den Körper, das zu tun, wofür er geschaffen wurde.

Im Zoo sieht heute kein Käfig mehr aus wie der andere. Der der Giraffe ist hoch, der des Elefanten groß. Ein Zoodirektor weiß, dass jede Tierart ihre speziellen Anforderungen hat, er lässt deshalb die Tiere erst vermessen, bevor er die Käfige bauen lässt. Hat schon mal jemand auf einer Party einen Architekten herumgehen sehen, der seine Gäste mit einem Maßband und einer Körperwaage verfolgte? Viele Architekten erinnern uns an Prokrustes, den mythischen Riesen, der unweit von Athen Reisenden eine Herberge anbot, aber nur zwei Betten besaß: ein kurzes und ein langes. In das kurze Bett legte er die großgewachsenen Reisenden, in das lange die kleingewachsenen. Um die Ruhesuchenden dem jeweiligen Bett anzupassen, hackte er die Gliedmaßen der langen Gäste ab und dehnte die der kleinen Gäste, bis sie starben. Ein schlechter Gastgeber. Genauso verhält sich eine Regierung, die ungeachtet der einzelnen Bürger von allen fordert, zu springen und Ball zu spielen, um sie zwanghaft ihrer Umgebung anzupassen. Eigentlich hat der Staat die Aufgabe, die Lebenswelt seiner Bürger so zu gestalten, dass der Mensch mit seinem altmodischen Körper und seinem modernen Geist sich darin wie zu Hause fühlt. Ivan Illich hat ein Rezept, mit dessen Hilfe der Staat die Gesundheit seiner Bürger garantieren könnte:

> Gesunde Menschen sind Menschen, die in gesunden Wohnungen leben und eine gesunde Nahrung essen; in einem Milieu, das Geburt, Wachstum, Heilen und Sterben gleichermaßen begünstigt; sie können sich auf eine Kultur stützen, die das bewußte Akzeptieren der Bevölkerungsbeschränkung, des Alterns, der unvollständigen Genesung und des stets drohenden Todes fördert. Gesunde Menschen brauchen keine bürokratische Einmischung, um Gefährten zu finden, Kinder zu gebären, gemeinsam die menschliche Kondition zu erfüllen und zu sterben.[51]

So weit sind wir noch lange nicht. Zwar ist unser Körper gesünder denn je, dafür macht sich der Geist umso mehr Sorgen über Krankheit und Tod. Die niederländische Medizinzeitschrift *BMJ* schreibt, dass einer Untersuchung zufolge sich die Bewohner des äußerst armen indischen Bundesstaates Bihar von allen Völkern der Welt am gesündesten fühlen, während sich die Bürger der Vereinigten Staaten von Amerika für die kränksten halten. In Kerala, dem Bundesstaat Indiens mit der besten Gesundheitsfürsorge und der höchsten Lebenserwartung, fühlen sich die Bewohner längst nicht so wohl wie in Bihar. Auch die Niederländer sind melancholische Hypochonder. Wenn man bedenkt, dass der Durchschnittsniederländer einen ganzen Tag arbeiten muss, damit er das Geld für eine Woche Gesundheit erwirtschaften kann, und er außerdem einen ganzen Tag pro Woche Sport treibt, dann ist er insgesamt ein Drittel seines Lebens vergeblich damit beschäftigt, dem Tod davonzulaufen. Könnte man die Zeit nicht besser nutzen? Wer Gesundheit nur durch Konzentration auf seinen Körper erreichen will, der spannt das Pferd hinter den Karren. Wie wäre es, wenn man es mal umgekehrt probierte?

Statistiken über Leben und Tod beweisen, dass Sport im Grunde nichts bewirkt. Viel älter wird man dadurch nicht, und die paar Monate, die man dadurch gewinnt, hat man mit Sport verbracht. Es gibt nur zwei bewährte Methoden, älter zu werden. Die eine Methode besteht darin, alte Eltern zu haben. Denn ein hohes Lebensalter ist erblich, weshalb man sich seinen Vater und seine Mutter nicht sorgfältig genug aussuchen kann. Wie schade, dass diese Entscheidung ein anderer für einen fällt, und zwar lange vor der eigenen Geburt. Bleibt also nur noch die zweite Methode, auf die man mehr Einfluss hat: lernen, sich weiterbilden. Je mehr, desto besser. Jede Statistik, egal, wo auf der Welt sie erstellt wurde, beweist, dass die Menschen mit der höchsten Bildung am längsten leben. Auch in den Niederlanden wird man mit einem Gymnasiums- oder Universitätsabschluss älter als ohne. Ein Akademiker wird, so wurde es für das Jahr 2002 errechnet, fünf Jahre älter als die für den Durchschnitt errechnete männliche Lebenserwartung, die bei dreiundsiebzig Jahren liegt. Bei Frauen liegt der Vorsprung bei zweieinhalb Jahren. Verglichen mit den glücklichen Akademikern fühlen sich nur halb so viele Menschen mit niedrigem Ausbildungsniveau körperlich gesund. Männer mit höherer Schul- oder Ausbildung leben mindestens zehn Jahre länger ohne körperliche Leiden als ungeschulte Arbeiter, und diese Kluft erweitert sich noch, wenn das subjektive Befinden eine Rolle spielt. Demnach erlebt ein ungeschulter Arbeiter im Durchschnitt sechzehn gesunde Jahre weniger als ein Akademiker. Frauen können sich durch eine bessere Ausbildung 14 gesunde Jahre hinzuerziehen.

Diese Unterschiede sind verblüffend. Sport sieht blass dagegen aus. Wäre ich niederländischer Gesundheitsminister, würde ich meine Untertanen nicht ins Fitnessstudio schicken, sondern zur Schule, in die Universitäten, auf die Volkshochschulen. Mit dem Budget, das ich dann nicht für den Sport aufzuwenden bräuchte, würde ich die mageren 20 Milliarden Euro aufstocken, die die niederländische Regierung im Moment für Erziehung und Bildung ausgibt. Dieser Betrag würde sich rasch amortisieren, denn die SBO, die Verwaltungsbehörde für den Arbeitsmarkt im Bildungsbereich, hat ausgerechnet, dass sich der ökonomische Wert eines Ausbildungswilligen mit jedem Jahr, das er in seine Ausbildung investiert, um sechs bis acht Prozent erhöht. Und dabei ist es mit dem gesundheitlichen und ökonomischen Nutzen noch nicht getan, Bildung macht die Menschen auch sozialer. Gebildete Personen engagieren sich öfter in Vereinen, betreiben mehr Politik, begehen weniger Ladendiebstähle und sind seltener gewalttätig. Und bei dem allen fühlen sie sich auch noch besser.

Man kann sich sogar älter und gesünder denken. Das ist statistisch erwiesen. Da aber eine direkte kausale Verknüpfung zwischen Denken und Gesundheit genauso wenig nachzuweisen ist wie ein Zusammenhang zwischen Aktivität und Gesundheit, kann man keine einschlägigen Maßnahmen fordern. Woher aber kommt dann der positive Effekt der Gedankentätigkeit auf die körperliche Gesundheit? Natürlich spielen ökonomische Faktoren eine Rolle. Geld macht glücklich. Wer eine bessere Ausbildung hat, hat meistens mehr Geld zur Verfügung, und wer mehr Geld hat, kann sich gesündere Nahrungsmittel leisten, hat weniger Stress, kann eine bessere

Gesundheitsvorsorge in Anspruch nehmen und mehr Probleme auf andere abwälzen. Wer auf Tabak und Alkohol verzichtet, spart Geld, trotzdem sind es gerade die Reichen, die sich in dieser Hinsicht gesund verhalten. Mindestens die Hälfte der in den Niederlanden als arm eingestuften Menschen raucht, während es bei den Reichen nur ein Drittel ist. Nicht weil sie reicher, sondern weil sie klüger sind. Eine gute Erziehung bringt Geld. Für den Geist öffnen sich ganz neue Welten: Man kann Bücher lesen, sich Filme anschauen, Reisen machen, gute Gespräche führen. Die moderne Welt hat dem Denken mehr Gelegenheiten zum Sport zu bieten als dem Körper: Amsterdam oder New York verfügen über mehr Museen als über künstliche Sportsavannen. Auffällig ist übrigens auch, dass Museumsbesucher in der Regel schlanker sind als Stadionbesucher. Bücherwürmer sind auch nicht kränklicher als Fußballer. Ein guter Geist ist kein Hinderungsgrund für einen gesunden Körper. Ganz im Gegenteil, wer im Oberstübchen fit ist, sorgt meistens gut für seinen Körper. Und seine Möglichkeiten gehen über das Fußballspielen oder das Boxen hinaus. Natürlich besuchen auch Leute mit höherem Bildungsgrad das Fitnessstudio, aber sie wissen auch, dass man keinen Stiernacken braucht, um einer Frau zu gefallen. Ein wohl gebildeter Körper ist gewiss nicht zu verachten, doch man kann es durchaus auch mal mit Gesang und Tanz probieren, mit einem guten Witz oder indem man ins Fernsehen kommt.

Wer in seinen Geist investiert, kann bis ins hohe Alter davon zehren. Was man von den Investitionen in den Körper gewiss nicht behaupten kann. Mit zunehmenden Jahren wird der Körper steifer, der Geist dagegen elastischer. Die Muskeln verlassen die Kräfte, welche sich dann lieber dem Geist zuwenden. Allem Seniorenturnen zum Trotz ist Sport doch in erster Linie eine Sache für die Jugend. Kein Wunder, dass die Blüte des Sports dann auch mit der Blüte der Jugendkultur im letzten Halbjahrhundert zusammen fällt. Doch dieses Halbjahrhundert ist inzwischen zu Ende, das Zeitalter der

Vergreisung ist angebrochen. Grund genug, die Weichen vom Körper Richtung Geist umzustellen. Das gilt für die Alten wie für die Jungen. Man kann mit dem Älterwerden nicht früh genug beginnen. Um zu verhindern, dass man im Alter mit hohltönendem Schädel nur noch die schwarz angelaufenen Medaillen auf dem Kaminsims anstarrt, sollte man in der Schule gut aufpassen. Mathematik oder Chinesisch tun letztendlich mehr für die Gesundheit als Hockey und Völkerball. Ihre Errungenschaften kann man das ganze Leben genießen, ein Leben, das sich durch die geistige Rege ja auch noch verlängert.

Vorläufig aber konzentrieren sich die Schulen noch auf den Sport. Neben solch paradoxen Institutionen wie der amerikanischen Sportuniversität gibt es neuerdings auch in den Niederlanden höhere Schulen, in denen mehr Sport als üblich getrieben werden kann. Die Schüler setzen darin statt auf eine lebenslang andauernde intellektuelle Karriere auf einen Körper, der seinen Höhepunkt bereits in den nächsten zehn bis fünfzehn Jahren überschritten haben wird. Die Verwandlung eines Körpers in einen Eiskunstläufer kostet jährlich so viel wie ein Universitätsjahr für einen geschulten Geist. Der hält aber ein ganzes Leben. Außerdem ist bei einer Karriere im Eislaufen die Chance, ganz oben mitmischen zu dürfen, minimal. Die einzigen, die daran verdienen, sind die Sponsoren und der Staat. Die haben auch in der Schule immer gut aufgepasst.

Sport hält nicht, was er allgemein verspricht. Man wird weder gesund noch alt durch ihn, er fördert weder den Frieden, noch kann bei ihm von allgemeiner Verbrüderung die Rede sein. Die Kosten für den einen Millimeter, den die Menschheit durch ihn höher springt, sind ungeheuer. Zeit und Geld, die man sinnvoller einsetzen kann. Kann man wirklich nichts Gutes über den Sport sagen? Doch, schon. Aber ein Wort genügt: »Sport«. Wo es herkommt, weiß man nicht genau. Im niederländischen Sprachgebrauch tauchte es 1864 zum ersten Mal auf, bei dem Dichter Hendrik Conscience. In Deutschland hielt es ein Dutzend Jahre früher Einzug in den Wortschatz. Einer

Theorie zufolge stammt es von dem mittellateinischen Wort *disportare* (zerstreuen) ab, eine andere besagt, es leitet sich vom spanischen *stare de portu* (einen Landgang machen) ab oder vom englischen *sports* (Vergnügen). In allen Fällen aber hat die Tätigkeit etwas mit Spaß zu tun. Von Haus aus treibt man also Sport zum reinen Vergnügen. Für mich das beste Motiv. In England dachte man bei dem Wort *sport* lange nur an die Jagd. Die Engländer geben es wenigstens zu. Hierzulande versuchen die Jäger uns einzureden, sie jagen, um das natürliche Gleichgewicht unter dem Wild wiederherzustellen oder eine alte Kultur in Stand zu halten. Ein echter Gentleman sah keine Veranlassung zu verschleiern, dass er einfach nur Vergnügen an der Jagd hatte. Keine fadenscheinigen Ausreden. Man geht ja auch nicht aus Gesundheitsgründen in die Kneipe oder der Integration wegen! Mit dem Sex ist es genauso. Natürlich hat er mit der Fortpflanzung zu tun und dient dem Fortbestand unserer Art, aber im Grunde liebt man sich doch, weil's Spaß macht.

Gegenüber dem Vergnügen verblasst alle Vernunft. Die Menschen tun zum Spaß die verrücktesten Dinge: Briefmarken sammeln, Esperanto lernen, sechs Millionen Dominosteine aufstellen, Chihuahuas züchten, sich selbst quälen oder Dreisprung springen. So lange man niemanden damit belästigt, ist das auch in Ordnung. Spaß ist ja oft genug auch ansteckend, überspringt gar Artgrenzen. Spaß war es nach Meinung von Gary Turback auch, was eine amerikanische Antilope antrieb:

> Schon seit Jahren hört man von Antilopen, die offensichtlich Spaß daran haben, sich zu Sportzwecken mit einem Pferd, einem Auto, einem Zug oder was auch immer ein Wettrennen zu liefern. Ist es wirklich so abwegig, sich vorzustellen, dass Antilopen sich morgens, kaum aus dem Bett aufgestanden, in der kühlen, frischen Prärieluft ausstrecken, um mit Spitzengeschwindigkeit durchs tauige Morgengras zu jagen, nur weil sie das lustig finden? Warum sollte eine

> glänzende Antilope, in der Blüte ihres Lebens, nicht den Wind um die Ohren pfeifen hören wollen, wenn sie mit 75 oder 90 Kilometern pro Stunde vorwärts saust? Oder es genießen, das rhythmische Getrappel ihrer Hufe auf dem weichen Gras zu hören? Oder vor Stolz platzen, weil sie die Beste von allen ist? Biologen dürfen mich auslachen, aber ich bin überzeugt davon, dass genau das der Fall ist. Einen anderen Grund kann es gar nicht geben.[52]

Der Biologe, der das alles hier schreibt, lacht jetzt keineswegs. Er lächelt nur, sieht es mit Wohlwollen, lässt sich anstecken von der Freude. Das alles ist himmelweit entfernt von roten Karten, aufgeplusterten Reportern, nationalistischem Affentanz und Gesundheitsmanie. Weil's Spaß macht. Einen besseren Grund gibt es für den Sport nicht. Die Nutzlosigkeit ist noch das Sympathischste am Sport. Was aber bedeutet, dass man ihn auch einfach bleiben lassen kann.

Quellen

1 Thomas Mann, *Der Zauberberg*, Fischer, Frankfurt 1990
2 Dick Hillenius, *De hersens een eierzeef*, Nijhoff, Amsterdam 1986
3 William Butler Yeats, *Unter Schulkindern* in »Die Gedichte«, Luchterhand, München 2005
4 Adolphe Abrahams, *The human machine*, Penguin, London 1956
5 Rudy Kousbroek, *Anathema's 3*, Meulenhoff, Amsterdam 1971
6 Friedrich Eppensteiner, *Der Sport – Wesen und Ursprung, Wert und Gestalt*, Ernst Reinhardt, München/Basel 1964
7 ebenda
8 Fritz Giese/Hedwig Hagemann (Hrsg.), *Bewegungskunst – Auf Grundlage des Systems Mensendieck*, Delphin, München 1924
9 Tim Noakes, *Lore of running*, Oxford UP, Kapstadt 1985
10 ebenda
11 Adolf Hitler, *Mein Kampf*, S. 455
12 Hans Surén, *Mensch und Sonne – Arisch-Olympischer Geist*, Scherl, Berlin 1936 (urspr. 1924)
13 ebenda
14 Eppensteiner, *Der Sport*, s.o.
15 Friedrich Ludwig Jahn, *Die Deutsche Turnkunst zur Einrichtung der Turnplätze*, Faksimile, Frankfurt a.M. 1961 (urspr. 1816)
16 ebenda
17 Carl Diem, *Weltgeschichte des Sports und der Leibesübungen*, Cotta, Stuttgart 1960
18 Paul Fussell, *The Great War and modern memory*, Oxford UP, New York 1975
19 Pierre de Coubertin, *Olympische Erinnerungen*, Limpert, Wiesbaden 1959
20 Diem, *Weltgeschichte des Sports*, s.o.
21 Fritz Graßhoff, *Martial für Zeitgenossen*, Eremiten-Presse, Düsseldorf 1998
22 *Pindars Olympische Oden*, übers. von F.H. Bothe, Berlin 1808
23 Fritz Wildung, *Arbeitersport*, Bücherkreis, Berlin 1929
24 Eppensteiner, *Der Sport*, s.o.
25 Rebecca Solnit, *Wanderlust – A history of walking*, Viking, New York 2000

26 Eppensteiner, *Der Sport*, s.o.

27 Geoffrey Miller, *The mating mind – How sexual choice shaped the evolution of human nature*, William Heinemann, London 2000

28 Wildor Hollmann/Theodor Hettinger, *Sportmedizin – Grundlagen für Arbeit, Training und Präventivmedizin*, Schattauer, Stuttgart 2000

29 Leslie Fiedler, *Freaks – Myths and images of the secret self*, Simon and Schuster, New York 1978

30 ebenda

31 Hans Surén, *Mensch und Sonne*, s.o.

32 Walter Thörner, *Biologische Grundlagen der Leibeserziehung*, Dümmler, Bonn 1959

33 Harry Edwards, *The revolt of the black athlete*, Free Press, New York 1969

34 J.G. Sleeswijk, *Sportief – mar met verstand!*, Holland Uitgevershuis, Amsterdam 1946

35 Udo Pollmer/Frank Guner/Susamme Warmuth, *Lexikon der Fitneßirrtümer – Missverständnisse, Fehlinterpretationen und Halbwahrheiten von Aerobic bis Zerrung*, Eichborn, Frankfurt a.M. 2003

36 Mary Lloyd Ireland/Aurelia Nattiv (Hrsg.), *The female athlete*, Saunders, Philadelphia 2002

37 Hans Surén, *Mensch und Sonne*, s.o.

38 Tim Krabbé, *43 wielerverhalen*, Bert Bakker, Amsterdam 1984

39 Hans Surén, *Mensch und Sonne*, s.o.

40 W.T.M. Ooijendijk/V.H. Hildebrandt/M. Stiggelbout (Hrsg.), *Trendrapport bewegen en gezondheid*, TNO Arbeid, Hoofddorp 2002

41 ebenda

42 F.J.J. Buytendijk, *Sporthygiëne – En haar physiologische gronslag*, Kosmos, Amsterdam 1934

43 Adolf Hitler, *Mein Kampf*, s.o.

44 Alfred Grotjahn, *Soziale Pathologie: Versuch einer Lehre von den sozialen Beziehungen der menschlichen Krankheiten als Grundlage der sozialen Medizin und der sozialen Hygiene*, August Hirschwald, Berlin 1912

45 Charles Darwin, *Die Abstammung des Menschen und die geschlechtliche Zuchtwahl*, Schweizerbart, Stuttgart 1871

46 Georg Friedrich Nicolai, *Die Biologie des Krieges. Betrachtungen eines deutschen Naturforschers*, Orell Füssli, Zürich 1917

47 F.H. Winther, *Körperbildung als Kunst und Pflicht*, Delphin, München 1920

48 Pierre Sansot, *Du bon usage de la lenteur*, Payot, Paris 1998

49 ebenda

50 Jonathan Miller/Davis Pelham, *Der Mensch und sein Körper. Eine dreidimensionale Darstellung aller Körperfunktionen*, Mosaik, München 1984

51 Ivan Illich, *Die Nemesis der Medizin*, Rowohlt, Reinbek bei Hamburg 1981

52 Gary Turback, *Pronghorn – Portrait of the American antelope*, Northland, Flagstaff 1995

Literatur

Adriani Engels, M.J.: *Honderd jaar sport – Een historische documentaire over de sport en het sportleven gedurende een eeuw.* A.J.G. Strengholt, Amsterdam, 1960.

Alexander, R.M.: *Exploring biomechanics – Animals in motion.* Scientific American Library, New York, 1992.

Alexander, R.M.: *Energy for animal life.* Oxford University Press, Oxford etc., 1999.

Amicis, Edmondo de: *Liefde en gymnastiek.* Bert Bakker, Amsterdam, 2004.

Andringa, German und Eric van der Pol: *Beweging en muziek op agogische basis.* H. Nelissen, Baarn, 1983.

Andritzky, Michael und Thomas Rautenberg (Hrsg.): *Wir sind nackt und nennen uns du – Von Lichtfreunden en Sonnenkämpfern – Ein Geschichte der Freikörperkultur.* Anabas, Gießen, 1989.

ARAG: *Sportunfälle – Häufigkeit, Kosten, Prävention.* ARAG, Düsseldorf, 2002.

Archer-Straw, Petrine: *Negrophilia – Avant-garde Paris and black culture in the 1920s.* Thames & Hudson, London, 2000.

Ashcroft, Frances: *Life at the extremes.* University of California Press, Berkeley/Los Angeles und Harper-Collins, London, 2000.

Baken, Willemijn C.: *Sportbeoefening door mensen met een handicap – Een literatuurstudie.* Vrieseborch, Haarlem, 1997.

Barnum, P.T.: *Struggles and triumphs – The life of P.T. Barnum.* Alfred A. Knopf, New York/London, 1927.

Bauer, Axel W. e.a.: *Körperwelten – Einblicke in den menschlichen Körper.* Landesmuseum für Technik und Arbeit, Mannheim und Institut für Plastination, Heidelberg, 1997.

Becker, Sander e.a.: *DNA – De maakbare mens.* Rainbow/Trouw, Amsterdam, 2000.

Berryman, Jack W. und Roberta J. Park (Hrsg.): *Sport and exercise science – Essays in the history of sports medicine.* University of Illinois Press, Champaign, 1992.

Berthoz, Alain: *Le sens du mouvement.* Odile Jacob, Paris, 1997.

Biewener, Andrew A.: *Animal locomotion.* Oxford University Press, Oxford etc., 2003.

Bilz, Alfred: *Bilz' goldene Lebensregeln.*

F. E. Bilz, Dresden/Radebeul/Leipzig, 1907.
Bindman, David: *Ape to Apollo – Aesthetics and the idea of race in the 18th century*. Reaktion Books, London, 2002.
Bloch, Alice: *Der Körper deines Kindes – Leibesübungen für Kinder in Heim und Schule – Für die Hand der Eltern, der Lehrenden und aller Kinderfreunde*. Dieck & Co, Stuttgart, 1924.
Boehn, Max von: *Der Tanz*. Volksverband der Bücherfreunde/Wegweiser, Berlin, 1925.
Bogeng, G. A. E. (Hrsg.): *Geschichte des Sports aller Völker und Zeiten*. Seemann, Leipzig, 1926.
Böhme, Hartmut e. a. (Hrsg.): *Tiere – Eine andere Anthropologie*. Böhlau, Keulen/Weimar/Wenen, 2004.
Bomans, Godfried: *Beminde gelovigen*. Amboboeken, Bilthoven, 1970.
Bondeson, Jan: *A cabinet of medical curiosities*. Tauris, London/New York, 1997.
Boom, J. A. van der: *De vrije en ordeoefeningen voor de uitgebreid lagere en voor de middelbare school – Handleiding bij het onderwijs in vrije, orde-, gereedschapsoefeningen, reien en spelen, voor jongens en meisjes van 12–16 jaar en voor urnvereenigingen*. J. A. Meeuwissen, Amsterdam, 1890.
Bottenburg, Maarten van: *Verborgen competitie – Over de uiteenlopende populariteit van sporten*. Bert Bakker, Amsterdam, 1994.
Bottenburg, M. van und C. J. M. Schuyt: *De maatschappelijke betekenis van sport*. NOC*NSF, Arnhem, 1996.
Breuker, Pieter und Wio Joustra: *Sporthistorie – Tussen feit en mythe*. Noordboek, z. p., 2004.
Broks, Paul: *Het land van de stilte – Neurologische vertellingen*. Bezige Bij, Amsterdam, 2003.
Brom-Struick, Willemien: *Reidansen*. W. L. & J. Brusse, Rotterdam, 1931.
Brouwer, Erik: *Literatuur met een doel – Schrijvers over voetbal*. Veen, Amsterdam/Antwerpen en Letterkundig Museum, Den Haag, 2000.
Bruin, K. de: *Eetgedrag in de esthetische sporten – Over het lichaamsbeeld van turnsters, dansers en scholieren*. NOC*NSF, Arnhem, 2002.
Bulliet, Richard W.: *The camel and the wheel*. Harvard University Press, Cambridge (Mass.), 1975.
Bult, P.: *Biologie van het spel en de beweging van de mens – Een vergelijkende studie ten behoeve van het onderwijs in de lichamelijke opvoeding*. Vriesebora, Haarlem, 1982.
Bunge, Mario Augusto: *The mind-body problem*. Pergamon Press, Oxford, 1980.
Buss, D. M.: *The evolution of desire – Strategies of human mating*. Basic Books, New York, 1994.
Buuren, Wilfred van und Peter-Jan Mol (Hrsg.): *In het spoor van de sport – Hoofdlijnen uit de Nederlandse sportgeschiedenis*. Arcadia, Haarlem, 2000.
Buytendijk, F. J. J.: *Sporthygiëne – En haar physiologische grondslag*. Kosmos, Amsterdam, 1934.
Churchland, P.: *The engine of reason, the seat of the soul – A philosophical journey into the brain*. mit Press, Cambridge (Mass.), 1995.

Comas, Juan: *Manual of physical anthropology – Revised and enlarged English edition.* Charles C. Thomas, Springfield (Ill.), 1960.
Comaz, Philippe: *L'âme aux corps.* Gallimard, Paris, 1993.
Connor, Steven: *The book of skin.* Reaktion Books, London, 2004.
Critser, Greg: *Fat land – How Americans became the fattest people in the world.* Houghton Mifflin, Boston (Mass.), 2003.
Crum, Bart: *Over versporting van de samenleving – Reflecties over bewegingsculturele ontwikkelingen met het oog op sportbeleid.* 2e uitgebreide druk, Vrieseborch, Haarlem, 2001.
Damasio, A. R.: *Descartes' error – Emotion, reason and the human brain.* Avon Books, New York, 1995.
Darwin, Charles: *Der Ausdruck der Gemüthsbewegungen bei dem Menschen und den Thieren.* Schweizerbart, Stuttgart 1872.
Davis, Laurel R.: *The swimsuit issue and sport – Hegemonic masculinity in Sports Illustrated.* State University of New York Press, Albany, 1997.
Dejonghe, Trudo: *Sport in de wereld – Ontstaan, evolutie en verspreiding.* Academia Press, Gent, 2004.
Dejonghe, Trudo: *Sport en economie – ›Een noodzaak tot symbiose‹.* Arko Sports Media, Nieuwegein, 2004.
Dekkers, Midas: *Ademen voor gevorderden.* Ebas, Boxtel, 1990.
Dekkers, Midas: *Over de lijn.* Inmerc, Wormer, 1994.
Dekkers, Midas: *An allem nagt der Zahn der Zeit.* Karl Blessing, München 1999.
Dekkers, Midas: *Von Larven und Puppen.* Karl Blessing, München 2003.
Dekkers, Midas: *Rare snuiters.* Contact, Amsterdam/Antwerpen, 2003.
Dekkers, Peter (Hrsg.): *Gezond?* Trouw/Rainbow, Amsterdam, 2002.
Derksen, J. J. V. M.: *Om de eer – De olympische spelen in de oudheid en nu.* Allard Pierson Museum, Amsterdam, 1988.
Diekman, J. und H.-J. Teichler (Hrsg.): *Körper, Kult und Ideologie – Sport und Zeitgeist im 19. und 20. Jahrhundert.* Bodenheim, 1997.
Dijck, José van: *Het transparante lichaam – Medische visualisering in media en cultuur.* Amsterdam University Press, Amsterdam, 2001.
Dittrich, Lothar und Annelore Rieke-Müller: *Carl Hagenbeck (1844–1913) – Tierhandel und Schaustellungen im Deutschen Kaiserreich.* Peter Lang, Frankfurt am Main etc., 1998.
Dobson, S. und J. Goddard: *The economics of football.* Cambridge University Press, Cambridge, 2001.
Dolmans, Ineke: *Plotse dood bij sport.* Erasmus Universiteit, Rotterdam, 1983.
Dona, Hans: *Sport en socialisme – De geschiedenis van de Nederlandse Arbeiderssportbond 1926–1941.* Van Gennep, Amsterdam, 1981.
Dreger, Alice Domurat: *One of us – Conjoined twins and the future of normal.* Harvard University Press, Cambridge (Mass.)/London, 2004.
Drimmer, Frederick: *Very special people – The struggles, loves and triumphs of human oddities.* Amjon, New York, 1973.

Dunning, E.: *Sport matters – Sociological studies of sport, violence and civilisation.* Routledge, London, 1999.
Ebberfeld, Ingelore: *Botenstoffe der Liebe – Über das innige Verhältnis von Geruch und Sexualität.* Campus, Frankfurt/New York, 1998.
Eco, Umberto: *Die Geschichte der Schönheit.* Carl Hanser, München, 2004.
Edholm, O.G.: *De biologie van de arbeid.* W. de Haan, Bussum en J.M. Meulenhoff, Amsterdam, 1967.
Eichel, Wolfgang: *Illustrierte Geschichte der Körperkultur.* Sportverlag, Berlin, 1983.
Ekman, Paul: *Emotions Revealed.* Times Books, Westminster (Maryland), 2003.
Elkins, James: *Pictures of the body – Pain and metamorphosis.* Stanford University Press, Stanford (Cal.), 1999.
Elling, Agnes: *›Ze zijn er (niet) voor gebouwd‹ – In- en uitsluiting in de sport naar sekse en etniciteit.* Arko Sports Media, Nieuwegein, 2002.
Entine, Jon: *Taboo – Why black athletes dominate sports and why we're afraid to talk about it.* Public Affairs, New York, 2000.
Etcoff, Nancy: *Nur die Schönsten überleben.* Hugendubel/Diederichs, München 2001.
Evenhuis, Bert: *Het naakte bestaan – Naturisme en nudisme: een levenshouding.* Bert Bakker/Daamen, Den Haag, 1964.
Everdingen, J.J.E. und B.P.R. Gersons (Hrsg.): *Huis van de geest.* Boom, Amsterdam en Belvédère, Overveen, 1997.
Everett, Susanne: *Geschichte der Sklaverei.* Bechtermünz, Augsburg, 1998.
Featherstone, Mike (red.): *Body modification.* sage, London/Thousand Oakes/New Delhi, 2000.
Fiedler, Leslie: *Freaks – Myths and images of the secret self.* Simon and Schuster, New York, 1978.
Fischer, Gerhard und Ulrich Lindner: *Stürmer für Hitler – Vom Zusammenspiel zwischen Fußball und Nationalsozialismus.* Werkstatt, Göttingen, 1999.
Fixx, James F.: *The complete book of running.* Random House, New York, 1977.
Fournier, Marian: *De medico-mechanische toestellen van dokter Zander.* Museum Boerhaave, Leiden, 1989.
Fox, Kenneth R. (Hrsg.): *The physical self – From motivation to well-being.* Human Kinetics, Champaign etc., 1997.
Friehe, Albert: *Was muß der Nationalsozialist von der Vererbung wissen?* Diesterweg, Frankfurt, 1938.
Galeano, Eudardo: *The book of embraces.* W.W. Norton & Company, New York/London, 1991.
Gebauer, Gunter: *Sport in der Gesellschaft des Spektakels.* Academia, Sankt Augustin, 2002.
Giese, Fritz: *Geist im Sport – Probleme und Forderungen.* Delphin, München, 1925.
Giese, Fritz: *Körperseele – Gedanken über persönliche Gestaltung.* Delphin, München, 1927.
Gillham, Nicholas Wright: *A life of Sir Francis Galton – From African exploration to the birth of eugenics.* Oxford University Press, Oxford etc., 2001.
Gleick, James: *Faster – The acceleration of everything.* Random House, New York, 1999.

Gray, James: *How Animals Move*. Cambridge UP, Cambridge 1953.
Gregory, Neville G.: *Animal welfare and meat science*. CABI, Oxon/New York, 1998.
Grupe, O. (Hrsg.): *Kulturgut oder Körperkult?* Attempo, Tübingen, 1990.
Günther, Hans: *Wunder in uns*. Zürich, 1922.
Haansbergen, Jeanne van: *De veredeling van het vrouwelijk lichaam – Practisch hygiënische en practisch aesthetische wenken naar het Duitsch van Frau Dr. Bess M. Mensendieck*. J.T. Swartsenburg, Zeist, z.j.
Hakman, E.C.J.: *Een nieuw gezicht?* Bohn Stafleu Van Loghum, Houten/Zaventem, 1993.
Harris, Marvin: *Our kind: Who We Are, Where We Coma From & Where We Are Going*. Harper & Row, New York, 1989.
Harrison, G.A. u.a.: *Human biology – An introduction to human evolution, variation, growth and adaptability*. Oxford University Press, Oxford/New York/Tokyo, 1998.
Hart, Maarten 't: *De gevaren van joggen*. Arbeiderspers, Amsterdam/Antwerpen, 1999.
Harte, Georg: *Dr. Georg Harte's rhytmisch huidborstelsysteem*. Nijgh & Van Ditmar, Rotterdam, 1938.
Hartopp, E.C.C.: *Sport in England – Past and present*. Horace Cox, London, 1894.
Heinrich, Bernd: *Bumblebee economics*. Harvard University Press, Cambridge (Mass.)/London, 1979.
Heinrich, Bernd: *Racing the antelope – What animals can teach us about running and life*. Harper Collins, New York, 2001.
Hilvoorde, Ivo van und Bernike Pasveer (Hrsg.): *Beter dan goed – Over genetica en de toekomst van topsport*. Veen Magazines, Diemen, 2005.
Hoberman, John M.: *Mortal engines – The science of performance and the dehumanization of sport*. Free Press, New York, 1992.
Hoberman, John M.: *Darwin's athletes – How sport has damaged black America and preserved the myth of race*. Houghton Mifflin, Boston, 1997.
Hodgkinson, Tom: *Anleitung zum Müßiggang*. Heyne, München, 2007.
Hoffman, Bob: *How to be strong, healthy and happy*. Strength & Health, York (Penn.), 1938.
Hofmann, Inge: *Faulheit ist das halbe Leben – Wer langsam lebt, bleibt lange jung – Das biologische Gesetz der Energie*. Mosaik, München, 2000.
Hohmann, A. u.a.: *Einführung in die Trainingswissenschaft*. Limpert, Wiebelsheim, 2003.
Hollman, W. und T. Hettinger: *Sportmedizin – Grundlagen für Arbeit, Trainung und Präventivmedizin*. Schattauer, Stuttgart, 2000.
Holmes, Judith, *Olympiad 1936: Blaze of Glory for Hitler's Reich*. Ballantine, New York, 1971.
Honoré, Carl: *In Praise of slow*. Orion, London, 2004.
Hoorens, Jacques: *Monseigneur P.J. Boymans (1914–1984) – De priester in de sport*. NKS Boymansfonds, Den Bosch, 2002.
Huff, Darrell: *How to lie with Statistics*. Norton, Nwe York, 1954.

Huisman, Tim: *Een theater voor de anatomie – Het Leidse theatrum anatomicum 1594–1821.* Museum Boerhaave, Leiden, 2002.
Intourist: *Sport in der Sowjetunion.* Intourist, Moskou, z.j.
Jackson, Stephanie: *Catflexing – A catlover's guide to weighttraining, aerobics & stretching.* Ten Speed Press, Berkeley (Cal.), 1997.
Jahn, Friedrich Ludwig: *Die Deutsche Turnkunst – Zur Einrichtung der Turnplätze.* Facsimile. Wilhelm Limpert, Frankfurt am Main, 1961 (oorspronkelijk Berlijn 1816).
Jansen van Galen, John, Huib Schreurs und Eric Smink: *Gekte – rages in de lage landen.* A.W. Bruna, Utrecht, 1999.
Janssens, Jan, Agnes Elling und Janine van Kalmthout: *›Het gaat om de sport‹ – Een onderzoek naar de sportdeelname van homoseksuele mannen en lesbische vrouwen.* W.J.H. Mulier Instituut, Den Bosch en Arko Sports Media, Nieuwegein, 2003.
Jeurissen, Elly und Mieke van Spanje: *Rondom dik – Zin en onzin over zwaarlijvigheid.* Ambo, Amsterdam, 2001.
Joost, Th. van und J.J.E. van Everdingen: *Meer dan huid alleen – Cultuurhistorische verkenningen.* Boom, Amsterdam en Belvédère, Overveen, 1996.
Jüthner, Julius: *Philostratos über Gymnastik.* Facsimile. Leipzig und Berlin, 1909.
Kahn, Fritz: *Das Leben des Menschen.* Kosmos, Stuttgart, 1924.
Keeken, Brenda van u.a.: *Vrouw in de sport – Medisch, sociaal en organistorisch bekeken.* Hollandia, Baarn, 1982.
Keizer, Bert: *Alles wordt niets – columns & essays.* Sun, Amsterdam, 2002.
Kern, Stephen: *Anatomy and Destiny.* Bobbs Merril, Indianapolis, 1975.
Klein, Michael (Hrsg.): *Sport und Geschlecht.* Rowohlt, Reinbek, 1983.
Klein, M. *Von der Seele des Körpers.* bis, Oldenburg, 1991.
Kleiweg de Zwaan, J.P.: *De raseigenschappen van de mens.* Servire, Den Haag, 1952.
Koch, Adolf: *Körperkultur und Erziehung.* Gewe, Berlin, 1950.
Kolff, W.J.: *Kunstmatige organen vandaag en morgen.* Hollandsche Maatschappij der Wetenschappen, Haarlem, 1976.
Koolhaas, A.: *Vergeet niet de leeuwen te aaien en andere dierenverhalen.* G.A. van Oorschot, Amsterdam, 1957.
Koot, Ton: *B.-P. de Chief! – De 80 romantische jaren uit het leven van lord Baden-Powell.* G.F. Callenbach, Nijkerk, 1937.
Kousbroek, Rudy: *Anathema's 3.* Meulenhoff, Amsterdam, 1971.
Krabbé, Tim: *43 wielerverhalen.* Bert Bakker, Amsterdam, 1984.
Kramer, J.P. und K.H. van Schagen: *Historisch overzicht van de lichamelijke opvoeding – De negentiende en twintigste eeuw.* Nijgh & Van Ditmar, Den Haag/Rotterdam, 1967.
Kramer, L.D.E.J.: *Opvoeding door en tot de voetbalsport.* Koninklijke Nederlandsche Voetbalbond, z.p., 1931.
Kramer, L.D.E.J.: *Lichaamscultuur en sport in Sovjet– Rusland.* Erven J. Bijleveld, Utrecht, 1933.
Kretschmer, Ernst: *Körperbau und Charakter – Untersuchungen zum Konstitutionsproblem und zur Lehre von*

den Temperamenten. Julius Springer, Berlin, 1921.
Kugel, J.: *Geschiedenis van de gymnastiek.* Vrieseborch, Haarlem, 1972.
Kühnst, Peter: *Der missbrauchte Sport – Die politische Instrumentalisierung des Sports in der SBZ und* DDR *1945–1957.* Wissenschaft und Politik, Keulen, 1982.
Kühnst, Peter: *Sport – Eine Kulturgeschichte im Spiegel der Kunst.* Verlag der Kunst, Dresden, 1996.
Kulick, Don und Anne Meneley (Hrsg.): *Fat – The anthropology of an obsession.* Tarcher/Penguin-USA, Rutherford (NJ), 2005.
Laaken, Wim van der: *Wandelsport.* H.J.W. Becht, Amsterdam, z.j.
Laan, T.F. van der: *Bejaardengymnastiek.* Dekker & Van de Vegt, Nijmegen, 1970.
Laermans, Rudi: *Individueel vlees – Over lichaamsdelen.* Balie, Amsterdam, z.j.
Lamettrie, Julien Offray de: *L'homme machine.* Nord-Sud, Paris, 1948.
Laude, Achim und Wolfgang Bausch: *Der Sport-Führer – Die Legende um Carl Diem.* Werkstatt, Göttingen, 2000.
Lavater, J.C.: *Von der Physiognomik.* Leipzig, 1772.
Leche, Wilhelm: *Der Mensch – Sein Ursprung und seine Entwicklung.* Gustav Fischer, Jena, 1911.
Leeds, M. und P. von Allmen: *The economics of sport.* Pearson Education, Boston, 2002.
Leeflang, Thomas: *Leni Riefenstahl.* Anthos, Baarn, 1991.
Leeuwen, Thomas A.P. van: *The springboard in the pond – An intimate history of the swimming pool.* Graham Foundation, Chicago (Ill.) und MIT Press, Cambridge (Mass.)/London, 1998.
Le Goff, Jacques und Nicolas Truong: *De geschiedenis van het lichaam in de Middeleeuwen.* Bert Bakker, Amsterdam, 2004.
Lencek, Lena und Gideon Bosker: *Making waves – Swimsuits and the undressing of America.* Chronicle Books, San Francisco, 1989.
Leroi, Armand Marie: *Mutants – On the form, varieties and errors of the human body.* HarperCollins, London, 2003.
Lewillie, Léon und Francine Noël: *Sport in de Belgische kunst van de Romeinse tijd tot nu.* Gemeentekrediet van België, Brussel, 1982.
Lewontin, Richard C.: *Human Diversity.* Scientific American Library, New York, 1982.
Liggett, John: *The human face.* Stein and Day, New York, 1974.
Lütz, Manfred: *Lebenslust – Wider die Diät-Sadisten, den Gesundheitswahn und den Fitness-Kult.* Pattloch & Co., München, 2002.
MacAloon, John J.: *This great symbol – Pierre de Coubertin and the origins of the modern olympic games.* University of Chicago Press, Chicago, 1981.
Magnane, Georges: *Sociologie du sport.* Gallimard, Paris, 1964.
Maier, Corinne: *Die Entdecknung der Faulheit.* Goldmann, München, 2004.
Mandelbaum, M.: *The meaning of sports – Why Americans watch baseball, football and basketball and what they see when they do.* Public Affairs, New York, 2004.

Mannix, Daniel P.: *Freaks – We who are not as others.* Juno Books, New York, 1999.
McNamee, M.J. und S.J. Parry (Hrsg.): *Ethics and sport.* E & FN Spon, London/New York, 1998.
Meerum Terwogt, H.A., G.J. Nijland und Leo Lauer (Hrsg.): *Nationaal sportgedenkboek.* Koloniale Boek Centrale, Amsterdam, 1928.
De mens als machine – Nederlandse bijdragen aan de medische techniek, 1850–1950. Museum Boerhaave, Leiden, 1991.
Mensendieck, Bess: *Körperkultur der Frau.* Bruckmann, München, 1907.
Meijer, Fik: *Gladiatoren – Volksvermaak in het Colosseum.* Athenaeum – Polak & Van Gennep, Amsterdam, 2003.
Meijer, Fik: *Wagenrennen – Spektakelshows in Rome en Constantinopel.* Athenaeum – Polak & Van Gennep, Amsterdam, 2004.
Michels, Han: *Uiterlijk schoon – Haardracht en opsmuk door de eeuwen heen.* Fontein, Baarn, 1994.
Middelkoop, Norbert: *De anatomische les van Dr. Deyman.* Amsterdams Historisch Museum, Amsterdam, 1994.
Miller, Geoffrey: *The mating mind. – How sexual choice shaped the evolution of human nature.* William Heinemann, London, 2000.
Mok, Ineke: *In de ban van het ras – Aardrijkskunde tussen wetenschap en samenleving.* ASCA Press, Amsterdam, 1999.
Morgan, Elaine: *The scars of evolution.* Souvenir Press, London, 1990.
Morris, Desmond: *Der nackte Affe.* Droemer, Utrecht, München, 1968.
Morris, Desmond: *Der Mensch mit dem wir leben.* Droemer, München, 1978.
Morris, Desmond: *Die nackte Eva.* Heyne, München, 2004.
Mulder, Theo: *Das adaptive Gehirn.* Georg Thieme, Stuttgart, 2006.
Mulder van de Graaf, Annie: *Minderwaardigheidsgevoel en ›schoonheidsoperaties‹ – De moreele en sociale waarde van aesthetische operaties.* A.W. Bruna & Zoon, Utrecht, 1936.
Muybridge, Eadweard, *The human figure in motion.* Dover Publications, Mineola, 1955 (aus *Animal locomotion*, 1887).
Muybridge, Eadweard: *Animals in motion.* Dover Publications, Mineola, 1957 (aus *Animal locomotion*, 1887).
Napier, John Russell: *Hands.* Pantheon Books, New York, 1980.
Naruyama, Akimitsu (Hrsg.): *Freaks – De exploitatie van menselijke fysieke fenomenen in circussen en reizende gezelschappen.* Librero, Hedel, 1999.
Nederveen Pieterse, J.: *Wit over zwart – Beelden van Afrika en zwarten in de westerse populaire cultuur.* Koninklijk Instituut voor de Tropen, Amsterdam, 1990.
Nicholson, John: *Men and Women. How Different Are They?* Oxford UP, New York, 1984.
Nijsten, W.H.: *De vrije- en de gereglementeerde-gymnastiek (zonder werktuigen) voor de lagere school – Theoretisch en practisch handboek bij het onderwijs in de gymnastiek voor jongens en meisjes van 6–12 jaar.* J.B. Wolters, Groningen/Den Haag, 1910.
Noakes, Tim: *Lore of running.* Oxford University Press, Kapstadt, 1985.

Oers, J.A.M. van (Hrsg.): *Gezondheid op koers? – Volksgezondheid Toekomst Verkenning 2002*. rivm, Bilthoven en Bohn Stafleu Van Loghum, Houten, 2002.
Olivová, Věra: *Sport + Spiele im Altertum – Eine Kulturgeschichte*. Copress, München, 1985.
Oltheten, Harry: *Het gebeurt overal in den lande – De koninklijke U.D. en de ontwikkeling van de sport in Nederland*. Thomas Rap, Amsterdam, 1998.
Ooijendijk, W.T.M., V.H. Hildebrandt und M. Stiggelbout (Hrsg.): *Trendrapport bewegen en gezondheid 2000–2001*. TNO Arbeid, Hoofddorp, 2002.
Peiffer, Lorenz: *Sport im Nationalsozialismus – Zum aktuellen Stand der sporthistorischen Forschung – Eine kommentierte Bibliographie*. Werkstatt, Göttingen, 2004.
Perrot, Philippe: *Le Travail des Apparences*. Du Seil, Paris, 1984.
Pollmer, Udo, Guner Frank en Susanne Warmuth: *Lexikon der Fitneß-Irrtümer – Mißverständnisse, Fehlinterpretationen und Halbwahrheiten von Aerobiec bis Zerrung*. Eichborn, Frankfurt am Main, 2003.
Pope, H. u.a.: *The Adonis complex – The secret crisis of male body obsession*. Free Press, New York, 2000.
Raalte, C. van: *Sport en opvoeding – Over de zedelijke waarden van sportbeoefening door de jeugd*. Toorts, Haarlem, z.j.
Raulff, Helga (Hrsg.): *Der (im)perfekte Mensch – Vom Recht auf Unvollkommenheit*. Hatje Cantz, Ostfildern–Ruit, 2000.
Reijnders, Lucas u.a.: *Cosmetica in Nederland – Een ontmaskering*. Van Gennep, Amsterdam, 1975.
Reijnders, Lucas und Wouter Klootwijk: *Mooi – Cosmeticagids*. Van Gennep, Amsterdam, 1988.
Renz, Ulbrich: *Schönheit – Eine Wissenschaft für sich*, Berlin Verlag, Berlin, 2006
Rice, Jonathan: *Start of play – The curious origins of our favourite sports*. Prion Books, London, 1998.
Riefenstahl, Leni: *Memoiren*. Albrecht Knaus, München/Paris, 1987.
Rijsdorp, K.: *Gymnologie*. Spectrum, Utrecht/Antwerpen, 1971.
Rijsdorp, K. (Hrsg.): *Meer bewegen voor ouderen – Een theoretische en praktische handleiding*. Dekker & Van de Vegt, Nijmegen, 1980.
Robertson, A.F.: *Greed – Gut feelings, growth, and history*. Polity Press, Cambridge, 2001.
Roeßiger, Susanne und Heidrun Merk: *Hauptsache gesund! – Gesundheitsaufklärung zwischen Disziplinierung und Emanzipation*. Jonas, Marburg, 1998.
Rooy, Piet de: *Op zoek naar volmaaktheid – H.M. Bernelot Moens en het mysterie van afkomst en toekomst*. De Haan, Houten, 1991.
Rosenmöller, Paul (Hrsg.): *Ik loop dus ik besta – Toppers en amateurs over hun passie voor hardlopen*. Prometheus, Amsterdam, 2006.
Rost, R.: *Sport und Gesundheit – Gesund durch Sport, gesund trotz Sport*. Springer, Berlin, 1994.
Roth, Martin, Manfred Scheske und Hans-Christian Täubrich: *In aller Munde – Einhundert Jahre Odol*. Cantz, Ostfildern-Ruit, 1993.

Röthrig, Peter u.a. (Hrsg.): *Sportwissenschaftliches Lexikon*. Hofmann, Schorndorf, 1992.
Ryder, Michael L.: *Hair*. Edward Arnold, London, 1973.
Sancisi-Weerdenburg, Heleen und Thomas van Maaren (Hrsg.): *De lokroep van Olympia – Uit de geschiedenis van de spelen*. Universiteit Utrecht, Utrecht en NOC*NSF, Arnhem, 1996.
Santing, Catrien, Henk te Velde und Margrith Wilke (Hrsg.): *Machtige lichamen – Het vingertje van Luns en andere politieke wapens*. Wereldbibliotheek, Amsterdam, 2005.
Saunders, J.B. und Charles D. O'Malley: *The illustrations of Andreas Vesalius of Brussels – With annotations and translations, a discussion on the plates and their background, authorship and influence, and a biographical sketch of Vesalius*. World Publishing Company, Cleveland (Ohio), 1950.
Sax, Boria: *Animals in the Third Reich – Pets, scapegoats and the holocaust*. Continuum, New York/London, 2000.
Schagen, K.H. van: *Historisch overzicht van de lichamelijke opvoeding – Van de oudheid tot en met de Franse tijd*. Nijgh & Van Ditmar, Den Haag/Rotterdam, 1964.
Scharroo, P.W.: *De beteekenis van de lichamelijke opvoeding voor de economische volkskracht*. A.W. Sijthoff, Leiden, 1919.
Scheepmaker, Nico: *Over alles*. Nijgh & Van Ditmar, Amsterdam, 1991.
Schmidt-Nielsen, Knut: *How animals work*. Cambridge University Press, Cambridge etc., 1972.
Sims, Michael: *Adam's navel – A natural and cultural history of the human body*. Allen Lane, London etc., 2003.
Sijmons, Rob: *Hapklare gezondheid – Een praktische gids over waarheid en waanzin van gezond eten*. Contact, Amsterdam/Antwerpen, 2005.
Sinn, U. (Hrsg.): *Sport in der Antike*. Egon, Würzburg, 1996.
Sleeswijk, J.G.: *Sportief – maar met verstand!* Hollandsch Uitgevershuis, Amsterdam, 1946.
Sliggers, B.C. und A.A. Wertheim (Hrsg.): *De tentoongestelde mens – Reuzen, dwergen en andere wonderen der natuur*. Walburg Pers, Zutphen, 1993.
Slusher, Howard S.: *Man, sport and existence – A critical analysis*. Lea & Febiger, Philadelphia, 1967.
Smith, Anthony: *The body*. George Allen & Unwin, London, 1968.
Solnit, Rebecca: *Wanderlust – A history of walking*. Viking Penguin, New York, 2000.
Sparnaay, M.J.: *Van spierkracht tot warmtedood – Een geschiedenis van de energie*. Voltaire, Den Bosch, 2002.
Staal, Erna (Hrsg.): *Literatuur langs de lijn*. Letterkundig Museum, Den Haag, 2000.
Steendijk-Kuypers, J.: *Vrouwen-beweging – Medische en culturele aspecten van vrouwen in de sport, gezien in het kader van de sporthistorie (1880–1928)*. Erasmus Publishing, Rotterdam, 1999.
Steinmetz, S.R. u.a.: *De rassen der menschheid – Wording, strijd en toekomst*. Elsevier, Amsterdam, 1938.
Stiggelbout, M. u.a.: *De gezondheidswaarde van lichamelijke activiteit – Een literatuurstudie*. TNO, Leiden, 1998.

Stigter, Bianca: *Goud uit stro – Het menselijk lichaam als avontuur*. Contact, Amsterdam/Antwerpen, 2002.
Stratz, C.H.: *Die Schönheit des weiblichen Körpers*. Ferdinand Enke, Stuttgart, 1900.
Stratz, C.H.: *Der Körper des Kindes – Für Eltern, Erzieher, Ärtzte und Künstler*. Ferdinand Enke, Stuttgart, 1903.
Stratz, C.H.: *Die Rassenschönheit des Weibes*. Ferdinand Enke, Stuttgart, 1911.
Swaddling, J.: *The ancient olympic games*. British Museum Press, London, 1999.
Swijtink, André: *In de pas – Sport en lichamelijke opvoeding in Nederland tijdens de tweede wereldoorlog*. Vrieseborch, Haarlem, 1992.
Tamboer, Jan und Johan Steenbergen: *Sportfilosofie*. Damon, Leende, 2000.
Tas, Guurt van der: *De lichamelijke opvoeding in het licht der schrift*. Oosterbaan & Le Cointre, Goes, 1978.
Tenner, Edward: *Why things bite back – Technology and the revenge effect*. Fourth Estate, London, 1996.
Thompson, C.J.S.: *The history and lore of freaks*. Senate, London, 1996.
Tipton, Charles M.: *Exercise physiology – People and ideas*. Oxford University Press, Oxford etc., 2003.
Torbjörn, T. und C. Tamburrini (Hrsg.): *The genetic design of winners*. Routledge, London/New York.
Toynbee, J.M.C.: *Animals in Roman life and art*. Thames and Hudson, London, 1973.
Umminger, Walter: *Götter, Helden, Übermenschen – Eine Kulturgeschichte menschlicher Höchstleistungen*. Düsseldorf/Wenen, 1961.
Velde, Jean van de: *Grepen uit de geschiedenis der anatomie*. Paleis der Academiën, Brusel, 1959.
Vogel, Klaus (Hrsg.): *Das Deutsche Hygiene-Museum Dresden 1911–1990*. Michel Sandstein, Dresden, 2003.
Vogel, Steven: *Life's devices – The physical world of animals and plants*. Princeton University Press, Princeton (N.J.)/Oxford, 1988.
Vogel, Steven: *Vital circuits – On pumps, pipes, and the workings of circulatory systems*. Oxford University Press, Oxford etc., 1992.
Vogel, Steven: *Cats paws and catapults – Mechanical worlds of nature and people*. W.W. Norton & Company, New York/Londen, 1998.
Vogel, Steven: *Prime mover – A natural history of muscle*. W.W. Norton & Company, New York/London, 2001.
Vries, Leonard de: *Knotsgekke uitvindingen van de 19de eeuw*. De Haan, Bussum, 1971.
Vries, Leonard de: *Ha dokter ho dokter – Knotsgekke geneeskunde uit grootvaders tijd*. De Haan, Bussum, 1974.
Vries, Tirtsa und Leonard de: *Leonard de Vries' Amsterdam – Merkwaardigheden uit Amsterdams verleden voor UEd. en het hooggeachte publiek gedolven uit de schatkamers van het Gemeentearchief*. Bezige Bij, Amsterdam, 1975.
Vijselaar, Joost: *De magnetische geest – Het dierlijk magnetisme 1770–1830*. Sun, Nijmegen, 2001.
Waardenburg, P.J.: *Het rassenvraagstuk in onzen tijd – Een biologische toelicht-*

ing. Van Loghum Slaterus, Arnhem, 1937.
Watson, J.B.: *Behaviorism*. W.W. Norton, New York, 1925.
Weeber, K.-W.: *Die unheiligen Spiele – Das antike Olympia zwischen Legende und Wirklichkeit*. Artemis und Winkler, Düsseldorf, 2000.
Wehr, Marco und Martin Weinmann (Hrsg.): *Die Hand – Werkzeug des Geistes*. Spektrum Akademischer Verlag, Heidelberg/Berlin, 1999.
Weidenreich, Franz: *Rasse und Körperbau*. Julius Springer, 1927.
Wessel, Max: *Sport en psyche*. Andries Blitz, Amsterdam, 1947.
Wijn, J.F. de: *De voeding bij sportbeoefening – Richtlijnen voor kaderinstructie*. Vrieseborch, Haarlem, 1983.
Wildmann, D.: *Begehrte Körper – Konstruktion und Inszenierung des ›Arischen‹ Männenkörpers im ›Dritten Reich‹*. Zürich, 1998.
Williams, Simon, J.: *Medicine and the body*. sage Publications, London/Thousand Oaks/New Delhi, 2003.
Wilson, Elizabeth: *Adorned in dreams – Fashion and modernity*. Virago Press, Londen, 1985.
Wilson, Frank R.: *The hand – How its use shapes the brain, language, and human culture*. Pantheon Books, New York, 1998.
Winsemius, Pieter: *Ik wou dat ik uw benen had*. Balans, Amsterdam, 2001.
Wit, H.C.D. de: *Ontwikkelingsgeschiedenis van de biologie*. Pudoc, Wageningen, 1982–1989.
Woertman, Liesbeth: *Moeders mooiste – De schone schijn van het uiterlijk*. Swets & Zeithinger, Lisse.
Wolffers, Ivan: *Bewegen is leven*. Contact, Amsterdam/Antwerpen, 1996.
Wouterlood, Floris: *Stof zijt gij*. Karakter, z.p., 2003.
Wright, Lawrence: *Clean and decent – The fascinating history of the bathroom & the water closet and of sundry habits, fashions & accessories of the toilet principally in Great Britain, France & America*. Routledge and Kegan Paul, London, 1960.
Yalom, Marilyn: *Eine Geschichte der Brust*. Marion v. Schröder, 1998.
Young, J.Z.: *An introduction to the study of man*. Oxford University Press, Oxford etc., 1971.
Youngquist, Paul: *Monstrosities – Bodies and British Romanticism*. University of Minnesota Press, Minneapolis/London, 2003.
Zander, R.: *Die Leibesübungen – Und ihre Bedeutung für die Gesundheit*. B.G. Teubner, Leipzig, 1899.